实用骨科护理手册

SHIYONG GUKE HULI SHOUCE

李宝丽　刘玉昌　主编

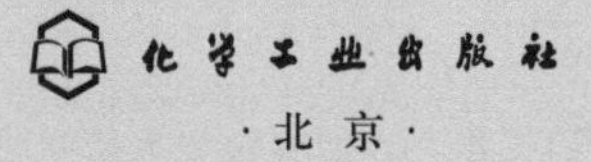
化学工业出版社
·北京·

本书详细介绍了骨科的护理管理、常用的护理技术、特殊护理技术、康复护理技术、围术期患者护理、疾病护理、常用药物、护理操作、仪器操作等。本书内容丰富，理论与实践相结合，注重临床实用性和可操作性。可供临床护理人员、护理专业学生及临床医师参考阅读，也可作为护理管理、护理教学和护士继续教育用书。

图书在版编目（CIP）数据

实用骨科护理手册/李宝丽，刘玉昌主编．—北京：化学工业出版社，2018.11（2023.8重印）

ISBN 978-7-122-32976-9

Ⅰ.①实… Ⅱ.①李…②刘… Ⅲ.①骨科学-护理学-手册 Ⅳ.①R473.6-62

中国版本图书馆CIP数据核字（2018）第207310号

责任编辑：赵兰江　　装帧设计：张　辉
责任校对：王素芹

出版发行：化学工业出版社
（北京市东城区青年湖南街13号　邮政编码100011）
印　　装：天津盛通数码科技有限公司
710mm×1000mm　1/32　印张19¼　字数504千字
2023年8月北京第1版第4次印刷

购书咨询：010-64518888　　售后服务：010-64518899
网　　址：http://www.cip.com.cn
凡购买本书，如有缺损质量问题，本社销售中心负责调换。

定　　价：68.00元

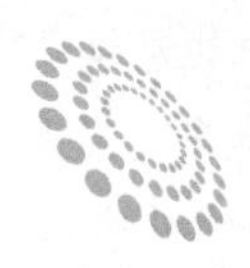

编写人员名单

主　编　李宝丽　刘玉昌

副主编　郭　琦　田艳茶　董　梅　康艳辉　王晓彦　张卫立

编　者　杨淑红　洪增超　张爱东　柳　岩　王　宣　宋艳丽　马清华　董运芳　周春霞　李　洁　邸禄芹　孙亚澎　杨大龙　马　雷　陈付英　何丽英　张秀果　李昊儒　崔　怡　张晓蒙　徐佳欣

前　言

随着现代工业发展和社会的老龄化，交通事故、工伤意外事故、老年人骨折发生率不断上升，骨科创伤患者增多。在外科病例中骨科占有很大的比重。骨科疾病除需要骨科医生具有专科诊疗技术水平外，专业有效的护理对患者的恢复也起到重要作用。骨科护理专业性较强，且操作项目繁多。为进一步适应新形势及现代化医疗护理服务的要求，提高护理人员对骨科疾病的观察能力和护理操作技术水平，达到工作标准化、管理制度化、技术操作规范化，确保患者安全、促进疾病康复，我们组织临床经验丰富的骨科主任和护士长编写了此书。

本书共二十九章，详细介绍了骨科的护理管理、常用的护理技术、常见疾病的护理及常用的护理操作，并介绍了骨科常用药物、常用治疗及监护设备的使用方法。参编本书的作者均来自临床一线，同时还有多名专家对本书稿进行审校，力争为临床护士提供切实可行的指导，使骨科各项护理操作更加科学、规范、安全，从而更好地做好骨科的临床护理工作。

本书内容丰富，理论与实践相结合，注重临床实用性和可操作性。可供临床护理人员、护理专业学生及临床医生参考阅读，也可作为护理管理、护理教学和护士继续教育用书。

由于编者水平所限，疏漏之处在所难免，恳请广大读者和护理界的同仁提出宝贵的建议和意见，以便不断改进。

编者

2018年10月

CONTENTS 目录

第一篇　骨科护理组织与管理

第二篇　护理技术

第三篇　疾病护理

第五篇　护理操作

第一篇
骨科护理组织与管理

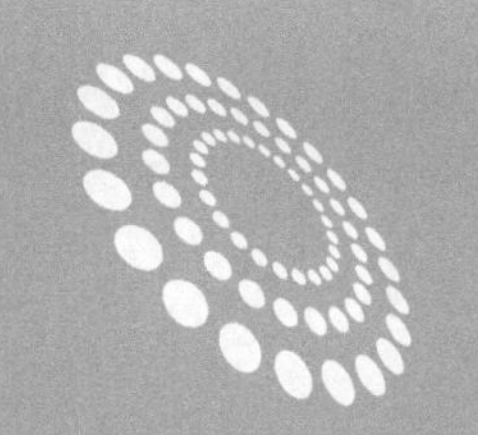

第一章 骨科科室管理

第一节 药品管理

一、药品管理制度

(1) 基数药品管理

① 根据医院基数药品管理制度制订护理单元基数药品管理细则。

② 病房内基数药品应指定专人管理，负责领药、备案、保管、效期及账物等具体管理工作。

③ 设有基数药品清点记录，每日检查、清点药品数量和质量，记录并签名，防止过期、变质，如发现有过期、破损、混浊、变色、药品名称字迹模糊不清时，立即停止使用并重新请领补齐基数。

④ 病房内所有基数药品，只能供住院患者按医嘱使用，其他人员不得私自取用。

⑤ 基数药品使用后要及时补充，保证使用，补充后数量与备案数量要相符。

⑥ 无外包装的口服药，从领取时日起在病房口服药瓶中保存最长1年时间，确保药品在有效期之内。口服药有效期标记为“有效期至××××年×月×日”，并贴标签正上方，药瓶颈部下缘。口服药瓶与瓶盖要紧密，包装为铝箔的口服药尽量不要拆解，避免口服药潮解。

⑦ 静脉药品应保存在原包装盒内，依据有效期先后标识取、放顺序。

（2）基数药品存放要求

① 基数药品分类存放在药柜中保存，药柜保持清洁、整齐、干燥。药品按有效期时限的先后，有计划地使用，定期检查，防止过期和浪费。药品标签上注明药名、浓度、剂量和数量，要求字迹清晰、标识明显。

② 内用药与外用药分开放置，静脉药品与胃肠药品分开放置。

③ 内服药（包括口服片剂、胶囊、丸剂、散剂、溶液、酊剂和合剂等）和注射针剂为蓝框黑字标签或蓝色电脑刻字。

④ 外用药（包括药膏、搽剂、洗剂、栓剂等）、滴剂和各种消毒剂为红框黑字标签；并粘贴“外用药品”标识。

⑤ 外观相似、读音相似、同种药品不同规格、同种药品不同剂型的药品分开放置，按要求粘贴“易混淆药品”标识。

⑥ 属于多种类别的药物，按照“毒、麻、精、易制毒、危、外”顺序，张贴靠前的一个标识。例如：某药既是麻醉药又属于高危药品，仅贴“麻药”标识。

⑦ 高浓度电解质制剂（包括15%氯化钾、磷酸钠、10%氯化钠等）、肌肉松弛剂与细胞毒化等药品为蓝框红字标签或红色电脑刻字；并粘贴“高危药品”标识。

⑧ 毒麻药为黑框黑字标签。并粘贴“麻药”标识。

⑨ 存放毒麻药的保险柜外左上角张贴柜体“高危药品”标识。

⑩ 患者的药物专药专用，单独存放并注明床号、姓名，停药后及时退药。

⑪ 抢救车内的药品按照《抢救车封闭管理规定》管理。

（3）特殊药品存放要求

① 易氧化和需避光的药品应放在阴凉处避光保存。如维生素C、氨茶碱、硝普钠、肾上腺素等。

② 易燃、易爆的药品或制剂放置在阴凉处的铁皮柜内，远离明火，加锁保存，如过氧乙酸、乙醇、甲醛等。

③ 需要冷藏的药品（如胰岛素、疫苗、皮试液、肝素等）要放在冰箱冷藏室内，以保证药效。

（4）贵重药管理

① 贵重药应单独存放并加锁保存。

② 每班清点交接。

③ 医嘱停药后要及时退药。

（5）胰岛素保存及使用规定

① 未开启的胰岛素放冰箱冷藏室保存。

② 胰岛素第一次开瓶使用时要注明开启日期及时间。

③ 不同种类的胰岛素开启后根据各自的使用说明书进行储存。

④ 使用时查看有效期和开启日期，有一项过期均不得使用。

（6）药品请领要求

① 病房主管护士每日登录数字化医院信息管理系统，进入“医嘱处理”→“领药审核”→“查询”→“提交药品”，申请当日病房所用药品。节假日点击“生成长期领药医嘱”，生成多日医嘱后，点击领药审核领取多日药品。

② 药房打印出双份单据，发药时给病房复印件。

③ 药房人员送药到病房，主管护士与药房送药人员需认真交接药品。

④ 当日请领的药品按规定分类放置，及时补充基数药品。

⑤ 停医嘱后发生的退药按医院信息管理系统要求及时抵消，或退回药房。

⑥ 夜间领药需使用临时借药单，项目填写齐全，请领护士签全名。

（7）发药及用药要求

① 按医嘱规定的时间给药，严格执行药物现用现配原则。

② 按照“查对制度”发药及用药。

③ 口服药做到发药到口。

④ 用注射器抽取注射及静脉药品后，应在注射器上注明患

者姓名、床号、药物名称和剂量。

⑤ 用药后应观察药效和不良反应。如有过敏、中毒等反应，立即停用，并报告医生，必要时做好记录、封存及检验等工作。

⑥ 做好用药知识的健康宣教。患者应知道药物名称、作用及注意事项，掌握正确的用药方法。

二、毒麻药管理规定

① 病房毒麻药只能供住院患者按医嘱使用，其他人员不得私自取用、借用。

② 毒麻药存放于保险柜中，专人管理，钥匙随身携带。保险柜外左上角粘贴“高危药品”标识。

③ 毒麻药按需保持一定基数。

④ 毒麻药应使用原包装盒或在现用的硬盒盖正面中央位置粘贴黑标签，注明药品名称、剂量、数量，标签印有“麻”标识。

⑤ 设有专用毒麻药登记本，交接时必须双方当面清点并签全名，每次交接之间时间要连续，交接班后出现问题由接班者负责。

⑥ 医生开具医嘱和毒麻药专用处方，护士见医嘱后给患者使用，使用后保留空安瓿。

⑦ 毒麻药使用后在处方上登记毒麻药批号，在毒麻药登记本上记录患者姓名、床号，药名、剂量，日期、时间，使用护士签字。若整支剂量未全部使用，应清晰记录余量数值和余药处理方式，使用者和核对者双人签字。

⑧ 主管护士持医生处方及空安瓿到药房请领，补充基数后在毒麻药登记本背面签字。

三、抢救药品、物品管理制度

① 抢救车清洁、规范、整齐，放置于固定位置。

② 抢救仪器设专人管理，定期保养，每周清洁、检查并有

记录。

③ 所有药品及一次性使用医疗用品无过期。

④ 抢救药品、物品由专人请领、保养及保管。

⑤ 抢救药品应在抢救车内定量、定位放置，保证基数，标签清晰，无过期。

⑥ 抢救物品如舌钳、开口器等需高压灭菌后备用。

⑦ 抢救药品及物品用后及时补充，便于紧急时使用。

⑧ 设有专用清点本，每日清点抢救药品和抢救物品数量、有效期及包装完好性，并登记签字。

⑨ 抢救车只能用于抢救使用，不能用于物品周转车使用。

⑩ 封闭管理的抢救车按照《抢救车封闭管理规定》进行清点签字。

⑪ 护士长定期检查抢救药品和物品并记录。

第二节 物品管理

① 仪器设备专人负责，急救仪器设备每周清点，检查其性能、电线及插头，使之处于完好备用状态并记录。

② 仪器设备要注明操作规程及注意事项。

③ 仪器设备放之有序，取之方便。

④ 急救设备定位放置在易取放的位置，标识明显，不得随意挪动位置。

⑤ 配合器材处、医学工程室定期检修，进行预防性维护。

⑥ 仪器设备在使用中如突然出现故障，应立即更换，通知医学工程室维修并做好标记。

⑦ 所有仪器设备使用后用75%乙醇和水进行消毒并清洁。

第三节 人员管理

临床护理岗位管理是护理人力资源管理的重要组成部分，完善的人事管理和绩效考核能够提高护理科学管理水平，提升护理专业内涵。骨科按照护理部进行的病房分类等级进行护理人力配置以及制度人员绩效考核方案，同时在外科系统建立动态人力调配机制，将优质护理服务工作逐步推向深入。

一、弹性排班原则

① 满足患者需要，兼顾护士意愿，均衡各班工作量，配备不同数量的护士。

② 保证护理质量，适当搭配不同层次护理人员，最大限度发挥不同年资、不同职称护理人员的作用。

③ 公平公正，保证护理人员休息。在满足临床护理工作的基础上，尽量满足护理人员的学习时间及特殊要求。

④ 节约人力，排班具有弹性，紧急情况时适当调整。

二、紧急状态护理人力资源调配管理规定

① 紧急状态护理人力资源调配分为三级管理，即护理部-总护士长-护士长。

② 护士长根据病房工作量合理安排护理人力，如遇患者病情加重、护理工作量增加或值班人员因特殊原因不能上班等情况，出现护理人力暂时性短缺时，护士长及时调配值班护理人员。护理人员应服从护士长的紧急安排。夜班出现紧急情况时，前夜护士、后夜护士、两头班护士均有义务由备班转为值班状态。护士长会根据护士加班情况给予补休及夜班奖励。

③ 骨科手术日工作量大，夜班接手术较多；节假日因常规无手术，白班及夜班相对平常工作量有减少，护士长可针对以上情况适当增减护理人力或调整夜班护士人数。

④ 当科室发生严重护理人力不足且不能自行解决时，护士长及时向总护士长说明原因并提出申请，总护士长在大科内进行护理人员调配，支援困难科室。

⑤ 当科室护理人力短缺不能在大科内解决时，总护士长可

向护理部说明原因并提出申请，护理部在全院范围内进行护理人员跨科调配，帮助科室解决困难。

⑥ 总护士长和护理部依据专科患者特点、病情严重程度、护理人员缺编情况及对社会影响程度合理调配相应的专科护理人员，保证提供良好的专科护理。

⑦ 当发生重大、复杂、紧急、抢救等突发事件时，值班护士应及时通知护士长，由护士长逐级上报总护士长、护理部，启动急救护理分队，完成救护任务。

⑧ 病房有相关护理人员的有效联系方式，保证联络畅通。

第二章 骨科护理岗位及职责

第一节 岗位任职条件

一、护士长

① 德才兼备、办事公正、以身作则、顾全大局，具有良好的群众基础。

② 有良好的护理组织管理能力，具有创新思维，工作业绩突出。

③ 具有良好的人际沟通及协调能力。

④ 胜任临床护理带教工作。

⑤ 身体健康，精力充沛。

⑥ 8 年及以上临床护理工作经验。

⑦ 大专及以上学历。

⑧ 护师及以上职称。

⑨ 有教学老师经历者优先考虑。

⑩ 竞聘者年龄需距退休年龄一个聘期以上，其中新申报人员年龄≤45 岁。

二、教学老师

① 德才兼备、为人师表、顾全大局。

② 热心教学工作，基本功扎实。

③ 具有良好的教学、科研及管理能力。

④ 具有良好的人际沟通及协调能力。

⑤ 胜任各级护理人员的带教工作。

⑥ 身体健康，精力充沛。

⑦ 5 年及以上临床护理工作经验。

⑧ 大专及以上学历。

⑨ 护师及以上职称。

⑩ 竞聘者年龄需距退休年龄一个聘期以上，其中新申报人员年龄≤40 岁。

三、N1 层级护士

① 1～3 年护士。

② 新护士转正考核合格。

③ 通过护理部 N1 级别的理论和操作考试。

④ 经科室对自身素质、工作能力和工作态度等方面考核合格。

四、N2 层级护士

① 4～6 年护士、1～3 年护师。

② 通过护理部 N2 级别的理论和操作考试。

③ 经科室对自身素质、工作能力和工作态度等方面考核合格。

五、N3 层级护士

① 4 年以上护师、1～3 年主管护师。

② 通过护理部 N3 级别的理论和操作考试。

③ 经科室对自身素质、工作能力和工作态度等方面考核合格。

六、护理员

① 初中及以上教育水平，照护患者工作经验。

② 具备一定的工作能力、沟通能力、突发事件处理能力。

③ 经过护理员岗位培训，获得护理员培训证书。

第二节 岗位职责

一、护士长岗位职责

① 在护理部、总护士长和科主任的领导下负责病房行政管理和护理业务工作。

② 根据护理部和科室目标管理计划，认真组织落实，并做好检查和记录工作。

③ 负责本病房护理人员素质教育和思想教育，改进服务态度，密切医护配合，建设良好的护理团队。

④ 合理安排和检查病房护理工作，参与并指导危重、大手术患者的护理及抢救工作。

⑤ 督促护理人员严格执行各项规章制度和操作规程，严防差错事故的发生。

⑥ 定期参加科主任和主治医生查房，参加科内会诊及大手术或新手术前、疑难病例、死亡病例的讨论。

⑦ 落实护理人员业务学习及技术训练，组织护理查房，积极开展护理科研工作。

⑧ 指导教学老师做好病房各类人员的临床教学工作。定期检查带教情况。

⑨ 定期督促检查药品、一次性物品、仪器设备、护理用具和被服的请领及保管。

⑩ 监督配膳员、保洁员的工作质量，及时与相关部门沟通。

⑪ 定期召开患者座谈会，落实健康教育工作，认真听取患者的意见，不断改进病室管理工作。

⑫ 负责本病房防火、防盗等安全工作，严格执行安全保卫和消防措施。

⑬ 按时完成护士长考核本和护士长月报表，按时上交护理部。

二、教学老师岗位职责

① 在护士长领导下，负责病房临床护理教学及科研工作的

管理和实施。

② 负责制订和实施本病房内各层次护生和护理进修人员的实习计划，并及时与护理部及学校联系。

③ 组织病房参加具体的教学活动，如病房小讲课、操作示范、病例讨论、教学查房、临床带教、阶段考核、出科考试及总结评价等。

④ 针对不同层次实习护生，安排相应带教资格的护士带教，并检查教学计划的落实情况，及时给予评价和反馈。

⑤ 关心实习护生的心理及专业发展，帮助学生尽早适应临床环境，及时发现实习中的问题并给予反馈。

⑥ 负责病房带教护士的培训，与护士长一起定期对带教护士进行考核。

⑦ 负责本病房在职护士继续教育工作，认真记录、审核各类继续教育学分情况，配合护理部完成每年的学分审核工作。

⑧ 带领或指导护士开展护理科研，积极撰写并发表护理论文。

⑨ 协助护士长做好病房管理工作，护士长不在时，代理护士长工作。

三、骨科责任护士岗位职责

(1) 责任护士为患者提供基础护理、病情观察、治疗、沟通和健康指导等系统全面的护理，且护士与患者相互知晓责任对应关系，体现护理服务连续性和全程化。

① 负责接待新入院患者，做好入院宣教和身体评估，了解患者病情，掌握护理重点，填写各项护理表格。

② 负责患者服药、各种注射、治疗及专科护理。

③ 完成基础护理，做到患者“六洁”，定期更换被服，床单位整洁规范。

④ 协助患者进食，了解饮食情况。

⑤ 定时巡视患者，做好病情观察和记录，按时收集各种

标本。

⑥ 做好患者的健康宣教及出院指导工作。

⑦ 经常与患者交流，做好患者心理护理，帮助患者树立战胜疾病的信心。

(2) 掌握所管患者的病情，包括姓名、年龄、诊断、治疗、异常检查化验、心理状况、健康指导、观察及护理要点。

(3) 定期参加查房，了解所负责患者的病情状况和治疗进展。

(4) 责任护士在护理患者过程中发现有任何难点和疑问，应及时请教更高能级的责任护士或护士长，保证护理措施实施到位。

(5) 病室定时通风，做好传染患者的消毒隔离。

(6) 负责出院、转科、死亡患者的床单位处理和终末消毒。

(7) 承担实习护生和进修护士的临床带教工作。

(8) 责任护士负责的患者数量、患者病情轻重程度及岗位风险与责任护士所属能级相对应。

四、骨科 N1 层级护士岗位职责

① 按责任制护理要求，熟练掌握责任小组内患者的病情。

② 负责责任患者的基础护理，包括晨晚间护理。

③ 负责责任患者在院期间的各类健康教育，包括饮食、床上活动康复、各种管路注意事项、并发症预防等。

④ 协助护士长进行病房的物品管理。

⑤ 遇到突发事件可进行紧急处理。

五、骨科 N2 层级护士岗位职责

① 按责任制护理要求，熟练掌握责任小组内患者的病情。

② 负责责任患者的基础护理，包括晨晚间护理。

③ 负责责任患者在院期间的各类健康教育，包括饮食、床上活动康复、各种管路注意事项、并发症预防等。

④ 负责责任患者的专科护理及专科健康教育等。

⑤ 负责病房危重患者的护理工作。

⑥ 负责病房感染控制工作。

⑦ 协助教学老师组织临床教学及三生考核。

六、骨科 N3 层级护士岗位职责

① 按责任制护理要求，熟练掌握责任小组内患者的病情。

② 负责责任患者的基础护理，包括晨晚间护理。

③ 负责责任患者在院期间的各类健康教育，包括饮食、床上活动康复、各种管路注意事项、并发症预防等。

④ 可承担主管工作、临床带教、疑难病例的指导工作。

⑤ 协助护士长进行病房的护理质量检查。

⑥ 协助教学老师组织临床教学及三生考核。

⑦ 协助护士长及教学老师负责病房的科研工作。

⑧ 可依据个人能力担任科室专科护理某一领域的带头人。

七、骨科护理员岗位职责

① 在护士长领导下和护士指导下工作。

② 承担患者生活护理和部分简单的基础护理工作。

③ 经常巡视病室，及时回应呼叫器，协助生活不能自理的患者饭前洗手、进食、起床活动及收送便器。负责为患者增加开水。

④ 做好患者入院前的准备工作和出院后床单位的整理、终末消毒工作。负责被服的管理与清点。

⑤ 负责患者床单位、办公室、杂用室、库房、值班室清洁整齐工作，病室定时开窗通风，保证空气新鲜。

⑥ 负责每日更换污物袋，清洁患者桌椅、屏风、窗台等，定时清洗消毒公共用品。

⑦ 负责维持探视秩序，请探视者按时离开病室。

⑧ 完成每日临时工作和每周特殊工作。

第三章 骨科护理工作制度

第一节 骨科病房分级护理管理制度

确定患者的护理级别，应当以患者病情和生活自理能力为依据，根据患者的情况变化进行动态调整。

一、特级护理

（1）病情依据

① 病情危重，随时可能发生病情变化需要进行抢救的患者。

② 大手术后或有心脑血管合并症需密切监测生命体征，给予持续心电、血压、血氧监测者；使用注射泵、输液泵者。

③ 各种复杂或者大手术后及重症监护患者，如关节置换术、脊柱矫形术、老年髋部骨折术、脊柱肿瘤术术后当天及术后1天。

（2）护理要求

① 严密观察患者病情变化，监测生命体征，准确测量并记录出入量。

② 根据医嘱正确执行各项治疗及用药，配合医生实施各项抢救措施。

③ 做好专科护理，如神经功能、血液循环的观察；各种引流管的护理；各种静脉置管的护理；肺部的护理；体位的护理；血糖的监测；并发症观察与护理；压疮的预防和护理等。

④ 完成基础护理，“六洁”到位。

⑤ 保证患者安全，根据患者具体情况采取相应预防措施。

⑥ 了解患者心理需求，有针对性地开展心理指导及健康指

导、功能锻炼指导。

⑦ 床旁交接班。

⑧ 履行告知义务，尊重患者知情权。

⑨ 定时通风，保持病室空气清新及环境整洁。

二、一级护理

（1）病情依据

① 病情趋于稳定的重症患者，行关节置换术、脊柱矫形术、老年髋部骨折术、脊柱肿瘤术术后第2日以上；其他手术术后的患者。

② 各种手术或治疗期间需严格卧床的患者；脊柱手术术后需要严格卧床且需要护士给予定时轴线翻身的患者；卧床且尚未拔除各种引流管的患者；微创手术当天的患者。

③ 生活完全不能自理且病情相对稳定的患者。

④ 生活部分自理，病情随时可能发生变化的患者。

（2）护理要求

① 每小时巡视，观察患者病情变化。

② 根据患者病情需要，定时测量生命体征。

③ 根据医嘱正确执行各项治疗措施及用药。

④ 做好专科护理，如神经功能、血液循环的观察；各种引流管的护理；各种静脉置管的护理；肺部的护理；体位护理；血糖监测；并发症的观察与护理；压疮的护理等。

⑤ 完成基础护理，“六洁”到位。

⑥ 保证患者安全，根据患者具体情况采取相应预防措施。

⑦ 了解患者心理需求，有针对性地开展心理指导及健康指导、功能锻炼指导。

⑧ 履行告知义务，尊重患者知情权。

⑨ 定时通风，保持病室空气清新及环境整洁。

三、二级护理

（1）病情依据

① 病情稳定，限制活动仍需卧床的患者，行关节置换术、脊柱矫形术、老年髋部骨折术、脊柱肿瘤术术后第 3 日以上；其他手术术后第 2 日以上的患者。

② 年老体弱、行动不便、生活部分自理的患者，如年龄 70 岁以上，活动不便，有影响生活能力的基础病患者等。

③ 需要护士定时看护的婴幼儿手术患者。

（2）护理要求

① 每 2 小时巡视，观察患者病情变化，如患者神志、伤口敷料、肢体感觉活动及血液循环情况、各引流管及输液通畅情况等。

② 根据病情需要，测量生命体征。

③ 根据医嘱正确执行各项治疗措施及用药。

④ 根据病情需要，提供专科护理，如各种引流管的护理；各种静脉置管的护理；肺部的护理；血糖监测；并发症的观察与护理；压疮的护理等。

⑤ 指导患者采取措施预防跌倒、坠床。

⑥ 协助生活部分自理的患者做好基础护理，“六洁”到位。

⑦ 提供护理相关的健康指导及功能锻炼指导，如术后活动、引流管护理、饮食指导等。

⑧ 定时通风，保持室内空气清新及环境清洁，注意患者保暖。

四、三级护理

（1）病情依据

① 新入院的患者，术前患者，病情稳定，生活完全自理。

② 手术后处于康复期的患者，生活可完全自理的患者。

（2）护理要求

① 每 3 小时巡视，观察患者病情变化，如患者神志、伤口敷料、肢体感觉活动及血液循环情况、各引流管及输液通畅情况等。

② 根据病情需要，测量生命体征。

③ 根据医嘱正确执行各项治疗及用药，如餐后血糖的监测；根据医嘱用药时需要特别注意药物的剂量及频率。

④ 指导患者采取措施预防跌倒、坠床。

⑤ 提供护理相关的健康指导及功能锻炼指导，如术后活动、引流管方面内容的宣教，呼吸功能锻炼的指导，出入院的指导。

⑥ 定时通风，保持室内空气清新及环境清洁，注意患者保暖。

第二节 交接班制度

1. 值班护士必须坚守岗位，履行职责，保证各项护理工作准确及时地进行。

2. 交班前值班护士应完成本班的各项工作，写好病室报告、护理记录和交班记录，处理好用过的物品。白班应为夜班做好物品准备，如抢救药品及抢救物品、呼吸机、麻醉机、氧气、吸引器、注射器、无菌物品、常备器械、被服等，方便夜班工作。

3. 每班必须按时交接班。接班护士提前5～10分钟到病房，了解所管患者病情，在接班时重点掌握所管患者的病情变化及治疗。

4. 在接班护士未逐项交接清楚之前，交班护士不得离开岗位。交班中发现患者病情、治疗、护理及物品药品等不相符时，应立即查问。接班时发现问题，应由交班护士负责。

5. 交接班内容

（1）患者概况　当日住院患者总数，出院（转科、转院）、入院（转入）、手术（分娩）、病危、病重、死亡人数。

（2）重点病情

① 新患者的姓名、年龄、入院时间、原因、诊断、阳性症状体征。

② 手术后患者回病房时间、生命体征、观察及治疗、护理

重点；分娩患者的分娩方式；当日准备手术患者的手术名称、麻醉方式、术前准备情况等。

③ 危重症患者的生命体征、病情变化，与护理相关的异常指标、特殊用药情况、管路及皮肤状况。

④ 死亡患者的抢救经过、死亡时间。

(3) 特殊检查、治疗　交清已完成特殊检查、治疗后患者的病情；当日准备进行特殊检查、治疗患者的姓名、检查或治疗名称及准备情况。

(4) 护理要点　针对患者的主要问题，交清观察重点及实施治疗、护理的效果。

(5) 物品清点　交班护士与接班护士当面清点必查药品和物品，如毒麻药、贵重药、急救药和仪器设备等。若数量不符应及时与交班护士核对。

(6) 床旁交接班　查看新患者、危重、抢救、昏迷、大手术、瘫痪患者的意识、生命体征、输液、皮肤、各种管路、特殊治疗及专科护理的执行情况。

6. 交接班护士共同巡视、检查病房清洁、整齐、安静、安全的情况。

7. 早交班结束时护士长应对交接班内容、工作情况进行综合评价，评价前一天护理措施的效果，提出当日护理工作重点及注意事项；针对交接班中发现的问题，提出改进措施，达到持续改进的目的。护士长不定期就交班内容进行提问。

8. 医护共同早交班时间原则上不超过20分钟。如需传达会议或小讲课，也应在8:30之前完成。

第三节　医嘱查对制度

① 开医嘱、处方或进行护理时，应查对患者姓名、性别、床号、住院号。

② 执行医嘱时要进行“三查七对”：摆药后查；服药、注

射、处置前查；服药、注射、处置后查。核对床号、姓名和服用药的药名、剂量、浓度、时间、用法。

③ 清点药品时和使用药品前，要检查质量、标签、失效期和批号，如不符合要求，不得使用。

④ 给药前，注意询问有无过敏史；使用毒、麻、限药时要经过反复核对；静脉给药要注意有无变质，瓶口有无松动、裂缝；给多种药物时，要注意配伍禁忌。

⑤ 输血前，需经两人查对，无误后方可输入；输血时须注意观察、巡视，保证安全。

⑥ 每班护士对当日新停医嘱要认真查对。每周大核对医嘱一次，在医嘱核对本上记录核对情况并签字，如有问题及时纠正。

⑦ 在抢救时或手术中执行口头医嘱时，护士应复述一遍，得到医生确认后方可执行，并暂保留用过的空安瓿。

第四节　输血安全制度

（1）确定输血后，持输血申请单和贴好标签的试管，严格核对患者姓名、性别、病案号，采集血样。

（2）由医护人员或专门人员将患者血样与输血申请单送交输血科（血库），双方进行逐项核对。

（3）血液送至病房后，护士与送血人员进行正确核对。

① 持输血记录单与病历或诊断牌核对患者姓名、病案号，确认输血患者。

② 输血记录单与血袋标签逐项核对，包括科室、患者姓名、病案号、血型（包括 Rh 因子）、血液成分、有无凝集反应；献血者编码、血型（包括 Rh 因子）、储血号及血液有效期，确认输血记录单和血袋标签上的血型（包括 Rh 因子）、储血号一致。

③ 检查血袋有无破损及渗漏、血袋内血液有无溶血及凝块。

④ 检查、核对无误后，双方在输血记录单上签字。

(4) 输血前核对　必须由操作护士和核对者双人持患者病历、输血记录单、血袋共同核对患者姓名、病案号、血型（包括Rh因子)、献血者血型、储血号、血液成分、产品编码、血量、有无凝集反应及血液有效期。让患者自述姓名及血型（包括Rh因子)，核对无误后操作护士和核对者同时在血库下发的“输血记录单”上签字。

(5) 输血应遵守《临床输血技术规范》，严格执行无菌操作技术，使用标准输血器进行输血。

(6) 输血前将血袋内的成分轻轻混匀，避免剧烈震荡。血液内不得加入药物，如需稀释只能用静脉注射用生理盐水。

(7) 使用输血器时，输血前后应用无菌生理盐水冲洗输血管道；连续输入不同供血者的血液时，应在前一袋血输尽后，用无菌生理盐水冲洗输血器，再接下一袋血继续输注。

(8) 输血时应先慢后快，根据病情和年龄调整输注速度，检查穿刺部位有无血肿或渗血，并严密观察有无输血反应。

(9) 血液输完后，空血袋在常温下保留24小时。交叉配血报告单粘贴在病历中。

(10) 血液送达病房后应及时输注，1个单位的全血或成分血应在4小时之内输完，不得自行贮血。

(11) 如发生输血反应，应按照“患者发生输（液）血反应时的应急程序”进行相应处理。

(12) 各级管理人员应加强对输血过程的质量监控，并对发现的问题进行整改和效果评价，保障输血的安全。

第五节　医嘱执行制度

① 执行医嘱前必须认真阅读医嘱内容，核对患者信息。

② 护士每班查对医嘱，每周由护士长组织总查对2次。医生整理医嘱后，护士需仔细查对，并经另一护士查对后，方可执行。凡需下一班执行的临时医嘱，要认真交班，并在交班本上

注明。

③ 手术后要停止术前医嘱，重开医嘱，护士停止术前或产前各项治疗单，按术后医嘱书写各项治疗单并执行。

④ 护士遵照医嘱对患者进行治疗和给药等，一般情况下不执行口头医嘱，抢救时或手术中除外。严禁执行电话医嘱。在执行口头医嘱时，护士应向医生复述医嘱内容，取得确认后方可执行。执行后要保留空安瓿，待医嘱补齐后再次核对。

⑤ 医生无医嘱时，护士一般不得给患者做对症处理，但在抢救危重患者的紧急情况下，医生不在，护士可先行实施必要的紧急救护并及时通知医生。

⑥ 护士要正确执行医嘱，不得随意修改医嘱或无故不执行医嘱。当发现医嘱有疑问时，护士应及时向医生反馈，核实后方可执行。当医生拒绝核实有疑问的医嘱时，护士有责任向上级医生或科主任报告。

第六节 护理人员在职继续教育培训与考评制度

一、管理模式

护理部设立教学管理组-大科教学管理组-临床教学老师三级教学组织管理体系，统筹管理全院护理人员的在职教育培训与考核评价，并落实护理继续教育相关制度和要求。

二、管理制度

① 护理人员在职继续教育培训紧密结合护士分层管理，开展分层培训，各层护士培训重点有针对性。N1 护士培训重点：基本理论、基本知识、基本技能及工作流程和制度等；N2 护士培训重点：专科护理、护理新进展、重症护理及教学管理等；N3 护士培训重点：个案护理、循证护理及质量改进等；N4 护士培训重点：疑难重症护理、管理、教学、科研等。

② 护理部教学管理组-大科教学管理组-临床教学老师根据各层级护士培训重点每月制订护士继续教育培训计划，定期组织全院护理人员继续教育课程，考核合格后授予学分。

③ N1 第 1 年护士参加护理部组织的新护士培训，为期 1 年，考核合格授予学分，其出勤率、考试成绩与转正定级挂钩。

④ N2 及以上护理人员经科室推荐，护理部审核通过后可参加专科护士认证培训。

⑤ N3 及以上护理人员每年可参加一次院外学术会议，并可获得医院及护理部经费支持。

三、考评制度

① 护理部每季度组织全院季度考试，考试出勤率与考试成绩与护理人员晋级、聘任及绩效考核等挂钩。

② N1～N4 护士全年继续教育学分达标，Ⅰ类、Ⅱ类学分与学时符合要求。

③ 护理部每半年对全院护理人员的继续教育培训进行考核，考核结果与科室绩效考核挂钩。

四、科室护士继续教育管理小组工作制度

① 在护理部的领导下，负责本科室护士继续教育的组织管理工作。

② 落实护理部制订的各层次护士培训计划。

③ 负责科室护士培训计划的制订与申报。

④ 负责科室护士继续教育项目的实施、考核及学分管理。

⑤ 负责指导病房护士继续教育负责人的组织管理工作并监督检查，保证教育计划的实施。

⑥ 定期参加护理部召开的会议，通报信息，研究讨论工作。

⑦ 负责向上级领导汇报护士继续教育工作，及时反馈护士继续教育的信息。

第四章　护理记录单书写

第一节　体　温　单

体温是人体内部的温度，是人体新陈代谢和骨骼肌运动等过程中不断产生热的结果。通常所说的体温是指身体内部（胸腔、腹腔和中枢神经）的温度，称为体核温度，该温度较高且相对稳定；身体表层的温度称为体表温度，受环境温度和衣着情况的影响且低于体核温度。相对恒定的体温是机体进行新陈代谢和生命活动的重要条件。

一、正常体温及其生理变化

（一）体温的形成

体温是由三大营养物质，即糖、脂肪、蛋白质氧化分解而产生的。三大营养物质在体内氧化时所释放的能量，50%以上迅速转化为热能，以维持体温，并不断地散发到体外；其余的能量贮存于三磷酸腺苷（ATP）内，供机体利用，最终转化为热能散发到体外。

（二）产热与散热

1. 产热　人体以化学方式产热。产热主要的器官是肝脏和骨骼肌。使产热增加的因素有食物氧化、骨骼肌运动、交感神经兴奋、甲状腺素分泌增多、环境温度增加等。

2. 散热　人体以物理方式散热。主要的散热方式是通过皮肤、呼吸和排泄。人体的散热方式有辐射、传导、对流、蒸发四种。

（1）辐射　辐射是指热由一个物体表面通过电磁波的形式传

至另一个与它不接触的物体表面的一种方式。它是人体在安静状态下处于气温较低环境中主要的散热形式。辐射散热量同皮肤与外界环境的温度差及机体有效辐射面积等有关。

(2) 传导　传导是指机体的热量直接传给同它接触的温度较低的物体的一种散热方式。传导散热量取决于所接触物体的导热性能。由于水的导热性能好，临床上采用冰袋、冰帽、冷水湿敷为高热患者物理降温。

(3) 对流　对流是指通过气体或液体的流动来交换热量的散热方式。对流散热量受气体或液体流动速度的影响，它们之间呈正比关系。人体通过血液循环将热传到体表而散发出去。

(4) 蒸发　蒸发是指由液体转变为气体的过程中吸收热的散热方式。人体的呼吸道、口腔黏膜及皮肤随时都在进行蒸发散热。临床上对高热患者采用乙醇擦浴，通过乙醇的蒸发，起到降温作用。当外界温度等于或高于人体皮肤温度时，蒸发是主要的散热形式。

(三) 体温的调节

体温的调节包括自主性（生理性）体温调节和行为性体温调节两种方式。

自主性体温调节是在下丘脑体温调节中枢控制下，机体受内外环境温度刺激，通过一系列生理反应，调节机体的产热和散热，使体温保持相对恒定状态。

行为性体温调节是人类有意识的行为活动，通过机体在不同环境中的姿势和行为改变而达到目的。因此，行为性体温调节是以自主性体温调节为基础的，是对自主性体温调节的补充。

通常意义上的体温调节是指自主性体温调节，其方式有以下几种：

1. 温度感受器

(1) 外周温度感受器　为游离的神经末梢，分布于皮肤、黏膜和内脏中，包括热感受器和冷感受器，它们分别可将热或冷的信息传向中枢。

（2）中枢温度感受器　存在于中枢神经系统内的对温度变化敏感的神经元称为中枢温度感受器。分布于下丘脑、脑干网状结构、脊髓等部位，包括热敏神经元和冷敏神经元，可将热或冷的刺激传入中枢。

2. 体温调节中枢　体温调节中枢位于下丘脑。下丘脑前部和后部的功能各有不同。

（1）下丘脑前部　为散热中枢，兴奋时加速体热的散发。其生理作用是血管扩张，增加皮肤表面的血流量，使热量经辐射方式散失；增加出汗和加速呼吸，通过水分子蒸发达到散热目的；降低细胞代谢，减少产热；减少肌肉活动，防止产热过多。

（2）下丘脑后部　为产热中枢，兴奋时加速机体的产热。其生理作用是血管收缩，减少辐射散热；减少出汗，通过交感神经直接抑制汗腺活动；提高组织代谢率，通过交感神经系统刺激肾上腺髓质，使肾上腺素分泌增加，从而增加组织的氧化率；寒战时增加产热。

（四）正常体温及其生理变化

1. 正常体温　正常体温常以口腔、直肠或腋下温度为标准。这三个部位测得的温度与机体深部体温相近。正常人口腔舌下温度在36.3～37.2℃；直肠温度受外界环境影响小，故比口腔的高出0.3～0.5℃；腋下温度受体表散热、局部出汗、潮湿等因素影响，又比口腔的低0.3～0.5℃。同时对这三个部位进行测量，其温度差一般不超过1℃。直肠温度虽然与深部体温更为接近，但由于测试不便，故临床上除小儿外，一般都测口腔温度或腋下温度。

2. 体温的生理变化　体温可随年龄、昼夜、运动、情绪等变化而出现生理性变动，但在这些条件下，体温的改变往往在正常范围内或呈一过性改变。

（1）年龄的差异　新生儿因体温调节中枢发育不完善，其体温易受环境温度的影响，并随之波动；儿童由于代谢旺盛，体温可略高于成人；老年人由于代谢低下，体温可呈现在正常范围内的低值。

(2) 昼夜差异　一般清晨 2:00～6:00 体温最低，下午 2:00～8:00 最高，其变动范围不超过平均值±0.5℃。这种昼夜的节律波动，可能与人体活动、代谢、血液循环等的相应周期性变动有关，如长期从事夜班工作的人员，则可出现夜间体温升高，日间体温下降的情况。

(3) 性别差异　女性体温一般较男性高。女性的基础体温还随月经周期而出现规律性的变化，即月经期和月经后的前半期体温较低，到排卵日最低，而排卵后到下次月经前体温逐步升高，月经来潮后，体温又逐渐下降，体温升降范围在 0.2～0.5℃。这种体温的周期性变化与血中孕激素（黄体酮）及其他激素浓度的变化有关。

(4) 运动影响的差异　剧烈运动时，骨骼肌紧张并强烈收缩，使产热量激增；同时由于交感神经兴奋，释放肾上腺素和甲状腺素，肾上腺皮质激素增多，代谢率增高而致体温上升。

(5) 受情绪影响的差异　情绪激动、精神紧张都可使体温升高，这与交感神经兴奋有关。

(6) 其他　进食、沐浴可使体温升高，睡眠、饥饿可使体温降低。

二、异常体温的评估与护理

(一) 体温过高

体温过高又称发热。由于致热原作用于体温调节中枢或体温调节中枢功能障碍等原因导致体温超出正常范围，称为发热。

发热是临床常见的症状，其原因分为感染性和非感染性两大类。感染性发热较多见，主要由病原体引起，见于各种急、慢性传染病和感染性疾病。非感染性发热由病原体以外的各种物质引起，如机械性创伤、血液病、肿瘤、变态反应性疾病、无菌性坏死物质的吸收等。

1. 发热程度的判断（以口腔温度为例）

（1）低热　37.3～38.0℃。

（2）中等热　38.1～39.0℃。

（3）高热　39.1～41.0℃。

（4）超高热　>41.0℃。

2. 发热过程及症状

（1）体温上升期　其特点为产热大于散热。体温上升可有两种方式：骤升和渐升。骤升是体温突然升高，在数小时内升至高峰，多见于肺炎、疟疾等。渐升是指体温逐渐上升，多见于伤寒等。患者表现为皮肤苍白、畏寒、寒战、皮肤干燥。

（2）高热持续期　其特点为产热和散热在较高水平上趋于平衡，体温维持在较高状态。患者表现为颜面潮红、皮肤灼热、口唇干燥、呼吸和脉搏加快（体温每增高1℃，脉搏增加10～15次/分）；头痛、头晕、食欲不振、全身不适、软弱无力、尿量减少。此期持续数小时、数日甚至数周。

（3）退热期　其特点为散热增加而产热趋于正常，体温恢复至正常水平。此期患者表现为大量出汗和皮肤温度下降。退热方式有骤退和渐退两种。骤退型为体温急剧下降，渐退型为体温逐渐下降。由于大量出汗丧失大量体液，老年、体弱患者和心血管疾病患者易出现血压下降、脉搏细速、四肢厥冷等循环衰竭的症状。应严密观察，配合医生给予及时处理。

3. 热型　根据患者体温波动的特点分类。某些疾病的热型具有特征性，观察热型有助于诊断。常见的热型有稽留热、弛张热、间歇热和不规则热。

（1）稽留热　体温持续在39～40℃，达数日或数周，24小时波动范围不超过1℃。多见于肺炎、伤寒等。

（2）弛张热　体温在39℃以上，24小时体温差在1℃以上，最低体温仍高于正常水平。多见于败血症、化脓性疾病等。

（3）间歇热　高热与正常体温交替有规律地反复出现，间歇数小时、1天、2天不等。多见于疟疾等。

(4) 不规则热　体温在24小时中变化不规则，持续时间不定。多见于流行性感冒、肿瘤性发热等。

4. 伴随症状

(1) 寒战　发热前有明显寒战，多见于化脓性细菌感染，如肺炎球菌性肺炎、败血症、急性胆囊炎、急性肾盂肾炎等。

(2) 淋巴结肿大　局部淋巴结肿大提示局部有急性炎症，如口、咽部感染常有颌下淋巴结肿大。全身性淋巴结肿大要排除淋巴瘤、急性淋巴细胞性白血病等。

(3) 出血现象　常见于重症感染及血液病。前者包括流行性出血热、败血症等。后者包括白血病、急性再生障碍性贫血等。

(4) 肝、脾肿大　见于传染性单核细胞增多症、白血病、疟疾、肝胆管感染等。

(5) 结膜充血　见于流行性出血热、斑疹伤寒等。

(6) 单纯疱疹　见于肺炎球菌性肺炎、流行性脑脊髓膜炎等。

(7) 关节肿痛　见于风湿热、败血症等。

(8) 意识障碍、头痛和抽搐　见于中枢神经系统感染。

5. 护理措施

(1) 降低体温　可根据患者情况采用物理降温法。如体温超过39℃，可用冰袋冷敷头部；体温超过39.5℃，给予乙醇擦浴或大动脉处冷敷，也可按医嘱给予药物降温。行降温措施30分钟后应复测体温1次，并做好记录和交班。

(2) 病情观察　测量体温应每隔4小时测量1次，待体温恢复正常3天后，改为每日测量2次。同时密切观察面色、脉搏、呼吸和血压，如有异常应及时与医生联系。注意发热类型、程度、过程及伴随症状。

(3) 保暖　体温上升期，患者出现寒战时，应调节室温、卧具和衣着。

(4) 心理护理　正确评估体温上升时患者的心理状态，对体温变化及伴随症状给予合理解释，以缓解其紧张情绪。

(5) 饮食护理　补充水分和营养。高热时患者呼吸加快，皮肤出汗增多，水分大量丢失，应鼓励其多饮水，必要时协助饮水。高热患者消化吸收功能低，而机体分解代谢增加，糖、脂肪、蛋白质及维生素大量消耗，应及时给予高热量、高蛋白、富含维生素、易消化的流质或半流质食物，少量多餐。不能进食者，按医嘱给予静脉输液或鼻饲，以补充水分、营养物质及电解质。

(6) 保持清洁和舒适

① 口腔护理：发热时由于唾液分泌减少，口腔黏膜干燥，且抵抗力下降，有利于病原体生长、繁殖，极易引起口腔的炎症和溃疡。应在晨起、餐后、睡前协助患者漱口，保持口腔清洁。

② 皮肤护理：退热期，往往大量出汗，应随时揩干汗液，更换衣服和床单，防止受凉，保持皮肤的清洁、干燥。对长期持续高热者，应协助其改变体位，防止压疮、肺炎等并发症出现。

③ 卧床休息：高热时由于新陈代谢快，摄入减少而消耗增多，患者的体质往往虚弱，应安置舒适的体位，嘱其卧床休息，同时调节室温和避免噪声。

(二) 体温过低

体温在 35.0℃以下称为体温过低。

1. 原因

(1) 散热过多　长时期暴露在低温环境中，使机体散热过多、过快；在寒冷环境中大量饮酒，使血管过度扩张热量散失；早产儿由于体温调节中枢尚未发育完善，对外界温度变化不能自行调节使热量散失。

(2) 产热减少　重度营养不良、极度衰弱、末梢循环不良，使机体产热减少。

(3) 体温调节中枢受损　中枢神经系统功能不良，如颅脑创伤、脊髓受损；药物中毒，如麻醉剂、镇静剂；重症疾病，如败血症、大出血。

2. 症状　发抖、血压降低、心跳及呼吸频率减慢、皮肤苍白、四肢冰冷、躁动不安、嗜睡、意识紊乱，晚期可能出现昏迷。

3. 护理措施

① 密切观察生命体征和病情变化，每小时测量体温1次，直至体温恢复至正常且稳定；注意呼吸、脉搏、血压的变化。

② 采取适当保暖措施，设法提高室温在24～26℃为宜；采取局部保暖措施，如增加盖被、置热水袋、给予热饮料等，以提高机体温度。

③ 随时做好抢救准备。

三、体温的测量

（一）体温计种类与构造

（1）玻璃水银体温计　为国内目前最常用的普通体温计，是一种外标刻度的真空毛细玻璃管。根据测量的部位不同可将体温计分口表、肛表、腋表三种。口表和肛表的玻璃管似三棱镜状，腋表的玻璃管呈扁平状。玻璃管末端为贮水银槽，口表和腋表的球部较细长，有助于测温时扩大接触面；肛表的球部较粗短，可防止插入肛门时折断或损伤黏膜。当贮水银槽受热后，水银膨胀沿毛细管上升，其上升的高度与受热程度成正比。毛细管和贮水银槽之间有一凹陷处，使水银遇冷不致下降。摄氏体温计的刻度为35～42℃，每1℃之间分成10小格，在0.1～0.5℃的刻度处用较粗的线标记。在37℃刻度处以红色标记。华氏体温计的刻度为94～106F，每2F之间分成10格。

（2）电子体温计　采用电子感温探头来测量体温，测得的温度直接由数字显示，直观读数，测温准确，灵敏度高。有医院用电子体温计和个人用电子体温计两种。医院用电子体温计只需将探头放入外套内，外套使用后丢弃，能防止交叉感染。个人用电子体温计，其形状如钢笔，使用方便且易携带。

（3）可弃式体温计　为一次性使用的体温计，用后弃去。其构造为一含有对热敏感的化学指示点薄片，在45秒内能按特定的温度改变体温表上点状薄片颜色，当颜色点从白色变成蓝色时，最后的蓝点位置即为所测温度。

（二）体温计的清洁消毒法

1. 目的 保持体温计的清洁，防止体温计引起的交叉感染。

2. 常用消毒剂 70%乙醇、0.1%过氧乙酸或其他消毒液。

3. 消毒方法 采用带盖的容器盛装消毒溶液浸泡体温计。消毒溶液每日更换1次，容器、离心机每周消毒1次。

（1）单独使用 患者单独使用的体温计，用后应放入盛有消毒液的容器中单独浸泡，使用时取出用清水冲净擦干。

（2）集体测温 将体温计先浸泡于消毒液容器内，5分钟后取出，冲洗；用离心机甩下水银（35℃以下）；再放入另一消毒液容器内浸泡，30分钟后取出；用冷开水冲洗；再用消毒纱布擦干，存放在清洁盒内备用。

（三）体温计的检查法

（1）目的 为保证体温测量的准确性，使用中的体温计应定期进行准确性的检查。

（2）方法 将全部体温计的水银柱甩至35.0℃以下，再同时放入已测好的40℃温水中，3分钟后取出检视；如读数相差在0.2℃以上或水银柱有裂隙的体温计则不能再使用。

（四）体温的测量方法

1. 操作前准备

（1）用物准备 ①体温测量盘内备一清洁干燥的容器，内放体温计、消毒纱布、记录本、笔及有秒针的表；②检查体温计的数目及有无破损，体温计的水银柱是否在35.0℃以下。

（2）患者准备 体位舒适，情绪稳定，确认没有影响体温准确性的因素存在。

（3）环境准备 光线充足、环境整洁安静，必要时拉窗帘或屏风遮挡。

2. 操作步骤及要点

（1）口温测量法

① 将体温计水银端斜放于舌下，指导患者闭唇含住口表，用鼻呼吸，测 3 分钟。

② 取出口表用消毒纱布擦净，检视度数。

③ 将口表浸泡于消毒液容器内。

④ 记录体温值。

（2）腋下测温法

① 擦干汗液，将体温计水银端放于腋窝处并贴紧皮肤，指导患者屈臂过胸夹紧体温计，测量 10 分钟。

② 取出腋表用消毒纱布擦净，检视度数。

③ 将腋表浸泡于消毒液容器内。

④ 记录体温值。

（3）直肠测温法

① 协助患者取侧卧、俯卧或屈膝仰卧位，露出臀部。

② 润滑肛表水银端，轻插入肛门 3～4cm，测量 3 分钟。

③ 取出肛表用消毒纱布擦净，检视度数。

④ 将肛表浸泡于消毒液容器内。

⑤ 用卫生纸为患者擦净肛门，整理衣被，协助患者取舒适体位。

⑥ 记录体温值。

合理解释测温结果，腋下有汗液，有助于散热，影响所测体温准确性；小儿及不合作者由护士协助夹紧；用 20%肥皂液润滑，婴幼儿、危重患者测温时护士应协助扶持体温计，便于测量，避免损伤肛门及直肠黏膜。

3. 注意事项

（1）体温计应轻拿轻放，甩动时注意勿触及周围物体，以防损坏。

（2）不宜测口温　婴幼儿、精神异常、昏迷、口腔疾患、口鼻手术或呼吸困难及不合作者，不宜采用口腔测温。刚进食或面颊部热敷后，应间隔 30 分钟后测温。

（3）不宜测肛温　腹泻、直肠或肛门手术、心肌梗死患者不宜采用直肠测温。坐浴或灌肠者须待30分钟后才可测直肠温度。

（4）不宜测腋温　局部有伤口、肩关节受伤或消瘦者不宜采用腋下测温。腋下出汗较多者应擦干后再测温；沐浴后须待30分钟后才可测腋下温度。

（5）复测体温　发现体温和病情不相符合时，应在病床旁监测，必要时做肛温和口温对照复查。

（6）如患者不慎咬破体温计时，应立即清除玻璃碎屑，以免损伤唇、舌、口腔黏膜。然后口服蛋清液或牛奶以延缓水银的吸收。若病情允许，可服用膳食纤维丰富的食物，加速水银的排出。

（7）甩体温计用腕部力量，勿触及他物，以防撞碎；切忌把体温计放在热水中清洗或沸水中煮，以防爆裂。

四、体温单的使用

1. 体温单的内容　体温单排列在住院病例的首页，记录的内容包括体温、脉搏的曲线，以及呼吸、血压、出入量、特殊治疗、手术、转科或死亡等资料。

2. 体温单的填写方法

（1）填写眉栏项目

① 用蓝钢笔填写姓名、科别、病室、床号、住院号和入院日期等项目。

②“住院日期”栏每页第1日填写年、月、日，其余6天不填写年、月，只填写日。如6天中遇有新的月份或年度开始时，则应填写月、日或年、月、日。

③“住院日数”栏自入院日起连续填写至出院日。

④“疾病日期”栏主要填写手术或分娩后日期，以手术（或分娩）的次日为术后（或分娩后）第1日，依次填写至14天止。

（2）在体温单40～42℃之间相应时间栏内填写时间，用红钢笔纵行填写入院、手术、分娩、转科、出院或死亡的时间。

（3）在35℃线以下，用红钢笔填写出入量、大小便、体重等。

(4) 将测量后的体温用蓝笔绘制在体温单上。符号为口温“●”、腋温“×”、肛温“⊙”，相邻的两次符号之间用蓝线相连。物理或药物降温 30 分钟后所测温度，用红圈“○”表示，绘制在降温前体温符号的同一纵格内，并以红虚线“¦”与降温前的温度纵行相连，下次所测体温符号与降温前的温度符号用蓝线相连。

第二节　脉搏的评估与护理

脉搏是指在身体浅表动脉上可触摸到的搏动，是由心脏节律性的收缩和舒张引起动脉血管壁的相应扩张和回缩所产生的。

正常情况下，脉率和心率是一致的。

一、正常脉搏及其生理变化

(一) 脉搏的产生

脉搏的产生主要是由于心脏的舒缩和动脉管壁的弹性，当心室收缩时，左心室将血液射入主动脉，动脉内的压力骤然升高，随之动脉管壁扩张；当心室舒张时，血压下降动脉管壁弹性回缩。大动脉管壁的这种有节律的舒缩向外周血管传布，产生了脉搏。

(二) 正常脉搏及其生理变化

对脉搏的评估主要从脉率、脉律和脉搏的强弱三个方面进行观察。

(1) 脉率　脉率即每分钟脉搏搏动的次数。正常情况下与心率一致，与呼吸的比例为 4∶1。成人为 60～100 次/分。脉率可随年龄、性别、活动和情绪等因素变动。一般婴幼儿比成人快，老年人稍慢，同龄女性比男性稍快，进食、运动和情绪激动可出现暂时性增快，休息睡眠时较慢。

(2) 脉律　脉律指脉搏的节律性。反映了左心室的收缩情况。正常的脉搏搏动均匀规则，间隔时间相等。

（3）脉搏的强弱　脉搏的强弱指诊脉时血液流经血管的一种感觉。脉搏的强弱取决于动脉的充盈度和脉压的大小，正常的脉搏搏动强弱相等。

（4）脉搏的紧张度　正常的动脉壁光滑柔软，有弹性。动脉脉搏的传导速度与动脉壁的情况密切相关，弹性越大传导越慢。

二、异常脉搏的评估与护理

（一）异常脉搏的评估

1. 脉率异常

（1）速脉　成人脉率超过 100 次/分，又称为心动过速。多见于发热、甲状腺功能亢进和大出血的患者。一般体温每升高 1℃，成人脉率约增加 10 次/分，儿童则增加 15 次/分。

（2）缓脉　成人脉率低于 60 次/分，又称为心动过缓。多见于颅内压增高、房室传导阻滞的患者。

2. 节律异常　表现为脉搏的搏动不规则，间隔时间不等。脉搏异常时可出现不整脉。

（1）间歇脉　在一系列正常规则的脉搏中，出现一次提前而较弱的脉搏，其后有一较正常延长的间歇，亦称过早搏动或期前收缩。常见于各种心脏病或洋地黄中毒的患者。正常人在过度疲劳、精神兴奋、体位改变时可偶尔出现间歇脉。

（2）二联律、三联律　即每隔一个或两个正常搏动后出现一次过早搏动，前者称二联律，后者称三联律。单位时间内脉率少于心率，脉搏细速、极不规则，听诊时心律完全不规则，心率快慢不一，心音强弱不等，亦称脉搏短绌。多见于心房纤维颤动的患者。绌脉越多，心律失常越严重，病情好转，可以逐渐消失。

3. 强弱异常

（1）洪脉　脉搏搏动强大有力，多见于高热、甲状腺功能亢进的患者。当心输出量增加，周围动脉阻力较小，动脉充盈度和脉压较大时，则导致脉搏强而大。

（2）丝脉　脉搏搏动细弱无力，扪之如细丝，亦称细脉，多见于心功能不全、大出血失代偿期、休克的患者。当心输出量减少，周围动脉阻力较大，或动脉充盈度降低时，则导致脉搏弱而小。

（3）交替脉　脉搏搏动节律正常，但强弱不一、交替出现，多见于高血压心脏病、冠状动脉粥样硬化性心脏病的患者。当心室收缩强弱交替出现时，则引起脉搏搏动强弱不等，为心肌损害的一种表现。

4. 动脉壁异常　由于动脉壁变硬失去弹性，呈纡曲状，诊脉时有紧张条索感，如按在琴弦上，多见于动脉硬化的患者。当动脉壁的弹力纤维减少，胶原纤维增多时，使动脉管壁变硬，使脉搏的传导加快。

（二）异常脉搏的护理措施

（1）心理护理　进行有针对性的心理护理和健康指导，以缓解患者的紧张恐惧情绪；增加卧床休息以减少心肌耗氧量。

（2）观察疗效　按医嘱给药并给予适当的指导，同时应观察药物疗效和不良反应，做好相应的护理。

（3）协助检查　协助医生进行有关的检查和治疗。

三、脉搏的测量

临床上常用的测量部位多选择表浅、靠近骨骼的大动脉，如桡动脉、颞动脉、颈动脉、肱动脉、足背动脉、胫骨后动脉和股动脉等。最常选择的诊脉部位是桡动脉。

1. 操作前准备

（1）用物准备　有秒针的表、记录本和笔，必要时备听诊器。

（2）患者准备　体位舒适，情绪稳定。

（3）环境准备　整洁、安静、光线充足。

2. 操作步骤及要点

（1）核对及解释　备齐用物携至床旁，核对并解释，视病情选择合适的测量部位；确认患者，取得合作，确认有无影响脉搏的因素存在。

（2）取卧位　以测肱动脉为例，卧位或坐位手腕伸展，手臂自然置于躯体两侧舒适位置，使患者放松，护士便于测量。

（3）测脉　护士以食指、中指、无名指的指端按压在桡动脉处，一般情况测30秒，乘以2即为脉率，异常脉搏、危重患者脉搏细弱难以触诊时，应测1分钟；按压力量适中，以能清楚测得脉搏搏动为宜，压力太大阻断脉搏搏动，压力太小感觉不到脉搏，同时应注意脉搏的节律、强弱及动脉管壁的弹性。

（4）绌脉的测量　如发现患者有绌脉，应由两名护士同时测量，一人听心率，另一人测脉率，由听心率者发出“起”或“停”口令，计数1分钟，两人同时在单位时间测心率与脉率，如脉率低于心率即为绌脉。

（5）记录　记录方式为次/min，绌脉记录方法为心率/脉率。

（6）合理解释测量结果　如需测呼吸，应将手仍放于患者桡动脉处观察患者的呼吸运动。

3. 注意事项

① 勿用拇指诊脉，因拇指小动脉的搏动较强，易与患者的脉搏相混淆。

② 测脉搏前有剧烈运动、紧张、恐惧、哭闹等，应休息20分钟后再测量。

③ 为偏瘫患者测脉搏，应选择健侧肢体。

④ 如脉搏细弱而触摸不清时，可用听诊器测心率1分钟。

四、脉搏的绘制及记录

① 将测量后的脉搏用红笔绘制在体温单上，用红点“●”表示，两次相邻的脉搏用红线相连。

② 如出现绌脉，将测量后的心率用红笔绘制在体温单上，用红圈“○”表示，两次相邻的心率用红线相连。

③ 如脉搏和心率在同一点上时，应先绘制脉搏符号，外画心率符号，表示方法为“⊙”，绌脉时的脉搏和心率之间用红笔划斜线填充。

④ 如体温和脉搏在同一点上时，应先绘制蓝色体温符号，外画红圈以表示脉搏。

第三节 呼吸的评估与护理

呼吸是指机体与环境之间进行气体交换的过程。通过呼吸，机体不断地从外界摄取氧和排出二氧化碳，以满足机体新陈代谢的需要和维持内环境的相对恒定。通过观察呼吸运动，可以判断机体内外环境气体交换情况，进而帮助判断病情。

一、正常呼吸及其生理变化

（一）呼吸过程

1. 外呼吸 外呼吸指外界环境与血液之间在肺部进行气体交换的过程，也称肺呼吸。气体交换，包括肺通气和肺换气两个过程。

（1）肺通气 指通过呼吸运动使肺与外界环境之间的气体交换。

（2）肺换气 指肺泡与血液之间的气体交换。其交换方式通过分压差扩散，即气体从分压高处向分压低处扩散。如肺泡内氧分压高于静脉血氧分压，则肺泡内二氧化碳分压低于静脉血二氧化碳分压。交换的结果是静脉血变成动脉血，肺循环毛细血管的血液不断地从肺泡中获得氧，释放出二氧化碳。

2. 气体运输 气体运输指通过血液循环将氧由肺运送到组织细胞，同时将二氧化碳由组织细胞运送到肺。

3. 内呼吸 内呼吸指血液与组织细胞之间的换气交换，也称组织呼吸。交换方式同肺换气，交换的结果是动脉血变成静脉血，体循环毛细血管的血液不断地从组织中获得二氧化碳，释放出氧气。

(二) 呼吸调节

1. 呼吸中枢　呼吸中枢指中枢神经系统内产生和调节呼吸运动的神经细胞群，它们分布于脊髓、延髓、脑桥、间脑、大脑皮质等部位，在呼吸运动调节过程中，各级中枢发挥各自不同的作用，相互协调和制约。延髓和脑桥是产生基本呼吸节律性的部位，大脑皮质可随意控制呼吸运动。

2. 呼吸的反射性调节　呼吸中枢可接受来自呼吸器官本身的各种传入冲动，也接受其他系统的传入冲动，通过反射来影响呼吸运动。

(1) 肺牵张反射　由肺的扩张和回缩所引起的吸气抑制和兴奋的反射，称肺牵张反射。当肺扩张时可引起吸气动作的抑制而产生呼气；当肺回缩时可引起呼气动作的终止而产生吸气。它是一种负反馈调节机制，使吸气不致过长、过深，促使吸气转为呼气，以维持正常的呼吸节律。它与脑桥呼吸调节中枢共同调节呼吸的频率和深度。

(2) 本体感受性反射　是呼吸肌本体感受器传入冲动参与维持正常呼吸。当呼吸道阻力增加时，可加强呼吸肌的收缩力量，使呼吸力量增强。

(3) 防御性反射　包括咳嗽反射和喷嚏反射。喉、气管和支气管黏膜上皮的感受器受到机械或化学刺激时，可引起咳嗽反射。鼻黏膜受到刺激时，可引起喷嚏反射，以达到排除呼吸道刺激物和异物的目的。

3. 化学性调节　指动脉血氧分压（PaO_2）、二氧化碳分压（$PaCO_2$）以及氢离子（H^+）浓度对呼吸运动的影响。

(1) CO_2 对呼吸有很强的刺激作用　血液中 $PaCO_2$ 降低可引起呼吸暂停；$PaCO_2$ 升高可刺激外周和中枢的化学感受器，反射性引起呼吸加深加快，严重时可引起肌肉僵直，甚至惊厥，引起 CO_2 麻醉导致呼吸停止。

（2）PaO_2 的作用　PaO_2 降低可刺激外周化学感受器，反射性地引起呼吸加强；如 PaO_2 过低，则抑制呼吸，使呼吸减弱甚至停止。

（3）H^+ 对呼吸的作用　升高 H^+ 时，对呼吸的影响和 CO_2 类似，作用不如 CO_2 明显。

（三）正常呼吸及其生理变化

正常呼吸频率、节律均匀平稳，呼吸运动可受意识的控制。

1. 正常呼吸　成人呼吸频率为 16～20 次/分，节律规则，呼吸运动均匀无声且不费力。呼吸与脉搏的比例为 1∶4，男性及儿童以腹式呼吸为主，女性以胸式呼吸为主。

2. 生理变化　呼吸受许多生理因素的影响而且在一定范围内波动。

（1）年龄　年龄越小，呼吸频率越快。如新生儿呼吸约为 44 次/分。

（2）性别　同年龄的女性呼吸比男性稍快。

（3）活动　剧烈运动可使呼吸加深加快；休息和睡眠呼吸减慢。

（4）情绪　强烈的情绪变化，如紧张、恐惧、愤怒、悲伤等刺激呼吸中枢，导致屏气或呼吸加快。

（5）其他　环境温度升高或海拔增加，可使呼吸加深加快。

二、异常呼吸的评估与护理

（一）异常呼吸的评估

由于疾病、毒物和药物等因素，均可影响呼吸的速率、频率和深浅度发生改变。

1. 频率的改变

（1）呼吸过速　成人呼吸频率超过 24 次/分，称为呼吸增快。多见于发热、甲状腺功能亢进或缺氧等。一般体温每升高 1℃，呼吸频率增加 3～4 次/分。

（2）呼吸过缓　成人呼吸频率低于 10 次/分，称为呼吸过缓。多见于呼吸中枢受抑制，如颅脑疾病、安眠药中毒等。

2. 节律的改变

(1) 潮式呼吸　又称陈-施呼吸，是一种周期性呼吸异常，周期 0.5～2 秒。呼吸逐渐浅慢以致暂停，然后呼吸逐渐加深加快，周而复始交替出现。多见于中枢神经系统疾病，如脑炎、脑膜炎、颅内压增高、巴比妥类药物中毒等。

特点：呼吸由浅慢逐渐加深加快，达高潮后，又逐渐变浅变慢，暂停数秒（有的长达 30～40 秒）之后，又出现上述状态的呼吸，其形态就如潮水起伏。

发生机制：由于呼吸中枢的兴奋性降低或严重缺氧时，血液正常浓度的二氧化碳不能通过化学感受器引起呼吸中枢兴奋，使呼吸逐渐减弱以至暂停。当呼吸暂停时，血液中的二氧化碳积聚，增高到一定程度后，通过颈动脉体和主动脉体的化学感受器反射性地刺激呼吸中枢，再次引起呼吸。随着呼吸的进行，二氧化碳的排出，呼吸中枢又失去有效的兴奋，呼吸又再次变慢以致暂停，从而形成周期性呼吸异常。

(2) 间断呼吸　又称毕奥呼吸。表现为呼吸与呼吸暂停现象交替出现。

特点：有规律地呼吸几次后，突然停止呼吸，间隔一个短时间后又开始呼吸。二者交替出现。

发生机制：同潮式呼吸，但比潮式呼吸更为严重，多在呼吸停止前出现。常见于颅内病变或呼吸中枢衰竭的患者。

3. 深浅度的改变

(1) 深度呼吸　又称库斯莫呼吸，是一种深长而规则的呼吸。

发生机制：机体内产酸过多，排出少，二氧化碳潴留，使肺换气加深加快，以便排出体内较多的二氧化碳调节血中的酸碱平衡。多见于尿毒症、糖尿病等引起的代谢性酸中毒。

(2) 浅快呼吸　是一种浅表而不规则的呼吸，有时呈叹息样。多见于呼吸肌麻痹、某些肺与胸膜疾病和濒死的患者。

4. 声音异常

(1) 蝉鸣样呼吸　表现为吸气时产生一种极高的似蝉鸣样音响，产生机制是由于声带附近阻塞，使空气吸入发生困难。多见于喉头水肿、喉头异物等。

(2) 鼾声呼吸　表现为呼吸时发出一种粗大的鼾声，由于气管或支气管内有较多的分泌物积蓄所致。多见于昏迷患者。

5. 形态的改变

(1) 胸式呼吸减弱，腹式呼吸增强　正常女性以胸式呼吸为主。由于肺、胸膜或胸壁的疾病，如肺炎、胸膜炎、肋骨骨折、肋骨神经痛等产生剧烈的疼痛，均可使胸式呼吸减弱，腹式呼吸增强。

(2) 腹式呼吸减弱，胸式呼吸增强　正常男性及儿童以腹式呼吸为主。由于腹膜炎、大量腹水、肝脾极度肿大、腹腔内巨大肿瘤等，使膈肌下降受限，造成腹式呼吸减弱，胸式呼吸增强。

6. 呼吸困难　呼吸困难指呼吸频率、节律、深浅度的异常。主要由于气体交换不足，机体缺氧所致。

表现：患者自感到氧气不足，胸闷，呼吸费力，不能平卧；可表现烦躁，张口耸肩，口唇、指（趾）甲发绀，鼻翼扇动等。根据临床表现可分为以下几种：

(1) 吸气性呼吸困难　当上呼吸道部分梗阻时，气体进入肺部不畅，肺内负压极度增高，患者吸气费力，吸气时间显著长于呼气，辅助呼吸肌收缩增加，出现三凹征（胸骨上窝、锁骨上窝和肋间隙）。多见于喉头水肿或气管、喉头异物等。

(2) 呼气性呼吸困难　当下呼吸道部分梗阻时，气流呼出不畅，其患者呼气费力，呼气时间显著长于吸气。多见于支气管哮喘、阻塞性肺气肿等。

(3) 混合性呼吸困难　吸气和呼气均感费力，呼吸频率快而表浅。由于广泛性肺部病变使呼吸面积减少，影响换气功能所致。多见于重症肺炎、广泛性肺纤维化、大片肺不张、大量胸腔积液等。

（二）异常呼吸的护理措施

（1）心理护理　消除患者的紧张、恐惧心理，主动配合治疗和护理。

（2）调节室内温湿度　保持空气新鲜，禁止吸烟。

（3）调整体位　根据病情安置合适的体位，以缓解呼吸困难，保证患者休息，减少耗氧量。

（4）保持呼吸道通畅　及时清除呼吸道分泌物，可采用叩击、震颤拍背，体位引流，湿化、雾化痰液等方法，协助患者排痰，必要时给予吸痰。

（5）按医嘱给药　根据病情给予氧气吸入或使用人工呼吸机，以改善呼吸困难。

（6）健康教育　讲解有效咳嗽和保持呼吸道通畅的重要性及方法，指导患者有效咳嗽。取坐位或半坐位，放松双肩，上身前倾，护士用双手固定胸腹部或手术切口处，嘱患者深吸气后用力咳嗽 1～2 次，以咳出痰液，咳嗽间歇让患者休息。

三、测量呼吸的方法

通过判断呼吸有无异常，可动态监测呼吸变化，了解患者呼吸功能情况，为协助诊断、治疗和护理提供依据。

1. 操作前准备

（1）用物准备　有秒针表、记录本和笔，必要时备少许棉花。

（2）患者准备　体位舒适，情绪稳定，保持自然呼吸状态。

（3）环境准备　安静整洁、光线充足。

2. 操作步骤及要点

（1）取体位　测量脉搏后，护士仍保持诊脉手势，确认患者，取得合作，分散患者的注意力。

（2）测量呼吸　①观察患者胸部或腹部的起伏（一起一伏为 1 次呼吸），一般情况测 30 秒，将所测数值乘以 2 即为呼吸频率；②如患者呼吸不规则或婴幼儿应测 1 分钟；③如患者呼吸微弱不易观察时，可用少许棉花置于患者鼻孔前，观察棉花纤维被吹动的次数，计数 1 分钟。

男性多为腹式呼吸，女性多为胸式呼吸，同时应观察呼吸的节律、深浅度、声音有无异常及呼吸困难的症状。协助诊断，为预防、治疗和护理提供依据。

（3）记录　记录呼吸值，次/分。合理解释测量结果。

3. 注意事项

① 在测量脉搏后，仍保持测量脉搏的手势，使患者处于不知不觉的自然状态中，用眼观察患者胸部或腹部的起伏，一起一伏为 1 次呼吸，计数 30 秒，将所测值乘以 2 并记录。对呼吸不规则的患者和婴儿，应测 1 分钟。

② 计数同时，观察呼吸节律、深浅度的改变。

③ 重危患者呼吸气息微弱不易观测时，可用少许棉絮置患者鼻孔前，观察棉絮被吹动的情况并计数 1 分钟。

四、呼吸的记录

将测量后的呼吸，用红笔以数字的形式记录在体温单相应的呼吸时间栏内，相邻的两次呼吸上下交错书写，以便于查看。

第四节　血压的评估与护理

血压是血管内流动的血液对血管壁所施的侧压力，一般所说的血压是指体循环的动脉血压。测量血压时，是以血压和大气压作为比较的，用血压高于大气压的数值表示血压的高度。血压的计量单位为 mmHg（毫米汞柱）或 kPa（千帕）国际单位。

在一个心动周期中，动脉血压随着心室的收缩和舒张而发生规律性的波动。

收缩压：在心室收缩时，动脉血压上升达到的最高值称为收缩压。

舒张压：在心室舒张末期，动脉血压下降达到的最低值称为舒张压。

脉压：收缩压与舒张压之差称为脉压。

平均动脉压：在一个心动周期中，动脉血压的平均值称为平均动脉压，约等于舒张压＋1/3 脉压，或 1/3 收缩压＋2/3 舒张压。

一、正常血压及其生理变化

（一）血压形成的机制

在保证正常血容量的前提下，心室泵血和外周阻力是形成血压的基本因素。心室泵血时所产生的能量一部分以动力的形式克服阻力推动血液流动，一部分以势能的形式使主动脉弹性扩张而储存起来；当心室舒张时，主动脉壁会再将势能转变为动能来推动心舒张期的血液流动。外周阻力可以使血液滞留于血管内而构成压力。

（二）影响血压的因素

（1）心输出量　正常成人在安静状态下，心脏每分钟泵血4000～6000ml，即为心输出量。心输出量＝每搏输出量×心率。在外周阻力、心率不变的情况下，每搏输出量增大，心缩期泵入主动脉的血量增加，收缩压明显升高。心舒张期大动脉存留的血量有所增加，舒张压升高，但不如收缩压明显，因而脉压增大。在外周阻力、每搏输出量不变的情况下，心率增快，血压升高，但收缩压升高不如舒张压明显，脉压减小。

（2）外周阻力　主要是小动脉对血压的阻力，其次为毛细血管，与血管的口径有关。正常情况下，小动脉呈部分收缩状态，当血管的口径发生变化，就可影响血压的高低，并成为决定舒张压的最主要因素。

（3）循环血量　正常成人循环血量约为 5000ml 且维持恒定。当血量增加时，收缩压和舒张压均上升；反之，出血会使血压下降。失血量占全身血容量 20%时，收缩压会降低 4kPa（30mmHg）左右。

（4）血液的黏稠度　由组成血液的成分所决定，可影响血液通过血管的程度。血液黏稠度高，可致血压增高。

(5) 动脉管壁的弹性　大动脉的弹性扩张可以缓冲血压。随着年龄的增加，血管的弹性减弱，缓冲能力下降，心脏泵血对抗较大的阻力，收缩压升高，舒张压下降，脉压增加。

上述五个影响血压的因素相互调节，其调节中枢位于脑干的血管运动中枢。

(三) 正常血压及其生理变化

1. 正常血压的范围　正常成人在安静状态时，收缩压为12.0～18.6kPa (90～140mmHg)，舒张压为8.0～12.0kPa (60～90mmHg)，脉压为40～53kPa (30～40mmHg)。

2. 生理变化

(1) 年龄和性别　血压随年龄的增加而增高，新生儿血压最低，小儿血压比成人低，中年以前女性血压略低于男性，中年以后差别较小。

(2) 昼夜和睡眠　一般白天血压高于夜间，过度劳累或睡眠不佳时，血压稍增高。

(3) 环境　在寒冷环境中血压可升高，高温环境中血压可略下降。

(4) 部位　一般右上肢高于左上肢1.3～2.6kPa (10～20mmHg)，因右侧肱动脉来自主动脉弓的第一大分支无名动脉，而左侧肱动脉来自主动脉的第三大分支左锁骨下动脉，由于能量消耗所致。下肢血压比上肢高2.6～5.3kPa (20～40mmHg) (如用上肢袖带测量)，因股动脉的管径大于肱动脉，血流量较大所致。

(5) 其他　紧张、恐惧、兴奋及疼痛均可导致血压升高，舒张压一般无变化。劳动、饮食、吸烟和饮酒也可影响血压值。

二、异常血压的评估与护理

(一) 高血压

收缩压≥18.6kPa (140mmHg)，或舒张压≥12.0kPa

(90mmHg)。多见于原发性高血压、动脉硬化、肾炎、颅内压增高等。

原发性高血压称为高血压病，继发性高血压则继发于其他疾病，如肾脏疾病，主动脉狭窄、嗜铬细胞瘤及妊娠高血压综合征等。过高的血压增高心脏负担，容易诱发左心功能衰竭，也易发生高血压脑病。

（二）低血压

收缩压≤12.0kPa (90mmHg)，或舒张压≤8.0kPa (60mmHg)。

各种原因引起的休克可出现血压降低。血压过低可造成身体各组织器官缺血缺氧，如不及时发现和处理，就会使身体的重要器官如心、肺、脑、肾脏组织发生变性坏死，甚至脏器功能衰竭，严重者导致死亡。

（三）脉压差的变化

（1）脉压增大　常见于主动脉硬化、主动脉瓣关闭不全、动静脉瘘、甲状腺功能亢进。

（2）脉压减小　常见于心包积液、缩窄性心包炎、末梢循环衰竭。

（四）异常血压的护理措施

（1）心理护理　消除患者的紧张、恐惧心理，使之主动配合治疗和护理。

（2）观察病情　密切观察血压，按医嘱服药，观察药物疗效及不良反应。

（3）注意休息　减少活动，保证充足的睡眠和稳定的情绪。

（4）健康教育　向患者讲解合理的生活方式，饮食与治疗的要求，自我检测血压与紧急情况下的处理方法等。

三、血压的测量

（一）血压计的种类和构造

血压计是根据血液通过狭窄的血管形成涡流时发出响声而设计的。用于间接测量动脉血压。

1. 血压计的种类 常用的血压计有水银柱式血压计（立式和台式）、表式血压计、电子血压计 3 种。

2. 血压计的构造 血压计主要由三部分组成。

（1）输气球和调节空气压力的活门。

（2）袖带为长方形扁平的橡胶袋，长 24cm、宽 12cm、外层布套长 50cm（下肢袖带长约 135cm，比上肢袖带宽 2cm；小儿袖带宽度是上臂长度的 1/2～2/3），橡胶袋上有两根橡胶管，一根与输气球相连，另一根与压力表相接。

（3）测压计

① 水银柱式：在血压计盒盖内壁上有一根玻璃管，管面标有双刻度，一侧为 0～40kPa，一侧为 0～300mmHg，最小分度值为 0.5kPa 和 2mmHg。玻璃管上端盖以金属帽与大气相通，其下端和水银槽相通，水银槽内有水银。水银血压计的优点是测得数值准确可靠，但较笨重不易携带，且玻璃管部分易破裂。

② 表式：又称弹簧式血压计。外形似表，呈圆盘状，正面盘上标有刻度及读数，盘中央有一指针，以提示血压数值。其优点是携带方便，但准确性不如水银柱式。

③ 电子血压计：袖带内有一换能器，有自动采样电脑控制数字运算，自动放气程序。数秒内可得到收缩压、舒张压、脉搏数值。其优点是操作方便，不用听诊器，省略放气系统，排除听觉不灵敏、噪声干扰等造成的误差，但准确性不如水银柱式。

（二）测量血压的方法

检查血压计是否有漏气、水银不足、汞柱裂隙等现象，以免影响测量结果的准确性，并根据患者情况选择测量部位，一般用上肢测量法。

1. 操作前准备

（1）用物准备 血压计、听诊器、记录本、笔，检查血压计。

（2）患者准备 体位舒适，情绪稳定，安静休息 15～30 分钟后再测量。

（3）环境准备　整洁、安静、光线充足。

2. 操作步骤及要点

（1）上肢肱动脉血压测量法

① 核对解释：携用物至床旁，核对并解释、确认患者，取得合作。解释测量血压的目的，询问是否有影响血压的因素存在，检查血压计和听诊器是否功能完好。

② 选择血压计：根据测量部位选择合适的血压计及袖带（成人、小儿；上肢、下肢），袖带宽度要合适，如袖带太窄，须加大力量才能阻断动脉血流，测得数值偏高；袖带太宽，大段血管受阻，测得数值偏低。

③ 取合适体位：患者取坐位或仰卧位，被测肢体应和心脏处于同一水平，坐位时平第4肋软骨，卧位平腋中线。若肱动脉位置高于心脏水平，测得血压值偏低；反之，则测得血压值偏高。

④ 缠袖带：卷袖，露臂，手掌向上，肘部伸直放妥血压计。开启水银槽开关，驱尽袖带内空气，平整地置于上臂中部，距肘窝下缘2～3cm，松紧以能插入一指为宜。必要时脱袖，以免衣袖过紧阻断血流，影响血压的准确性。袖带过松，橡胶带呈气球状，有效测量面积变窄，使血压测量值偏高；袖带过紧，使血管在未注气时已受压，使血压测量值偏低。

⑤ 测量：戴好听诊器，将胸件置于肱动脉搏动处；关闭气门，充气至肱动脉搏动音消失再升高2.6～4kPa（20～30mmHg）；以每秒0.5kPa（4mmHg）速度放气，使水银柱缓慢下降，同时注意肱动脉搏动变化时水银柱所指刻度；听到第一声搏动音时汞柱所指刻度为收缩压；随后搏动逐渐增强，直到声音突然减弱或消失，此时水银柱所指刻度为舒张压（WHO规定以动脉消失音作为舒张压）。

⑥ 整理：测量后，排尽袖带内余气，整理袖带放入盒内，将血压计盒盖右倾45°，使水银全部流回槽内，关闭水银槽开关，协助患者穿衣，取舒适体位，妥善整理，避免玻璃管破裂，水银

溢出。

⑦ 记录：记录血压值，分数式表示：收缩压/舒张压 kPa (mmHg)。

（2）下肢动脉测量法

① 患者仰卧位、俯侧卧或侧卧位，协助患者卷裤或脱去一侧裤子，露出大腿部。

② 将袖带缠于大腿下部，其下缘距腘窝 3～5cm，将听诊器胸件置于动脉搏动处，同上肢测量法测量。

③ 记录时应注明下肢血压，因上下肢血压值之差及袖带相对过窄，可导致收缩压偏高，而舒张压差异不大。

（3）电子血压计测量法　接通电源，接上充气插头，将袖带换能器“⊙”放于肱动脉搏动处，扣好袖带按键充气片刻后，血压计发出蜂鸣声，显示屏显示收缩压和舒张压读数。

3. 注意事项

① 测量血压前，应使患者安静休息 15 分钟，或者在清晨时测量，以消除疲劳和精神紧张对血压的影响。

② 袖带的宽度要符合规定的标准，如使用的袖带太窄，须用较高的空气压力才能阻断动脉血流，使测得的血压值偏高；如果袖带过宽，大段血管受压，增加血流阻力，使搏动在到达袖带下缘之前已消失，测得的血压值偏低。

③ 袖带缠裹要松紧适度，如果袖带过松，充气时呈球状，不能有效阻断动脉血流，使测得的血压值偏高；如果袖带过紧，可使血管在袖带未充气前已受压，致使测得的血压值偏低。

④ 为了避免血液重力作用的影响，测量血压时，肱动脉与心脏应处于同一水平。如果肢体位置高于心脏位置，测得的血压值偏低；反之，血压值偏高。

⑤ 出现血压听不清或异常时，应重新测量。先驱尽袖带内气体，水银柱降至“0”点，稍待片刻，再进行测量，直到测准为止。不可连续反复加压，避免影响血压值和引起患者不适。

⑥ 为有助于测量的准确性和对照的可比性，对需密切观察

血压者，应做到“四定”，定时间、定部位、定体位、定血压计。

⑦ 血压计要定期进行检查和维修，防止血压计本身造成误差，如充气时，水银柱不能上升至顶部，即表示水银量不足或漏气，应及时维修。

⑧ 为偏瘫、肢体创伤或手术的患者测血压，应测健侧肢体。

⑨ 当舒张压的变音和消失音之间有差异时，应记录两个读数，即变音-消失音数值，如 24/12～9kPa（180/90～70mmHg）。

四、血压的记录

用红笔以分数形式记录于体温单血压的相应时间栏内。

第二篇
护理技术

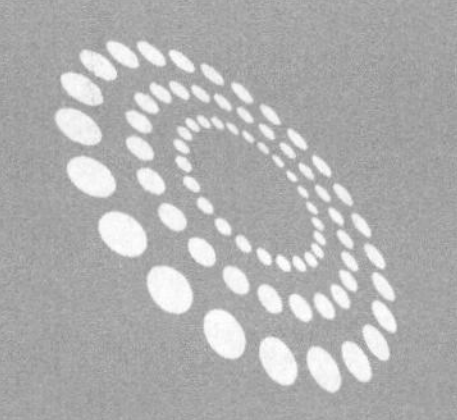

第五章 骨科常用护理技术

第一节 胸腔闭式引流的护理

胸腔闭式引流适用于创伤性或自发性气胸、血胸、脓胸及心、胸外科术后需行胸腔闭式引流患者。

一、操作步骤

1. 操作前评估

① 掌握患者病情，评估患者的生命体征及合作程度。

② 协助患者摆好体位，各种管路妥善固定。

③ 伤口敷料是否固定稳妥，有无渗出。

2. 操作前准备

(1) 护士 洗手，戴口罩。

(2) 用物 止血钳两把、无菌生理盐水500ml、一次性手套一副、量筒。

3. 操作过程 推车携带用物至床旁，做好解释工作，戴手套→嘱患者深呼吸，观察胸腔闭式引流管波动情况→双钳夹闭胸腔引流管→操作者下蹲→平举胸腔引流瓶与视线处于同一水平，观察胸腔引流瓶内液体的颜色、性质、量→拧开胸腔引流瓶盖（注意内管不可倒置，避免接触周围物品），另一手持胸腔引流瓶将引流液倒入量筒内，注意胸腔引流瓶口距离量筒不低于5cm→胸腔引流瓶内注入少量无菌生理盐水，轻轻震荡后倒出（以免影响引流液颜色的观察）→再次将无菌生理盐水注入胸腔引流瓶内至“0”位线→拧紧胸腔引流瓶盖→挤压胸腔引流管→松开止血钳→嘱患者咳嗽，观察胸腔引流管波动及气体、液体排出情况→妥善固定→整理用物，摘手套→整理床单位，向患者讲解注意事项，放置呼叫器，洗手，摘口罩→记录引流量→处置用物。

4. 护理措施

(1) 有引流不畅的可能　护理措施：每2小时挤压胸腔引流管1次，观察引流液性质、颜色、量及波动情况，将插管与皮肤接触处做好标记，观察是否有引流管脱出。

(2) 潜在并发症——开放性气胸　护理措施：妥善固定好引流装置的各个接口，引流瓶中长管必须浸入水中2cm以上。观察插管周围皮下有无气肿、捻发感。

二、难点及重点

严格无菌操作，防止胸腔感染。操作过程中双钳夹闭胸引管，操作后拧紧胸引瓶盖，维持引流系统的密闭。倾倒引流前后，认真观察引流管波动情况，使之保持通畅。胸引瓶应低于引流管胸腔出口60cm，以免引流液逆流入胸腔造成感染。

三、注意事项

胸腔闭式引流瓶内长管没入无菌生理盐水中3～4cm，长管中水柱随呼吸上下波动，正常水柱上下波动4～6cm。全肺切除术后胸腔闭式引流管夹闭，医生根据病情做短暂开放，调节胸腔内压力。定时挤压引流管，以免管口被血凝块阻塞。挤压方法：可用一只手固定引流管，另一只手握紧引流管朝引流瓶方向滑动，通过挤压引流管可使堵塞管子的血块流走，保持引流管通畅。密切观察胸腔引流液的颜色、性质、量。引流量多且为血性时，应考虑出血的可能，引流量过少，应看引流管是否通畅。患者病情平稳后取半卧位，有利于呼吸和引流，下床活动时，引流瓶的位置应低于膝关节。

第二节　关节穿刺技术

指导并教会患者配合，保证关节穿刺在无菌条件下进行。在关节穿刺时，保持患者处于舒适体位，保证患者隐私，告知患者关节穿刺的意义，做好解释工作，取得患者的配合，抽取关节腔内积液，注射药物，以协助诊断及治疗。

一、操作步骤

1. 操作前评估

① 评估患者的病情及协作程度。

② 评估患者穿刺部位的皮肤。

③ 评估患者有无穿刺禁忌证：出血性疾病、结核病、肿瘤患者、穿刺部位皮肤感染者禁忌穿刺，糖尿病患者慎用。

④ 评估药物过敏史。

2. 操作前准备

（1）护士　洗手、戴口罩。

（2）用物　2.5％碘酊、75％乙醇溶液、无菌棉签、无菌棉球、无菌敷料、一次性注射器、无菌手套、无菌孔巾、速干手消毒剂、治疗车、治疗盘、污物杯、生活垃圾桶、医疗垃圾桶、利器盒等。

（3）药品　遵医嘱准备局部麻醉药品及关节抗炎润滑剂，双人核对药名、浓度、剂量、用法、时间，在有效期之内，无变色、沉淀、浑浊、絮状物，瓶装药液瓶口无松动，瓶体无裂痕，袋装药液外包装密封完好、无渗漏。

（4）患者　向患者及家属解释关节穿刺的目的、方法及注意事项。

（5）环境　避免人员走动，保持清洁、无菌。

3. 操作过程

（1）在治疗室遵医嘱配药。

（2）携物品至床旁，核对患者床号、姓名及过敏史。

（3）协助患者取舒适体位，关节放松，暴露穿刺部位，避开穿刺部位周围血管、神经及重要器官。

① 髋关节穿刺：患者取仰卧位，双下肢尽量伸直。股动脉

外侧约 1cm 处垂直刺入，直达股骨头，再退回数毫米，以便抽取关节积液。

② 膝关节穿刺：患者取仰卧位，膝关节屈曲。髌骨外上角稍外方距髌骨边缘 1～1.5cm 处斜向内下方穿刺。

③ 踝关节穿刺：从前外侧伸趾肌腱的外缘，外踝基部胫骨与距骨之间，向后略偏下穿刺；或从前内侧胫骨前肌内缘，内踝基部前方，向后外偏下穿刺。

④ 肩关节穿刺：分前后外穿刺。前穿刺患者仰卧位，在锁骨外段下方摸到喙突尖端，在其内各一横指处，向外倾斜 30°穿刺；后穿刺患者俯卧位，摸到肩峰基部，在其紧靠下方处摸到三角肌后缘和冈下肌腱间的深部间隙，即穿刺部位。

⑤ 肘关节穿刺：在前臂被动旋转时，摸到桡骨小头，在其近端与肱骨头之间自外侧刺入；也可在屈肘 45°时，自肘后鹰嘴突近端顺肱骨后方刺入。

⑥ 腕关节穿刺：自桡侧鼻咽窝处桡骨茎突尖端远侧向尺侧刺入；或自背侧伸拇长肌腱与伸示指肌腱之间桡骨远端向掌侧刺入。

（4）用 2.5％碘酊棉签，以穿刺点为中心由内向外螺旋消毒皮肤 5～8cm，待干，用 75％乙醇溶液棉签，再次消毒，范围应小于第一次。

（5）戴无菌手套，铺无菌孔巾，孔巾对准穿刺中心部位皮肤。

（6）在距离关节腔最近的皮肤表面处穿刺进针于皮下，注射麻醉药物 0.5～1ml，继续进针入关节间隙。穿刺时有落空感，无阻力；若未有落空感、有阻力，则拔针于皮下，重新穿刺。

（7）按压关节周围皮肤，抽取关节腔内积液。

（8）待抽积液完毕后，更换配好药液的无菌注射器，遵医嘱即可注入药物。

（9）注射完毕用 2.5％碘酊棉签消毒针孔处，并用无菌棉球按压注射部位 3～5 分钟，贴无菌敷料固定。

（10）告知患者 24小时内保持穿刺处的清洁干燥；穿刺后局部可能出现反应性疼痛，应减少活动。

4. 护理措施 注射后24小时内保持患肢伤口清洁、干燥，如局部出现反应性疼痛，如意外的红、肿、热、痛、渗血、渗液等症状，应及时就医；不要自行在伤口处涂抹止痒等药物刺激伤口处皮肤，影响愈合。

二、难点及重点

根据穿刺部位关节的解剖位置确定穿刺点，避开穿刺部位周围的血管、神经及重要器官。穿刺时有落空感，无阻力；若未有落空感、有阻力，则拔针于皮下，重新穿刺。

三、注意事项

出血性疾病、结核病、肿瘤患者、穿刺部位皮肤感染者禁忌穿刺，糖尿病患者慎用。

第三节 关节腔灌洗技术

关节腔灌洗技术能够通过连续滴入抗菌药液达到直接杀灭细菌、控制感染、充分引流、减轻中毒症状的目的；使肿胀关节得到有效的减压，避免骨骺或骨干血运障碍，保护关节软骨，防止关节粘连。保证关节腔灌洗时的患者安全，有助于帮助患者早日康复。

一、操作步骤

1. 操作前评估

① 评估伤口敷料。

② 评估患者生命体征及协作程度。

③ 评估患肢灌注管与引流管是否通畅、引流液性状、量及颜色。

④ 评估药物过敏史。

2. 操作前准备

（1）护士　洗手、戴口罩。

（2）用物　治疗车、治疗盘、灌注液、一次性输液器、无菌棉签、安尔碘皮肤消毒剂、速干手消毒剂、网套、有秒针的表、输液架、污物杯、医疗垃圾桶、生活垃圾桶、利器盒。

（3）药品　双人核对药名、浓度、剂量、用法、时间，在有效期之内，无变色、沉淀、浑浊、絮状物，瓶装药液瓶口无松动，瓶体无裂痕，袋装药液外包装密封完好、无渗漏。

（4）患者　向患者及家属解释操作目的、方法及注意事项。

（5）环境　清洁、干净。

3. 操作过程

（1）在治疗室遵医嘱配药，并用输液器进行第一次排气，关闭调节器，挂于治疗车上。

（2）携物品至患者床旁，核对患者床号、姓名及过敏史。

（3）将灌注液挂于输液架上，要有明显标识，与静脉输液分开放置。

（4）协助患者取舒适体位，暴露灌注管接口。

（5）用安尔碘棉签由内向外螺旋式消毒灌注管接头，待干。

（6）打开输液器管路末端，第二次排气至污物杯中，确认输液管路无气泡。

（7）将输液器管路与灌注管接头连接。

（8）持表至莫菲小壶水平位置，遵医嘱调节滴速。

（9）协助患者取舒适体位，卫生手消毒。

（10）将呼叫器置于患者随手可及处，告知患者注意事项：①不可自行调节滴速；②滴速改变时及时通知护士；③更换体位时注意勿牵拉，防止管路滑脱。

（11）记录灌洗开始时间、滴速、引流液性质，若引流液持续呈红色，应及时通知医生。

4. 护理措施

① 了解并及时满足患者生理需求，告知家属离开时与医护

人员沟通，加强巡视，不要私自下床活动，将呼叫器放置床头触手可及处。

② 妥善固定引流管等各种管路，留有适量长度，密切观察管路有无打折、受压等情况。

二、难点及重点

持续灌洗7～14天至引流液清亮，三次培养阴性遵医嘱停止灌洗，但引流管仍继续引流数日至无引流液引出，局部症状及体征消退后拔管。

三、注意事项

观察关节腔引流情况，包括引流量、颜色、性质以及管路是否通畅，如引流量＜灌注量，提示引流不畅；预防引流管堵塞，引流管堵塞多为血块、脓栓所致。

第四节 局部封闭技术

指导并教会患者配合，保证局部封闭在无菌条件下进行。在穿刺时，保持患者舒适体位，保护患者隐私，告知患者局部封闭的意义，做好解释工作，取得患者的配合，遵医嘱注射药物，以协助诊断及治疗。

一、操作步骤

1. 操作前评估

① 评估患者的病情及合作程度。

② 评估穿刺部位的皮肤。

③ 评估有无封闭禁忌证：对肿瘤、细菌性炎症以及药物过敏者禁忌，糖尿病患者慎用。

④ 评估药物过敏史。

2. 操作前准备

(1) 护士　洗手，戴口罩。

（2）用物　2.5%碘酊、75%乙醇溶液、无菌棉签、无菌棉球、无菌敷料、一次性注射器、一次性无菌手套、无菌孔巾、速干手消毒剂、治疗车、治疗盘、污物杯、生活垃圾桶、医疗垃圾桶、利器盒等。

（3）药品　遵医嘱准备局部麻醉药品，双人核对药名、浓度、剂量、用法、时间，在有效期之内，无变色、沉淀、浑浊、絮状物，瓶装药液瓶口无松动，瓶体无裂痕，袋装药液外包装密封完好、无渗漏。

（4）患者　向患者及其家属解释操作目的、方法及注意事项。

（5）环境　避免人员走动，保持清洁、无菌。

3. 操作过程

① 在治疗室遵医嘱配药。

② 携物品至患者床旁，核对患者床号、姓名及过敏史。

③ 协助患者取舒适体位，暴露穿刺部位皮肤。

④ 通过局部按压患者疼痛部位确定注射部位，穿刺时避开注射部位的周围血管、神经及重要器官。

⑤ 用2.5%碘酊棉签，以穿刺点为中心由内向外呈螺旋形消毒皮肤5～8cm，待干，用75%乙醇溶液棉签，再次消毒，范围应小于第1次。

⑥ 戴无菌手套，铺无菌孔巾，孔巾对准穿刺中心部位皮肤。

⑦ 以疼痛点为进针部位，回抽无回血、无阻力，即可注入药物。

⑧ 注射完毕用2.5%碘酊棉签消毒针孔处，并用无菌棉球按压注射部位3～5分钟，贴无菌敷料固定。

⑨ 告知患者：24小时内保持穿刺处的清洁干燥；穿刺后局部可能出现反应性疼痛，应减少活动。

⑩ 协助患者取舒适体位。

⑪ 整理用物，洗手。

4. 护理措施　出血性疾病、结核病、肿瘤患者、穿刺部位皮肤感染者禁忌穿刺，糖尿病患者慎用；注射后24小时内保持患肢伤口清洁、干燥，如局部出现反应性疼痛以外的红、肿、热、痛、渗血、渗液等症状，应及时就医；不要自行在伤口处涂抹止痒等药物刺激伤口处皮肤，影响愈合。

二、难点及重点

对肿瘤、细菌性炎症以及药物过敏患者禁忌，糖尿病患者慎用；穿刺时避开注射部位的周围血管、神经及重要器官；以疼痛点为进针部位，回抽无回血、无阻力，即可注入药物。

三、注意事项

穿刺后24小时内保持穿刺处清洁、干燥；穿刺后局部可能出现反应性疼痛，应减少活动。

第五节 骶管封闭技术

骶裂孔位于背面骶尾交界处正中部。由于骶骨在末端两侧有骶角缺损区呈倒“V”形，故其裂孔尖端向头侧，可从体表摸出。指导并教会患者配合，保证骶管封闭在无菌条件下进行。在穿刺时，保持患者舒适体位，保护患者隐私，告知患者骶管封闭的意义，做好解释工作，取得患者的配合，遵医嘱注射药物，以协助诊断及治疗。

一、操作步骤

1. 操作前评估

① 评估患者的病情及合作程度。

② 评估穿刺部位的皮肤。

③ 评估出血性疾病、结核病、肿瘤患者，穿刺部位皮肤感染者禁忌封闭；糖尿病患者慎用。

④ 评估药物过敏史。

2. 操作前准备

（1）护士 洗手，戴口罩。

（2）用物　2.5％碘酊、75％乙醇溶液、无菌棉签、无菌棉球、无菌敷料、一次性注射器、一次性无菌手套、无菌孔巾、速干手消毒剂、治疗车、治疗盘、污物杯、生活垃圾桶、医疗垃圾桶、利器盒等。

（3）药品　遵医嘱准备局部麻醉药品，双人核对药名、浓度、剂量、用法、时间，在有效期之内，无变色、沉淀、浑浊、絮状物，瓶装药液瓶口无松动，瓶体无裂痕，袋装药液外包装密封完好、无渗漏。

（4）患者　向患者及家属解释操作目的、方法及注意事项。

（5）环境　避免人员走动，保持清洁、无菌。

3. 操作过程

① 在治疗室遵医嘱配药。

② 携物品至患者床旁，核对患者床号、姓名及过敏史。

③ 协助患者取俯卧位，暴露骶尾部皮肤。

④ 确定骶裂孔位置为注射部位，避开注射部位的周围血管、神经。

⑤ 用2.5％碘酊棉签，以穿刺点为中心由内向外呈螺旋形消毒皮肤5～8cm，待干，用75％乙醇溶液棉签，再次消毒，范围应小于第一次。

⑥ 戴无菌手套，铺无菌孔巾，孔巾对准骶裂孔。

⑦ 穿刺时注射器与皮肤表面呈45°角进针于皮下，注射药品0.5～1ml，继续进针穿过骶尾韧带，有落空感，表明针已穿入骶裂孔。调节进针角度与皮肤呈20°～30°角，沿骶骨椎管轴线方向斜行，缓慢进针，同时左手指在针入口处，不断地将针向下压，以更好掌握正确的方向。

⑧ 注射药物时，进针深度为2～3cm即可，回抽无回血、无脑脊液，即可注入药物。如抽出脑脊液，则应立即将针全部拔出，终止操作；如抽出血液，调整进针角度后，稍等片刻，待无血液抽出时，才可继续注入药液。

⑨ 注射完毕用2.5％碘酊棉签消毒针孔处，用无菌棉球按压

注射部位 3～5 分钟，贴无菌敷料。

⑩ 告知患者：观察 10～15 分钟，若患者出现头晕、耳鸣等不适症状，及时通知医生，待不适症状缓解后方可活动。

⑪ 整理用物，洗手。

4. 护理措施 出血性疾病、结核病、肿瘤患者，穿刺部位皮肤感染者禁忌穿刺，糖尿病患者慎用；注射后 24 小时内保持患肢伤口清洁、干燥，如局部出现红、肿、热、痛、渗血、渗液等症状，应及时就医；不要自行在伤口处涂抹止痒等药物刺激伤口处皮肤，影响愈合。

二、难点及重点

穿刺时注射器与皮肤表面呈 45°角进针于皮下，注射药品 0.5～1ml，继续进针穿过骶尾韧带，有落空感，表明针已穿入骶裂孔（若无落空感、有阻力，则拔针于皮下，重新寻找骶裂孔穿刺）。调节进针角度与皮肤呈 20°～30°角，沿骶骨椎管轴线方向斜行，缓慢进针，同时左手指在针入口处，不断地将针向下压，以更好掌握正确的方向；注射药物时，进针深度为 2～3cm 即可，回抽无回血、无脑脊液，即可注入药物；如抽出脑脊液，则应立即将针全部拔出，终止操作；如抽出血液，调整进针角度后，稍等片刻，待无血液抽出时，才可继续注入药液。

三、注意事项

出血性疾病、结核病、肿瘤患者，穿刺部位皮肤感染者禁忌封闭，糖尿病患者慎用；穿刺后 24 小时内保持穿刺处的清洁、干燥。

第六节 自体引流血回输的护理应用

自体引流血回输技术是将术后伤口闭式引流出的血液用严格的无菌操作技术和适当的方法吸出、收集起来，经过抗凝和过滤或洗涤和浓缩后再回输给患者的方法。它可以有效降低输血风险和患者的经济费用，减轻患者及家属的负担。护士要告知患者自体引流血回输的意义，做好解释工作，取得其配合。

一、操作步骤

1. 操作前评估

① 评估患者的病情及合作程度。

② 评估患者穿刺部位的皮肤。

③ 评估伤口引流血量。

④ 评估药物过敏史。

⑤ 评估输液管路通畅情况。

2. 操作前准备

（1）护士　洗手，戴口罩。

（2）用物　引流血回输装置、治疗车、治疗盘、无菌棉签、安尔碘皮肤消毒剂、速干手消毒剂、一次性输血器、生理盐水、网套、有秒针的表、一次性检查手套、输液架、输液卡夹、污物杯、医疗垃圾桶、生活垃圾桶、利器盒等。

（3）药品　双人核对药名、浓度、剂量、用法、时间，在有效期之内，无变色、沉淀、浑浊、絮状物，瓶装药液瓶口无松动，瓶体无裂痕，袋装药液外包装密封完好、无渗漏。

（4）患者　向患者及家属解释操作目的、方法及注意事项。

（5）环境　清洁、干净。

3. 操作过程

（1）在治疗室遵医嘱配药，进行第一次排气，关闭调节器，挂于治疗车上。

（2）携物至患者床旁，核对患者床号、姓名、血型及过敏史。

（3）协助患者取舒适体位。

（4）用安尔碘棉签消毒输液接头，待干。

（5）打开输血器管路末端，进行第 2 次排气，排在污物杯中，确认输血管路无气泡。

(6) 将输血器管路与输液通路连接，输入生理盐水30～50ml。

(7) 遵医嘱调节滴速。

(8) 戴手套，记录自体引流血量并将引流血泵入引流血回输装置内。

(9) 消毒输血袋接口处，将输血器针头插入引流血回输装置的输血袋接口，输血袋不需插排气管。

(10) 遵医嘱根据患者病情、年龄调节输血速度。

(11) 协助患者取舒适体位，脱手套，卫生手消毒。

(12) 核对患者床号、姓名、输血量。

(13) 将呼叫器置于患者随手可及处，告知患者注意事项：①不可自行调节滴速；②滴速改变时及时通知护士；③自觉不适、穿刺部位出现肿胀、疼痛时，及时通知护士。

(14) 观察患者输血后的反应。

(15) 引流血回输结束后或距安装引流血回输装置达到6小时，用安尔碘棉签消毒输血袋一端的引流管距引流血回输装置3～4cm处，用无菌剪刀剪断引流管并扣上小帽。

(16) 整理用物，推车携物回治疗室，记录输血的起始时间、输血品种及总量，若有异常情况及时报告医生并予以处理。

4. 护理措施　观察引流血量、色及皮下出血面积、颜色，及时通知医生；冰袋局部冷敷；继续观察病情变化。

二、难点及重点

将引流血泵入引流血回输装置内：暴露连接伤口端引流管夹子并夹闭，记录引流血回输装置负压参数值，关闭引流血回输装置负压调至“0”；打开连接输血袋一端的引流管，按压引流血回输装置的压力开关，将引流血泵入输血袋内，将夹子推至输血袋端并关闭，挂于输液架上；检查引流血回输装置的输血袋无破损、渗漏，再次核对引流血量；将连接伤口端引流管打开，打开引流血回输装置负压，调至关闭前记录的负压参数值。

三、注意事项

观察患者输血后的反应，输血前、中、后分别测量患者的脉搏及呼吸等生命体征变化；距安装引流血回输装置达到6小时，不可再回输引流血，应遵医嘱剪断输血引流管。

第七节 伤口负压引流的护理

伤口负压引流适用于人工骨关节置换术、骨折内固定术、脊柱减压内固定、颅脑手术、血管外科手术中创面渗出较多或有空腔存在者。

一、操作步骤

1. 操作前评估

① 评估病室环境及患者体位。

② 患者生命体征及其协作程度。

③ 评估伤口敷料有无渗出，敷料固定是否良好。

2. 操作前准备

（1）护士 洗手，戴口罩。

（2）用物 安尔碘、棉签、量杯、带套止血钳、一次性手套、避污纸。

（3）患者 向患者解释倾倒引流的目的及引流管的注意事项。

（4）环境 宽敞、明亮，保持地面干燥。

3. 操作过程 推车携物品至床旁→向患者解释操作目的→协助患者摆好体位→戴手套→暴露伤口及引流管→观察伤口是否干燥、引流管是否通畅→引流球下垫避污纸→带套止血钳夹住远端引流管→一手将引流球底部塞子打开，另一只手持量杯→将引流液挤出→安尔碘棉签消毒引流球管口及外周→挤压引流球为负压→将引流球塞子塞上→松开止血钳→观察引流情况→确定引流通畅→将引流管妥善固定于床旁→撤去避污纸→协助患者摆好舒适体位→向患者及其家属交待注意事项→处置室倾倒引流→脱去手套→整理用物→记录引流量→洗手。

4. 护理措施　操作中注意妥善固定引流管，不可打折，牵拉，受压。给患者讲解引流管的注意事项及重要性。

二、难点及重点

注意操作过程要严格执行无菌操作。观察引流液的量、颜色及性状，不同伤口引流液颜色及性状不同，如有异常需要及时与医生沟通。

三、注意事项

术后24～48小时内密切观察引流液的颜色及性状。保持引流管通畅，搬动患者或翻身时，注意保护引流管，防止受压扭曲打折。倾倒引流时严格执行无菌操作。如有异常，及时通知医生并观察患者生命体征的变化。

第八节　VSD技术的护理

安装VSD负压引流可保持腔隙或创面的清洁，减少创面的感染，改善局部微循环，消退组织水肿，从而促进损伤创面新生肉芽组织的生长，加速创面的愈合，有效缩短创伤性皮肤软组织缺损的治疗时间，减少患者多次换药的痛苦。

一、操作步骤

1. 操作前评估

① 评估病室环境、患者体位。

② 评估患者生命体征及其协作程度。

③ 评估伤口敷料有无渗出，敷料固定是否良好。

④ 评估VSD负压数值，引流液的颜色、量及性质，是否通畅。

2. 操作前准备

(1) 护士　洗手，戴口罩。

（2）用物　安尔碘，棉签，量杯，带套止血钳，一次性手套。

（3）患者　向患者解释 VSD 引流的目的及引流管的注意事项。

（4）环境　宽敞、明亮，保持地面干燥。

3. 操作过程　推车携物品至床旁→向患者解释操作目的→协助患者摆好体位→戴手套→暴露伤口及引流管→观察伤口是否干燥、引流管是否通畅→读取 VSD 负压值→带套止血钳夹住近侧引流管→一手将引流瓶塞子打开，另一只手将引流瓶液体倒入量杯→消毒引流瓶口及外周→将塞子塞上→观察整个装置负压恢复情况，读取负压值与操作前一致→松开止血钳→观察引流液的颜色、量及性质→确定引流管路通畅→将引流管妥善固定→协助患者摆好舒适体位→向患者及其家属交待注意事项→处置室倾倒引流→脱去手套→整理用物→记录引流量→洗手。

4. 护理措施　定时观察负压情况，记录负压值；观察伤口敷料瘪陷情况及渗出情况。如果瘪陷敷贴恢复原状、薄膜下出现积液，提示负压失效，应及时通知医生，必要时重新置入引流装置。

二、难点及重点

注意操作过程要严格执行无菌操作。观察引流液的量、颜色及性状，不同患者及不同的创面情况和引流量改变将决定着 VSD 负压值的不同，如有变化需要及时与医生沟通。

三、注意事项

① 维持稳定的负压，使之保持在 125～450mmHg，观察伤口创面是否发生漏气，负压引流效果，引流管是否通畅。

② 观察引流液的颜色、性质、量，根据不同患者的创面情况和引流量改变负压值，引流量多及老年患者尽量减少负压值；大量引流液为血液时，应暂停引流；避免长时间停止负压吸引，

防止堵管。

③ 观察患者伤口引流管路，确保引流管通畅、不堵塞，防止引流管受压或扭曲而引流不畅，避免压迫创面及引流管，引流管不能高于创面以防引流液逆流。

④ 更换引流瓶保持无菌操作原则，及时倾倒引流液，用止血钳左右交叉夹闭引流管，调整好负压后接引流瓶，防止漏气。

⑤ 观察患肢疼痛、肿胀、颜色、皮温、皮色、毛细血管回流、足趾活动情况，应尽量抬高患肢，避免压迫创面及引流管。

第九节 患肢消毒包扎技术

患肢消毒包扎技术适用于膝关节及踝关节手术患者或遵医嘱。

一、操作步骤

1. 操作前评估

① 评估患者皮肤准备情况：备皮范围是否准确；毛发是否剔除干净。

② 评估皮肤完整性：有无破损、抓痕、皮疹，有无脚气或足癣等疾病。

③ 评估手术标识是否清晰。

④ 评估患者下肢清洁情况、趾甲情况（趾甲是否修剪、有无甲沟炎）。

⑤ 评估换药室环境。

2. 操作前准备

(1) 护士　洗手、戴口罩。

(2) 用物　无菌换药包、无菌纱布一包（五片装）、安尔碘、包腿布、胶布。

(3) 患者　向患者解释包扎的目的。

(4) 环境　清洁、明亮。

3. 操作过程

（1）检查无菌换药包、无菌纱布有无过期，包装有无破损、潮湿。

（2）检查安尔碘开瓶日期、包腿布的消毒日期。

（3）无菌操作　打开无菌换药包，将无菌换药包中棉球取出（无菌纱布待用），将准备好的无菌纱布开包置于换药盘中，倒入安尔碘将纱布浸润待用。

（4）体位　患者脱去患侧病号裤，坐于换药室检查床边，患肢足部放于矮凳上，将膝关节置于伸直位。

（5）消毒　持止血钳夹住纱布。

① 第一块纱布：以膝关节为中心向外圆形消毒膝关节（直径 15cm）及膝关节背侧。

② 第二块纱布：垂直消毒大腿前侧至大腿上 2/3。

③ 第三块纱布：自膝关节下 15cm 开始向下垂直消毒小腿前侧。

④ 第四块纱布：垂直消毒大腿后侧至大腿上 2/3。

⑤ 第五块纱布：自膝关节下 15cm 开始向下垂直消毒小腿后侧。

⑥ 消毒足踝及足趾缝。

（6）包扎　将包腿布套于患肢，覆盖住消毒范围，用胶布固定包腿布防止脱落。

（7）处理用物　将使用过的纱布置于医疗垃圾桶，换药盘放至污染区待消毒。

（8）宣教　嘱患者回病房后减少活动，避免包腿布脱落导致污染，一旦脱落及时告知护士，再次进行消毒包扎。

4. 护理措施　解释术前消毒包扎的重要性，消毒前取舒适体位，嘱患者包扎后尽量减少活动，安静等待手术。放置呼叫器于患者手边，如有需要可呼叫护士。

二、难点及重点

操作过程中严格遵守无菌操作原则，避免污染。

三、注意事项

① 此操作为术前清洁消毒，应告知患者此消毒的目的，入手术室后会进一步消毒。

② 已经接触污染部位的药液纱布不应再返擦清洁处皮肤。

第十节　骨科换药护理配合

骨科换药护理配合可规范护士配合医生为骨科患者进行伤口换药应遵循的操作程序。处理伤口和创面是对骨科患者进行伤口处理的必要措施。保持创面清洁，清除伤口异物、坏死组织及引流分泌物，可促进组织生长及伤口愈合。针对不同的伤口情况，要选择相应的敷料。告知骨科患者为伤口换药的意义，做好解释工作，取得患者的配合，将有助于帮助患者早日康复。

一、操作步骤

1. 操作前评估

① 评估患者的生命体征、自理及合作程度。

② 评估患者的病情。

③ 评估患肢末梢皮温、血运、感觉、运动情况。

④ 评估伤口敷料是否包扎好，有无脱落。

⑤ 评估患肢的肿胀程度，敷料松紧度，渗血、渗液情况。

⑥ 评估伤口有无引流管路，引流液的颜色、性状、量。

2. 操作前准备

（1）护士　洗手，戴口罩。

（2）用物　换药包（内有两个无菌治疗盘、一把止血钳、一把镊子、5%碘伏、生理盐水棉球、无菌纱布）、胶布、速干手消毒剂、治疗车。

（3）患者　向患者及其家属讲解伤口换药的目的、配合方法及注意事项。

（4）环境　保持病室安静，光线充足，温度、湿度适宜，暴露肢体时给予屏风遮挡。

3. 操作过程　携物品至床旁→核对患者并解释→协助患者取安全舒适卧位，必要时用屏风遮挡→正确暴露伤口部位（用手揭去外层敷料，内面向上放入治疗盘内，右手持镊子轻轻揭开内层敷料）→区分伤口类型并采取相应的换药方法（清洁伤口：由创缘向外消毒伤口周围皮肤 2 次；感染伤口：用乙醇由外周向创缘消毒伤口周围皮肤 2 次），勿使乙醇流入伤口→用生理盐水棉球清洗伤口→覆盖无菌纱布，胶布粘贴，固定纱布（方向与肢体或躯体长轴垂直，不要以放射状粘贴）→协助患者取安全、舒适卧位→再次核对患者，收拾用物→整理用物，洗手，记录。

4. 护理措施　评估患肢肿胀程度，伤口敷料情况，有无渗血、渗液、松紧度情况。评估患者的生命体征、自理及合作程度。评估患者的病情、伤口类型，给予相应的敷料覆盖。保证伤口敷料完整、无渗出，预防伤口感染，将呼叫器放至床头。

二、难点及重点

注意观察患者的病情变化，如出现伤口渗血、渗液颜色、性状异常，及时通知医生予以处理。观察伤口引流管是否扭曲、松脱，注意管路的固定，防止脱管发生。严格遵守无菌操作规程，根据伤口类型进行消毒，原则为清洁-污染-感染-需消毒隔离伤口。一期缝合的无菌伤口应每 2～3 日换药 1 次；若分泌物多，应增加换药次数。

三、注意事项

伤口换药前评估有无引流管路。包扎敷料时，胶布的方向与肢体或躯体长轴垂直，不要以放射状粘贴，不引起皮肤张力或牵拉力，粘在敷料和皮肤上，以免引起皮肤损伤和水疱，胶布长度是敷料的 2～2.5 倍。告知患者伤口若出现肿胀，渗血、渗液突然增多，需及时告知护士，查看伤口情况，防止血管损伤。

第十一节　抗血栓压力袜使用技术

使用抗血栓压力袜是预防双下肢静脉血栓的物理方法之一。它可以在术前、术中或术后使用，最好入院开始就穿着腿长型压力袜，穿着时间至少持续到术后8周。

一、操作步骤

1. 操作前评估　掌握患者病情，检查下肢皮肤有无皮肤炎、静脉结扎、坏疽或最近接受过皮肤移植，是否有严重畸形。

2. 操作前准备

① 向患者讲解使用抗血栓压力袜的必要性，取得患者的配合。

② 根据患者腿围选取适合型号的抗血栓压力袜。

3. 操作过程　携带用物至患者床旁→向患者解释，摆好合适体位→测量双腿周径，选择合适尺寸的弹力袜→将手伸进压力袜直到脚后跟处→抓住压力袜后跟中间，将压力袜由内向外翻出→将压力袜小心地套在患者脚上和后脚跟处，确保后脚跟正好位于压力袜后跟处→开始将压力袜拉过脚踝和小腿→拉直脚尖部位使脚踝和脚背部位平整，确保患者脚尖舒适。

4. 护理措施　注意操作时足跟处定位准确，用力均匀，穿至腹股沟下3cm，弹力袜平整、无皱褶，建议每8～12小时脱下弹力袜并检查皮肤状况，脱下时间不大于30分钟，以减轻患者瘙痒不适。对于长期住院患者，定期测量患者腿部周径，根据术后患者腿部周径变化，更换合适尺寸的弹力袜。

二、注意事项

对于膝长压力袜，跟部应位于脚踝以下2.5～5cm处。对于腿长压力袜，织法变化的地方应位于膝盖以下2.5～5cm处，防滑带应位于大腿根部。任何情况下不可翻转跟部，不可将压力袜其他任何部分覆盖在膝盖上。怀疑有深部血栓者、充血性心力衰竭引起的下肢大面积水肿或肺水肿者、严重动脉供血不足者禁用抗血栓压力袜。每 4 小时检查一次压力袜是否在合适的位置，每 8 小时脱下压力袜检查皮肤情况后立刻（30 分钟内）将袜子穿上。

第十二节　防压疮气垫使用技术

防压疮气垫使用技术适用于因各种原因长期卧床，有压疮发生风险或已经发生压疮的患者。

一、操作步骤

1. 操作前评估

① 评估患者病情、意识状态、肢体活动、自理能力及合作程度。

② 评估患者营养状况、体重、排泄情况，评估患者压疮易患部位皮肤。

2. 操作前准备

(1) 护士　洗手，戴口罩、帽子。

(2) 用物　气垫、充气泵、电源插座、大单。

3. 操作过程　推车携物品至床旁→双人核对患者姓名→气泵置于病床头端，铺放气垫→将气垫上的进气管与气泵上的出气口连接紧密，将气泵上的插头插入电源插座→按下开关，绿色指示灯亮，表示通电正常→将压力控制旋钮转到最大一档，等待十余分钟，使气垫充分充气，两头折入病床和棉褥之间，以便固定，气垫上铺放大单，避免充气管路打折→患者躺上气垫后，请遵照气泵上的提示表，调节压力旋钮至所需压力位置；患者采取坐位时，压力旋钮应相应增大 1～2 个刻度。

4. 护理措施　操作前评估防压疮气垫是否漏气，保证管路连接有效，整理床单位时无脱管发生，根据患者体重调节合适的充气档。

二、难点及重点

连接管路有效，铺防压疮气垫方法正确，正确判断不充气原因并及时处理。

三、注意事项

气垫上面不能铺透气性能差的垫子、塑料等，否则影响微孔的空气喷出，效果大大降低。正确操作，保证充气，防止因连接不紧密或气垫损伤导致的漏气。气垫本身具有抑菌与透气特点；头、脚方向不能铺反，气垫上带双脚图标的一端应置于患者脚的方向，气垫上的透气孔主要分布于患者的躯干部。如气垫不充气或气泵声音异常，则提示压力不足，请检查进气管接口及气垫是否漏气。床垫不充气的原因多是电源未插好，管子扭曲，管子安装不恰当，泵未打开等。气垫床使用后用常规浓度消毒液清洗。

第六章 骨科特殊护理技术

第一节 石膏固定与护理

石膏固定护理技术可规范护士配合医生为患者进行石膏固定时应遵循的操作程序。石膏固定是为了维持、固定、保持患者的特殊体位，防止神经、肌腱、血管的再损伤，相对固定维持功能位，减轻或消除患肢负重。在使用石膏固定时，护士要注意观察患肢肿胀程度，末梢皮温、血运、感觉、运动情况，桡动脉/足背动脉情况，肢体有无渗血。告知患者石膏固定的目的，做好解释工作，取得患者的配合，将有助于帮助患者早日康复。

一、操作步骤

1. 操作前评估

① 评估石膏是否为所需型号，根据肢体部位及类型选择合适的石膏长度。

② 评估患者生命体征及合作、自理程度。

③ 评估患肢肿胀程度和桡动脉/足背动脉搏动情况。

④ 评估患肢有无伤口，伤口敷料是否包扎好，有无渗出。

⑤ 评估患肢末梢皮温、血运、感觉、运动情况。

⑥ 评估患肢局部皮肤情况，保证肢体清洁。

2. 操作前准备

(1) 护士　洗手，戴口罩。

(2) 用物　石膏、绷带、水盆（内盛35～40℃温水）、卷尺、记号笔、速干手消毒剂、治疗车。

(3) 患者　向患者及家属解释石膏固定的目的、方法、配合方法及注意事项。

(4) 环境　保持病室安静，温度、湿度适宜，暴露肢体时给予屏风遮挡。

3. 操作过程

(1) 协助医生进行石膏固定　携物品至床旁→核对患者并解释→用肥皂水清洗需石膏固定处的皮肤，用清水冲洗干净并擦干→根据骨折类型选择石膏的类型→使用卷尺测量肢体长度，剪裁所需石膏→协助患者肢体处于功能位→在石膏固定处的皮肤表面覆盖一层衬垫→将石膏平放入水盆内浸泡充分后，向中间轻挤，去除多余水分，推摸压平→将石膏固定于肢体，使用绷带缠绕→将衬垫从内面向外拉出一些，包住石膏边缘→用记号笔在石膏外标记固定的日期及预定拆石膏的日期。

(2) 石膏待干

① 加快干固：保持病室内空气流通，充分暴露石膏固定部位，使其自然风干。若需创造条件加快干固，室温过低时可适当提高室温、使用红外线照射烘干及热风机吹干，防止烫伤皮肤。

② 保暖：寒冷季节注意保暖。石膏未干固必须覆盖毛毯时，应用支架托起。

(3) 石膏干固后

① 保持清洁、干燥，患者大、小便后应及时清理，避免水、分泌物、排泄物刺激皮肤。

② 保持有效固定，行石膏管型固定者因肢体肿胀消退或肌萎缩可导致原石膏失去固定，必要时重新更换。

③ 将患肢用软枕垫起抬高，高于心脏水平，再次观察患肢末梢皮温、血运、感觉、运动情况。

4. 护理措施

① 评估患者生命体征、自理及合作程度。协助患者洗手、穿衣、进食、如厕，满足患者的基本生理需求，将呼叫器放置床头，便于患者呼叫。

② 指导患者练习患肢肌肉等长、等张收缩，防止肌肉萎缩；

练习非受累关节的屈伸活动，防止关节僵硬。密切观察患肢的肿胀程度，桡动脉/足背动脉搏动情况，末梢皮温、血运、感觉、运动有无异常，发现异常及时通知医生予以处理。

二、难点及重点

注意观察患者的病情变化，如出现患肢肿胀明显，皮温较健侧温度低，肢端末梢感觉麻木，颜色发绀，及时通知医生予以处理。观察有无并发症发生，常见并发症有压迫性溃疡、神经损伤、关节僵硬、骨筋膜室综合征、缺血性肌挛缩；严格遵守操作规程，告知患者在石膏固定过程中石膏散热是正常现象，肢体关节必须处于功能位或所需特殊体位，中途不能随意变动，取得配合，保证患者安全。

三、注意事项

保证石膏固定期间，肢端末梢暴露的指（趾）及指（趾）的清洁、保暖，皮温、血运、感觉、运动正常。在石膏未干前需搬动患肢，须用手掌托起石膏，忌用手指捏压；石膏干固后有脆性，勿对关节处实施成角应力，防止石膏断裂。四肢石膏固定需将患肢抬高，预防或减轻肢体肿胀，并悬空足跟，防止受压。下肢石膏注意防止足下垂及足外旋。髋人字石膏用软枕垫起凹腰部，悬空臀部。告知患者不能擅自去除石膏，如麻木、肿胀、疼痛、敷料有渗血应及时通知护士。告知患者进行肢体功能锻炼的重要性，促进患者早日康复。

第二节　皮牵引护理的配合

指导并教会患者皮牵引期间的注意事项及功能锻炼的方法，能够辅助患者进行术后康复，保证牵引效果。在使用皮牵引期间，避免腓总神经受压，鼓励患者进行功能锻炼，保护骨突处皮肤，预防腓总神经损伤及压疮的发生。告知患者使用皮牵引的意义，做好解释工作，取得患者的配合，将有助于帮助患者早日康复。

一、操作步骤

1. 操作前评估

① 评估牵引装置的使用状态，有无坏损，滑轮有无松动，皮牵引带（成人/儿童）有无破损。

② 评估患者协作程度。

③ 评估患肢感觉、运动、皮温、血运及局部皮肤情况。

④ 评估患者病情、部位、体重，遵医嘱选择适宜重量的牵引锤。

2. 操作前准备

（1）护士　洗手。

（2）用物　治疗车牵引架、牵引绳（以无弹性蜡绳为宜）、牵引锤、皮牵引带、绷带、体位垫、大毛巾（自备）等。

（3）患者　向患者及其家属解释皮牵引的目的、方法及注意事项。

3. 操作过程　携物品至床旁→将牵引架挂于床尾板上，用绷带固定，并调整滑轮角度→协助患者仰卧位，双手牵拉固定患肢并轻轻抬离床面→另一名护士将皮牵引带平铺于床上，大毛巾包裹需牵引的肢体，将患肢轻放于皮牵引带上，系好尼龙搭扣，松紧度以能伸进一指为宜→垫体位垫将患肢抬高 20°～30°角→将牵引绳一端与皮牵引带连接，另一端穿过牵引架滑轮系于牵引锤上，使牵引锤悬离地面，询问患者感受，若不能耐受牵引重力，遵医嘱调整→遵医嘱抬高床尾 10～15cm→检查患肢情况：如患肢感觉、皮温、血运、足踝关节背伸跖屈运动等情况。协助患者取舒适体位，整理床单位，将呼叫器放置于患者随手可及处，感谢患者配合→推车回处置室，整理用物，洗手。

4. 护理措施

① 使用大毛巾包裹需牵引的肢体，皮牵引带松紧度以能伸进一指为宜；每 2～4 小时打开皮牵引带，放松 30 分钟后再予以

固定，观察患肢感觉及足踝背伸、跖屈运动，避免腓总神经受压，预防垂足畸形。

② 用体位垫将患肢抬高 20°～30°，促进静脉回流。指导患者牵引期间进行踝泵运动、股四头肌等长收缩训练及固定范围外的关节活动、全身性活动（如扩胸、深呼吸、抬臀等），循序渐进，以不感到疲劳和不增加患肢疼痛为宜，预防下肢深静脉血栓形成。

③ 骨隆突处加垫棉垫或减压贴予以局部皮肤保护，预防压疮。

二、难点及重点

使用大毛巾包裹需牵引的肢体，骨隆突处加垫棉垫或减压贴保护局部皮肤，皮牵引带松紧度以能伸进一指为宜；每 2～4 小时打开皮牵引带，放松 30 分钟后再予以固定。患肢抬高 20°～30°角，观察患肢皮温、颜色、动脉搏动、毛细血管充盈及肢体肿胀、感觉运动等情况，避免腓总神经受压，预防垂足畸形、下肢深静脉血栓及压疮的发生。若出现肢体发绀、肿胀、发冷、麻木、疼痛、运动障碍及动脉搏动微弱或摸不到时，及时报告医生并予以处理。指导患者牵引期间进行踝泵运动、股四头肌等长收缩训练及固定范围外的关节活动、全身性活动（如扩胸、深呼吸、抬臀等），循序渐进。

三、注意事项

保持牵引的有效性：告知患者不可随意增减或移去牵引重量，不可随意放松牵引绳；牵引绳不可脱离滑轮，应与患肢保持在一条轴线上；避免被服及用物阻挡、压迫牵引绳；牵引锤应保持悬空，避免垂落地面或旁靠床栏。告知患者牵引带下滑、松散、脱落或身体移位（如抵住床头或床尾）时，应及时通知护士。告知患者出现患肢发绀、肿胀、麻木、发冷、疼痛及足踝背伸无力等，及时通知护士。

第三节　骨牵引技术的观察护理

一、牵引的目的

① 牵拉关节或骨骼，使脱位的关节和移位的骨骼复位，并维持复位后的位置。

② 牵拉并固定关节，以减轻关节面所承受的压力，缓解疼痛，使局部休息。

③ 矫正和预防因肌肉挛缩所致的畸形。

二、操作步骤

1. 操作前评估

① 评估病室环境和患者体位。

② 患者生命体征及其协作程度。

③ 评估牵引部位、针道、牵引重量及耐受情况。

2. 操作前准备

（1）护士　洗手，戴口罩。

（2）用物　75%乙醇、棉签。

（3）患者　向患者解释牵引的使用目的及注意事项。

（4）环境　宽敞、明亮，床单位整洁。

3. 操作过程　推车携物品至床旁→向患者解释操作目的→观察牵引部位、针道及牵引重量→询问患者耐受情况→用75%乙醇擦拭消毒针道→观察牵引远端肢体血液循环及感觉、运动功能→观察全身受压部位皮肤情况→协助患者摆好舒适体位→向患者及其家属交待注意事项→洗手，记录。

4. 护理措施　用75%乙醇消毒针眼，每日2次，每周用75%乙醇擦拭外固定架，保持外固定支架清洁，同时密切观察针眼孔有无红肿、发热及产生分泌物等现象。

三、难点及重点

牵引过度可造成血管、神经损伤，若胫前、后动脉损伤，则表现为足背动脉、胫后动脉搏动减弱或消失。外固定支架术后24小时严密观察末梢血液循环及感觉、运动情况。倾听患者不适主诉。

四、注意事项

(1) 严密观察患肢血液循环，包括肢端皮肤颜色、温度、动脉搏动、毛细血管充盈情况及肢体活动情况，如果发现肢体发绀、肿胀、发冷、麻木、疼痛、运动障碍及脉搏微弱或摸不到时，要高度警惕，新上牵引的患者重点交接班，发现异常分析原因并立即报告医生。

(2) 牵引期间每日检查患者体位及牵引装置。下肢一般保持外展中立位，适当垫高床尾或床头以保证牵引力与体重的平衡。检查牵引的位置、力线是否正确，牵引锤是否悬空，滑轮是否灵活。

(3) 注意牵引针出入口有无感染，保持针孔处清洁干燥，每日用75%乙醇消毒2～3次，如发现牵引针向一侧偏移，应立即报告医生，切不可随手将牵引针推送回去，防止带入细菌导致感染。骨牵引肢体两侧裸露的钢针用无菌小瓶盖好，以防止碰撞引起疼痛，或划伤健侧皮肤或衣物。嘱患者不能随意增减牵引重量。力量过小影响畸形矫正及骨折复位，力量过大易损伤足跟部皮肤，也可导致过度牵引，造成骨折不愈合。

(4) 每日检查皮肤完整性，尤其是下肢牵引。应每2～3小时按摩骶尾部、膝、足跟、外踝等骨突出部位皮肤，必要时垫棉垫或贴防压疮膜保护，防止皮肤压疮。定期擦洗患肢。

(5) 牵引的重量根据病情调整，不可随意加减或移去，一般为患者体重的1/10～1/7，如股骨干骨折一般牵引重量为体重的1/7，年老体弱的为体重的1/10。牵引1～2天内要经常测量肢体的长度，根据骨折矫正情况及时调整，以防牵引过度而影响骨折愈合。

(6) 预防足下垂　腓总神经损伤和跟腱挛缩均可引起足下

垂。膝外侧腓骨小头下方有腓总神经经过，位置表浅极易受压，导致足背伸无力，发生足下垂。因此，下肢牵引时，应在其外侧加垫棉垫，防止压迫腓总神经。如患者出现足背伸无力，应用足底托板保持踝关节功能位，并被动足背伸活动，防止关节僵硬和跟腱挛缩。

(7) 功能锻炼　牵引后早期进行功能锻炼可促进血液循环，减少肌肉萎缩、关节僵硬和下肢深静脉血栓等并发症的发生。关注患者疼痛，做好解释工作，同时，与医生探讨病情允许的关节活动部位和范围，以循序渐进、患者不感疲劳、不增加患肢疼痛为原则。

(8) 长期卧床并发症的预防　长期卧床牵引的患者容易发生便秘、坠积性肺炎、下肢深静脉血栓等并发症，老年患者极易发生。应指导患者进食高纤维素饮食，如白菜等。每日做腹部按摩、提肛肌收缩锻炼，防止便秘。鼓励患者利用牵引床上吊环抬起上身，指导患者练习扩胸、深呼吸，以改善肺功能。

第四节　外固定架的护理

外固定架适用于患肢局部固定，预防及矫正畸形。

一、操作步骤

1. 操作前评估

① 评估病室环境及患者体位。

② 评估患者生命体征及其协作程度。

③ 评估外固定架固定部位、针道及清洁情况。

2. 操作前准备

(1) 护士　洗手，戴口罩。

(2) 用物　75%乙醇，棉签。

(3) 患者　向患者解释外固定架的使用目的及注意事项。

(4) 环境　宽敞、明亮，床单位整洁。

3. 操作过程 推车携物品至床旁→向患者解释操作目的→观察外固定架针道渗出情况→用75%乙醇擦拭消毒针道→观察外固定架周边及固定肢体皮肤情况→协助患者摆好舒适体位→向患者及其家属交待注意事项→洗手，记录。

4. 护理措施 用75%乙醇消毒针眼，每日2次，每周用75%乙醇擦拭外固定支架，保持外固定支架清洁，同时密切观察针眼孔有无红肿、发热及产生分泌物等现象。

二、难点及重点

外固定支架使用不当，可造成血管、神经损伤，若胫前、后动脉损伤，则表现为足背动脉、胫后动脉搏动减弱或消失。外固定支架术后24小时严密观察末梢血液循环情况，感觉、运动、远端动脉搏动，有无淤血、肿胀，术区周围肿胀是否进行性加重，针孔处有无活动性出血。

三、注意事项

① 观察固定效果，定时检查螺丝有无松动，及时扭紧螺母以保证外固定支架的固定。

② 外固定支架术后24小时严密观察末梢血液循环情况，感觉、运动、远端动脉搏动，有无淤血、肿胀，术区周围肿胀是否进行性加重，针孔处有无活动性出血。

③ 外固定架治疗双下肢骨折时抬高床尾或软垫垫于腘窝及小腿处，使膝关节屈曲20°～30°，以促进淋巴及静脉血流，减轻肿胀。

④ 头环外固定架注意防止压疮，可适当用软垫保护，更换体位时避免拖拉外固定架。更换体位时，注意患肢的固定位置，勿压迫外固定支架。

第五节 支具的应用与护理

一、肩关节护具

支具的佩戴可以防止外力撞击而起到保护关节的作用。

(一) 操作步骤

1. 操作前评估

① 了解病情，评估患者的自理能力、心理状态、合作程度。

② 评估患者的身高，选择合适的夹板。

③ 解释目的及意义，与患者沟通时语言规范，态度和蔼。

2. 操作前准备

(1) 护士　洗手。

(2) 用物　适合患者的护具。

(3) 患者　向患者解释戴护具的重要性及注意事项。

(4) 环境　干净整洁，宽敞舒适。

3. 操作过程　整理好泡沫枕，松开腰绑带、肩三角绑带。

① 将患侧手臂放入吊带中（肘关节尽量靠后贴），再用两根魔术贴把泡沫枕与吊带固定，将长条魔术贴放在拇指和示指之间。

② 将患侧的泡沫枕对齐腰部，红色的功能训练球朝前，其次将腰带从前面（插入卡扣端）绕到后面固定在泡沫枕扣，松紧适当即可。

③ 将肩三角绑带取出来，带卡扣端固定在泡沫枕前面，其次将写着“DONJOY”字母样式的宽绑带放在健侧锁骨区域，绑带另一端固定在肘关节后面卡扣上，带薄衬垫这根绑带从腋下穿过固定在泡沫枕后方卡扣上。

4. 护理措施　注意改变患者体位，保证安全和舒适，常与患者交流，尽量满足患者的要求，使患者有安全感；备呼叫器，常用物品置患者床旁易取到的地方；协助洗漱、更衣、如厕等；鼓励患者逐步完成病情允许下的部分或全部自理活动。

(二) 难点及重点

教会患者及其家属使用支具的方法及注意事项，倾听患者的主诉，如有不适重新调整支具。

(三) 注意事项

① 肩关节中立位。

② 肘关节 90°，肘下支撑好。

二、前臂吊带

指导并教会患者使用前臂吊带，能够辅助患者进行术后康复、日常生活和工作；在使用前臂吊带时，要限制肩关节活动，保持肩关节内收，松紧度适宜，预防脱位及皮肤损伤的危险；告知患者使用前臂吊带的意义，做好解释工作，取得患者的配合，将有助于患者早日康复。

（一）操作步骤

1. 操作前评估

① 评估前臂吊带有无坏损，尼龙粘扣粘贴牢固。

② 评估患者病情及协作程度。

③ 评估患肢的感觉、运动及伤口敷料有无渗血。

④ 评估患者身高。

2. 操作前准备

（1）护士　洗手。

（2）用物　治疗车、前臂吊带、速干手消毒剂、棉垫。

（3）患者　向患者及其家属解释佩戴的目的、方法及注意事项。

3. 操作过程　携物品至床旁→协助患者取坐位或立位→轻轻托扶患肢保持内收及屈肘贴胸位→将前臂和上臂放入前臂吊带的槽内，固定带的头端经健侧肩部斜跨于肩上并粘好粘扣→将棉垫垫于腋下及颈肩部→调节吊带长度，使患肢与心脏保持水平位或略高于心脏 1～2cm→协助患者取舒适体位，将呼叫器放置于患者随手可及处，感谢患者配合。

4. 护理措施　协助并指导患者佩戴前臂吊带时，应使肩关节保持内收及屈肘贴胸位，将前臂和上臂放入前臂吊带的槽内并固定吊带，而起到制动作用，以免损伤部位受到上肢重力的影响，并避免脱位。指导患者每 2～4 小时打开吊带，放松 30 分钟后再予以固定；每日清洁皮肤，腋下及颈部可垫棉垫或软毛巾予以衬垫，避免皮肤潮湿及吊带过紧，定时检查皮肤情况，尤其是腋下、腕部、颈部等，并床边交接。

（二）难点及重点

根据患者的身高选择适宜型号的前臂吊带，佩戴前臂吊带时位置正确：保持肩关节内收及屈肘贴胸位，吊带固定牢固，以预防肩关节脱位。指导患者调整前臂吊带长度，使患肢末梢与心脏保持水平位或略高于心脏 1～2cm。护士应监督患者佩戴前臂吊带的情况，告知其佩戴前臂吊带的意义及注意事项；定时放松，注意观察患肢皮温、颜色、动脉搏动及肢体活动情况。

（三）注意事项

告知患者取坐位、站立时都需佩戴前臂吊带。佩戴前臂吊带应保持肩关节内收及屈肘贴胸位，以预防肩关节脱位。指导患者调整前臂吊带长度，使患肢末梢与心脏保持水平位或略高于心脏 1～2cm，鼓励患者进行损伤部位远端关节的主动活动等，促进静脉回流，以避免或减轻患肢水肿。平卧位时可解除前臂吊带，但患肢下要垫软枕，使肩关节继续保持内收及屈肘贴胸位。佩戴期间还应每日查看腋下及颈部皮肤。佩戴前臂吊带的时间应遵医嘱视病情而定，且需门诊复诊，经医生检查后方可去除。告知患者及其家属前臂吊带的日常保养方法：用温水加普通清洁剂清洗，清洗完后抻平晾干。

三、下肢手术支具

下肢支具的佩戴可防止膝关节受外力撞伤，起到保护膝关节的作用。

（一）操作步骤

1. 操作前评估

① 了解病情，评估患者的自理能力、心理状态、合作程度。

② 评估患者的身高，选择合适的夹板。

③ 解释目的及意义，与患者沟通时语言规范，态度和蔼。

2. 操作前准备

(1) 护士 洗手。

(2) 用物 适合患者的护具。

(3) 患者 向患者及其家属讲解支具佩戴的方法和重要性。

(4) 环境 安静。

3. 操作过程

膝关节护具直夹板:

(1) 首先把夹板的外包装打开，检查完整性。

(2) 把夹板置于床尾。

(3) 上夹板前给患者装上棉质内衬。

(4) 一手轻轻抬高患肢，另一只手把夹板置于患肢下方，把患肢轻轻放于夹板上，开始安装。

(5) 固定后以固定的束带能上下移动1cm为宜。

(6) 询问患者有何不适。

弯夹板:

(1) 松开黑色搭扣附近的绑带末端，拉开两个支架来打开固定器使之放平。

(2) 将腿放在平展的支具上，大腿处所用的支具转短，调整好固定器，直至每个支架与腿内、外侧的中心线对齐。

(3) 按下滑块按钮，收起控制柄直至达到所需的长度，且每个绑带控制柄在每个支架上的位置水平。

(4) 调整绑带长度。

① 将绑带从支架松开。

② 将绑带从腿部拉开，以调整护具后侧绑带的松弛部分。

③ 重新将绑带系到支架上，保持合适长度。

(5) 将每个黑色的卡扣卡入滑块直至听到“咔嗒”一声。拉动松散的绑带一端，将绑带拉紧，去掉多余的绑带并将皮带的末端重新定位到皮带的边缘。将绑带末端固定到绑带上。

① 向内按弯曲和延伸按钮来调整铰链并旋转，直至所需的角度对准按钮中心时停止，松开下压按钮并确保完全退至延伸

位置。

② 在0°、15°或30°位置利用快速锁定功能，方法是向内滑动红色的快速锁定按钮直至锁定到位，确保支架不旋转。

(6) 松开各搭扣以取下护具，护具可作为一个整体装置重新使用。

清洗说明：泡沫衬里可用中性洗涤剂和冷水手洗。

踝关节护具：

首先将脚放入含有真空垫的毛巾套内，粘合毛巾套上搭扣；然后，将包有毛巾套的脚踩入下壳体中。盖上上壳体，按所示顺序扣紧4根皮带；其次将阀门圈压下，在灰色阀门口上连接真空泵，抽出空气，直至真空泵不会自动弹起，盖上阀门盖。

4. 护理措施

① 注意改变患者体位，保证安全和舒适，常与患者交流，尽量满足患者的要求，使患者有安全感；备呼叫器，常用物品置患者床旁易取到的地方；协助洗漱、更衣、如厕等；鼓励患者逐步完成病情允许下的部分或全部自理活动。

② 戴护具时注意观察患肢伤口敷料及专科情况，倾听患者主诉，如有不适及时给予相应处理。

(二) 难点及重点

教会患者及家属支具使用的方法及注意事项，倾听患者的主诉，如有不适重新调整支具；同时注意患肢伤口及血运情况。

(三) 注意事项

① 膝关节护具佩戴时保持支具活动轴心位置与髌骨对应。

② 佩戴“弯夹板”时应防止卡压腓总神经。

③ 护理记录中正确描述夹板远端患肢的血液循环、皮肤颜色、湿度、感觉、活动及肿胀等情况。

四、多头带

制定本规章与流程的目的是规范护士在使用多头带时应遵循的操作程序，以减轻患者胸腹部张力，减轻切口充血渗液，预防水肿，保持患者舒适。在使用多头带时，保证佩戴位置正确、松紧度适宜，告知患者使用多头带的意义，做好解释工作，取得患者的配合，将有助于减轻患者疼痛，减少术后并发症的发生。

（一）操作步骤

1. 操作前评估

① 评估多头带完好无损。

② 评估患者病情及合作程度。

③ 评估患者皮肤情况，伤口敷料无渗血。

④ 评估患者切口部位。

2. 操作前准备

（1）护士　洗手、戴口罩。

（2）用物　多头带、治疗车、速干手消毒剂。

（3）患者　向患者及家属解释使用多头带的目的、方法及注意事项。

3. 操作过程　携物品至床旁→核对患者并解释→协助患者翻身至侧卧位→将多头带平放于患者背部，远侧向内卷成筒状，放于患者身下，多头带中线对准患者脊柱→协助患者翻身至平卧位，将多头带抻平，保持多头带平整、无皱褶→将多头带紧贴皮肤，两侧横带左右交叉式包扎，一侧带子覆盖另一侧的带子（上腹部切口，自上而下包扎；下腹部切口，自下而上包扎；胸部切口，自上而下包扎），避开切口处固定带尾→多头带松紧度以伸进一指为宜→协助患者取舒适体位，将呼叫器放置于患者随手可及处，感谢患者配合。

4. 护理措施　持续佩戴多头带松紧度要合适，以容下一指为宜，应定时检查皮肤，特别是肋骨缘等骨突处，并床边交接。

（二）难点及重点

根据患者的手术部位确定多头带放置部位，多头带包扎时应注意：上腹部切口多头带由上而下包扎，下腹部切口多头带由下而上包扎，胸部伤口多头带由上而下包扎。将多头带紧贴皮肤，左右叠瓦式包扎，避免包扎时引流管受压、打折，避开切口处打结固定。多头带松紧度以伸进一指为宜，过松易导致包扎效果差，过紧可造成患者呼吸困难；较大的压力也会影响肠道，使肠蠕动变得缓慢，导致食欲下降或便秘；密切观察局部皮肤，特别是肋骨缘等处皮肤情况并床边交接，以预防皮肤压伤。

（三）注意事项

使用多头带应侧卧位时放置，平卧位时包扎，腹部手术后患者开始每日使用腹带，除每日三餐进食时及进食后 2 小时外，其他时间均在使用腹带，每日时间不超过 10～12 小时，总使用时间不超过 2 周。告知患者使用多头带放置位置正确，要注意松紧适宜。松紧度以放入一个手指为宜，而且要根据患者腹围变化及时调整腹带松紧度。使用多头腹带只要方法正确，一般在 24 小时内不会松脱，每日要进行评估检查。指导腹部手术后患者要尽早活动，避免牵拉或扭曲使腹带松动移位，密切观察管路根部渗液情况，一旦发现腹带被渗液污染、潮湿或松脱，应及时更换，以免引起感染。

五、颈托

指导并教会患者使用颈托，能够辅助患者进行康复、日常生活和工作，限制颈部过度活动，维持颈椎稳定。在使用颈托时，保证佩戴位置正确、松紧度适宜，预防颈椎再次损伤及压疮的风险，告知患者使用颈托的意义，做好解释工作，取得患者的配合，将有助于帮助患者早日康复。

（一）操作步骤

1. 操作前评估

① 评估颈托完好无损，尼龙粘扣粘贴牢固。

② 评估患者病情及协作程度。

③ 评估患者四肢的感觉、运动、局部皮肤或伤口情况等。

④ 评估患者颈围及颈高。

2. 操作前准备

(1) 护士　洗手。

(2) 用物　颈托、治疗车、棉垫或小毛巾等。

(3) 患者　向患者及其家属解释佩戴颈托的目的、方法及注意事项。

3. 操作过程　携物品至床旁→站于床前方，双手托扶固定患者头颈部，与另两名护士协助患者轴线翻身至侧卧位→协助患者佩戴颈托后片，上缘靠近枕骨，下缘靠近双肩，方向指示箭头向上→双手托扶固定患者头颈部，与另两名护士协助患者轴线翻身至平卧位→协助患者佩戴颈托前片，将前片上凹槽托住下颏，边缘压住后片，方向指示箭头向上，系尼龙粘扣→检查颈托松紧度以一指为宜→协助患者取舒适体位，将呼叫器放置于患者随手可及处，感谢患者配合。

4. 护理措施

① 佩戴颈托时应保持卧位，采用轴线翻身技术，以预防颈椎再次损伤。颈托松紧要合适，以容下一指为宜。

② 受压部位应予棉垫或小毛巾衬垫，定时检查皮肤，特别是枕部、耳廓、后颈部，并床边交接。患者平卧位时，头颈部位置固定，可适当取下颈托前片予以放松，颈部两侧需给予棉垫固定。

(二) 难点及重点

根据患者的颈围及颈高选择适宜型号的颈托，术后需佩戴3个月或半年。佩戴颈托时应保持卧位，采用轴线翻身技术，以预防颈椎再次损伤。佩戴颈托位置正确：颈托前片的上凹槽应托住下颏，颈托后片的上缘应靠近枕骨，下缘应靠近双肩，前（后）片方向指示箭头应向上。保持颈托松紧度适宜，以容下一指或不影响张口进食为度，过紧易导致呼吸困难及皮肤压疮，过松则达不到制动的目的。护士应监督患者佩戴颈托的情况，告知其佩戴颈托的意义及注意事项；颈托内可予软毛巾衬垫，平卧位时可解除颈托前片予以放松，观察局部皮肤，特别是枕部、耳廓、后颈部，并床边交接，以预防皮肤压疮。

（三）注意事项

告知患者坐位、侧卧、站立时都需佩戴颈托，卧位佩戴，卧位摘除，即坐起之前将颈托戴好，躺下后再除去颈托。颈托既不能过紧，以避免呼吸困难及压疮形成；也不能过松，否则起不到对颈椎的固定作用，调整好颈托的松紧度，以能张口进食为度。平卧位时可解除颈托，使颈部皮肤休息，但颈部两侧需给予棉垫固定。颈托佩戴期间还应每日清洁佩戴处的皮肤。佩戴颈托的时间应遵医嘱视病情而定，且需门诊复诊，经医生检查后方可去除。告知患者及家属颈托的日常保养方法：用温水加普通清洁剂清洗，用毛巾拭干，或放于阴凉处晾干备用；绝不可用强清洁剂用力清洗，更不可用吹风机吹干或暴晒以免变形。变形后易造成受力点不准，达不到固定作用，也可能造成再次损伤而加重病情。

六、胸腰椎支具

指导并教会患者使用胸腰椎支具，能够辅助患者进行术后康复、日常生活和工作，提供身体支撑，限制胸腰椎伸屈、旋转、侧屈运动，减少身体重量对椎体的压力，减轻疼痛，预防畸形。在使用胸腰椎支具时，保证佩戴位置正确、松紧度适宜，预防胸腰椎再次损伤及压疮的危险，告知患者使用胸腰椎支具的意义，做好解释工作，取得患者的配合，将有助于帮助患者早日康复。

（一）操作步骤

1. 操作前评估

① 评估胸腰椎支具完好无损，尼龙粘扣粘贴牢固。

② 评估患者病情及协作程度。

③ 评估患者躯体及双下肢的感觉、运动、局部皮肤或伤口情况等。

④ 评估患者胸围及腰围。

2. 操作前准备

(1) 护士　洗手。

(2) 用物　胸腰椎支具、治疗车、速干手消毒剂等。

(3) 患者　向患者及家属解释佩戴胸腰椎支具的目的、方法及注意事项。

3. 操作过程　携物品至床旁→将患者平移至床旁→协助患者轴线翻身至侧卧位→协助患者佩戴胸腰椎支具后片→协助患者轴线翻身至平卧位→协助患者佩戴胸腰椎支具前片，将前片边缘压住后片，系尼龙粘扣→检查支具松紧度以一指为宜→协助患者取舒适体位，将呼叫器放置于患者随手可及处，感谢患者配合。

4. 护理措施

① 佩戴胸腰椎支具时应保持卧位，采用轴线翻身技术，以预防胸腰椎再次损伤。

② 佩戴胸腰椎支具松紧度要合适，以容下一指为宜，胸腰椎支具内应穿棉质、贴身衣物，应定时检查皮肤，特别是肋骨、髂嵴等骨隆突处并床边交接，患者平卧位时可取下胸腰椎支具放松。

(二) 难点及重点

根据患者的胸围及腰围定制适宜型号的胸腰椎支具，术后需佩戴 3 个月或 1 年。佩戴胸腰椎支具时应保持卧位，采用轴线翻身技术，以预防胸腰椎再次损伤。佩戴胸腰椎支具位置正确：先佩戴胸腰椎支具后片，翻身至平卧位，再佩戴胸腰椎支具前片，将前片边缘压住后片，使支具前后边缘在腋中线重叠，用固定带系紧。保持支具松紧度适宜，以容下一指或不影响呼吸为度，过紧易导致呼吸困难及皮肤压疮，过松则达不到制动的目的。护士应监督患者配戴胸腰椎支具的情况，告知其佩戴胸腰椎支具的意义及注意事项；支具内应穿棉质、贴身衣物，平卧位时可解除胸腰椎支具予以放松。观察局部皮肤，特别是肋骨、髂嵴等骨隆突处，女性患者还应注意前片对乳房的压迫，应每日检查并床边交接，以预防皮肤压疮。

(三) 注意事项

佩戴胸腰椎支具时应保持卧位，采用轴线翻身技术，卧位佩戴，卧位摘除，即坐起之前将支具戴好方可下床活动，上床后再将支具除去。仰卧位时，腰下可垫薄枕（高 3～4cm）维持腰部的生理前屈；也可侧卧，在季肋部垫薄枕（高 3～6cm）维持脊柱中立位。佩戴支具位置准确，松紧适度，过紧易出现压伤，过松则达不到制动目的。避免支具衬垫与皮肤直接接触，胸腰椎支具内应穿全棉内衣，以利于汗液吸收、增加舒适感和保持支具内衬的清洁。内衣应平整不宜过紧，拆去衣物上的纽扣等硬物，以免皮肤受压破损。胸腰椎支具佩戴期间还应每日清洁佩戴处的皮肤。佩戴胸腰椎支具的时间应遵医嘱视病情而定，且需门诊复诊，经医生检查后方可去除。告知患者佩戴支具时禁止剧烈活动或从事重体力劳动，禁止脊柱伸屈、旋转运动等；避免久坐，减少椎间盘承受的压力并防止内固定松动；避免做弯腰动作，捡拾物品时需先立位下蹲再伸手取物。告知患者及家属支具的日常保养方法：用温水加普通清洁剂清洗，用毛巾拭干，或放于阴凉处晾干备用；绝不可用强清洁剂用力清洗，更不可用吹风机吹干或暴晒以免变形。变形后易造成受力点不准，达不到固定作用，也可能造成再次损伤而加重病情。

七、腰围

指导并教会患者使用腰围，能够辅助患者进行术后康复、日常生活和工作，限制腰椎过度活动，维持腰椎稳定，减轻腰椎承重及腰部疼痛。在使用腰围时，保证佩戴位置正确、松紧度适宜，预防腰椎再次损伤及压疮的风险，告知患者使用腰围的意义，做好解释工作，取得患者的配合，将有助于帮助患者早日康复。

(一) 操作步骤

1. 操作前评估

① 评估腰围支具完好无损，尼龙粘扣粘贴牢固。

② 评估患者病情及协作程度。

③ 评估患者躯体及双下肢的感觉、运动、局部皮肤或伤口情况等。

④ 评估患者腰围。

2. 操作前准备

(1) 护士 洗手。

(2) 用物 腰围、治疗车、速干手消毒剂等。

(3) 患者 向患者及家属解释佩戴腰围支具的目的、方法及注意事项。

3. 操作过程 携物品至床旁→将患者平移至床旁→协助患者轴线翻身至侧卧位→将腰围平铺于床上，远侧向内卷成筒状，放入患者身下使腰围正中线正对患者脊柱→协助患者轴线翻身至平卧位，将腰围抻平→腰围上缘位于肋骨下缘，腰围下缘位于臀裂处，分别将内、外两侧固定片粘紧→检查腰围松紧度，以能插入一指为宜→协助患者取舒适体位，将呼叫器放置于患者随手可及处，感谢患者配合。

4. 护理措施

① 佩戴腰围支具时应保持卧位，采用轴线翻身技术，以预防腰椎再次损伤。

② 佩戴腰围松紧度要合适，以容下一指为宜，腰围支具内应穿棉质、贴身衣物，应定时检查皮肤，特别是肋骨缘、髂嵴等骨突处，并床边交接，患者平卧位时可取下腰围放松。

(二) 难点及重点

根据患者的腰围选择适宜型号的腰围支具，术后需佩戴3个月或1年。佩戴腰围支具时应保持卧位，采用轴线翻身技术，以预防腰椎再次损伤。佩戴腰围支具位置正确：将腰围平铺于床上，使腰围正中线正对患者脊柱，协助患者轴线翻身至平卧位，将腰围抻平，腰围上缘位于肋骨下缘，腰围下缘位于臀裂处。保持腰围松紧度适宜，以容下一指或不影响呼吸为度，过紧易导致呼吸困难及皮肤压疮，过松则达不到制动的目的。护士应监督患者佩戴腰围的情况，告知其佩戴腰围的意义及注意事项；腰围支具内应穿棉质、贴身衣物，平卧位时可解除腰围予以放松，观察局部皮肤，特别是肋骨缘、髂嵴等处皮肤情况并床边交接，以预防皮肤压疮。

（三）注意事项

佩戴腰围时应保持侧卧位，应轴线翻身，卧位佩戴，卧位摘除，即坐起之前将腰围戴好后方可下床活动，上床后再将支具除去。仰卧时，腰下可垫薄枕（高 3～4cm）维持腰部的生理前突，也可侧卧时在季肋部垫薄枕（高 3～6cm）维持脊柱中立。佩戴支具位置准确，松紧适度，过紧易出现压伤，过松则达不到制动目的。腰围内应穿全棉内衣，以利于汗液吸收、增加舒适感和保持支具清洁。衣物需平整，不宜过紧，拆去纽扣等硬物，以免皮肤受压而发生破损。腰围佩戴期间还应每日清洁佩戴处的皮肤。佩戴腰围的时间应遵医嘱视病情而定，且需门诊复诊，经医生检查后方可去除。告知患者佩戴腰围时禁止剧烈活动或从事重体力劳动，禁止脊柱伸屈、旋转运动等；避免久坐，减少椎间盘承受的压力并防止内固定松动；避免做弯腰动作，捡拾物品时需先立位下蹲再伸手取物。告知患者及家属腰围的日常保养方法：用温水加普通清洁剂清洗，放于阴凉处晾干备用；绝不可用强清洁剂用力清洗，更不可用吹风机吹干或暴晒以免弹力降低或变形。

第六节 轮椅使用技术

使用轮椅运送不能下地活动者及下肢病变患者，告知患者注意事项及配合方法，做好解释工作，以确保患者安全和舒适。

一、操作步骤

1. 操作前评估

① 评估患者的病情及合作程度。

② 评估肢体活动状况及管路。

③ 评估轮椅性能。

2. 操作前准备

(1) 护士　洗手。

(2) 用物　轮椅、毛毯等。

(3) 患者　向患者及其家属解释操作目的、方法及注意事项。

(4) 环境　宽敞、安全。

3. 操作过程

(1) 洗手。

(2) 检查轮椅各部件性能良好，包括座位及靠背、握把及臂托、制动闸、脚架、轮毂及轮胎的充气情况。

(3) 床旁核对患者床号、姓名。

(4) 向患者解释使用轮椅的目的。

(5) 将轮椅推至床边，移开床旁座椅，放下床档。

(6) 靠背与床尾平齐，座位朝向床头，锁住轮椅制动闸，翻起脚架。

(7) 协助患者穿衣，妥善安置好各种管路并保持其留有足够的长度，夹闭引流管，扶患者坐于床边，双脚垂下，协助患者穿鞋。

(8) 嘱患者双手放于护士肩上，双手环抱患者腰部，协助患者下床。

(9) 协助患者转身，坐于轮椅上，嘱其扶住轮椅臂托，向后倚靠轮椅靠背，双手放在腿上。

(10) 翻下脚架，协助患者将脚置于脚架上。

(11) 安置好各种管路，保持引流袋位置低于引流出口，打开引流管，检查管路通畅情况。

(12) 确定患者无不适后，告知其在转运过程中的注意事项：①肢体不可超越轮椅边缘；②头部及背部应向后倚靠轮椅靠背；③不可前倾、自行站起或下轮椅；④如有不适，及时告知。

(13) 松开制动闸，平稳推动轮椅。

(14) 随时观察患者的病情变化。

4. 护理措施　保持座面清洁、干燥、平整、柔软、舒适；定时进行臀部减压；保证轮椅各部件性能良好，防止患者跌落及划伤。

二、难点及重点

使用中，患者从轮椅站立或移动时，必须先固定好轮椅锁住制动闸，防止患者跌落；患者身体不能保持平衡者，应系好安全带；上、下坡时使患者始终面对高处，进电梯时，轮椅应背向电梯的方向进入，车速适宜，注意路况，避开障碍物。

三、注意事项

注意为患者保暖，保护患者隐私；长时间乘坐轮椅者，要注意压疮的发生。

第七节　助行器使用技术

指导并教会患者使用助行器，能够辅助患者进行术后康复、日常生活和工作，保证步行安全。在使用助行器时，保持重心平衡，预防跌倒的危险，告知患者使用助行器的意义，做好解释工作，取得患者的配合，将有助于患者早日康复。

一、操作步骤

1. 操作前评估

① 评估助行器的使用状态，有无坏损，螺丝有无松动，胶垫有无破损、脱落。

② 评估患者生命体征及协作程度。

③ 评估患肢支具使用情况，敷料松紧度，患者感觉、血运、活动度。

④ 评估伤口敷料是否包扎好，无渗出。

⑤ 评估治疗管路、伤口引流是否固定妥善。

⑥ 评估患者裤子长度适宜，拖鞋跟脚防滑。

2. 操作前准备

（1）护士　洗手。

（2）用物　助行器、95％乙醇、清洁纱布等。

（3）患者　向患者及其家属解释下床的目的、方法及注意事项。

（4）环境　移开障碍物，避免地面湿滑。

3. 操作过程　携物品至床旁→协助患者站起→确定椅子或床是否稳定、牢固，将患者健侧腿支撑在地面上，身体向前移动到椅子或床的边缘，嘱患者用患腿一侧的手握住助行器手柄，健侧的手扶住椅子扶手或床缘，两手一起支撑用力，同时健侧腿发力站起，护士将助行器放置在患者正前方，保持重心平稳→协助患者使用助行器行走。

（1）行走时　助行器置于患者面前，站立框中，左右两边包围；双手持扶手向前移动步行器约一步距离。将助行器的四个脚放置在地上摆稳；双手支撑握住扶手，患腿向前摆动，重心前移至上臂和患腿；起步时足尖抬高，着地时先足跟再足尖；稳定后移动正常腿向前一步，可适当落在患腿前方；重复这些步骤，向前行走（移动：助行器→患腿→正常腿）。

① 患肢不负重：患侧肢体向前抬起（若患肢不能负重，则患肢悬空，重心完全放于双上肢），向前移动助行器，同时移动患肢于助行器同一平面，双手支撑住助行器，向前移动健侧肢体，落于助行器后腿连线的水平位置中间，如此重复。

② 患肢部分负重：向前移动助行器，患侧肢体向前移动至助行器的水平线，前脚掌踩地部分支撑，健侧肢体移动至助行器后腿连线的水平位置中间，如此重复。

③ 患肢全部负重：向前移动助行器，患侧肢体向前移动至助行器的水平线，全脚掌支撑，健侧肢体移动至助行器后腿连线的水平位置中间，如此重复。

（2）坐下时　移步到待坐椅子或床前，扶住助行器，背对椅子或床，保持体重在正常腿上，后移正常腿，使腿后方碰到椅子或床边；患腿略滑向前，双手向后扶住床面，护士站于患侧，搂住腰部辅助，嘱患者慢慢弯曲健侧膝盖，身体坐到椅子或床上，将重心后移，双手撑住床，健侧腿转至床面，同时护士一手扶腰，一手协助抬起患肢至床面。

（3）再次评估患者的生命体征，检查患者患肢情况 如支具的佩戴情况，敷料松紧度，患肢感觉、血运、活动度、肿胀情况，检查伤口有无渗出。检查患者的伤口管路及治疗管路，并给予妥善固定；根据患者情况倾倒引流液、尿袋，妥善固定。

4. 护理措施 检查助行器有无破损，螺丝有无松动，胶垫有无破损、脱落。评估患者的生命体征及协作程度。评估患者裤子长度适宜，拖鞋跟脚防滑。地面湿滑禁止患者下床活动，患者下床活动必须有医护人员或家属陪同，不要私自下床活动。呼叫器放至床头。

二、难点及重点

注意观察患者的病情变化，如出现不适应及时停止行走。观察治疗管路、伤口引流管是否扭曲、松脱，注意管路的固定，防止脱管发生；严格遵守操作规程，告知患者在使用助行器时保持重心平衡，避免造成跌倒，保证患者安全。

三、注意事项

使用前确定助行器有橡皮脚垫，保证零件牢固，无松动；告知患者在使用助行器时保持重心平衡，避免造成跌倒；避免在湿滑的地面行走，如地面湿滑嘱患者绕行；嘱患者严格执行康复计划，按照患肢负重要求行走；上、下肢衰弱、不协调或上、下肢均受累而不能通过腕、手负重的患者不宜使用助行器。

第八节 拐杖使用技术

指导并教会患者使用拐杖，能够辅助患者进行术后康复、日常生活和工作，住院期间保证患者安全、无跌倒、管路脱落等现象出现。

一、操作步骤

1. 操作前评估

（1）评估患者的生命体征。

（2）检查患者患肢情况　支具的佩戴，敷料的松紧度，患肢的感觉、血运、活动度、肿胀情况，检查伤口敷料包扎及有无渗出。

（3）检查患者拖鞋的情况（跟脚，防滑），选择合适长度的裤子。

（4）检查拐杖的使用状态　拐杖有无破损，螺丝有无松动，胶垫有无破损、脱落，并根据患者的身高调节好拐杖的高度（距腋窝一拳距离）以及手柄的高度（双臂自然下垂时手腕的高度）。

（5）评估环境　移开障碍物，避免地面湿滑。

（6）停止静脉输液，固定好治疗管路；引流管妥善固定，高度要求低于引流部位。

2. 操作前准备

（1）护士　洗手。

（2）用物　一副拐杖、95%乙醇、清洁纱布等。

（3）患者　向患者及其家属解释下床的目的、方法及注意事项。

（4）环境　移开障碍物，避免地面湿滑。

3. 操作过程

双拐使用：

（1）协助患者站起　确定椅子或床是否稳定、牢固，将患者健侧腿支撑在地面上，身体向前移动到椅子或床的边缘，将双拐并拢合在一起，嘱患者用患腿一侧的手握住拐杖手柄，健侧的手扶住椅子扶手或床缘，两手一起支撑用力，同时健侧腿发力站起，保持站稳。

（2）协助患者使用拐杖行走　将拐杖放于患者的腋下，询问患者有无头晕等不适主诉，嘱患者：拐杖的宽度比肩略宽，高度为距腋窝一拳，身体站直，不要把拐杖直接顶在腋窝，双臂夹紧拐杖，以防拐杖晃动，伸直双肘，用双手支撑身体的重量，双拐同进同退，步幅不宜过大，以 30cm 为宜。

（3）患肢不负重　患侧肢体向前抬起，双拐向前移动，同时移动患肢于双拐之间同一平面，双手支撑住拐杖，向前移动健侧肢体，如此重复。

（4）患肢部分负重　双拐向前移动 30cm，患侧肢体向前移动至双拐头的水平线，前脚掌踩地部分支撑，健侧肢体移动至同一水平线，如此反复。

（5）患肢全部负重　双拐向前移动 30cm，患侧肢体向前移动至双拐头的水平线，全脚掌支撑，健侧肢体移动至同一水平线，如此反复。

（6）患者站立　拐杖置于患侧，用一手支持床面或扶手撑起。

（7）患者坐下　拐杖置于健侧，用一手支持床面或扶手坐下。

（8）患者上、下楼梯　上楼：健侧先上，患侧后上，拐杖最后；下楼：先下拐杖，再下患肢，最后健肢。

（9）患者行走时（患肢负重，部分负重，不负重）

① 一侧患肢负重（四点法）：左拐杖-右脚-右拐杖-左脚。

② 一侧患肢不负重（三点法）：两边拐杖跟患肢一同向前，健肢再向前，即双拐支撑体重，肢体悬空。

③ 双侧患肢部分负重（二点法）：按照“左拐右腿”“右腿左拐”顺序行走，分别与双下肢等幅同步交替伸出，最大稳定面分别实现对肢体的保护；或者（摇摆法）：双拐一起向前移动，抬起双腿及身体，运动摇摆方式向前迈出。

（10）协助患者坐下　身体向后慢慢退，直到正常侧的腿碰到椅子或者床的边缘，保持体重在正常腿上，将双拐并拢合在一起，用患腿一侧的手握住拐杖手柄，健侧的手放到椅子或床缘上，然后弯曲健侧膝盖，慢慢坐下，协助患者移到病床上，摆好舒适的体位。

(11) 再次评估患者的生命体征，检查患者患肢情况　如支具佩戴情况，敷料松紧度，患肢感觉、血运、活动度、肿胀情况，检查伤口有无渗出。检查患者的伤口管路及治疗管路，并给予妥善固定；根据患者情况倾倒引流液、尿袋，妥善固定。

单拐使用：

(1) 协助患者站起　确定椅子或床是否稳定、牢固，将患者健侧腿支撑在地面上，身体向前移动到椅子或床的边缘，将双拐并拢合在一起，嘱患者用患腿一侧的手握住拐杖手柄，健侧的手扶住椅子扶手或床缘，两手一起支撑用力，同时健侧腿发力站起，保持站稳。

(2) 协助患者使用拐杖行走　将拐杖放于患者健侧的腋下，询问患者有无头晕等不适主诉，嘱患者：拐杖的宽度比肩略宽，高度为距腋窝一拳，身体站直，不要把拐杖直接顶在腋窝，大臂夹紧拐杖，以防拐杖晃动，伸直肘，用手支撑身体的重量，步幅不宜过大，以 30cm 为宜。健侧手扶拐杖，重心在健侧，手臂支撑身体。

(3) 两点步行法　拐杖和患肢同时向前一步，健侧肢体移动至同一水平线，如此重复。

(4) 交叉步行法　拐杖向前一步，患肢向前一步，健侧肢体向前一步。

(5) 单拐站起　单拐移至椅子扶手边，健侧手抓住；移动身体，靠近椅子边缘；双手支撑，身体前倾；患腿置前，健腿站立；站稳，移单拐置健侧旁开约 10cm。

(6) 单拐坐下　移动身体，脚跟碰椅子边缘单拐放椅旁，双手摸到椅子扶手并抓住，下降身子，重心落健腿，双手支撑用力。

(7) 单拐行走　单拐与患侧下肢同时向前迈出；身体前倾将

体重移动至单拐与患侧下肢部分，根据情况负重，支撑稳定身体；健侧下肢向前摆出，使健侧足迈出至拐杖落地处。

(8) 单拐上楼　健侧手扶拐杖，站稳；拐杖先上台阶；健侧腿上台阶；患腿上台阶。单拐下楼：健侧手扶拐杖，站稳；拐杖先下台阶；健腿下台阶；患腿下台阶。

(9) 协助患者坐下　身体向后慢慢退，直到正常侧的腿碰到椅子或者床的边缘，保持体重在正常腿上，将双拐并拢合在一起，用患腿一侧的手握住拐杖手柄，健侧的手放到椅子或床缘上，然后弯曲健侧膝盖，慢慢坐下，协助患者移到病床上，摆好舒适的体位。

(10) 再次评估患者的生命体征，检查患者患肢情况　如支具佩戴情况，敷料松紧度，患肢感觉、血运、活动度、肿胀情况，检查伤口有无渗出。检查患者的伤口管路及治疗管路，并给予妥善固定；根据患者情况倾倒引流液、尿袋，妥善固定。

4. 护理措施　使用前检查拐杖的完整性，评估患者生命体征及协作程度。评估患者裤子长度适宜，拖鞋跟脚防滑。地面湿滑禁止下床活动，下床活动时必须有医护人员或家属陪同，不能私自下床活动。呼叫器放至床头。

二、难点及重点

行走过程中注意观察患者的病情变化，如出现不适应立即停止行走；严格遵守操作规程，保证患者安全、无跌倒，无管路脱落等现象发生。

三、注意事项

① 正确使用拐杖，确保不要将腋窝靠压在拐杖顶部。如果患者感觉腋窝有麻木疼痛不适出现，应立即更正持拐方法，必要时调节拐杖高度。

② 确定拐杖有橡皮脚垫、厚垫肩托以及手柄，保证零件牢

固，无破损。

③ 如果双手容易发生疼痛或者疲劳，可以在拐杖手柄上加厚衬垫。

④ 避免在湿滑的地面行走，如地面湿滑嘱患者绕行。

⑤ 在没有医嘱的情况下，嘱患者不要用患肢负重持拐行走。

第七章 围术期患者的护理

第一节 术 前 护 理

一、定义

完善的手术前准备是手术成功的重要保证。手术前护理的重点是全面地进行评估，发现并消除威胁手术安全性的因素，细致地做好各项准备及健康指导工作，使患者能良好地耐受手术。

二、临床特点

1. 生理状况

（1）年龄　青壮年对手术耐受力较好。婴幼儿及老年人对手术的耐受力较差，易出现并发症。

（2）营养状况　了解患者是否有营养不良或肥胖。营养不良会影响伤口愈合，降低机体抵抗力；肥胖者常伴有心血管疾病、糖尿病、高血压等，易引起伤口感染及延迟愈合。

（3）体液、电解质平衡状况　评估患者有无脱水、电解质代谢紊乱及酸碱平衡失调。

（4）体温　测量体温有无发热或体温不升。

（5）重要器官功能　评估心、肺、肝、肾、脑等重要脏器功能状况。

2. 心理状况　患者最常见的手术前心理反应有焦虑、恐惧，其发生原因多与对手术缺乏了解，担心手术的效果，害怕手术后疼痛和发生术后并发症有关。特别是截肢、截瘫患者易存在抑郁、悲观、绝望的消极情绪。应评估患者的心理活动、心理特征、压力源及其应对方式。

3. 社会状况　了解患者的经济承受能力、家庭及社会对患者的支持程度。

三、护理措施

(一) 心理护理

无论手术大小，对患者都会造成较强的紧张刺激，导致患者出现焦虑、恐惧心理，并将直接影响到手术效果，如手术后出血量大，伤口愈合迟缓等。因此，要根据患者的心理特点进行有效的心理护理，以减轻消极心理反应的程度，而使患者顺利渡过手术期。

① 应关心同情患者，鼓励患者诉说疑问、意见和要求，为患者提供期望得到的信息资料。

② 详细介绍手术的重要性及必要性，手术的安全性及手术前后的注意事项。对心理负担重的患者，应介绍医护人员是如何反复研究病情，确定最佳的手术方案，重点说明患者的有利条件，以增加患者的信心。

③ 应用行为控制技术，使患者学会放松、深呼吸、咳嗽等方法，并可邀请手术成功的患者介绍手术经验和体会，以减轻患者的焦虑程度。

④ 增强心理社会的支持。安排患者的家属、同事、朋友来探视，并给予安慰和鼓励，以解除患者的心理压力。

(二) 补充营养，维持体液、电解质平衡

手术前需改善机体营养状况，使之能承受手术创伤带来的损害。因此，应增加营养，给予高蛋白、高热量、富含维生素的食物。患者若有贫血或低蛋白血症，应少量多次输血或白蛋白、血浆等血制品，使患者身体处于正氮平衡、体重增加的状态。若有体液、电解质平衡紊乱，手术前应予以纠正，方能保证手术的安全性。

（三）骨科手术的一般准备

1. 皮肤准备　认真的皮肤准备、彻底的清创技术及严格的无菌操作是防止手术后感染的关键措施。因此，手术前必须做好手术部位的皮肤准备。

（1）方法　一般是从术前三天开始，每日用肥皂及清水洗净手术部位皮肤，擦干后，用75%乙醇涂擦皮肤，并用无菌巾包扎。手术前一天要沐浴更衣，剪短指（趾）甲，以手术伤口为中心剃净备皮范围内的汗毛及毛发，洗净擦干后，再用75%乙醇涂皮肤，并用无菌巾包扎。

（2）范围　因为骨科手术伤口有时临时需要向上下延伸，有时需要徒手牵引及直视下复位，或肢体的位置要在手术中变换，所以，骨科手术皮肤准备的范围比其他专科手术要广泛，原则上要将备皮范围扩展到手术部位的上、下关节部分在内。

一般手或足部手术要从肘上或膝上部开始、向下至手指或足趾；肘或膝部手术，上起肩或髋部，下至手或足；肩或髋部手术，应包括肩、髋关节的前后侧躯干（并越过中线），上起颈部（肩部手术）或乳部（髋部手术），下至肋缘和肘（肩部手术）或膝部（髋部手术）；脊柱及骶尾部躯干手术的范围也很广泛。

（3）注意事项

① 若皮肤有胶布遗留的痕迹，可用乙醚或汽油等擦净，再剃毛发。

② 剃毛时要小心，避免划破皮肤，如果因不慎而导致较大的破损伤口或小伤口过多时，应延期手术。

③ 若有手足癣或疖肿，应先行治愈再行手术。

④ 手或足部手术，手术前三天开始用温水浸泡。

⑤ 伤口上若有血痂痂皮，可先覆盖凡士林纱布或植物油纱条以促使其软化脱落，再行备皮，以防止术中痂皮落入伤口内引起感染。

2. 手术前指导

（1）指导患者练习床上排便　躯干或下肢骨科手术后，患者往往不能下床活动，并且因手术和麻醉的影响，易发生尿潴留和便秘。因此，骨科患者手术前三天应练习床上排尿排便的动作。

(2) 指导患者练习深呼吸、咳嗽　深呼吸有助于肺泡扩张、促进气体交换、预防肺部并发症。因此，要教会患者深呼吸、有效呼吸、咳痰方法，并指导患者手术前需戒烟 2 周以上。

(3) 指导患者翻身及床上活动　功能锻炼可促进肿胀消退，防止关节粘连及肌肉萎缩，对手术后功能的恢复大有帮助，因此应使患者预先熟悉手术后的功能锻炼方法如抬腿练习、腰背肌练习等，有利于手术后早日进行功能锻炼。由于手术后患者需长时间卧床或固定，因而要指导患者学会向两侧翻身、双手支撑床面抬臀等方法。

3. 胃肠道准备　除局麻外，手术前禁食 8 小时，禁饮水 4～6 小时。

4. 抗生素的应用　预防手术后感染对于骨科手术来说，极为重要。如果伤口感染，所植入的内固定物将成为非常棘手的问题。如果予以取出将影响固定，不予取出则感染延续不止，难以治愈。因此，对于年老体弱的患者或预计手术时间长、损伤大的手术，可在术前 3～7 天内，应用适量的抗生素，以预防手术后感染的发生。

5. 其他

(1) 备血与输血　较大骨科手术及不宜应用止血带部位的手术，出血较多，手术前应做好血型检验、血交叉试验等输血准备。如患者贫血或血容量不足，术前应给予输血，以改善全身状况。

(2) 保证充足的睡眠　手术前晚酌情给予镇静安眠药。

(3) 合并特殊疾病　如高血压、心脏病、糖尿病及肾炎等，应遵医嘱做好疾病的治疗及控制等特殊准备工作。

(四) 手术日晨护理

① 测量体温、脉搏、呼吸、血压，如有体温升高，及时汇报给医生。

② 检查手术前准备是否完成，如皮肤准备、禁食、禁水、更换清洁衣裤。嘱患者取下首饰、义齿、眼镜、发夹、手表等。

③ 遵医嘱进行导尿，并留置导尿管。

④ 手术前30分钟按医嘱给予术前用药。

⑤ 准备术中用物，如特殊药物、X线片、CT片或MRI片、绷带、石膏、支架等，送患者至手术室。

⑥ 根据手术大小及麻醉方式准备麻醉床及用物，包括输液架、吸引器，氧疗装置、引流袋或负压引流器、各种监护设备等。截肢手术床边应备止血带，气性坏疽手术准备隔离病房及用物。

第二节 术中护理

一、定义

手术对患者来说是一种创伤，可引起一系列身体损害，甚至发生严重的并发症而危及患者生命。手术进行期间，护理工作的重点是积极配合手术医生，严密监测生命体征，及早发现并抢救呼吸、心脏骤停，以保护患者免受意外伤害。

二、临床特点

1. 手术情况　了解麻醉种类、手术方式、手术出血量、尿量、术中输血、补液及用药情况。

2. 麻醉情况　评估患者神志、呼吸和循环功能、肢体感觉和运动等情况，判断麻醉程度。

3. 身体各系统的功能

（1）呼吸系统　观察呼吸运动，呼吸频率、深度和节律性，必要时测血气分析，以评估呼吸功能。

（2）循环系统　检测血压、脉搏的变化，评估循环功能。

（3）神经系统　评估患者感觉、运动功能。

三、护理措施

（一）心理护理

① 热情迎接患者，介绍手术室环境，以减轻患者的焦虑感。

② 采取语言保护性措施，酌情介绍麻醉及手术程序，消除患者恐惧感。

③ 鼓励患者诉说自己的感受，给予心理安慰。

（二）体位护理

根据手术要求摆放体位，患者意识清醒时应给予解释其体位的目的及重要性，以取得患者合作。摆放体位的注意事项有：

① 保证患者舒适与安全。

② 充分暴露手术部位。

③ 保持呼吸道通畅，防止颈部、胸部受压而影响呼吸。保持循环正常，避免约束带固定过紧影响肢体血液循环。

④ 保护受压部位，以防神经、肌肉过度牵拉而造成损伤。

⑤ 注意保暖，避免身体不必要的暴露。

（三）避免患者受到意外损伤

（1）严格遵守手术室查对制度　仔细核对患者的姓名、性别、年龄、科别、床号、诊断、手术名称、术前准备、术前用药及药物过敏试验等。接送患者途中，注意保暖，防止患者坠床。

（2）严格遵守无菌操作原则　以预防伤口感染、保证患者安全。

① 手术人员穿上无菌手术衣后，从腰部到肩前缘以下，袖口到手肘以上的 10cm 为无菌区。手术台及器械台的台面以上是无菌区。

② 传递器械，不允许在手术者背后传递。手术者同侧交换位置时，应背对背进行横向移动换位。

③ 手套污染或破损时，必须立即更换。

④ 接触污染区的器械应放在另一个弯盘内，不能重复使用

于无菌区。

（3）维持皮肤完整

① 保护受压部位，防止压疮。保持床单干燥平整，对易受压部位用软枕垫好，必要时给予按摩。

② 防止烫伤或烧伤。术中使用高频电刀时，电极板应摆放平整，要放在肌肉丰富的部位，以防止皮肤烧伤。

③ 使用约束带、绷带时注意给予衬垫保护受压部位。

（4）根据麻醉要求安置体位　全麻或神志不清的患者或儿童，应适当约束或专人看护，防止坠床。

（四）维持四肢神经血管功能

摆放患者体位时，应使肢体处于功能位；使用约束带时，防止固定过紧导致肢体血液循环障碍及神经受压；观察肢端皮肤有无苍白或发绀，有无肿胀、感觉减退、不能活动、远端动脉搏动减弱或消失等血管神经功能异常情况。

（五）病情观察

（1）观察有无麻醉意外的发生，做到早发现、早治疗、早处理。常见的麻醉意外有：①呼吸道梗阻；②呼吸抑制及呼吸延长麻痹；③缺氧及二氧化碳蓄积；④低血压及高血压；⑤心律失常或心脏骤停。

（2）手术过程中密切观察患者生命体征情况，如出现大出血、心脏呼吸骤停等意外时，应立即配合医生及麻醉师进行抢救。

（六）药物应用的护理

手术中用药时应注意认真核对药名、浓度、剂量、有效期及药物的质量、用法等，执行后应及时记录；紧急情况下可执行口头医嘱，但需复述一遍，确认无误后再执行；使用可能导致过敏的药物前需核对病历，检查有无过敏史后再使用；应用药物后应注意观察药物反应；用过的药瓶、血袋等应放在固定位置，保留至手术结束后方可丢弃，以备查对。

第三节 术后护理

一、定义

手术后护理的工作重点是尽快恢复患者的正常生理功能，观察并预防并发症的发生，积极采取措施促进伤口愈合，以及最大限度地促进关节功能的恢复。

二、临床特点

1. 手术情况　了解麻醉种类、手术方式、手术出血量、尿量、术中补液、输血及用药情况；引流管的放置及外固定方式，是否应用持续镇痛泵等。

2. 身体状况

(1) 麻醉恢复情况　评估患者神志、呼吸和循环功能、肢体感觉和运动等情况，判断麻醉是否苏醒及苏醒程度。

(2) 身体各系统的功能

① 呼吸系统：观察呼吸运动，呼吸频率、深度和节律性，必要时测血气分析，以评估呼吸功能。

② 循环系统：监测血压、脉搏的变化，评估循环功能。

③ 泌尿系统：观察有无尿潴留，以及尿液的量及性状。

④ 消化系统：询问患者有无恶心、呕吐、腹胀、便秘等情况。

⑤ 神经系统：评估患者感觉、运动功能。

(3) 伤口及引流情况

① 观察伤口敷料有无渗血、渗液及其量、性状。

② 观察伤口有无红肿、压痛、渗液等感染症状。

③ 观察引流是否通畅、有效，评估引流液的量及性状。

(4) 心理状态　评估患者有无消极心理反应。手术后患者常出现焦虑、抑郁，多因渴望了解疾病的真实情况、担忧手术效果和功能的恢复、伤口疼痛等不适而发生。

三、护理措施

1. 维持呼吸与循环功能

（1）监测生命体征　手术当日严密观察血压、脉搏、呼吸。大手术需给予心电监护，每15～30分钟测量1次，病情稳定后改为每1～2小时1次；中小手术每1～2小时测量1次，病情稳定后可改为4小时1次。

（2）保持呼吸道通畅　全麻未清醒患者，应去枕平卧，头偏向一侧，有利于呼吸道分泌物或呕吐物排出，防止误吸。观察有无呼吸道阻塞现象，防止舌后坠、痰液堵塞气道引起缺氧、窒息。鼓励患者深呼吸、咳嗽、咳痰，病情允许时可给予更换卧位、拍背，促使痰液排出，必要时给予吸痰。痰液黏稠者，可行雾化吸入，稀释痰液，以利排出，保持呼吸道通畅。注意观察头颈胸石膏或支架固定、髋人字石膏固定患者有无因包扎过紧导致呼吸受限。

（3）观察伤口出血情况，引流物的量及性状　若术中止血不彻底、大血管结扎不牢或结扎缝线松脱，会引起持续的出血，导致血压下降甚至休克而危及生命。因此，手术后需严密观察伤口出血情况，应注意敷料或石膏表面的血迹是否扩大或逐渐变干。石膏内伤口出血的观察，可用铅笔在石膏表面描出血迹轮廓，隔1～2h后再观察血迹是否超出画痕，以判断出血是否停止。对于截肢术后患者，应常规在床旁准备橡皮止血带，以备急用。若因大血管的结扎缝线脱落而致大出血，应立即用手紧压出血的部位并抬高患肢，协助医生系好止血带，急送手术室进行止血处理。

2. 改善营养状况，维持水、电解质平衡　使患者了解营养的重要性，多食高蛋白、高热量及富含维生素的食物，如豆类、瘦肉、奶类、蔬菜、粗粮、水果等。手术后应给予静脉补液，可根据病情输血、输入葡萄糖溶液或电解质溶液，以维持营养、保持水、电解质平衡。还可将止血药物、抗生素及能量合剂等经静脉通道输入。

3. 增进患者的舒适　手术后不适主要有疼痛、恶心、呕吐、腹胀、尿潴留等。

（1）疼痛的护理　麻醉作用消失后患者即可感觉切口及手术部位疼痛，一般24～72小时后逐渐减轻。手术后外固定包扎过紧也可引起患肢肿胀和疼痛。疼痛会影响患者的休息和睡眠，需采取措施缓解疼痛，以使患者舒适。

① 观察患者疼痛的部位、性质及程度，了解疼痛的原因。

② 介绍疼痛的性质及规律，缓解患者焦虑情绪。

③ 指导患者运用无创伤性解除疼痛的方法，如松弛疗法、分散注意力等。

④ 疼痛剧烈时，可适当给予镇痛剂或使用镇痛泵，并观察用药后的效果。

⑤ 保持患肢功能位，抬高患肢15°～30°，促进静脉回流，减轻肿胀。

⑥ 减少或消除引起疼痛的原因。如石膏包扎过紧时，可作石膏开窗或剖开，解除石膏、绷带对患部的压迫。

（2）恶心、呕吐的护理　手术后的恶心、呕吐是麻醉反应，麻醉作用消失后即可自行停止。其护理措施是：

① 关心、安慰患者，讲解呕吐原因，使患者安静，避免紧张。

② 呕吐时头应偏向一侧，以防呕吐物坠入呼吸道而引起窒息。

③ 观察呕吐物颜色、量、性状及次数，大量频繁的呕吐可引起水、电解质丢失，应注意患者全身情况，如血压、脉搏等。

④ 呕吐停止后应清理呕吐物，并加强口腔护理。

⑤ 遵医嘱给予止吐药。

（3）腹胀护理　手术后腹胀多因胃肠蠕动受抑制，肠腔内积气过多所致。

① 鼓励患者早期活动，促进肠蠕动。

② 指导患者不要进食产气食物，严重腹胀时酌情禁饮水，

行腹部热敷或腹部按摩，针刺疗法。

③ 必要时遵医嘱给予胃肠减压，肛管排气，新斯的明肌内注射。

(4) 尿潴留护理　手术后麻醉导致排尿反射受抑制，患者紧张、疼痛，不习惯床上排尿等，都可引起尿潴留。解除尿潴留的措施是：

① 安慰患者，向患者解释尿潴留的原因，消除紧张心理。

② 创造良好的环境，鼓励患者自行排尿，病情允许时可坐起或下床排尿。

③ 按摩下腹部，应用诱导排尿法。

④ 经上述处理仍不能解除尿潴留时，可采用导尿术。

4. 促进伤口愈合

① 保持切口敷料清洁干燥，观察切口有无渗液、渗血，及时更换敷料。

② 观察切口有无发红、肿胀、热感、疼痛等感染症状。如有感染，应及时引流。

③ 手术后应保证及时给予足量、有效的抗生素，预防切口感染。

④ 注意引流管护理。手术中可放置引流管，连接引流袋或负压引流器，将渗出物引出体外，促进切口愈合。一般术后2～3天内，渗血量逐渐减少并自行停止。应妥善固定引流管，防止扭曲、受压；保持引流通畅，观察引流量及性状；每日更换引流袋，严格遵守无菌技术。

5. 患肢血液循环及神经功能的观察　手术后固定包扎过紧、原发创伤和手术创伤所致的肿胀均可对肢体形成压迫，能引起血液循环、神经功能障碍。如长时间的缺血，会造成肢体坏疽并可导致严重的全身并发症，例如休克、酸中毒、高血钾症及肾功能衰竭等。因此，手术后1周内必须严密观察患肢血液循环状况，以便及时发现早期缺血症状并及时处理。

① 密切观察患肢血液循环，有无皮肤苍白或发绀、温度降

低；肢端有无剧烈疼痛或麻木；肢端动脉搏动有无减弱或消失；毛细血管充盈时间是否延长，如发现异常应及时处理。

② 切口内放置引流管，用以引流术后切口内的渗血，保持引流的通畅，有利于减轻患肢肿胀、改善患肢血液循环。

③ 石膏、绷带包扎不可过紧，术后需严密观察有无肢体受压症状，表现为持久性局限性疼痛。

④ 抬高患肢 15°～30°，以促进静脉回流，利于消肿。

⑤ 密切观察、早期发现、及时消除影响患肢血液循环及神经功能的因素。

6. 功能锻炼　功能锻炼的原则及方法有以下几个方面：

（1）应遵循循序渐进原则　手术后 1～2 周内，练习患肢的肌肉等长收缩运动及健肢的全关节运动，每日数次，每次 5～20 分钟，以防止肌肉萎缩与关节粘连。小夹板外固定患者在早期即可进行带夹板的关节活动练习。外固定拆除后，则需加强骨关节的各种活动练习，使之尽可能地达到其应有的功能范围。锻炼的强度、时间及范围，应随全身及局部情况的好转而逐渐增加，不可使患者感到疲劳或疼痛。

（2）以恢复患者的固有生理功能为主　上肢以恢复手部灵活性为主，主要练习伸指、握拳、拇指对掌等功能；肩、肘、腕则以伸、屈、旋转练习为主；下肢功能主要是负重及行走，可通过屈伸、蹲站等练习而达到恢复功能的目的。

（3）以主动运动为主，被动运动为辅　功能锻炼应以主动运动为主，促进血液循环，防止肌肉萎缩和关节僵硬，以帮助肢体功能的恢复，而且患者可自行调整活动强度及幅度，避免疼痛或加重损伤。对于年老体弱、大手术后、截瘫或关节僵硬患者可协助做全身或肢体的被动运动。

7. 心理护理　手术后消极的情绪反应能影响患者的康复。因此，患者回病房或麻醉清醒后，应及时安慰患者手术已顺利完成，手术的目的已达到，以减轻心理负担。如手术效果不好或术后带来残疾，应同情关心患者，鼓励患者承认现实，正确面对长期的恢复过程，积极配合治疗，以取得最佳的治疗效果。对于术后疼痛的患者，应指导患者运用松弛疗法，疼痛剧烈时，遵医嘱给予镇痛剂，以减轻疼痛，解除焦虑。

8. 并发症的预防及护理　患者长期卧床，可能发生一些并发症如压疮、坠积性肺炎、泌尿系感染、血栓性静脉炎等。因此手术后应注意并发症的预防。

（1）压疮　骨科手术后因用石膏、夹板、支架等固定患肢而限制肢体的活动，有些患者也因疼痛、神经麻痹而未进行活动，因而易发生压疮，尤其是截瘫患者及年老体弱、营养不良的患者。其预防措施是勤翻身、避免骨突起部位长时间受压；受压部位给予按摩，以促进局部血液循环；保持床单平整，易受压部位用气垫及棉圈托起，使其不与床面接触而避免受压。一旦发生压疮，应积极治疗。

（2）坠积性肺炎、泌尿系感染等并发症　其预防措施是加强翻身拍背、协助肢体活动、鼓励患者做深呼吸及咳痰、多饮水等。截瘫患者应注意导尿管护理，防止发生尿路感染。

（3）血栓性静脉炎　由于肢体活动减少，以及静脉输液对血管的损伤与刺激，骨科术后的患者易并发下肢静脉血栓形成及血栓性静脉炎。在病情允许的情况下，应鼓励患者多进行患肢的功能锻炼，并协助进行瘫痪肢体的被动活动及按摩。如已发生静脉血栓或静脉炎时，应立即停止活动，遵医嘱给予抗凝治疗。

9. 拆线　骨科手术切口多在四肢或躯干，伤口较长。活动多、张力较大、过早拆线等易导致切口裂开，因此拆线时间较其他外科手术迟，一般术后 10～14 天拆线。可先行间断拆线，3～4 天后观察切口，若生长良好，再拆除余线。

第八章 骨科手术护理配合

第一节 人工膝关节置换术

一、定义

膝关节是下肢的主要关节，其结构和功能都是人体关节中最复杂的。随着人们对生活质量要求的不断提高，人工膝关节置换术同髋关节置换术一样，越来越引起人们的关注。由于新材料的出现，假体设计的不断改进，外科技术的不断提高，人工膝关节在更多疾病及更大年龄范围中得到推广应用，术后配合有计划的康复训练，能最大限度地改善关节功能，矫正畸形和缓解疼痛。将已经损坏的膝关节的致痛部分用设计好的人工关节组件取代，称之为膝关节置换，此关节代用品称之为假体。

二、适应证及禁忌证

（1）适应证

① 膝关节各种炎症性关节炎包括严重的风湿性关节炎、血友病性关节炎、骨性关节炎晚期等。

② 胫骨高位截骨术失败后的骨性关节炎。

③ 部分创伤性关节炎和部分老年人的髌骨关节炎。

④ 静息的感染性关节炎（包括结核）。

⑤ 部分原发的或继发性骨软骨坏死性疾病。

⑥ 股骨下端或胫骨上端良性肿瘤或低度恶性肿瘤，曾行病骨切除者。

（2）禁忌证

① 全身和局部关节的任何活动性感染。

② 膝关节周围肌肉瘫痪。

③ 膝关节已长时间融合于功能位，没有疼痛和畸形等症状。

三、护理措施

（一）术前护理

（1）心理护理　由于长期的关节功能丧失，疼痛的折磨，生活不能自理，患者情绪不稳定，同时相当一部分患者对手术的期望值很高，但又怕手术效果不理想，术后可能发生严重并发症而产生焦虑、恐惧心理。应热情接待患者，耐心听取患者主诉，掌握其思想动态，针对不同个体采取积极的态度，耐心向患者解释有关知识，介绍手术的必要性和手术的过程及如何配合，术后可能要注意的问题，介绍成功病例，消除患者的心理负担，同时要求患者要有能吃苦，接受术后严格的康复锻炼的思想准备。

（2）饮食指导　长期疼痛的折磨，使患者情绪低落，均有不同程度营养不良，应加强饮食护理，并说明营养对手术成败、术后伤口愈合均起着重要作用。必须给予患者高蛋白、高热量、富含维生素、易消化的饮食，以增强机体抵抗力，耐受手术。

（3）术前准备　主要包括：

① 术前一天备皮，并用软肥皂清洗。更换消毒衣裤，备皮时一定不可损伤皮肤，这对预防伤口感染有重要意义。

② 常规备血，完善各项检查。

③ 为预防感染，术前晚及手术过程中给予有效抗生素各1次。

④ 术前常规禁食水。

⑤ 术前适应性训练，术前指导患者作股四头肌及腘绳肌的等长收缩练习，并教会患者坐在床上练习患肢直腿抬高运动，使用手杖行走。练习床上排尿排便。

（二）术后护理

1. 严密监测生命体征　给予心电监护，每15～30分钟观察并记录体温、脉搏、呼吸、血压、血氧饱和度1次。生命体征稳定后改为1～2小时监测1次。观察伤口渗血及负压引流通畅情况，引流液的量、性质，必要时挤压引流管，每小时1次。正常为每日引流量≤400ml，色淡红。若24小时引流量＞400ml，应加强观察及处理。一般持续2～3天，引流液≤50ml可考虑拔管。每日更换负压吸引器，操作中严格无菌操作，避免引流液逆流，防止引流管脱落，妥善固定。

2. 患肢护理　该类患者术后24小时易发生下肢静脉血栓，是术后早期的主要致死原因，应做好积极的预防性治疗。术后给予平卧位，抬高患肢略高于右心房水平，膝屈曲15°～30°，患肢用弹力长袜，尽早做踝部运动。拔除引流管后，下肢行连续被动活动（CPM机）。必要时给予抗凝剂，如服用小剂量华法林、阿司匹林或低分子肝素等。注意观察患肢肿胀情况及末梢血运情况。

3. 疼痛的护理　疼痛是术后最常见的症状。除造成患者痛苦不安外，同时直接影响到手术关节的功能恢复，必须给予重视。积极采取有效镇痛措施。术后早期疼痛多因手术创伤引起，可用哌替啶50～100mg肌内注射或曲马多100mg肌内注射，均可获得良好的镇痛效果。条件允许时可使用连续性镇痛泵，定时定量静脉均匀地注入镇痛剂。

4. 生活护理　给予患者关怀，做好基础护理，协助患者家属做好饮食护理、排尿排便护理，尽量满足患者基本需要。保持病室环境和床单位整洁，空气清新，温湿度适宜。

5. 术后早期并发症的观察及预防

(1) 血栓形成和栓塞　下肢深静脉栓塞（DVT）和肺栓塞是术后常见的并发症，同时也是术后早期的主要致死原因。如不做预防性治疗，将有40%～60%患者发生术后深静脉血栓，即使采用了预防措施，全膝关节置换术后下肢深静脉血栓发生率仍高达11%～33%。因此，要加强预防，其方法有患肢穿弹力长袜、足底静脉泵，下肢行CPM，术后早期活动及预防性用药，如服用小剂量华法林、阿司匹林或低分子肝素等。加强巡视，观察患肢有无肿胀。可用冰敷于局部，观察皮肤颜色改变、皮温是否升高，表浅静脉是否充盈，足背动脉搏动是否良好，早期诊断可借助多普勒超声检查，静脉血流图及静脉造影。

(2) 感染　术后感染是一个灾难性并发症，常引起关节的疼痛和病变，以致有些病例最终需再次手术。因此，术前预防很重要，术前晚可给予预防性有效抗生素及术中给予有效抗生素以保证足量抗生素透入手术区域软组织，术中应减少人员走动，并使用层流手术室。术后保持敷料干燥，及时更换，提高机体抵抗力，防止血源性感染。加强巡视，观察伤口敷料渗血情况，负压引流是否通畅，有无局部血肿形成，观察患者体温变化，尽量缩短置管时间。

(3) 假体松动　松动是人工膝关节返修术的主要原因。预防假体松动的措施除改进假体设计、手术医生提高手术精确性外，还要加强健康教育，告知患者术后 2 个月避免坐矮椅，体胖者劝其减肥。避免跑、跳、背重物等活动，防止膝关节假体承受过度应力。

(4) 骨折　术后可发生胫骨干、股骨干骨折，也可发生胫骨髁或股骨髁骨折。摔倒等轻微创伤常是诱发骨折的原因。要预防骨质疏松，功能锻炼期间用力要适当，不要穿拖鞋，要取得家属的积极配合，共同保护监督患者训练，循序渐进，防止创伤。

6. 康复功能锻炼

(1) 人工全膝关节置换术后（1～3 天）　患者疼痛较重，一般不主张活动关节，患者可提高患肢，尽可能地主动伸屈踝关节和趾间关节，进行股四头肌、腘绳肌的等长收缩活动。每小时进行 3～5 分钟，以促进血液回流，防止血栓形成。

(2) 人工全膝关节置换术后（4～14 天）　患者的疼痛已明显减轻，负压引流管已拔除。此时，应继续练习早期功能锻炼，同时要加强膝关节屈伸活动范围，促进膝关节的活动，将膝关节置于外展位，在膝关节 CPM 机上进行关节活动度的训练。建议使用 CPM 机的方法：术后 4 天开始每日连续使用 6～12 小时，开始伸屈范围在 0°～45°，以后每日增加 10°，出院时应达到 95°以上。CPM 机训练强度和频率可逐渐增加，对早期迅速恢复关节功能有很大帮助。但不使用 CPM 机的患者，可在医生的指导下进行以下练习：床上膝关节的屈伸活动；床边膝关节的屈伸锻炼；床上侧身膝关节屈伸活动功能锻炼，必要时应在医生的指导下被动活动；下床站立下蹲锻炼。

（3）人工全膝关节置换术后（2～6 周）　继续进行上述功能锻炼，并逐渐增加练习的时间和频率。要加强股四头肌和腘绳肌的力量训练。患者坐在床边，主动伸直小腿，反复多次，循序渐进；患者坐在床上，膝关节下垫一枕头，使膝关节屈伸，然后主动伸直，患者站立位，主动屈膝，练习腘绳肌；利用拐杖练习行走，加强步态行走训练，逐渐脱离拐杖行走，练习上、下楼梯活动。早期主要依靠拐杖，要求健腿先上，患腿先下，适应后脱离拐杖。完全康复后可进行适当的体育活动，如散步、打太极拳、骑自行车等。在日常生活中注意保持合适的体重，预防骨质疏松，避免过多剧烈运动，不要做剧烈的跳跃和急停急转运动。

第二节　人工全髋关节置换术

一、定义

人工全髋关节置换术是关节重建手术中最为有效的手术，术后配合有计划的康复训练，能最大限度地改善关节功能，矫正畸形和缓解疼痛。把已经损坏的髋部的致痛部分用设计好的人工关节组件所取代，就称为髋关节置换，此关节代用品称之为假体。

二、适应证及禁忌证

1. 适应证

① 陈旧性股骨颈骨折不愈合或老年股骨颈骨折头下型愈合困难的。

② 股骨头无菌性坏死晚期。

③ 类风湿性关节炎及强直性脊柱炎。

④ 骨性关节炎或退行性关节炎的晚期。

⑤ 先天性髋关节脱位所致髋关节疼痛或腰痛。

⑥ 陈旧性的髋关节感染或结核所致髋关节畸形和融合。

⑦ 髋关节部位的骨肿瘤。

⑧ 其他治疗失败后为挽救髋关节的功能。

2. 禁忌证

① 脑瘫。

② 局部或整体的急性或慢性感染。

③ 严重骨质疏松。

④ 极度衰弱者。

三、护理措施

（一）术前护理

（1）心理护理　行人工全髋关节置换的患者很多因髋关节骨病的病程长，或因骨折突然发生，无应急心理准备，手术创伤较大又会使患者产生心理负性刺激，均存在不同程度的紧张、恐惧心理，应根据患者的不同年龄、文化程度、职业，有针对性地耐心与患者交谈，用适当的语言向患者及家属介绍手术的必要性及术后康复程序，术前应做的准备、注意事项。对有吸烟或饮酒史的患者，应立即劝其在术前一周之内停止吸烟或饮酒，因为这会导致血红蛋白降低，从而使组织修复所需的供养减少，还会使血液黏滞性提高，增加血栓形成的概率，并介绍典型病例，打消其思想顾虑，积极配合治疗，树立战胜疾病、早日康复的信心。

（2）饮食护理　髋关节骨病及创伤患者由于疼痛或卧床不起，导致情绪低落，食欲下降，饮食难进，这样会使患者体质每况愈下，影响预后，应调整患者心态，给予合理的饮食指导，根据患者的习惯，注意饮食的色、香、味及食物的多样性，给予并鼓励患者每日进食高蛋白、高钙质、高热量、易消化、富含维生素的食物，以利组织修复。

（3）大小便护理　创伤及术后患者卧床不动，肠蠕动减慢，由于排尿排便不方便，患者有时拒绝饮水，这就会造成便秘，形成恶性循环，同时给术后的护理及伤口愈合带来负面影响，为促进肠蠕动，每日指导患者或家属对腹部行顺时针按摩数次，每日饮水量不少于2000ml，还应多吃蔬菜水果，有条件的每日早晚喝一杯蜂蜜水，以利于滋润肠道。排便时患者思想尽量放松，有便秘者可用开塞露润滑肠道或口服肠道缓泻剂，都可使排便顺利。

（4）术前准备

① 术前一天行皮肤准备，注意防止损伤皮肤，这对预防伤口感染有重要意义。

② 备血，完善各项检查。

③ 为预防感染，术前晚及手术过程中给予有效抗生素各一次。

④ 术前常规禁食水。

⑤ 适应性锻炼：由于置换术后的患者，必须卧床一段时间，因此术前应指导患者练习床上排尿排便，使用便器，教会患者使用牵引床上的辅助工具，以免术后出现排便、排尿困难，避免大小便污染引起皮肤破溃或伤口感染，防止因体位不当引起人工关节脱位。

（二）术后护理

1. 病情观察　给予心电监护，密切观察患者的体温、脉搏、呼吸、血压、血氧饱和度。观察伤口渗血及负压引流是否通畅，引流液的量、性质，经常挤压引流管，确保引流的通畅。正常50～400ml/天，色淡红，若每日引流量＞400ml，色鲜红，应及时处理。术后24～72小时引流量≤50ml可考虑拔管。每日更换负压吸引器，操作中严格无菌操作，避免引流液逆流，防止引流管脱落，妥善固定。

2. 体位护理　术后给予平卧位，患肢保持外展15°～30°中立位，穿“丁”字鞋，防止髋关节脱位。人工髋关节脱位最容易发生在手术室回病房的搬运过程中、全身麻醉清醒过程的躁动状态下或卧床翻身操作中。准确地保持患肢外展位，是防止脱位的关键。无论是搬动患者还是护理操作、协助排尿排便，都要保持外展中立位。可在双腿间放置梯形枕，翻身时以患侧为主。

3. 疼痛护理　手术后的伤口疼痛可影响患者生命体征的平稳、饮食、睡眠和休息，从而影响伤口愈合，同时也可影响患者功能康复锻炼。故应重视术后的疼痛控制，积极采取镇痛措施。护士首先要评估患者疼痛的性质、时间和程度，观察患者的面部表情、活动、睡眠，听取患者主诉，分散患者注意力，适当应用镇痛剂或术后使用镇痛泵。

4. 生活护理　尽量满足患者的各种基本要求，做好基础护理，协助患者家属做好饮食护理、大小便护理等。

5. 术后早期并发症的观察及预防　术后早期并发症主要有出血、深静脉栓塞、感染、假体松动、假体脱位。因此，术后要动态观察患者生命体征变化及伤口渗血情况，患肢疼痛的性质、程度、部位。肿胀的程度，伤口局部状况（包括红、肿、热、痛等)。保持患肢外展中立位，屈髋屈膝不能超过90°，患肢末梢血液循环情况。应及早向患者宣教预防并发症的重要性，告之具体的注意事项，以加强防范意识。

6. 康复功能锻炼

(1) 早期（术后2～7天）　术后患肢保持外展15°～30°中立位，穿“丁”字鞋，防止髋关节脱位，并开始下肢所有肌肉的等长收缩练习，所谓等长收缩就是肌肉的主动收缩但不引起关节运动。股四头肌等长收缩运动于术后第2日开始练习，其方法是护理人员立于患者的患侧，将右手置于患侧肢体腘窝处，左手置膝关节，手掌相对。嘱患者膝关节伸直，患肢下压护理人员的右手后放松，护理人员的左手则明显感到髌骨上下抽动1次。如此反复进行下压放松动作，股四头肌能得到较好的等长收缩。一般指导患者2～3次后就能很好掌握动作要领，然后进行主动的练习。重复20次（组），逐渐递增至40次（组），每日2～3组。脚趾屈曲与背伸运动：主要是最大限度屈伸患肢小关节，并带动小腿肌肉运动。避免髋关节内外旋。每个动作保持10秒，重复20次（组），每日2～3组。臀收缩运动：患者平卧，收缩臀肌保持10秒，放松；双手着力，做抬臀动作，保持10秒，重复20次（组），每日2～3组。直腿抬高运动（主动为主，被动为辅）：抬高≤30°，保持时间10秒开始逐渐增加到20秒。同时进行深呼吸练习。练习的频率和强度一般为每间隔1～2小时，练习5～10分钟，以自己不感觉十分疲劳为度。术后第3日可以在医生的指导下坐起，进行轻度屈髋练习，时间不宜过长，一般限定在半小时之内。

（2）中期（术后8～15天） 继续进行早期功能锻炼。仰卧屈髋屈膝运动：一手托膝，一手托足跟，在不引起异常疼痛情况下屈髋（≤90°），禁止髋关节内收内旋，否则会导致髋关节脱位。卧位到坐位运动：用双手支撑于床上，屈健腿伸患腿，利用双手和健腿支撑力将患腿自然垂于床边，每日2～3次。坐位到站位点地训练：患者先在床上坐起，没有头晕等症状后，在床边坐下，先下健肢再下患肢，双手要把持床沿，逐渐下床。无头晕心悸等症状后再开始在床边扶双拐站立10秒（组），每日2～3次。扶拐床边站立练习行走：行走时应扶双拐不负重行走，健腿先迈，患腿跟进，拐杖随后。有人在旁边保护。每次20秒，每日2～3次。术后6～8周后可部分负重。

（3）后期（术后3周～3个月） 继续进行中期功能锻炼，并逐渐增加练习的时间和频率。术后6周内“六不要”：不要交叉双腿；不要卧于患侧，如卧患侧，双膝间应放一软枕；不要坐沙发或矮椅；坐位时不要前倾；不要弯腰拾物；不要床上屈膝而坐。术后6～8周内避免性生活。弃拐时间因人而异，一般要在行走稳定并且无行走痛后。完全康复后可进行适当的体育活动，如散步、跳舞、骑自行车，应避免重体力劳动和剧烈运动。排便不能采用蹲位。定期向医生随访至终身。

第三节　人工踝关节置换术

一、定义

踝关节融合的近期疗效和中期疗效的效果都很好，但是对于远期来说，常常导致难治性距下关节和跗骨间关节的骨性关节炎。正是由于这个原因，目前主张采用踝关节置换来替代踝关节融合。在髋、膝关节置换术已经非常完善的今天，踝关节置换术已到了重点发展的时候。

目前已有数种类型假体应用于临床，但其假体的合理性和优越性还有待进一步随访观察，需要长时间的考验。临床医生目前持十分谨慎的态度，严格选择适应证患者。因此，临床人工踝关节置换术患者远远少于人工髋、膝关节置换术，术后护理及远期疗效还有待进一步探讨。

二、适应证与禁忌证

1. 适应证

① 类风湿性关节炎，踝关节疼痛、残留功能极差者。

② 踝关节疼痛和踝关节的退变者。

③ 距骨骨质尚好，踝关节周围韧带稳定性完好者。

④ 内/外翻畸形小于10°者。

⑤ 后足畸形可以矫正者。

顽固性疼痛的踝关节和退行性改变但有足够稳定性的踝关节为使用踝关节假体的适应证。类风湿性关节炎属常见手术指征，但是最主要是创伤性关节炎，占病例总数的42%。对于距骨缺血性骨坏死伴塌陷的患者，在手术当中需行骨移植来支撑假体。既往曾行踝关节融合术，现在可改行全踝关节置换以代替踝关节融合。

2. 禁忌证

(1) 相对禁忌证

① 既往踝关节区有深部感染或胫骨内感染。

② 严重的骨质疏松。

③ 侵袭性很强的关节炎，如银屑病关节炎和牛皮癣性关节炎等。

（2）绝对禁忌证

① 距骨坏死（已被闪烁描绘术证实的）。

② 夏科关节。

③ 神经性疾病，如足部区域感觉丧失。

④ 下肢远端肌肉功能丧失。

⑤ 既往曾行关节融合术，破坏了踝关节或切除了中间和侧方韧带。

⑥ 由于患者患精神性疾病导致无并发症的手术后预期的继续治疗疗效不佳。

⑦ 退行性骨关节炎造成骨质严重丢失或踝关节侧副韧带缺损。

⑧ 胫距关节畸形超过35°。

⑨ 患者对术后康复没有信心。

⑩ 不能配合术后康复训练者。

三、护理措施

（一）术前护理

1. 心理护理　人工踝关节置换术是开展的新手术，患者对该手术了解不多，对手术的期望值较高，手术费用昂贵，同时又担心术后效果恢复不理想，以及术后可能出现的并发症，同时患者患病时间长，疼痛不适及生活自理能力受限而产生焦虑、恐惧的负性心理。应针对患者存在的心理问题，针对不同个体采取积极的态度，用患者能理解的语言及时与患者及家属交流，说明手术的必要性、手术的方法及优点，治疗过程如何配合及术后效果以及介绍术后注意事项，让患者做到心中有数，给患者安全和信任感，解除心理负担，取得理解和配合。以身心最佳状态接受手术，主动配合手术及术后完成严格长期的踝关节康复治疗，此外，应重视社会支持系统的影响，尤其是亲人的关怀和鼓励，这对患者的康复是非常重要的。

2. 饮食护理　因踝关节骨病所造成的长期疼痛、功能受限，患者情绪受到影响，导致食欲下降，以及疾病对代谢的影响，患者均有程度不同的营养不良，同时手术的创伤，使患者的营养状况往往处于低水平，不利于伤口愈合。应根据患者的饮食习惯，与患者及家属共同制订饮食计划，给予高热量、高蛋白、富含维生素、易消化饮食，如乳类、蛋类、鱼和瘦肉、多吃蔬菜水果。必要时给予静脉补充营养，增强机体抵抗力。

3. 术前准备

(1) 术前全面了解各系统功能状态　年龄较大、体质较弱者给予全身支持疗法。对合并有心脏病、高血压、糖尿病者应控制在能耐受的状态后再实施手术。

(2) 皮肤准备　该手术对皮肤的要求非常严格，若手术的皮肤有破损或身体某部位有感染性病灶时，都必须延期手术，应及时控制感染，条件允许后，按踝部手术范围准备，术前一天备皮，备皮时一定不可损伤皮肤，并用软肥皂清洗，更换消毒衣裤，仔细检查术区皮肤情况，有皮肤破损时应做积极处理。

(3) 常规备血，完善术前检查，常规禁食水。

(4) 预防感染　术前晚及手术过程中给予有效抗生素各一次。

(5) 术前适应性训练　由于置换术后的患者，必须卧床一段时间，因此应指导患者练习床上大小便，使用大小便器及预防便秘的注意事项。指导患者抬臀运动、下肢肌肉等长收缩练习以及教会患者床上练习患肢直腿抬高运动，手杖助行的方法。

(二) 术后护理

1. 严密监测生命体征变化　给予吸氧 2L/分，持续心电监护至病情稳定。严密监测患者的体温、脉搏、呼吸、血压及血氧饱和度并记录，每 15～30 分钟 1 次，生命体征稳定后改为 1～2

小时监测1次。观察患肢有无疼痛及疼痛程度的变化。伤口引流管接负压吸引器并妥善固定，保持引流管的通畅，观察引流液的性质及量。定时由上至下挤压引流管，每小时1次，手术当日引流液的量应≤400ml，色淡红，若24小时超过400ml，应加强观察及处理。一般在48小时内当引流液≤30ml可考虑拔管，每天更换负压器，操作中保持无菌，避免引流液逆流。导尿管一般留置24～48小时后可拔除。

2. 患肢体位及石膏固定的护理　患者术后去枕平卧6小时后可头部垫枕头，患肢行小腿石膏外固定，患肢保持外展20°～30°中立位，以软枕抬高30cm，以利于静脉血液及淋巴液回流。室温控制在25℃左右，注意观察和判断石膏固定肢体的远端血液循环，患肢皮肤温度、末梢血运、感觉、运动等情况，肢体有无肿胀及肿胀程度。若患肢有苍白、厥冷、发绀、疼痛持续剧烈、感觉麻木或减退时，均应及时通知医生做妥善处理。手术当天根据石膏材料的不同，尽量减少搬动患者的次数。如必须搬动，应用手掌平托石膏固定的肢体，避免牵拉、手指压迫致使石膏出现凹陷，形成压疮或坏死。小腿石膏一般固定6～8周，注意石膏的清洁，并告之患者不可随意将物品伸至石膏内抓痒，以免损伤皮肤。

3. 疼痛护理　疼痛是手术后最常见的症状，可直接影响患者生命体征的稳定、饮食、睡眠和休息，从而影响伤口的愈合及功能的恢复，故应重视术后疼痛的护理，积极采取有效镇痛措施。如评估疼痛的性质、时间和程度，观察患者的面部表情，耐心听取患者的主诉，根据患者的兴趣爱好，分散患者注意力。可肛塞双氯酚酸钠或肌内注射盐酸曲马多注射液100mg，均可获得良好的镇痛效果。如条件允许，可使用静脉自控镇痛泵技术，术后镇痛效果持续。

4. 生活护理　患者手术后需卧床休息、患肢制动，应加强巡视，做好患者的生活护理，协助家属照顾和满足患者的日常需求，如大小便、饮食等。加强基础护理，保持病房环境和病床单位的整洁，尽量减少患者的不便。鼓励患者进行一些力所能及的自主运动，提高生活自理能力。

5. 术后早期并发症的观察及预防　术后动态观察患者生命体征变化及伤口渗血情况，患肢疼痛的性质和程度，伤口有无红、肿、热、痛等极为重要。

(1) 深部感染　术后深部感染是一个灾难性的并发症，发生率为2.7%，感染细菌来源于局部伤口和身体其他部位感染灶。常引起关节疼痛，手术失败，甚至累及到足而必要时行截肢术。因此，术前预防很重要，术前仔细检查皮肤，有无擦伤或皮肤病；有无口腔疾患；有无糖尿病史，积极控制并发症，创造手术条件。术前晚及术中给予有效抗生素，术中术后减少人员流动。术后保持伤口敷料干燥，引流管的通畅，加强巡视，观察有无血肿形成，术后使用有效抗生素7～14天预防感染发生，观察体温变化，尽量缩短置管时间，加强营养，促进伤口愈合。

(2) 假体松动　这是手术失败的主要原因。松动与骨组织质量欠佳有关，其无菌性假体松动率在10%～25%。预防措施主要为改进假体设计，手术医生在不断提高手术的精确性外，术后预防感染、避免不当的大运动量活动也至关重要，同时要控制患者体重，减轻假体承受的应力。防止创伤，预防骨质疏松。如果假体发生松动，骨组织良好，可行一期返修术或踝关节融合术。

(3) 术后疼痛　因非感染因素引起的疼痛而行人工踝关节返修术的约占8%，假体与腓骨间撞击是引起疼痛的原因之一，有时术后踝关节疼痛原因不明。术后加强宣教，合理应用镇痛剂，嘱咐患者使用双拐限制过早负重，控制体重，减少大运动量活动。

(4) 反应性交感神经营养不良　防止废用性骨质疏松，采用渐进保护性的术后负重练习（1～2年），经皮电刺激、硬膜外阻滞和心理治疗等。

(5) 伤口愈合不良　是术后主要的并发症之一，发生率在40%左右。预防措施是术中采用中间或外前方皮肤伤口，保持术后正常的胫前肌腱的位置，术后可行高压氧疗，短腿石膏制动，以软枕抬高患肢，改善血液供应。

6. 康复功能锻炼　术后要求踝关节行短腿石膏中立位固定至少 6 周，保证软组织愈合和骨组织长入固定。因此肢体尽可能抬高，直至软组织愈合。术后第 1 日即可进行股四头肌的等长收缩练习，所谓等长收缩就是肌肉的主动收缩但不引起关节运动。方法是护理人员立于患者的患侧，将右手置于患侧肢体腘窝处，左手置膝关节，手心相对，嘱患者膝关节伸直患肢下压护理人员的右手后放松，护理人员的左手则明显感到髌骨上下抽动一次。如此反复进行下压放松动作，股四头肌能得到较好的等长收缩。一般指导患者 2～3 次后就能很好地掌握动作的要领，然后进行主动的练习。重复 20 次（组），逐渐递增至 40 次（组），每日 2～3 组。脚趾屈曲与背伸运动：主要是最大限度屈伸患肢小关节，并带动小腿肌肉运动。每个动作保持 10 秒，重复 20 次（组），每日 2～3 组。臀收缩运动：患者平卧，收缩臀肌保持 10 秒后放松，双手着力，做抬臀动作，保持 10 秒，重复 20 次（组），每日 2～3 组。直腿抬高运动（主动为主，被动为辅）：保持时间 10 秒开始，逐渐增加到 20 秒，每日 2～3 次。术后 5～7 天起开始平衡负重练习，根据疼痛减少情况逐渐增加。术后 6～8 周开始主动屈伸练习，并去掉小腿石膏，改用踝关节支具和弹力袜稳定踝关节内外侧和减轻水肿。在踝关节支具保护下逐步增加踝关节活动度和载荷程度。术后一般需 8～16 周时间才能逐渐恢复正常的行走步态。随着疼痛逐渐消失和肿胀减退，必要时在医生的指导下，增加主动抗阻力屈伸和内外翻练习（肌肉抵抗外加阻力进行的收缩），直至踝关节恢复正常内在稳定性，而无需依靠踝关节支具保护。完全康复后可进行适当的体育运动，如散步、跳舞、骑自行车、游泳等。应避免重体力劳动和剧烈运动，控制体重。进行日常生活的训练。定期向医生随访。

第九章　骨科康复护理技术

第一节　体位转移技术

一、体位的种类和目的

体位是指人的身体位置，即根据医疗、护理需要所采取并能保持的身体姿势和位置。临床上需要的体位姿势有仰卧位、侧卧位、半卧位、俯卧位、膝胸位、头高足低位、截石位等。在康复中，正确的体位是指防止或对抗痉挛姿势出现的体位，也叫良肢位。因此，在康复治疗护理中保持正确的体位，其目的是有助于预防或减轻痉挛的出现或加重，定时变换体位有助于并发症的预防。

二、体位转移的种类

体位转移的方式分为自动转移和被动转移两种。自动体位转移是指患者能够根据医疗护理以及日常生活的需要，通过自己的能力转换移动，使身体达到并保持一定的姿势。而被动体位转移是指在外力协助下或直接搬动摆放，使其身体达到或保持一定的姿势。

三、体位转移的要求

① 根据病情需要，配合治疗要求，详细评估，选择患者应采取的体位及其转移的方式、方法、范围和限度等。

② 体位转移时，要避免碰伤、擦伤，同时还应对全身的皮肤状态进行观察，如有无红斑、破溃、出血点等，观察皮肤的颜色、温度和肢体血液循环等。

③ 体位转换后，一定要注意保持稳定、舒适与安全，必要时用软枕或海绵垫等软物支持或固定。

④ 再次操作前，应向患者说明要求和目的，以取得患者最大限度的配合。

⑤ 体位转移时，应尽量少暴露身体，避免受伤，并要照顾到患者的自尊。

⑥ 体位转移时应充分发挥患者的残存能力，鼓励患者树立自护的信心，同时给予必要的协助和指导。

四、康复护理方法

本节只介绍骨科疾病患者多采用的体位，如平卧位或低枕卧位。

(一) 卧位

1. 平卧位与低枕卧位　头下置枕，不宜过高，前臂旋后，掌心向上，手指伸展。患者侧后方垫一个比躯体略高的枕头，将伸展的上肢置于枕下，可防止肩胛骨后缩。在患侧臀部及大腿内侧垫枕，以防止患者骨盆后缩，防止髋关节内收，使髋关节置于外展中立位。如为颈部疾病的患者，枕后应垫软薄枕，需要制动者头部两侧可用沙袋固定，并应防止枕后部压疮的发生。

2. 不正确的体位和姿势易导致的畸形

(1) 足下垂畸形　长期卧床患者或截瘫患者，如果忽略了踝关节的活动，同时床尾的被子塞得太紧或足背盖被过重而足底又无力支撑时，特别是仰卧位时，由于力矩的作用，足可绕踝关节旋转而发生跖屈。踝关节长期处于跖屈状态，导致小腿前背伸肌受牵拉而变长，后面的跖屈肌则变短，继而发生肌肉萎缩、跟腱短缩、关节挛缩，导致永久性足下垂畸形，不能行走。

预防措施：①长期卧床或截瘫患者的足底应用沙袋垫起以对抗力矩的作用；在盖被上不放置衣物，床尾盖被应放松，必要时以支被架支撑；②如患者能俯卧，可将双足悬于床尾，使足尖离开床面，足掌与小腿基本垂直，维持踝关节的功能位；③每日数次活动踝关节；④防止腓总神经受压损伤，因为腓总神经受伤可致足下垂；⑤可穿“T”字鞋或专用的防旋鞋防止足下垂畸形。

(2) 膝关节屈曲畸形　如果卧床时习惯于屈膝位或因治疗的需要被迫采取屈膝位，日久易发生腘绳肌挛缩而导致膝关节屈曲畸形。因此，在病情允许的情况下，应每日数次练习膝关节主动活动而增强股四头肌的肌力，防止发生畸形。

(3) 髋关节屈曲畸形　长期卧床，特别是仰卧于软床时，由于重力作用而臀部下陷，或长期取半卧位不变换体位，都可造成大腿前部屈髋肌短缩而后部伸髋肌伸长无力，导致髋关节屈曲畸形，日后患者离床下地时站立不稳。因此，长期卧床患者应睡硬板床，在病情允许的情况下，应全方位练习髋关节的运动，逐渐加强髋周肌群的肌力和平衡。

(4) 肩内收畸形　卧床患者大多依赖性增强，自理能力相对削弱，反而丧失了锻炼肩、臂部活动的宝贵机会，加之患者仰卧位时，常习惯于将两臂置于身体两侧，双手放于腹部，使肩部内收，常导致胸大肌等肩内收肌挛缩，形成肩内收畸形。

预防措施：①将患者两臂外展，并垫以软垫，以防肩内收、后伸；②加强患者的自护训练，培养患者的生活自理能力，如梳头、穿衣、进餐等，同时配合必要的功能训练，如哑铃操、拉力器等扩胸活动，也是预防肩内收畸形的重要手段。

(二) 转移

(1) 独立转移　又叫自动转移，是患者能独立完成的转移。独立转移的基本原则首先是转移来去的两个平面之间的高度尽可能相等而且稳定，轮椅转移时必须先制动。整个转移过程中必须保持平衡。

(2) 有帮助的转移　又叫半被动转移，应由骨科康复护理人员协助完成。有帮助的转移的原则是帮助者与被帮助者互相信任。帮助者知道被帮助者有什么缺陷，体力和认知力如何，需要何种方式和多少力度的帮助；被帮助者预先告知帮助者自己习惯的转移方式。转移时帮助者与被帮助者应当互相支持，协同用力。帮助者需要的是技巧而不仅是单独依靠体力，因此，通常帮助者在协助患者转移时应两腿分开与肩同宽并一前一后，髋及膝关节可以微屈，但腰背及头颈必须伸直，旋转时不用腰而用足。体位转移常是从卧位-半坐位-坐卧-轮椅训练。

(3) 完全被动转移　指患者处于被动体位或强迫体位，完全依靠他人进行体位转移，如高位截瘫的患者。这类患者往往身体的感觉运动功能极其低下或丧失，因此，在体位转移过程中，更应注意动作轻柔，并尽量将肢体放在功能位，以减少并发症的发生。

(三) 搬运

搬运即提高转移，是指将患者整个抬起以进行各种转移。可以用人工搬运和机械搬运。但无论是人工搬运还是机械搬运，都需要帮助者的介入，也需要被帮助者的配合。

(1) 搬运的原则

① 患者应对帮助者有信心，从而从身心上放松自己，配合转移搬运。

② 患者应当向前看而不是向地板或向帮助者看。

③ 在搬运过程中，患者应保持搬运开始的姿势，而不能在中途改变姿势。

④ 在多人协助搬运时，应决定由何人指挥，发出指令后所有帮助者或患者要同时协同用力。

⑤ 搬运前检查器械是否安全良好，准备好并固定妥当，并保证空间通畅，没有障碍。

(2) 搬运患者的力学要求

① 防止病损局部产生剪切应力或旋转应力，以免加重原有病理损害和疼痛。

② 保持平衡稳定，以防跌倒摔伤。

③ 帮助者应力求省力，减轻疲劳，防止发生自身损伤。

(3) 搬运患者的方法

① 评估患者的体重，估计身体各部段的重量，确定各部段的重

心位置，合理分配支托力量和选择着力点。身体各部段的重量是头、颈和躯干约占体重的58%，每个上肢占5%，每个下肢占16%。

② 评估患者的损伤部位和病情，有针对性地采取保护措施，主要是防止病变部位受压和扭曲，以免使局部产生剪切应力和旋转应力。如颈椎骨折的患者应绝对保持头颈部平直，禁止向任何方向弯曲；而对四肢骨折的患者，患肢局部应妥善固定支托，使患部既不受压，也不悬空；有骨髓炎病灶时，应注意防止发生病理性骨折。

③ 搬动患者时，搬动者双脚间距应适当加大，增大支撑面。托起患者时，搬动者两臂应尽可能向身体两侧靠拢，以减少身体重力线的偏移程度，减少阻力臂。搬动者如为两人以上，则应准备好后同时用力，这样可以提高平衡的稳定度，减少意外损伤的机会，保持患者安全和舒适，同时也可使搬运者省力。

第二节 放松训练技术

一、放松训练的种类和目的

放松训练是使患者肌肉放松，以消除紧张，减轻焦虑，让患者处于休息、轻松的状态，强调自然舒适。放松训练通常分为肌肉放松和精神放松两种。两种放松是相互影响的。精神紧张时，常伴随肌紧张；而肌紧张同样会造成精神上的紧张。所以，在任何一种状况下进行放松训练，都要注意另一种放松。肌肉放松主要指骨骼肌的放松，因骨骼肌一旦松弛，处于自主神经支配下的心肌和平滑肌也间接地产生松弛。因此，肌肉放松训练也可用于自主神经功能失调、神经官能症以及因精神、躯体过度应激所致的各种病症的治疗。

二、常用的肌肉放松训练方法

（一）对比法

肌肉强力收缩后，通过诱导的原理可使同一肌肉产生相同强度的松弛。通常要使患者反复练习肌肉的收缩和放松，以提高肌肉的感觉，才能使肌肉真正得到松弛。这一松弛方法称为渐进松弛法。一般从远端肌群开始，然后至近端肌群，具体方法如下：

① 选择一个安静、又无他人打扰的环境，松解所有束缚在身上的带子，包括皮带、手表、眼镜等，可取坐位或卧位放松。

② 闭眼安静休息3～4分钟，以提高肌肉的感觉。

③ 将腕关节做背伸并保持数秒钟，使前臂背侧肘关节部感到有一种模糊的、部位不明确的紧张感觉。

④ 反复多次进行腕关节的伸屈，以让患者体会这种不同于牵拉的紧张感。

⑤ 当体会到紧张感后，即停止做背伸腕关节的动作，让腕自然下落，紧张感也随之减弱。这种紧张感的减弱和松弛消失，就称为肌肉松弛。

⑥ 若屈肌过分紧张，则可做腕关节主动掌屈，体会屈肌的紧张，接着进行松弛。反复练习直至肌肉得到很好放松为止。然后一个一个关节做伸和屈肌的松弛，如上肢、下肢、胸部、腰背部、颈部、面部等。

⑦ 完全松弛了的肌肉在被动运动时完全没有阻力，如上肢完全松弛，被动抬起后一松手，上肢自然落下；而下肢完全松弛后，让患者坐在床沿，下肢下垂，当推动下肢时，就像钟摆一样摆动。

以上这种松弛法也称Jacobson法，也有人称为渐进松弛法。主要是对重点部位的放松。

（二）全身放松法

美国的霍夫曼（Hoffman）在1977年提出，各种松弛肌肉法确实能降低耗氧量，降低血压，减慢呼吸速度，减少心率和肌肉紧张。Hoffman建议的训练方法如下：

① 选择一个清静的环境，采取轻松自然的姿势，使全身肌肉放松。

② 闭上双目，做1次深呼吸。

③ 头脑里想着一幅宁静的景色，每次呼吸时重复说一个对自己有特殊意义的字或词，如“安静”。

④ 当进行上述活动时，循序放松全身肌肉，自足背开始，直至头部。

⑤ 反复进行15～20分钟。

⑥ 静坐数分钟，感受全身放松。

（三）暗示法

用暗示法进行肌肉放松时要求有一温暖的、通风良好的房间，床铺舒适、被褥轻软、光线柔和，然后用平静、催眠似的语调，要求患者思想轮流集中在身体的各部位，使肢体逐渐放松。如果使某一肢体放松，需要先想到它很重，然后再重复数次，直至该部显示松弛。这样一个肢体一个肢体地逐步进行，直至整体均被放松。这些被暗示催眠了的患者，常在治疗后进入睡眠，起到了肌肉放松的作用。

（四）腹式呼吸训练

腹式呼吸训练的要点如下：

① 按患者最舒适的位置坐好，双手随意放肘于膝部。

② 放松腹肌，行腹式呼吸。

③ 同时尽量扩大胸廓。

④ 抬高锁骨，但不要耸肩。

按上述要求，平均地完成一次吸气，然后慢慢呼气，在进行腹式呼吸的同时，依次放松肌肉，自足部肌肉开始，直到头部肌肉。

第三节　被动运动训练技术

一、被动运动的目的和种类

被动运动是指康复人员协助患者进行运动或借助于器械来完成的运动，患者不做主动运动。它分为单纯的被动运动、持续牵引和 CPM。被动运动的目的是预防挛缩和粘连的形成，保持肌肉休息状态时的长度，刺激屈伸反射，增加本体感，为主动运动做准备。

二、被动运动的康复护理方法

(一) 单纯被动运动训练

常由康复人员或由患者自己利用健肢协助进行，缓慢、轻柔地活动患肢的关节和肌肉，其原则是：

① 对于因伤病而暂时不能活动的关节和肢体，要尽早在不引起病情加剧和不引起不能耐受的疼痛的情况下进行被动的、范围尽可能接近最大限度的活动。

② 速度要十分缓慢，动作要轻柔。

③ 每个不能运动的关节和肢体每日应进行 2 次被动活动，每次活动 3 遍。

④ 病情缓解后由被动运动改为主动辅助训练，然后再逐步改为主动训练。

⑤ 注意心血管的反应，肌肉的强度收缩，特别是等长收缩时，可引起心率及血压的突然升高，特别有心血管疾病的患者，不宜进行中等强度以上的肌力和关节训练。

对关节和肌肉施行被动运动前，要全面了解关节和肢体本身病变的情况，制定详细的康复护理计划，并确定训练的时间、强度与范围，有针对性地加强训练，并评价康复训练的效果，及时调整训练计划。

(二) 持续性牵引训练

对于已出现紧缩的肌肉及活动范围刚出现受限的关节，应及时进行持续的牵拉或牵引，仍有希望恢复功能。持续性牵引的原则如下：

① 牵引的力量应持续稳定而柔和，特别是在有炎症时，炎症越重，牵引力应越轻柔。

② 牵引的时间应持续一个时期，使紧缩的肌肉和受限的关

节缓缓地伸展开。

③ 牵引的程度不要超过患者疼痛的耐受范围。

④ 牵引的作用点要准确地落在被牵引组织的张力的最大点上。

⑤ 牵引应在患者完全松弛的状态下进行。

⑥ 牵引关节时所用的力要比牵拉肌肉时的力稍小。

⑦ 水肿组织易撕裂，当有任何炎症时，关节囊和副韧带的牵张强度都比正常应减少 50%。

⑧ 牵引的次数应取决于上次牵引的效果，牵引后只要有肌肉紧缩或关节活动受限再度出现后，均可考虑再进行牵引。

⑨ 因结缔组织在 20～30℃下伸长到规定长度时所需要的力比在 43℃时大 3 倍，所以，最好是通过热疗方法使局部温度上升到 43℃左右再进行牵引。

⑩ 手法牵引有困难或效果欠佳时，可用重锤、滑车等方法做较长时间的牵引。

除以上牵引原则外，在牵引前还应做一些热身运动。牵引应先从简单的牵引开始，然后逐步过渡到较高的水平，并从少数肌群的多次短时间的牵张开始逐渐过渡到持续的牵引。同时，在牵引时应注意观察患者的呼吸情况，应让患者保持慢而有节律的呼吸。牵引时患者应穿舒服和宽松的衣服，以免限制患者的运动。

关节功能牵引是可用于四肢大部分关节的一种系统性疗法。其基本方法是将挛缩关节的近端肢体用支架制成特别的牵引器稳定地固定于适当姿势，然后在其远端肢体上按需要用沙袋做压力牵引。关节功能牵引要求充分放松关节周围肌群。沙袋的重量以引起一定的紧张或轻度的疼痛感觉、能够忍受、不引起反射性肌挛缩为度。一次牵引持续 10～20 分钟，不同关节和不同方向的牵引可依次进行，每日 1 次或 2 次，每次关节功能牵引可使不同关节不同方向的活动度平均增加 0.7°～1.7°。不少较顽固的关节挛缩经较长时间的功能牵引，也能获得较理想的活动度的恢复。

(三) 连续被动运动 (CPM)

目前，已有大量的试验研究和临床应用证明，CPM是防治关节伤病、促进关节软骨再生和修复的良好方法，同时具有改善局部血液循环、淋巴回流以及促进肿胀及消除疼痛等症状的作用。

1. 仪器装置　CPM治疗仪是由一种有活动关节的托架和控制运动的机构组成。控制器将控制参数传给2500r/分转速的微电机，通过减速装置将转速降低，再通过传动螺杆和偏心轮使有关节的支架进行平稳的伸缩活动。肢体固定在支架上，因而产生角度、速度和持续时间可由仪器控制的被动运动。

2. CPM的作用机制

① 温和但持久地牵引关节囊、韧带、肌腱及关节周围软组织，防止这些纤维组织失用性挛缩，松解粘连，从而预防及矫治关节活动度受限。

② CPM运动可以加速关节液的流转与更新，促进软骨基质液与关节液之间的渗透交换，从而改善软骨营养，防止关节软骨因持续受压或缺少应力刺激而引起的退行性变化。

③ 缓解关节损伤和手术后的疼痛：CPM引起关节不断地平稳运动，刺激了周围神经中的粗纤维，通过闸门控制机制产生镇痛作用。

④ CPM可减轻韧带的萎缩，显著增加修复后6周及12周时的韧带强度。

与一般被动运动相比，CPM的优点是较长时间持续进行，有较充分的时间发挥其作用，同时运动缓慢、稳定、较舒适并不易引起损伤。与主动运动相比，CPM不引起肌肉疲劳，可持续进行；同时由于不承重，不伴肌肉收缩，因而关节受力较小，可在关节损伤或炎症的早期应用而不引起损害。

3. CPM的适应证　由于CPM的上述特点，CPM适用于各种关节骨折术后，尤其是术后早期和炎症活动期的关节活动度训练。

① 四肢骨折，特别是关节内或干骺端骨折，切开复位内固定术后。

② 关节成形术、人工关节置换术、关节韧带重建术、滑膜切除术后。

③ 创伤性关节炎、退行性关节炎、肩周炎、类风湿性关节炎以及化脓性关节炎引流术后。

④ 关节挛缩粘连松解术后。

⑤ 关节软骨损伤、自体骨膜或软骨膜移植修复术后。

4. CPM 的使用方法　CPM 的实施需要运用各种适用于具体关节的连续被动关节活动训练仪来进行。可根据病情规定不同的关节活动范围、运动速度及持续时间等，以关节活动在无痛范围内进行为原则。一般术后早期和炎症活动期宜缓慢、小范围、持续长时间地被动活动关节；恢复以后或炎症缓解后，可酌情增大关节活动范围，缩短持续时间，加快运动速度，直至过渡到主动训练。CPM 可以术后立即应用，国内多于术后第 2～3 日开始。一般 CPM 训练每日 1 次，持续 1～3 周。一般情况下，可遵循以下原则进行 CPM 的治疗。

(1) 运动重复的频率　此条件决定了运动的速度，仪器上最慢为 13 分钟一个周期，最快为 45 秒一个周期。在伤病后的早期运动速度宜慢，以后可依患者耐受和反应逐步增加。常用的周期时间为 45～90 秒，也可选择 60 秒为一个周期，只要患者能耐受应选稍快的速度。

(2) 运动的角度　仪器上的髋屈范围为 10°～80°，膝屈为 10°～115°；踝跖屈 40°；背屈 20°。早期先从小角度活动，以后逐渐增大，一般在不引起痛和不适的最大范围内活动，并多从 10°～30°开始。

(3) 运动的持续时间　一般认为，在术后第 1 周为防止关节粘连，或促进软骨、韧带修复，宜 24 小时连续进行，至少 1 周，以后可根据具体情况缩短为每日持续 12 小时、8 小时、4 小时，也可每日 1～2 次，每次 1～2 小时。仪器一般工作 1～2 小时后停 10 分钟，可每日进行 5～16 小时，连续使用 2～4 周。但长时间地连续使用对于能离床活动的患者不太适合。另外在进行仪器辅助运动时，中间间断时间不宜超过 2 天。

第三篇
疾病护理

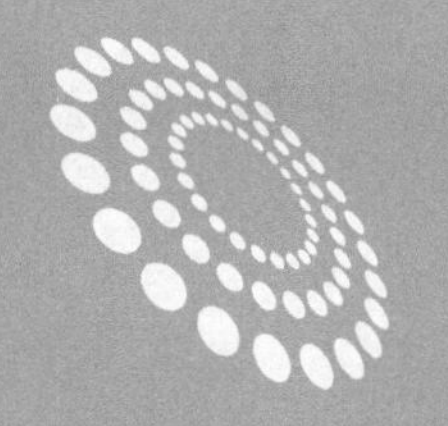

第十章 上肢骨折

第一节 手 创 伤

一、定义

手创伤多为综合伤，常同时伴有皮肤、骨、关节、肌腱、神经和血管损伤，完全或不完全性断指、断掌和断腕等也有发生。据统计，手创伤占外科急诊总数20%，占骨科急诊总数40%。损伤原因有刺伤、锐器伤、钝器伤、挤压伤和火器伤。不同损伤原因和损伤程度的预后也不同。

二、病因及发病机制

损伤原因有刺伤、锐器伤、钝器伤、挤压伤和火器伤。根据损伤原因和损伤程度的不同，预后也不同。

三、临床表现

运动及功能障碍。

四、辅助检查

X线检查可明确骨折的类型和程度。

五、治疗

手创伤的处理因其手部解剖和功能比较特殊，因此要求也较高，除遵守一般创伤处理原则外，还有特殊的处理原则。

六、观察要点

1. 术前病情观察　包括生命体征及患肢局部情况，尤其应警惕失血性休克，正确使用止血带。

2. 术后病情观察

(1) 全身情况　伤员经受创伤和手术后，失血较多而致低血压。而低血压容易使吻合的血管栓塞，直接影响肢体的成活。因此，术后要及时补充血容量，纠正贫血。

(2) 局部情况　手部皮肤颜色、温度、毛细血管回流反应、有无肿胀等。损伤后的肿胀程度与损伤部位的结缔组织特征和血管分布有关，即结缔组织、血管丰富的部位肿胀明显。疼痛与损伤的程度和局部活动度有关：损伤越严重，局部活动度越大，疼痛越剧烈。疼痛一般在伤后2～3天开始缓解，1周左右可适应。此时，若疼痛未减轻且有加重趋势，应考虑感染的可能。

七、护理要点

1. 术前护理

(1) 心理护理　意外致伤，顾虑手术效果，易产生焦虑心理。应给予耐心地开导，介绍治疗方法及预后情况，并给予悉心的护理，同时争取家属的理解与支持，减轻或消除心理问题，积极配合治疗。

(2) 体位　平卧位，患手高于心脏，有利于血液回流，减轻水肿和疼痛。

(3) 症状护理　手部创伤常伴有明显疼痛，与手部神经末梢丰富、感觉神经末端的位置表浅（特别是在桡侧与尺侧）、腕管内容相对拥挤有关。剧烈的疼痛会引起血管痉挛，还可引起情绪、凝血机制等一系列的变化，因此，应及时遵医嘱使用止痛药。

2. 术后护理

(1) 体位　平卧位，抬高患肢，以利静脉回流，防止和减轻肿胀。手部尽快消肿，可减少新生纤维组织的形成，防止关节活动受限。

(2) 饮食　宜高能量、高蛋白、富含维生素、高铁、粗纤维饮食。

(3) 局部保温　应用60～100W照明灯，距离30～40cm照射局部，保持室温在22～25℃（当室温接近30℃时可免用烤灯），使局部血管扩张，改善末梢血液循环。术后3～4天内进行持续照射，以后可以在早晨、夜间室温较低时照射，术后1周即可停用。

(4) 用药护理　及时、准确地执行医嘱，正确使用解痉、抗凝药物，如罂粟碱、妥拉苏林、右旋糖酐-40，以降低红细胞之间的凝集作用和对血管壁的附着作用，并可增加血容量，减低血液的黏稠度，利于血液的流通及伤口愈合；用药过程中，需注意观察药物不良反应（如出血倾向等）。

(5) 潜在并发症的预防

① 感染：患者入院后，注意保护患手，避免或防止污染程度增加；妥善固定患肢，防止加重损伤；术前认真细致地备皮；及时应用破伤风抗毒素和广谱抗生素。

② 关节活动障碍：手指尽量制动在功能位；尽量缩小固定范围和缩短固定时间，如血管吻合后固定2周，肌腱缝合后固定3～4周，神经修复后固定4～6周；一旦拆除固定，及时进行患肢功能练习，以免造成关节僵直。

③ 肌肉失用性萎缩：患肢充分进行肌力练习；新近修复的肌腱肌肉，在静息约2周后应随着缝合处抗扩张强度的恢复而逐渐开始由轻而重的主动收缩；肌力为Ⅰ～Ⅱ级时进行感应电刺激；肌力达Ⅲ级以上时必须进行抗阻练习，如揉转石球、捏皮球或海绵卷及挑皮筋网。

3. 功能锻炼

(1) 主动练习法　一般可在术后3～4周开始。主动充分的屈曲和伸直手的各关节，以减少肌腱粘连。对于肌腱移位术后的患者，在主动锻炼其移位的肌腱功能时，应结合被移植的肌腱原先的功能进行锻炼。

(2) 被动活动法　被动活动开始的时间及力量大小，要依手术缝合方法、愈合是否牢固而定。如编织法缝合可在术后5～6周开始被动活动，力量由小到大，缓慢进行，不可用力过猛；在开始锻炼之前先做物理疗法，如理疗、按摩等。术后5周内不做与缝合肌腱活动方向相反的被动活动及牵拉肌腱活动，可做被动牵拉肌腱活动，使轻度的粘连被动拉开，但不可用力过猛，以防肌腱断裂。

（3）作业疗法　为患者提供有助于改善关节活动度、肌力及手部协调运动的练习，如包装、木工、装配、编织、镶嵌、制陶、园艺、弹奏乐器、玩纸牌、球类活动等。

4. 健康指导

（1）讲究卫生，及时修剪指甲，保持伤口周围皮肤清洁。

（2）注意营养，有利神经、血管的修复。

（3）坚持康复训练，改善手部功能　用两手相对练习腕背伸，两手背相对练掌屈，手掌平放桌上练腕背伸，腕放桌边练腕掌屈，拇指外展练习虎口，手部关节按压练习等。避免过度用力，以防神经损伤、肌腱断裂。

（4）复诊　神经损伤的患者，3周时进行肌电图检查，此后每隔3个月复查1次，观察神经功能恢复情况；同时测试患指的感觉和运动情况。肌腱损伤患者出院后3周复查。此后可在1.5个月、3个月、6个月复查。

第二节　锁骨骨折

一、定义

锁骨骨折多发生于锁骨外、中1/3交界处，是常见的骨折之一，约占全身骨折的6%。患者多为儿童和青壮年。锁骨为1个“S”形的长骨，横形位于胸部前上方，有2个弯曲，内侧2/3呈三棱棒形，向前凸起，外侧1/3扁平，凸向后方。其内侧端与胸骨柄构成胸锁关节，外侧端与肩峰形成肩锁关节，从而成为上肢与躯干之间联系的桥梁。

二、病因及发病机制

锁骨骨折多由间接暴力引起，如跌倒时手掌着地或肘、肩着地，暴力均可传达至锁骨引起骨折。骨折线多位于中段。儿童骨质柔软，多表现为青枝骨折，无移位，仅向上成角状，或使前弓加大；成年人多发生横形骨折，偶为斜形或粉碎骨折，常有移位。骨折端除重叠移位外，近折段受胸锁乳突肌的牵拉向上向后移位，远折端受三角肌、胸大肌和肢体重量的牵拉向前向后下移位。粉碎骨折的小碎片，可呈垂直变位，尖端刺入皮内或刺向锁骨下的血管、神经。直接暴力打击所致的锁骨骨折，折线多位于外 1/3 处，移位情况同前，仅程度稍轻而已。

三、临床表现

局部肿胀、疼痛，锁骨中外 1/3 畸形。肩关节活动受限，患肩下垂，患者常以健手扶托患肘以减轻因牵拉造成的疼痛。局部压痛，可摸到移位的骨折端，可触及异常活动与骨擦感。

四、辅助检查

① 疑有锁骨骨折时需拍 X 线片确定诊断。一般中 1/3 锁骨骨折拍摄前后位及向头倾斜 45°斜位相。拍摄范围应包括锁骨全长，肱骨上 1/3、肩胛带及上肺野，必要时需另拍摄胸 X 线片。前后位相可显示锁骨骨折的上下移位，45°斜位相可观察骨折的前后移位。

② 婴幼儿的锁骨无移位骨折或青枝骨折有时在原始 X 线像上难以明确诊断，可于伤后 5～10 天再复查拍片，常可呈现有骨痂形成。

③ 锁骨内 1/3 前后位 X 线片与纵隔及椎体相重叠，不易显示出骨折。拍摄向头倾斜 40°～45°X 线片，有助于发现骨折线。有时需行 CT 检查。

五、治疗

根据患者年龄、移位情况、并发症有无决定治疗方案。

六、观察要点

观察上肢皮肤颜色是否发白或发绀，温度是否降低，感觉是否麻木，如有上述现象，可能系“8”字绷带包扎过紧所致。应指导患者双手叉腰，尽量使双肩外展后伸，如症状仍不缓解，应报告医生适当调整绷带，直至症状消失。“8”字绷带包扎时禁忌做肩关节前屈、内收动作，以免腋部血管神经受压。

七、护理要点

1. 常规护理

（1）心理护理　青少年及儿童锁骨骨折后，因担心肩部、胸部畸形，影响发育和美观，常会产生焦虑、烦躁心理。应告知其锁骨骨折只要不伴有锁骨下神经、血管损伤，即使是再叠位愈合，也不会影响患侧上肢的功能，局部畸形会随着时间的推移而减轻甚至消失，治疗效果较好，以消除患者心理障碍。

（2）饮食　给予高蛋白、富含维生素、高钙及粗纤维饮食。

2. 非手术治疗及术前护理

（1）体位　局部固定后，宜睡硬板床，取半卧位或平卧位，避免侧卧位，以防外固定松动。平卧时不用枕头，可在两肩胛间垫上一个窄枕，使两肩后伸外展；在患侧胸壁侧方垫枕，以免悬吊的患肢肘部及上臂下坠。患者初期对去枕不习惯，有时甚至自行改变卧位，应向其讲清治疗卧位的意义，使其接受并积极配合。告诉患者日间活动不要过多，尽量卧床休息，离床活动时用三角巾或前臂吊带将患肢悬吊于胸前，双手叉腰，保持挺胸、提肩姿势，可缓解对腋下神经、血管的压迫。

（2）功能锻炼

① 早、中期：骨折急性损伤经处理后 2～3 天，损伤反应开始消退，肿胀和疼痛减轻，在无其他不宜活动的前提下，即可开始功能锻炼。

准备：仰卧于床上，两肩之间垫高，保持肩外展后伸位。

第 1 周：做伤肢近端与远端未被固定的关节所有轴位上的运

动，如握拳、伸指、分指，屈伸、腕绕环、肘屈伸，前臂旋前、旋后等主动练习，幅度尽量大，逐渐增大力度。

第2周：增加肌肉的收缩练习，如捏小球、抗阻腕屈伸运动。

第3周：增加抗阻的肘屈伸与前臂旋前、旋后运动。

② 晚期：骨折基本愈合，外固定物去除后进入此期。此期锻炼的目的是恢复肩关节活动度，常用的方法有主动运动、被动运动、助力运动和关节主动牵伸运动。

第1～2日：患肢用三角巾或前臂吊带悬挂胸前站立位，身体向患侧侧屈，做肩前后摆动；身体向患侧侧屈并略向前倾，做肩内外摆动。应努力增大外展与后伸的运动幅度。

第3～7日：开始做肩关节各方向和各轴位的主动运动、助力运动和肩带肌的抗阻练习，如双手握体操棒或小哑铃，左右上肢互助做肩的前上举、侧后举和体后上举，每个动作5～20次。

第2周：增加肩外展和后伸主动牵伸，双手持棒上举，将棍棒放颈后，使肩外展、外旋，避免做大幅度和用大力的肩内收与前屈练习。

第3周：增加肩前屈主动牵伸，肩内外旋牵伸，双手持棒体后下垂将棍棒向上提，使肩内旋。

以上练习的幅度和运动量以不引起疼痛为宜。

3. 术后护理

（1）体位　患侧上肢用前臂吊带或三角巾悬吊于胸前，卧位时去枕，在肩胛区垫枕使两肩后伸，同时在患侧胸壁侧方垫枕，防止患侧上肢下坠，保持上臂及肘部与胸部处于平行位。

（2）症状护理

① 疼痛：疼痛影响睡眠时，适当给予止痛、镇静剂。

② 伤口：观察伤口有无渗血、渗液情况。

（3）一般护理　协助患者洗漱、进食及排泄等，指导并鼓励患者做些力所能及的自理活动。

（4）功能锻炼　在术后固定期间，应主动进行手指握拳、腕关节的屈伸、肘关节屈伸及肩关节外展、外旋和后伸运动，不宜做肩前屈、内收的动作。

4. 健康指导

(1) 休息　早期卧床休息为主，可间断下床活动。

(2) 饮食　多食高蛋白、富含维生素、含钙丰富、刺激性小的食物。

(3) 固定　保持患侧肩部及上肢于有效固定位，并维持3周。

(4) 功能锻炼　外固定的患者需保持正确的体位，以维持有效固定，进行早、中期的锻炼，避免肩前屈、内收动作。解除外固定后则加强锻炼，着重练习肩的前屈、肩旋转活动，如两臂做划船动作。值得注意的是应防止两种倾向：①放任自流，不进行锻炼；②过于急躁，活动幅度过大，力量过猛，造成软组织损伤。

(5) 复查时间及指征　术后1个月、3个月、6个月需进行X线摄片复查，了解骨折愈合情况。有内固定者，于骨折完全愈合后取出。对于手法复位外固定患者，如出现下列情况须随时复查：骨折处疼痛加剧，患肢麻木，手指颜色改变，温度低于或高于正常等。

第三节　肱骨近端骨折

一、定义

肱骨近端包括肱骨大结节、小结节和肱骨外科颈三个重要的解剖部位。肱骨近端骨折可发生于任何年龄，但以中、老年人为多。其发生率占全身骨折的2.34%。

二、病因及发病机制

高能量交通事故或运动损伤是肱骨近端骨折的主要原因。最常见的是上肢在伸展位摔伤，手掌着地，或上肢外展及过度旋转位摔伤，肱骨上端与肩峰撞击而发生骨折。肩部侧方遭受直接暴力可致外科颈及大结节骨折。中老年人骨质疏松致骨质量下降，在遭受中小暴力作用时，易引起肱骨近端骨折。

三、临床表现

局部疼痛、肿胀、瘀斑、畸形、上肢活动障碍。检查可发现局部明显压痛及轴向叩击痛。

四、辅助检查

X线检查和CT检查（包括CT三维重建），可做出明确诊断。X线检查除了正位（或后前位）外，应进行腋位X线拍片。

五、治疗

(1) 非手术治疗　对于Neer一型肱骨近端骨折，包括大结节，肱骨外科颈骨折，以及有轻度移位的二型骨折，患者功能要求不高者，可用上肢三角巾悬吊3～4周，复查X线片后，可逐步行肩部功能锻炼。

(2) 手术治疗　多数移位的肱骨近端骨折的特点是二部分以上的骨折，应及时行切开复位内固定，大部分患者可获得良好的功能恢复。对于Neer三型、四型骨折，也可行切开复位钢板内固定术，但对于特别复杂的老年人四部分骨折也可行人工肱骨头置换术。

六、护理要点

（一）术前护理

1. 加强营养　给予高蛋白、高热量、高钙、高铁、高维生素饮食，以供给足够营养。合并糖尿病、高血压、心脏病的患者，给予糖尿病饮食、低盐饮食、低脂饮食等。根据病情可适当增加膳食纤维的摄入，多饮水，防止便秘。

2. 生活护理　给予患者生活上的照顾，满足患者基本的生活需求，协助其起居、饮食、卫生等，保持个人卫生和室内环境清洁，以增加患者的舒适感。

3. 患肢护理　使用前臂吊带或三角巾抬高患肢，促进静脉及淋巴回流，减轻疼痛，并观察患侧上肢的感觉活动及血液循环情况。

4. 疼痛护理　护士做好疼痛的观察，主动倾听患者主诉，鼓励患者表达，指导并教会患者使用数字评分法，表达疼痛程度，遵医嘱给予镇痛药物，观察用药后的效果及不良反应。

5. 皮肤护理　入院后，护士首先评估患侧肢体的皮肤情况，创伤患者应评估全身皮肤情况，有无擦伤、挫伤等皮肤破损。开放性骨折应评估并记录伤口皮肤情况，通知医生对创面做好消毒、清创、保护等处理，并遵医嘱注射破伤风人免疫球蛋白。对肥胖患者，要特别做好腋窝处皮肤的护理，避免因患侧肢体活动障碍，腋窝出汗过多，导致皮肤淹红破溃，可使用棉垫等薄软的物品垫于腋下，保持局部皮肤干燥。使用绷带固定的患者，应做好绷带周围皮肤的护理，防止因长时间压迫造成皮肤损害。

6. 完善术前准备

(1) 完善各项实验室检查和心电图、X线片。

(2) 胃肠道准备　全麻手术术前禁食禁水12小时。

(3) 皮肤准备　根据手术部位及麻醉方式进行皮肤准备；清洁皮肤（洗澡或擦浴）；如局部皮肤有炎症等，应及时告知医生进行相应处理。

(4) 其他　术前摘除各类饰品、义齿，进入手术室前排空膀胱。

7. 心理护理　骨折多为突发事件，患者及家属缺乏心理准备，加之疼痛和肢体活动受限，容易使患者产生焦虑情绪，护士应耐心讲述骨折相关知识，介绍成功病例，消除患者及家属的紧张情绪，正确认识骨折及手术，增强信心，积极配合治疗。

8. 安全护理　由于骨折多为中、老年患者，部分患者有骨质疏松，患者安全尤为重要。护士应在患者入院时，做好患者及家属的安全宣教，床前悬挂“防范患者跌倒安全”提示牌，提示此患者存在跌倒风险，填写“防范患者跌倒（坠床）观察记录表”并定时填写观察记录。保持病室整洁，物品摆放规范，保持地面清洁干燥。加强巡视。

（二）术后护理

1. 病情观察　密切观察患者的神志、生命体征。观察患者有无因麻醉药物造成的恶心、呕吐等胃肠道反应，如有发生协助健侧卧位，避免误吸，并通知医生，必要时遵医嘱给予药物治疗。

2. 管路护理　留置伤口引流管、尿管的患者，护士应做好引流液、尿液的观察，包括颜色、性状、量并做好记录，在管路上贴好相应的标识并注明留置管路的名称和时间。保持管路通畅，妥善固定，如有异常立即告知医生。做好患者及家属宣教，避免因患者人为因素造成活动时管路滑脱。护士在倾倒引流液时，应夹闭引流管，防止引流液倒流，逆行感染。

3. 伤口护理　护士每班巡视，观察伤口敷料有无渗血、渗液，伤口局部皮肤有无红肿热痛；术后3天内每日测量体温至少4次，如有异常及时通知医生。

4. 疼痛护理　责任护士常规进行疼痛评分，如分值≥4分，通过调整体位等不能缓解时应通知医生，遵医嘱给予镇痛剂。执行护理操作时，动作要轻柔、准确，避免粗暴操作。需患者移动或变换体位时，应取得患者配合，做好患肢的扶托保护，以免加重患者疼痛。

5. 体位护理　适当予以患肢抬高，以促进静脉及淋巴回流，减轻水肿；侧卧时，使患侧与躯干平行。坐起时要给予协助，避免患侧肢体用力不当。

6. 人工肱骨头置换术的患者，在协助变换体位或搬运患者时，护士动作要轻柔，做好患肢的扶托保护，避免人为因素加重患肢疼痛，或造成肱骨头脱位。

7. 功能锻炼

（1）第一阶段　保持正确体位，使用外展支具，使肩关节维持在外展前屈的功能位，以保护肩关节功能。

(2) 第二阶段　术后1～2周，增加肌肉锻炼，开始练习握拳，以防止肌肉萎缩和促进血液循环。锻炼强度以患者不感到疼痛及疲劳为宜；逐渐可做腕、肘关节的各种活动。肘关节以主动活动为主，但不能做强力的被动活动或推拿、按摩，以免造成骨化性肌炎。这一时期以静止性的肌肉收缩为主，其作用是在制动阶段能有效地保持肌力，改善肢体的血液循环，加速骨痂形成。

(3) 第三阶段　术后3～4周开始练习肩部前屈后伸，逐步增加肩关节活动范围。

(4) 第四阶段　术后5周后如无不良反应，全面练习肩关节活动。活动范围循序渐进，每次锻炼时以患者有轻度疲劳感为妥，幅度由小到大，次数由少到多。

第四节　桡骨远端骨折

一、定义

桡骨远端骨折是指距桡骨远端关节面3cm以内的骨折。这个部位是骨松质和骨皮质的交界处，为解剖薄弱处，一旦遭受外力，容易骨折。多见于中老年骨质疏松的患者。

二、病因及发病机制

多因间接暴力引起。跌倒时，手部着地，暴力向上传导，发生桡骨远端骨折。直接暴力发生骨折的机会较少。伸直型多为腕关节处于背伸位、手掌着地、前臂旋前时受伤引起。屈曲型常由于跌倒时，腕关节屈曲、手背着地受伤引起。也可由腕部受到直接暴力打击发生。桡骨远端关节面骨折是桡骨远端骨折的一种特殊类型。在腕背伸、前臂旋前位跌倒时，手掌着地受伤引起。

三、临床表现

伸直型伤后局部疼痛、肿胀，可出现典型畸形姿势，即侧面看呈“银叉”畸形，正面看呈“枪刺样”畸形。检查局部压痛明显，腕关节活动障碍。屈曲型受伤后腕部下垂，局部肿胀，腕背侧皮下瘀斑，腕部活动受限。

四、辅助检查

X线片可明确骨折的部位，移位情况。

五、治疗

(1) 手法复位，夹板或石膏固定　新鲜骨折要立即行手法复位，等待肿胀消退才手法复位的做法是错误的。复位后，固定时间为3～4周。

(2) 切开复位内固定　有以下情况可行切开复位内固定术：①严重粉碎骨折移位明显，桡骨远端关节面破坏；②手法复位失败，或复位成功，外固定不能维持复位。

(3) 外固定架固定　外固定架可以维持骨端轴向的牵引，克服桡骨背侧皮质粉碎骨折端重叠移位，甚至嵌插，以及桡骨短缩等不利于稳定的因素而持续维持复位。所以，严重的桡骨粉碎性骨折若桡骨短缩明显，外固定架是首选方法。

六、护理要点

(一) 术前护理

1. 加强营养　给予高蛋白、高热量、高钙、高铁、高维生素饮食，以供给足够营养。合并糖尿病、高血压、心脏病的患者，给予糖尿病饮食、低盐饮食、低脂饮食等。根据病情可适当增加膳食纤维的摄入，多饮水，防止便秘。

2. 生活护理　给予患者生活上的照顾，满足患者基本的生活需求，协助其起居、饮食、卫生等，保持个人卫生和室内环境清洁，以增加患者的舒适感。

3. 患肢护理　使用前臂吊带或三角巾抬高患肢，促进静脉及淋巴回流，减轻疼痛，并观察患侧上肢的感觉活动及血液循环情况。

4. 疼痛护理　护士做好疼痛的观察，主动倾听患者主诉，鼓励患者表达，指导并教会患者使用数字评分法，表达疼痛程度，遵医嘱给予镇痛药物，观察用药后的效果及不良反应。

5. 皮肤护理　入院后，护士首先评估患侧肢体的皮肤情况，创伤患者应评估全身皮肤情况，有无擦伤、挫伤等皮肤破损。开放性骨折应评估并记录伤口皮肤情况，通知医生对创面做好消毒、清创、保护等处理，并遵医嘱注射破伤风人免疫球蛋白。对肥胖患者，要特别做好腋窝处皮肤的护理，避免因患侧肢体活动障碍，腋窝出汗过多，导致皮肤淹红破溃，可使用棉垫等薄软的物品垫于腋下，保持局部皮肤干燥。使用绷带固定的患者，应做好绷带周围皮肤的护理，防止因长时间压迫造成皮肤损害。

6. 完善术前准备

（1）完善各项实验室检查和心电图、X线片。

（2）胃肠道准备　全麻手术术前禁食禁水12小时。

（3）皮肤准备　根据手术部位及麻醉方式进行皮肤准备；清洁皮肤（洗澡或擦浴）；如局部皮肤有炎症等，应及时告知医生进行相应处理。

（4）其他　术前摘除各类饰品、义齿，进入手术室前排空膀胱。

7. 心理护理　骨折多为突发事件，患者及家属缺乏心理准备，加之疼痛和肢体活动受限，容易使患者产生焦虑情绪，护士应耐心讲述骨折相关知识，介绍成功病例，消除患者及家属的紧张情绪，正确认识骨折及手术，增强信心，积极配合治疗。

8. 安全护理　由于桡骨远端骨折骨质疏松者多见，患者安全尤为重要。护士应在患者入院时，做好患者及家属的安全宣教，床前悬挂“防范患者跌倒安全”提示牌，提示此患者存在跌倒风险，并填写“防范患者跌倒（坠床）观察记录表”并定时填写观察记录。保持病室整洁，物品摆放规范，保持地面清洁干燥。加强巡视。

（二）术后护理

（1）病情观察　密切观察患者的神志、生命体征。观察患者有无因麻醉药物造成的恶心、呕吐等胃肠道反应，如有发生协助健侧卧位，避免误吸，并通知医生，必要时遵医嘱给予药物治疗。

（2）管路护理　留置伤口引流管、尿管的患者，护士应做好引流液、尿液的观察，包括颜色、性状、量并做好记录，在管路上贴好相应的标识并注明留置管路的名称和时间。保持管路通畅，妥善固定，如有异常立即告知医生。做好患者及家属宣教，避免因患者人为因素造成活动时管路滑脱。护士在倾倒引流液时，应夹闭引流管，防止引流液倒流，逆行感染。

（3）伤口护理　护士每班巡视，观察伤口敷料有无渗血、渗液，伤口局部皮肤有无红肿热痛；术后3天内每日测量体温至少4次，如有异常及时通知医生。

（4）疼痛护理　责任护士常规进行疼痛评分，如分值≥4分，通过调整体位等不能缓解时应通知医生，遵医嘱给予镇痛剂。执行护理操作时，动作要轻柔、准确，避免粗暴操作。需患者移动或变换体位时，应取得患者配合，做好患肢的扶托保护，以免加重患者疼痛。

（5）患肢护理　术后严密观察患肢血液循环及感觉、运动功能。患肢适当抬高，可在前臂下垫软枕，以促进静脉及淋巴回流，减轻患肢肿胀。早期进行手指屈伸活动，也有利于减轻水肿。必要时，继续遵医嘱予以脱水剂静脉输注。

（6）石膏护理　观察石膏固定是否有效，石膏边缘皮肤有无受压或刺激现象，防止因石膏过紧造成皮肤压疮及影响患肢血液循环情况，石膏边缘须使用棉衬保护。随着患肢肿胀减轻，石膏会随之变松，如发生应通知医生立即调整。

保持石膏的清洁干燥，避免污染。如患者出现发热，石膏内发出腐臭气味，肢体邻近淋巴结有压痛等，要警惕感染的可能，要及时处理。

(7) 外固定架护理　护士定时巡视，观察外固定架是否牢固，有无松动、针移位等现象；做好针道护理，予以75%乙醇消毒针孔，每日2次。若出现针道处渗血、渗液应立即告知医生。

(8) 功能锻炼　术后应早期进行手指屈伸、对指、对掌主动练习，逐日增加动作幅度及用力程度。4～6周后可去除外固定，逐渐开始腕关节活动。

第五节　肱骨髁上骨折

一、定义

肱骨髁上骨折是指肱骨远端内外髁上方的骨折。约占全身骨折的11.1%，占肘部骨折的50%～60%，是儿童最为常见的骨折，多见于5～12岁的儿童。

肱骨髁上骨折的特点：①由于骨折的暴力和损伤机制不同，分伸直型和屈曲型，并以伸直型为最常见，约占95%；②多见于儿童，且骨折易于愈合，即使复位不理想，与肘关节活动方向一致的畸形，可在生长过程中自行矫正；③伸直型肱骨髁上骨折，近侧骨折端向前易损伤肱动脉，而产生骨筋膜室综合征，如未及时处理，可导致前臂缺血性肌挛缩也称Volkmann肌挛缩；④可出现肘内翻畸形，严重者需手术矫正。

二、病因及发病机制

(1) 直接暴力　少见。

(2) 间接暴力　是引起髁上骨折的常见原因。滑跌时，患儿手掌或肘部触地，暴力传递至髁上处引起骨折。手掌着地，暴力向后上方传递，骨折远端向后上方移位。肘部着地，暴力向前上方传递，骨折远端向前上方移位。

三、临床表现

局部疼痛、肿胀及畸形明显，肘关节活动障碍，检查时骨擦音及假关节活动，肘后三点关系正常。伸直型肱骨髁上骨折易损伤肱动脉及正中神经、桡神经、尺神经，引起前臂骨筋膜室综合征，治疗不及时可导致缺血性肌挛缩，严重影响手的功能。

四、辅助检查

X线检查通常即可确诊。

五、治疗

（1）移位的治疗　对无移位或移位小不影响功能的肱骨髁上骨折，可用三角巾固定。移位明显者需行手法复位和石膏固定。

（2）伸直型骨折复位　用对抗牵引解决重叠移位，同时必须将骨折远端推向桡侧，防止肘内翻。复位后，石膏固定，肘关节屈曲90°。固定后，应密切注意末梢血运、手指的感觉和运动情况。手法复位不成功，或因骨折部肿胀和水疱严重无法进行复位，可行前臂皮牵引或尺骨鹰嘴部骨牵引，经垂直牵引复位。如上述疗法失败，或为陈旧性移位骨折，或疑有血管、神经断裂者，应及时切开探查，可用交叉克氏针或钢板固定。

（3）屈曲型骨折治疗原则　与伸直型相同，但复位的方向相反。复位后，用石膏托固定，肘关节置于半伸位或伸直位；1周以后改为功能位。

六、观察要点

① 密切观察患肢桡动脉波动是否减弱或消失，手指是否发绀、发凉、发麻，能否主动握拳、伸指、对指、夹指，被动伸手指时，有无产生剧烈的疼痛。72h内仍每2～4h巡视1次。

② 伴有正中神经损伤时，注意观察神经功能恢复情况，并给予相应的护理。

七、护理要点

1. 术前护理

（1）心理护理　因儿童语言表达能力差，不能准确叙述自己的不适及要求，应关心爱护患儿，及时解决他们的痛苦与需要。

(2) 饮食　给予高蛋白、富含维生素、含钙丰富的饮食，注意食物的色、香、味，增加患儿食欲。

(3) 体位　患肢采用石膏托于肘关节屈曲位固定，于患肢下垫枕，使其高于心脏水平，减轻肿胀。行尺骨鹰嘴持续骨牵引治疗时，取平卧位。

(4) 警惕前臂骨筋膜室综合征　由于肱动脉受压或损伤，或严重的软组织肿胀可引起前臂骨筋膜室综合征，如不及时处理，可引起前臂缺血性肌挛缩。当患儿啼哭时，应密切观察是否有“5P”征象：①剧烈疼痛（pain）：一般止痛剂不能缓解，晚期严重缺血后神经麻痹即转为无痛；②患肢苍白（pallor）或发绀；③肌肉麻痹（paralysis）：患肢进行性肿胀，肌腹处发硬，压痛明显；手指处于屈曲位，主动或被动牵伸手指时，疼痛加剧；④感觉异常（paresthesia）：患肢出现套状感觉减退或消失；⑤无脉（pulselessness）：桡动脉搏动减弱或消失。如出现上述表现，应立即松开所有包扎的石膏、绷带和敷料，并立即报告医生，紧急手术切开减压。

(5) 功能锻炼　向患儿及家长讲明功能锻炼的重要性，取得家长的重视、理解和合作。反复示范功能锻炼的动作要领，直到家长和患儿学会为止。

① 早、中期：复位及固定后当日开始做握拳、伸指练习。第 2 日增加腕关节屈伸练习。患肢三角巾或前臂吊带胸前悬挂位，做肩前后、左右摆动练习。1 周后增加肩部主动练习，包括肩屈、伸、内收、外展与耸肩，并逐渐增加其运动幅度。

② 晚期：骨折固定去除后增加关节活动范围的主动练习，包括肘关节屈、伸、前臂旋前和旋后。恢复肘关节活动度的练习，伸展型骨折着重恢复屈曲活动度，屈曲型骨折则增加伸展活动度。应以主动锻炼为主，被动活动应轻柔，以不引起剧烈疼痛为度，禁止被动反复粗暴屈伸肘关节，以免引起再度损伤或发生骨化性肌炎，加重肘关节僵硬。

2. 术后护理

① 维持有效固定，经常观察患者，查看固定位置有无变动，有无局部压迫症状，保持患肢功能位；如肘关节屈曲角度过大，影响桡动脉搏动时，应予调整后再固定。

② 告知患儿及家长固定时限为3～4周，以便配合。

3. 健康指导

(1) 饮食　高蛋白、高热量、含钙丰富且易消化的饮食，多食蔬菜及水果。

(2) 休息　与体位行长臂石膏托固定后，卧床时患肢垫枕与躯干平行；离床活动时，用三角巾或前臂吊带悬吊于胸前。

(3) 功能锻炼　家长应督促并指导患儿按计划进行功能锻炼，最大限度地恢复患肢功能。

(4) 复查的指征及时间　石膏固定后，如患肢皮肤发绀、发凉、剧烈疼痛或感觉异常，应立即就诊。自石膏固定之日起，2周后复诊，分别在骨折后1个月、3个月、6个月复查X线片，了解骨折的愈合情况，以便及时调整固定，防止畸形愈合。

第六节　肱骨干骨折

一、定义

肱骨干骨折是指肱骨髁上与胸大肌止点之间的骨折。其发生率约占全身骨折的2.6%，多见于青壮年。

肱骨干上起胸大肌止点上缘，肱骨外科颈下1cm，至肱骨髁上2cm。上半部分为圆柱形，下半部为扁平状。上部前外侧面三角肌止点，内侧有胸大肌止点，中上1/3段交界处后外侧有桡神经沟，桡神经紧贴沟内绕行。肱骨滋养动脉自肱骨中段穿入肱骨下行，中下段骨折时，常伤及滋养动脉而影响骨折的愈合。

二、病因及发病机制

大多数发生于30岁以下的青年。直接暴力引起者多在肱骨中上段，成横断骨折或粉碎骨折。间接暴力引起多发生在肱骨的中下部。如跌倒时肘部着地，多为斜形或螺旋骨折。由投手榴弹、棒球、掰手腕等旋转暴力引起者也可为螺旋骨折。

三、临床表现

① 创伤后局部肿胀、疼痛、成角畸形、异常活动和骨擦音。

② 骨折合并桡神经损伤可出现垂腕，手掌指关节不能伸直，拇指不能伸展和手背、虎口区感觉减退或消失。

四、辅助检查

X线片可确定骨折类型、移位方向。

五、治疗

消除分离，防止愈合障碍。

① 整复时不用麻醉，避免诱发分离。

② 整复时，牵引手法勿过度，以免引起分离。

③ 固定时，消除远端肢体重量的牵拉，防止分离，如用外展架或弹力带固定，或早期多卧床，均可预防分离。

六、观察要点

① 夹板或石膏固定者，观察伤口及患肢的血运情况，如出现患肢发绀、肿胀、剧痛等，应立即报告医生处理。

② 伴有桡神经损伤者，应观察其感觉和运动功能恢复情况。通过检查汗腺功能，可了解自主神经恢复情况。

③ 如骨折后远端皮肤苍白、皮温低，且摸不到动脉搏动，在排除夹板、石膏固定过紧的因素外，应考虑有肱动脉损伤的可能；如前臂肿胀严重，皮肤发绀、湿冷，则可能有肱静脉损伤。出现上述情况应及时报告医生处理。

七、护理要点

1. 术前护理

（1）心理护理　肱骨干骨折，特别是伴有桡神经损伤时，患肢伸腕、伸指功能障碍，皮肤感觉减退，患者心理压力大，易产生悲观情绪。应向患者介绍神经损伤修复的特殊性，告知骨折端将按 1mm/d 的速度由近端向远端生长，治疗周期长，短期内症状改善不明显，使患者有充分的思想准备，以预防不良情绪的产生。关注患者感觉和运动恢复的微小变化，并以此激励患者，使其看到希望。

（2）饮食　给予高蛋白、高热量、富含维生素、含钙丰富的饮食，以利于骨折愈合。

（3）体位　U 形石膏托固定时可平卧，患侧肢体以枕垫起，保持复位的骨折不移动。悬垂石膏固定 2 周内只能取坐位或半卧位，以维持其下垂牵引作用。但下垂位或过度牵引，易引起骨折端分离，特别是中、下 1/3 处横行骨折，其远折端血供差，可致骨折延迟愈合或不愈合，需予以注意。

（4）皮肤护理　桡神经损伤后，引起支配区域皮肤营养改变，使皮肤萎缩干燥，弹性下降，容易受伤，而且损伤后伤口易形成溃疡。预防：①每日用温水擦洗患肢，保持清洁，促进血液循环；②定时变换体位，避免皮肤受压引起压疮；③禁用热水袋，防止烫伤。

（5）功能锻炼

① 早、中期：骨折固定后立即进行上臂肌肉的早期舒缩活动，可加强两骨折端在纵轴上的压力，以利于愈合。握拳、腕屈伸及主动耸肩等动作每日 3 次，并根据骨折的部位，选择相应的锻炼方法。

② 晚期：去除固定后第 1 周可进行肩摆动练习，站立位上身向患侧侧屈并略前倾，患肢做前后、左右摆动，垂直轴做绕环运动；第 2 周用体操棒协助进行肩屈、伸、内收、外展、内旋、外旋练习，并做手爬墙练习，用拉橡皮带做肩屈、伸、内收、外展及肘屈等练习，以充分恢复肩带肌力。

2. 术后护理

（1）体位　内固定术后，使用外展架固定者，以半卧位为宜。平卧位时，可于患肢下垫一软枕，使之与身体平行，并减轻肿胀。

(2) 疼痛的护理

① 找出引起疼痛的原因：手术切口疼痛在术后3天内较剧烈，以后逐日递减。组织缺血引起的疼痛，表现为剧烈疼痛且呈进行性，肢体远端有缺血体征。手术3天后，如疼痛呈进行性加重或搏动性疼痛，伴皮肤红、肿、热，伤口有脓液渗出或有臭味，则多为继发感染引起。

② 手术切口疼痛可用镇痛药；缺血性疼痛须及时解除压迫，松解外固定物；如发生骨筋膜室综合征须及时切开减压；发现感染时报告医生处理伤口，并应用有效抗生素。

③ 移动患者时，对损伤部位要重点托扶保护，缓慢移至舒适体位，以免引起或加重疼痛。

(3) 预防血管痉挛　行神经修复和血管重建术后，可能出现血管痉挛。①避免一切不良刺激：严格卧床休息，石膏固定患肢2周；患肢保暖，保持室温25℃左右；不在患肢测量血压；镇痛；禁止吸烟。②1周内应用扩血管、抗凝药，保持血管的扩张状态。③密切观察患肢血液循环的变化：检查皮肤颜色、温度、毛细血管回流反应、肿胀或干瘪、伤口渗血等。

3. 健康指导

(1) 饮食　多食高蛋白、富含维生素、含钙丰富的食物。

(2) 体位　对桡神经损伤后行外固定者，应确保外固定的稳定，以保持神经断端于松弛态有利于恢复。

(3) 药物　对伴有神经损伤者，遵医嘱口服营养神经药物。

(4) 继续进行功能锻炼　防止肩、肘关节僵硬或强直而影响患肢功能。骨折4周内，严禁做上臂旋活动。

(5) 复诊、复查指征及时间　U形石膏固定的患者，在肿胀消退后，石膏固定会松动，应复诊；悬吊石膏固定2周后，更换长臂石膏托，继续维持固定6周左右。伴桡神经损伤者，定期复查肌电图，了解神经功能恢复情况。

第七节 尺桡骨骨折

一、定义

尺桡骨骨折是较常见的骨折，约占骨折的7.5%。本病多发生于青少年，儿童患者多为青枝骨折。

二、病因及发病机制

直接暴力致伤，如打击、重物砸伤和压轧伤，两骨多在同一平面发生骨折，可呈横断、粉碎或多节骨折，可合并严重的软组织损伤。间接暴力致伤，如跌倒时手掌着地，作用力由腕沿桡骨上传，在桡骨中或上1/3处发生横骨折或短斜骨折。同时暴力通过骨间膜斜行向远侧传导至尺骨，造成较近位的尺骨骨折。在遭受传导暴力作用时，前臂又可受到一种扭转外力，如前臂极度旋前或旋后扭转，造成两骨螺旋形骨折。其骨折线的方向一致，但平面不同，尺骨骨折线在上，桡骨骨折线在下。

三、临床表现

伤后前臂肿胀、疼痛，活动受限，可出现短缩和成角畸形。前臂局部有显著压痛，骨折有移位时可触及骨折端并感知骨擦音和异常活动。骨擦音和异常活动不必特意检查，因有可能造成附加损伤。

四、辅助检查

X线检查可确诊骨折部位、类型及移位方向。

五、治疗

尺桡骨骨折的治疗较为复杂，除治疗骨折外，还应注意骨筋膜室综合征的发生和治疗。

（1）手法复位　采取石膏夹板外固定，适用于单纯闭合或移位较小的骨折。

（2）对儿童或成年人轻度移位的前臂双骨折，手法复位后屈肘 90°，以管形石膏或石膏托超关节固定。

（3）对软组织损伤较重的开放骨折、桡尺骨骨干多处骨折，以及难以手法复位或难以外固定的骨折，应切开复位，行钢板或髓内针、钢针、螺钉内固定。

六、观察要点

严密观察生命体征及病情变化，监测血压、脉搏、呼吸、血氧饱和度至平稳，术后 48～72 小时内严密监测患者生命体征尤其是血压监测，及时发现低血压和高血压，必要时进行心电监护。术后伤口渗血及引流管、引流量观察，如有异常及时报告医生，并配合处理，必要时遵医嘱应用止血剂。

七、护理要点

（一）常规护理

（1）心理护理　由于前臂具有旋转功能，骨折后患肢手的协调性及灵活性丧失，给生活带来极大不便，患者易产生焦虑和烦躁情绪。应向患者做好安抚工作，并协助生活料理。

（2）饮食　给予高蛋白、富含维生素、高钙饮食，促进生长发育及骨质愈合。

（3）体位　患肢维持在肘关节屈曲 90°、前臂中立位。适当抬高患肢，以促进静脉回流，减轻肿胀。

（二）术前护理

由于前臂高度肿胀或外固定包扎过紧，或组织肿胀加剧以后造成相对过紧导致骨筋膜室综合征。如果患者出现“5P”症状，应立即拆除一切外固定，以免出现更严重的并发症如前臂缺血性肌挛缩。

（三）术后护理

1. 保持有效固定　钢板固定后，用长臂石膏托将患肢固定于肘关节屈曲 90°、前臂中立位 3～4 周。髓内钉固定者，则用管型石膏固定4～6周。

2. 功能锻炼

（1）早、中期　从复位固定后开始。2周内可进行前臂和上臂肌肉收缩活动。①第1日：用力握拳，充分屈伸拇指，对指、对掌。站立位前臂用三角巾悬吊胸前，做肩前、后、左、右摆动及水平方向的绕圈运动。②第4日：开始用健肢帮助患肢做肩前上举、侧上举及后伸动作。③第7日：增加患肢肩部主动屈、伸、内收、外展运动。手指的抗阻练习，可以捏橡皮泥、拉橡皮筋或弹簧等。④第15日：增加肱二头肌等长收缩练习。用橡皮筋带做抗阻及肩前屈、后伸、外展、内收运动。3周内，禁忌做前臂旋转活动，以免干扰骨折的固定，影响骨折的愈合。⑤第30日：增加肱三头肌等长收缩练习，做用手推墙的动作，使两骨折端之间产生纵轴向挤压力。

（2）晚期　从骨折基本愈合，外固定除去后开始。①第1日做肩、肘、腕与指关节的主动运动。用橡皮筋做阻力的肩屈、伸、外展、内收运动，阻力置于肘以上部位。手指的抗阻练习有捏握力器、挑橡皮筋等。②第4日增加肱二头肌抗阻肌力及等长、等张、等速收缩练习。③第8日增加前臂旋前、旋后的主动练习，助力练习，肱三头肌与腕屈伸肌群的抗阻肌力练习。有肩关节功能障碍时，做肩关节外旋与内旋的牵引，腕关节屈与伸的牵引。④第12日增加前臂旋前、旋后的肌力练习，可用等长、等张、等速收缩练习等方法。前臂旋前、旋后的牵引。⑤还可增加作业练习，如玩橡皮泥、玩积木、洗漱、进餐、穿脱衣服、上厕所、沐浴等，以训练手的灵活性和协调性。

3. 健康指导

（1）饮食　宜高蛋白、高热量、含钙丰富且易消化的饮食，多食蔬菜及水果。

（2）休息　与体位行长臂石膏托固定后，卧床时患肢垫枕与躯干平行，头肩部抬高；离床活动时，用三角巾或前臂悬吊于胸前。

（3）功能锻炼　按计划进行功能锻炼，最大限度地恢复患肢功能。4 周后可进行各关节的全面运动。

（4）复诊的指征及时间　石膏固定后，如患肢出现“5P”征，应立即就诊。在骨折后 1 个月、3 个月、6 个月复查 X 线片，了解骨折的愈合情况以便及时调整固定，防止畸形愈合。

第十一章 下肢骨折

第一节 股骨颈骨折

一、定义

股骨颈骨折特别是头下型骨折一直被认为是最难处理的骨折之一。这是由于：①多发生于老年人，原来已存在着骨质疏松，骨折后不愈合率很高，长期卧床容易并发肺炎、心力衰竭、泌尿系感染、压疮等严重并发症；②骨折的近端多为软骨组织，血液供应差，很难愈合。即使初步愈合后，以后也常出现股骨头的缺血性坏死；③内收型的股骨颈骨折，从生物力学的角度研究，剪切力大，不利于愈合。

二、病因及发病机制

股骨颈骨折多发生于老年人，女性发生率高于男性。由于老年人多有不同程度的骨质疏松，而女性活动相对较男性少，由于生理代谢的原因骨质疏松发生较早，故即便受伤不重，也会发生骨折。骨质疏松是引起股骨颈骨折的重要因素，甚至有些学者认为，可以将老年人股骨颈骨折看作为病理骨折。骨质疏松的程度对于骨折的粉碎情况（特别是股骨颈后外侧粉碎）及内固定后的牢固与否有直接影响。

大多数老年人股骨颈骨折创伤较轻微，年轻人股骨颈骨折则多为严重创伤所致。有学者认为损伤机制可分为两种：①跌倒时大粗隆受到直接撞击；②肢体外旋。在第二种机制中，股骨头由于前关节囊及髂股韧带牵拉而相对固定，股骨头向后旋转，后侧皮质撞击髋臼而造成颈部骨折。此种情况下，常发生后外侧骨皮质粉碎。年轻人中造成股骨颈骨折的暴力多较大，暴力沿股骨干直接向上传导，常伴软组织损伤，骨折也常发生粉碎。

（一）根据骨折发生机制分

（1）外展型骨折　股骨颈外展型骨折是在股骨干急骤外展及内收肌的牵引下发生的。骨折线自内下斜向外上。股骨头多在外展位。骨折多是无移位的线状骨折或移位很少的嵌插骨折，比较稳定。关节囊血运破坏较少，愈合率较高，预后较好。

（2）内收型骨折　股骨颈内收型骨折是在股骨干急骤内收及外展肌群（臀中肌、臀小肌）牵引下发生的。骨折线自内上斜向外下。股骨头呈内收，或先内收，以后因远骨折端向上移位时牵拉而外展。骨折断端极少嵌插。因此，骨折远段因外展肌群收缩牵引多向上移位，又因下肢重量而外旋，故关节囊血运破坏较大。因而愈合率比外展型骨折低，股骨头坏死率较高。

（二）按骨折线的走行方向分

一型：骨折线与股骨干纵轴的垂线所构成的角小于30°。骨折最稳定。

二型：骨折线与股骨干纵轴的垂线所构成的角在30°～50°之间。骨折稳定性次之。

三型：骨折线与股骨干纵轴的垂线所构成的角大于50°。骨折最不稳定。

（三）按骨折移位程度分

（1）不完全骨折　骨折线没有穿过整个股骨颈，股骨颈有部分骨质连续，骨折无移位，近骨折端血供好，骨折容易愈合。

（2）无移位完全骨折　股骨颈虽完全断裂，但对位良好，近骨折端血供较好，骨折仍易愈合。

（3）部分移位骨折　近骨折端血供破坏较严重，骨折愈合较困难。

（4）完全移位骨折　近骨折端血供严重破坏，容易发生迟延愈合、不愈合或股骨头缺血性坏死。

三、临床表现

股骨颈骨折有80%发生于60岁以上的老年人。由于妇女绝经期后，内分泌失调，更容易出现骨质疏松，故女性患者约四倍于男性患者。对老年患者，轻微的外力或损伤即能导致股骨颈骨折。受伤骨折后，有时局部疼痛可以很轻微。骨折有移位时，可以发现患肢呈外旋畸形，患肢较健肢缩短，患髋有压痛或冲击痛。

四、辅助检查

最后确诊需要髋正侧位X线检查，尤其对线状骨折或嵌插骨折更为重要。X线检查作为骨折的分类和治疗上的参考也不可缺少。应引起注意的是有些无移位的骨折在伤后立即拍摄的X线片上可以看不见骨折线。等2～3周后，因骨折处部分骨质发生吸收现象，骨折线才清楚地显示出来。因此，凡在临床上怀疑股骨颈骨折的，虽X线片暂时未见骨折线，仍应按嵌插骨折处理，3周后再拍片复查。

五、治疗

合理的治疗应根据患者年龄、活动情况、骨骼密度、其他疾病、预期寿命和依从性来决定。目前对股骨颈骨折的治疗主要包括保守治疗、复位加内固定、髋关节置换术。

六、观察要点

(1) 严密观察病情变化　术后24小时内严密监测生命体征变化及切口疼痛情况，护理过程中与患者多沟通，多倾听，给患者以安全感，充分发挥心理镇痛作用，必要时遵医嘱给予镇痛剂。保持引流管通畅，防止医源性感染。密切观察切口出血情况以及引流液的颜色、性质及量。术后6小时内引流量＞300ml且颜色呈鲜红，或短时间引流量较多伴血压下降时，应立即通知医生，做好止血、输血准备工作。保持切口敷料清洁干燥。切口靠近会阴部，排便时注意保护，避免感染，敷料一旦被血液浸透，污物污染要及时更换。同时为预防切口感染，预防性应用抗生素3～5天，观察用药的反应，随时进行调整。

（2）患肢的观察与处理　注意观察患肢末梢血液循环、感觉、温度及足背动脉的波动情况，如患肢末梢麻木、疼痛及血液循环不良，应及时通知医生。鼓励患者做患肢的足背伸、背屈运动及股四头肌的等长收缩运动，以促进血液循环，减轻患肢肿胀。

（3）假体脱位的观察及护理　术后髋关节脱位是全髋关节置换术后常见的并发症之一。老年人由于缺乏运动协调性和准确性易造成脱位。术后保持患肢外展中立位，注意观察双下肢是否等长、疼痛、触摸手术部位有无异物感。若有脱位应及时报告医生。指导患者翻身（两腿之间放1个枕头），取物、下床的动作应避免内收屈髋。

七、护理要点

1. 术前护理

（1）心理护理　老年人意外致伤，常常自责，顾虑手术效果，担忧骨折预后，易产生焦虑、恐惧心理。应给予耐心的开导，介绍骨折的特殊性及治疗方法，并给予悉心的照顾，以减轻或消除患者心理问题。

（2）饮食　宜高蛋白、富含维生素、高钙、粗纤维及果胶成分丰富的食物。品种多样，色、香、味俱全，且易消化，以适合于老年骨折患者。

（3）体位　①必须向患者及其家属说明保持正确体位是治疗骨折的重要措施之一，以取得配合；②指导与协助维持患肢于外展中立位：患肢置于软枕或布朗架上，行牵引维持，并穿防旋鞋；忌外旋、内收，以免重复受伤机制而加重骨折移位；不侧卧；尽量避免搬动髋部，如若搬动，需平托髋部与肢体；③在调整牵引、松开皮套检查足跟及内外踝等部位有无压疮时，或去手术室的途中，均应妥善牵拉以固定肢体；复查X线片尽量在床旁，以防骨折或移位加重。

(4) 维持有效牵引效能　不能随意增减牵引重量，若牵引量过小，不能达到复位与固定的目的；若牵引量过大，可发生移位。

(5) 并发症预防　老年创伤患者生理功能退化，常合并有内脏疾病，一旦骨折后刺激，可诱发或加重原发病导致脑血管意外、心肌梗死、应激性溃疡等意外情况的发生。应多巡视，尤其在夜间。若患者出现头痛、头晕、四肢麻木、表情异常（如口角偏斜）、健肢活动障碍；心前区不适和疼痛、脉搏细速、血压下降；腹部不适、呕血、便血等症状，应及时报告医生紧急处理。

(6) 功能锻炼　骨折复位后，即可进行股四头肌收缩和足趾及踝关节屈伸等功能锻炼。3～4周骨折稳定后可在床上逐渐练习髋、膝关节屈伸活动。解除固定后扶拐不负重下床活动直至骨折愈合。

2. 术后护理

(1) 体位　术后肢体仍为外展中立位，不盘腿，不侧卧，仰卧时在两大腿之间置软枕或三角形厚垫。各类手术的特殊要求为：

① 三翼钉内固定术：术后2天可坐起，2周后坐轮椅下床活动。3～4周可扶双拐下地，患肢不负重，防跌倒（开始下床活动时，须有人在旁扶持）。6个月后去拐，患肢负重。

② 移植骨瓣和血管束术：术后4周内保持平卧位，禁止坐起，以防髋关节活动度过大，造成移植的骨瓣和血管束脱落。4～6周后，帮助患者坐起并扶拐下床做不负重活动。3个月后复查X线片，酌情由轻到重负重行走。

③ 转子间或转子下截骨术：带石膏下地扶双拐，并用1根长布带兜住石膏腿挂在颈部，以免石膏下坠引起不适。

④ 人工股骨头、髋关节置换术：向患者说明正确的卧姿与

搬动是减少潜在并发症——脱位的重要措施，帮助其提高认识，并予以详细的指导，以避免置换的关节外旋和内收而致脱位。

（2）功能锻炼　一般手术患者的功能锻炼在前面内容已提到，在此着重介绍髋关节置换术后的功能锻炼。

① 术后 1 天可做深呼吸，并开始做小腿及踝关节活动。

② 术后 2～3 天进行健肢和上肢练习，做患肢肌肉收缩，进行股四头肌等长收缩和踝关节屈伸，收缩与放松的时间均为 5 秒，每组 20～30 次，每日 2～3 组。拔除伤口引流管后，协助患者在床上坐起，摇起床头 30°～60°，每日 2 次。

③ 术后 3 天继续做患肢肌力训练，在医生的允许下增加髋部屈曲练习。患者仰卧伸腿位，收缩股四头肌，缓缓将患肢足跟向臀部滑动，使髋屈曲，足尖保持向前，注意防止髋内收、内旋，屈曲角度不宜过大（＜90°），以免引起髋部疼痛和脱臼。保持髋部屈曲 5 秒后回到原位，放松 5 秒，每组 20 次，每日 2～3 组。

④ 术后 4 天继续患肢肌力训练。患者用双手支撑床坐起，屈曲健肢，伸直患肢，移动躯体至床边。护士在患侧协助，一手托住患肢的足跟部，另一手托起患侧的腘窝部，随着患者移动而移动，使患肢保持轻度外展中立位。协助患者站立时，嘱患者患肢向前伸直，用健肢着地，双手用力撑住助行器挺髋站起。患者坐下前，腿部应接触床边。

⑤ 术后 5 天继续患肢肌力训练和器械练习。护士要督促患者在助行器协助下做站立位练习，包括外展和屈曲髋关节。患者健肢直立，缓慢将患肢向身体侧方抬起，然后放松，使患肢回到身体中线。做此动作时要保持下肢完全伸直，膝关节及足趾向外。屈曲髋关节时，从身体前方慢慢抬起膝关节，注意勿使膝关节高过髋关节，小腿垂直于地面，胸部勿向前弯曲。指导患者在助行器的协助下练习行走：患者双手撑住助行器，先迈健肢，身体稍向前倾，将助行器推向前方，用手撑住助行器，将患肢移至健肢旁；重复该动作，使患者向前行走，逐步增加步行距离。在

进行步行锻炼时，根据患者关节假体的固定方式决定患肢负重程度（骨水泥固定的假体可以完全负重；生物型固定方式则根据手术情况而定，可部分负重；而行翻修手术的患者则完全不能负重）。在练习过程中，患者双手扶好助行器，以防摔倒。

⑥ 术后 6 天到出院继续患肢肌力、器械和步行训练。在患者可以耐受的情况下，加强髋部活动度的练习，如在做髋关节外展的同时做屈曲和伸展活动、增加练习强度和活动时间，逐步恢复髋关节功能。

（3）术后潜在并发症的预防及护理

① 出血：行截骨、植骨、人工假体置换术后，由于手术创面大，且需切除部分骨质，老年人血管脆性增加、凝血功能低下，易致切口渗血，应严密观察局部和全身情况。了解术中情况，尤其是出血量；术后 24 小时内患肢局部制动，以免加重出血；严密观察切口出血量（尤其是术后 6 小时内），注意切口敷料有无渗血迹象及引流液的颜色、量，确保引流管不受压、不扭曲，以防积血残留在关节内；监测神志、瞳孔、脉搏、呼吸、血压、尿量每小时 1 次，有条件者使用床旁监护仪，警惕失血性休克。

② 切口感染：多发生于术后近期，少数于术后数年发生深部感染，后果严重，甚至需取出置换的假体，因此要高度重视。

③ 血栓形成：有肺栓塞、静脉栓塞、动脉栓塞。肺栓塞可能发生于人工髋关节术中或术后 24 小时内，虽然少见，但来势凶猛，是由于手术中髓内压骤升，导致脂肪滴进入静脉所致；静脉栓塞，尤其是深静脉栓塞，人工关节置换术后的发生率较高；动脉栓塞的可能性较小。

3．健康指导　由于髋关节置换术后需防止脱位、感染、假体松动、下陷等并发症，为确保疗效，延长人工关节使用年限，特做如下指导：

（1）饮食　多进食富含钙质的食物，防止骨质疏松。

（2）活动　避免增加关节负荷量，如体重增加、长时间站或坐、长途旅行、跑步等。

(3) 日常生活　洗澡用淋浴而不用浴缸，如厕用坐式而不用蹲式。

(4) 预防感染　关节局部出现红、肿、痛及不适，应及时复诊；在做其他手术前（包括牙科治疗）均应告诉医生曾接受了关节置换术，以便预防用抗生素。

(5) 复查　基于人工关节经长时间磨损与松离，必须遵医嘱定期复诊，完全康复后，每年复诊1次。

第二节　股骨干骨折

一、定义

股骨干骨折是指转子下2～5cm的股骨折。青壮年和儿童常见，约占全身骨折的6%。多由强大的直接暴力或间接暴力造成，直接暴力包括车辆撞击、机器挤压、重物击伤及火器伤等，引起股骨横断或粉碎骨折；间接暴力多是高处跌下、产伤等所产生的杠杆作用及扭曲作用所致，常引起股骨的斜形或螺旋骨折。

二、病因及发病机制

股骨干是全身最粗管状骨，强度最高。多由于高能量直接暴力造成骨折，以粉碎型及横型骨折常见。交通事故是主要致伤原因，工农业创伤、生活创伤和运动创伤次之。坠落伤骨折多为间接暴力所致，斜骨折或螺旋骨折常见，少年儿童可发生嵌插骨折或不全骨折。直接暴力打击或火器伤所致骨折周围软组织损伤重，出血多，闭合骨折的内出血量即可达到500～1000ml，可并发休克。如有头、胸、腹部复合伤和（或）多发骨折则更易发生休克。

(1) 股骨干上1/3骨折　近位骨折片因髂腰肌、臀中肌及外旋肌牵拉而屈曲、外展、外旋。远位骨折片因内收肌群，股四头肌群后侧肌群作用而内收并向后上方移位。

(2) 股骨干中 1/3 骨折　近位骨折片由于同时受部分内收肌群作用，除前屈外旋外无其他方向特殊移位，远位骨折片由于内外及后侧肌群牵拉而往往有较明显重叠移位，并易向外成角。

(3) 股骨干中下 1/3 骨折　远位骨折片受腓肠肌牵拉向后倾斜移位，可损伤腘窝部血管和神经。非手术治疗难以复位固定。上述移位并非固定不变，骨折片因受各种外力的作用、肌群收缩和肢体重量及搬运等因素影响可发生各种不同方向的移位。但其固有的变位机制对手法复位和持续牵引治疗均有参考价值。

三、临床表现

成人股骨干骨折多由强大暴力引起，内出血可达 500～1000ml，出血多时，可引起休克，应注意及时诊治。患肢剧烈疼痛、肿胀、成角、短缩、旋转畸形，髋及膝关节活动障碍，可出现假关节活动和骨擦音。股骨干下 1/3 骨折时，骨折远端因受到腓肠肌的牵拉而向后移位，有压迫或损伤腘动脉、腘静脉和腓神经、腓总神经的危险。

四、辅助检查

(1) X 线检查　包括髋、膝关节的股骨全长正、侧位 X 线片，可明确诊断并排除股骨颈骨折。

(2) 血管造影　如末梢循环障碍，应考虑血管损伤的可能，必要时作血管造影。

五、治疗

在急诊处理时患肢可暂时用夹板固定。这样既利于减轻疼痛，又可防止软组织进一步损伤。治疗应尽可能达到较好的对位和对线，防止旋转和成角。

六、观察要点

(1) 全身情况　监测生命体征，包括神志、瞳孔、脉搏、呼吸、腹部情况以及失血征象。创伤初期应警惕颅脑、内脏损伤及休克发生。

(2) 肢体情况 观察患肢末梢血液循环、感觉和运动情况，尤其对于股骨下 1/3 骨折的患者，应注意有无刺伤或压迫腘动脉、静脉和神经征象。

七、护理要点

1. 非手术治疗及术前护理

(1) 心理护理 由于股骨干骨折多由强大的暴力所致，骨折时常伴有严重软组织损伤，大量出血、内脏损伤、颅脑损伤等可危及生命安全，患者多恐惧不安，应稳定患者的情绪，配合医生采取有效的抢救措施。

(2) 饮食 高蛋白、高钙、富含维生素饮食，需急症手术者则禁食。

(3) 体位 抬高患肢。

(4) 保持牵引有效效能 不能随意增、减牵引重量，以免导致过度牵引或达不到牵引效果。小儿悬吊牵引时，牵引重量以能使臀部稍悬离床面为宜，且应适当约束躯干，防止牵引装置滑脱至膝下而压迫腓总神经。在牵引过程中，要定时测量肢体长度和进行床旁 X 线检查，了解牵引重量是否合适。

(5) 指导、督促患者进行功能锻炼

① 伤后 1～2 周内应练习患肢股四头肌等长收缩；同时被动活动髌骨（左右推动髌骨）；还应练习踝关节和足部其他小关节，乃至全身其他关节活动。

② 第 3 周健足踩床，双手撑床或吊架抬臀练习髋、膝关节活动，防止股间肌和膝关节粘连。

2. 术后护理

(1) 饮食 鼓励进食促进骨折愈合的饮食，如排骨汤、牛奶、鸡蛋等。

(2) 体位 抬高患肢。

(3) 功能锻炼 方法参见术前。

3. 健康指导

(1) 体位　股骨中段以上骨折患者下床活动时，应始终保持患肢的外展位，以免因负重和内收肌的作用而发生继发性向外成角突起畸形。

(2) 扶拐锻炼　由于股骨干骨折后的愈合及重塑时间延长，因此需较长时间扶拐锻炼。扶拐方法的正确与否与发生继发性畸形、再损伤，甚至臂丛神经损伤等有密切关系。因此，应教会患者正确使用双拐。

(3) 拐杖是辅助步行的一种工具，常用的有前臂拐和腋拐。前臂拐轻便，使用方便，拐的把手位置可依患者上肢长短调节；腋拐靠腋下支撑，应用普遍。用拐注意事项：

① 拐杖下端必须安装橡皮头，以免拐杖压在地上滑动而致不稳；拐杖上端的横梁上须垫软垫，以免使用时压迫腋下软组织。

② 腋拐高度：以患者直立时，拐从腋窝到地面并向身体两侧分开，橡皮头距足 20cm 为宜。过高，行走时拐杖将撑至腋下，引起疼痛不适，甚至难以行走；过低，则可发生驼背，感到疲劳。

③ 单拐与双拐的选择与使用：腋拐可用单拐也可用双拐。单拐适用于因手术后恢复期患肢不能完全负重，而需借助单拐来增加健侧对整个身体重量的支撑，大部分置于健侧。当一侧下肢完全不能负重时，必须使用双拐，这样可增加行走时的平衡，且省力。双腋拐使用方法：先将两拐同时稳放在两腿前方，然后提起健肢移到两拐的前方，再将两拐同时向前方移到健肢前方，如此反复，保持两拐及一健肢形成一个等边三角形。

④ 防跌倒：患者初次下地时，应有护理人员在旁扶助，并及时给予帮助与鼓励，指导用拐，防止患者因不习惯而失去重心而跌倒及出现情绪低落。初次下地时间不可过长，以后逐渐延长下地时间。

(4) 2～3 个月后行 X 线片复查　若骨折已骨性愈合，可酌情使用单拐而后弃拐行走。

第三节　股骨远端骨折

一、定义

股骨远端骨折是指股骨下端9cm内的骨折，包括髁上和髁间骨折。易发生腘血管损伤，膝内、外翻畸形，关节粘连、僵直及继发骨关节炎等并发症。

二、病因及发病机制

股骨远端骨结构主要是骨松质，骨密质甚薄。骨折后骨松质压缩形成骨缺损以及骨折端常有粉碎，这是骨折复位不稳定的主要原因。

三、临床表现

1. 全身症状　大多较股骨干骨折为轻，休克发生率为股骨干骨折的1/8～1/10。

2. 局部症状

(1) 一般症状　主要表现为骨折局部之肿胀、疼痛及在股骨髁上部的环状压痛及传导叩痛。

(2) 移位　表现为骨折远端侧向移位及膝端屈曲畸形。

(3) 功能障碍　主要表现为患肢尤其是膝关节功能障碍。

(4) 并发症　主要是有否伤及腘动脉或其他血管的表现。

四、辅助检查

X线检查可显示骨折及类型，涉及神经血管损伤者可行磁共振（MRI）或血管造影检查。

五、治疗

1. 保守治疗　一般采用骨牵引及石膏固定。

(1) 骨牵引　与股骨干骨折牵引方法相似，因牵引力线偏低以放松腓肠肌而有利于复位。如胫骨结节牵引未达到理想对位，则改用股骨髁部牵引，使作用力直接作用到骨折端。如有手术可能者，则不宜在髁部牵引，以防引起感染。

（2）下肢石膏固定　牵引 2～3 周后改用下肢石膏固定；2 周后换功能位石膏。拆石膏后加强膝关节功能锻炼，并可辅以理疗。

2. 手术疗法

（1）开放复位　视手术目的的不同可采取侧方或其他入路显示骨折断端，并对需要处理及观察的问题加以解决，包括血管神经伤的处理、嵌顿肌肉的松解等，而后将骨折断端在直视下加以对位及内固定。对复位后呈稳定型者，一般无须再行内固定术。

（2）固定　单纯复位者，仍按前法行屈曲位下肢石膏固定，2～3 周后更换功能位石膏。对需内固定者可酌情选用 L 形钢板螺钉、Ender 钉或其他内固定物，然后外加石膏托保护 2～3 周。

六、观察要点

术后应加强血压、脉搏监测，及时排除尿潴留、输液过多等引起的血压升高的原因。对术前已经患有高血压或术后血压升高的患者，30 分钟测量血压、脉搏 1 次，并及时遵医嘱进行治疗。

七、护理要点

（一）术前护理

（1）心理护理　应及时做好解释工作，稳定患者情绪，悉心照顾患者，减轻、消除其恐惧心理，取得患者家属的配合。

（2）饮食护理　高龄患者胃肠功能减弱，食欲较差，根据患者情况制定合理的饮食。

（3）术前床上护理　术前训练患者床上利用头、双肘、健肢足底撑床用力抬起臀部，这样可以按摩背部、臀部、预防压疮，又方便放入气圈、便盆、训练床上排大小便。指导训练有效咳嗽，慢吸气，咳嗽时将腹肌收缩，腹壁内缩，1 次吸气，连续咳

3声，停止咳嗽，缩唇将余下的气体尽量呼出。反复几次，增加咳嗽效率。

（二）专科护理

1. 一般护理　心电图、血压、血氧监测，吸氧，密切观察生命体征变化。

2. 预防术后并发症

（1）预防下肢深静脉血栓形成　术后听取患者的主诉，观察患肢肿胀程度、皮肤温度、颜色，及时发现病情变化，保持伤口引流通畅，避免局部血肿压迫血管，使血流变缓。术后早期进行患肢主动收缩，合理使用持续被动运动机伸屈关节，肌肉按摩，有利于血液回流。嘱咐患者进低脂、多纤维素食物，保持大便通畅，避免因排便困难造成的腹压增高影响下肢静脉血液回流。

（2）预防切口感染　术后密切观察切口敷料，保持敷料清洁干燥，引流管一般在术后48小时内拔除，遵医嘱应用抗生素，密切观察。

（3）预防肺部感染及压疮　保持病室环境清洁，空气新鲜，鼓励患者深呼吸，每2小时扣背1次，必要时雾化吸入，注意皮肤及床铺清洁，使用气垫床，骶尾部垫水囊，每4小时更换1次。教会患者自我调节方法，如挺腰法、抬臀法、自我按摩法等。

（4）防止假体脱落　术毕回病房搬运时，将患肢平放，保持外展中立位，防止内收外旋。做各种护理操作，应将整个患肢关节托起，不可单独抬动下肢，不宜过早过度屈伸髋关节。

（5）预防泌尿系统感染　定时清洗外阴、肛门、鼓励患者多饮水促进排泄，达到预防感染的目的。

（6）功能锻炼　早期锻炼可促进局部血液循环，避免肢体肿胀，肌肉萎缩，增进关节活动度，同时对改善全身机体功能状态和心理状态也有明显的效果。由于疼痛、牵引及担心活动时置换关节松动脱位，患者常不愿意活动肢体，必须正确指导消除其顾虑以配合锻炼。具体方法：术后第1日开始踝关节背伸、趾间关节屈伸活动，术后第2日陪护为患者做向心按摩，术后第3日床上股四头肌的舒缩活动，术后第3周可坐起行膝关节屈伸活动，但应避免屈髋大于90°，术后第4周扶拐活动，但避免患肢完全负重。

（7）康复训练　术后2～21天内，早期功能锻炼阶段，术后第2日鼓励患者做小腿和踝关节的自主活动，特别是患肢股四头肌的等长收缩，第3日可给予CPM机进行患肢肌肉及关节活动锻炼。术后2周拆线后指导患肢开始负重活动。

（三）健康指导

嘱患者定期门诊复查，禁止盘腿位及交叉腿，适当控制体重，减少人工假体磨损，提高假体的使用寿命。

第四节　髌骨骨折

一、定义

髌骨骨折是指由于直接暴力或间接暴力导致髌骨的完整性受损。好发于30～50岁的成年人，其发病率为1.5%。暴力直接作用于髌骨，如跌倒时跪地，髌骨直接撞击地面，而发生粉碎骨折。间接暴力是指由于肌肉的强烈牵拉，如跌倒时，为防止倒地，股四头肌猛烈收缩以维持身体稳定，将髌骨撕裂而致。

二、病因及发病机制

髌骨骨折由直接暴力和间接暴力所造成。直接暴力系外力直接作用于髌骨，如膝前的打击伤、踢伤、撞伤等，直接暴力造成的髌骨骨折常属粉碎性，其股四头肌肌腱和关节囊一般保持完整，或仅有局部撕裂，故骨折移位多不明显，伸膝功能影响较少。

间接暴力造成的髌骨骨折系膝关节处于半屈位，髌骨与股骨髁紧密接触时，跌倒使股四头肌骤然猛力收缩，引起髌骨骨折。其原理与折断木棒的机制完全一致。骨折多系横形骨折，且多伴有股四头肌肌腱和关节囊的严重损伤。近侧骨折片受股四头肌收缩的牵拉，明显向上移位，股四头肌肌腱撕裂越严重，近骨折块移位越多。

三、临床表现

局部肿胀、瘀斑、疼痛，膝关节活动障碍。有移位时，可触及骨折线的间隙。膝关节积血，可出现浮髌试验阳性。①髌骨位于膝关节，受伤后易导致局部肿胀，关节内积液、积血，疼痛严重。②在导致髌骨软骨面损伤的同时，也使相对的股骨髌面发生软骨损伤；由于软骨的再生能力极低，即使修复髌骨以后，仍可出现髌股关节创伤性关节炎。③随着骨折分离移位的程度不同，髌骨腱膜和关节囊也有不同程度的损伤，若修复不好，将严重影响伸膝功能。

四、辅助检查

髌骨正侧位 X 线可确诊。对可疑髌骨纵行或边缘骨折，须拍 X 线轴位片证实。

五、治疗

治疗原则是尽量恢复髌骨整齐的关节面，缩短外固定时间，加强功能练习。

六、观察要点

① 注意观察局部的情况。

② 手术后应观察伤口的渗出情况。

七、护理要点

(一) 常规护理

给予患者生活上的照顾，及时解决患者的困难，给患者以精神安慰，减轻其焦虑心理。

(二) 专科护理

① 抬高患肢，保持功能位置，以利静脉回流，减轻肿胀。

② 疼痛时遵医嘱给予止痛剂。

③ 手术者按骨科手术前、后护理常规护理。

④ 石膏固定者按石膏固定护理常规护理。

⑤ 石膏固定 3～4 周开始功能锻炼。

(三) 健康指导

(1) 环境　环境应安静舒适并为生活不能自理的患者提供方便。

(2) 心理指导　①讲解疼痛的原因及解决的方法。②说明外固定的意义、抬高患肢的目的。③固定 3～4 周后开始功能锻炼，介绍功能锻炼的意义，以取得配合，并教其正确的方法。

(3) 饮食　做好饮食指导。

第五节　胫腓骨骨折

一、定义

胫腓骨骨折是指自胫骨平台以下至踝以上的部位发生骨折。占全身骨折的 13%～17%，以青壮年和儿童居多。多由直接暴力引起。

二、病因及发病机制

导致胫腓骨骨折的损伤形式有 3 种：超越骨自身能力的损伤即疲劳骨折（应力骨折）；低能量暴力导致的较稳定的小移位骨折；高能量暴力造成的严重软组织破坏、神经血管损伤、粉碎骨折、骨缺损，这种高能量暴力常导致肢体多种组织严重创伤，肢体存活困难。

当暴力以旋转形式作用于胫骨时，常形成螺旋型骨折，并由于外力的大小不同，而造成不同的粉碎程度，例如滑雪时足固定而身体强力扭转时，造成的螺旋型胫腓双骨折。3 或 4 支点弯曲外力作用于小腿将造成短斜或横形骨折，如外力较大使支点范围增大时，导致粉碎型骨折。当外力大并且集中作用于较小范围时，常形成骨和周围软组织严重创伤，例如重物直接砸于小腿上而形成的损伤。由于胫骨前方直接位于皮下易遭受创伤。现代社会机械化程度增高，胫腓骨骨折发生率不断增加。

对于开放骨折，有学者提出了开放骨折分类法：

Ⅰ型：伤口不到 1cm 长，一般为比较干净的穿刺伤，骨尖自皮肤内穿出，软组织损伤轻微，无碾挫伤，骨折较简单，为横断或短斜形者，无粉碎。

Ⅱ型：伤口超过 1cm，软组织损伤较广泛，但无撕脱伤亦未形成组织瓣，软组织有轻度或中度碾挫伤，伤口有中度污染，中等程度粉碎骨折。

Ⅲ型：软组织损伤广泛，包括肌肉、皮肤及血管、神经，有严重污染。

ⅢA 型：尽管有广泛的撕裂伤及组织瓣形成，或为高能量损伤，不管伤口大小，骨折处有适当的软组织覆盖。

ⅢB 型：广泛的软组织损伤或缺失，伴有骨膜剥脱和骨暴露，这种类型的开放性骨折常伴有严重污染。

ⅢC 型：伴有需要修复的动脉损伤。

三、临床表现

小腿疼痛、肿胀、活动受限，有骨擦音，肢体成角、旋转畸形。

① 对于儿童的青枝骨折、成人的单纯腓骨骨折，主要表现为局部的肿胀、压痛，活动受限不明显，甚至可以行走。如骨折有明显的移位，可表现为小腿的畸形、反常活动，有骨擦音、骨擦感。

② 由于胫腓骨骨折经常合并血管、神经损伤，故临床应常规检查足背动脉和胫后动脉搏动及足背、足趾的感觉和运动状况。对于软组织损伤严重者，要认真判断其存活的可能性；对于潜行性剥离的皮肤要判断其剥离范围；对于小腿肿胀严重者，应警惕有无骨筋膜室综合征。

四、辅助检查

（1）X线检查　X线平片见胫腓骨上有断裂，骨皮质不连续并有切迹者，骨密度增高和骨膜增厚硬化基本上在所有病例中都可以出现，骨小梁粗乱、排列不整齐，并可见模糊不完全性骨折线，严重病例骨骼变形及周围软组织的损伤。

（2）超声检查　对于怀疑可能有动脉损伤的病例要及时行血管彩色多普勒超声检查。

五、治疗

（1）闭合胫骨骨折的治疗　①闭合复位以石膏、支具等制动；②外固定架固定；③切开复位内固定；④闭合复位髓内针内固定。

（2）开放骨折　选用上述4种方法之一固定骨折。开放伤口则遵循下面原则：彻底反复清创，合理应用抗生素，早期关闭伤口（包括使用肌瓣及游离皮瓣），早期植骨治疗。

六、观察要点

① 密切观察生命体征，如发生异常应及时通知医生处理，严密观察患肢末梢血液循环情况。

② 骨牵引针眼处每日换药，保持床单位清洁。

③ 及时给予生活上的照顾，解决患者的困难。

④ 有较大张力性水疱形成时，应穿刺抽出液体以促进吸收。

七、护理要点

（一）常规护理

（1）心理护理　多与患者沟通，了解患者的思想情况，使患者树立战胜疾病的信心。

（2）活动指导　固定期间做静止位肌肉收缩锻炼，外固定解除后逐步开始功能锻炼。

（3）有效固定　随时调整外固定的松紧，避免由于伤肢肿胀后外固定过紧，造成压迫。

（二）专科护理

① 保持环境安静、舒适。

② 抬高患肢减轻肿胀。

③ 查明疼痛原因后可遵医嘱给予止痛剂。

④ 告知患者如有感觉麻木、患肢憋胀等应及时告知医生、护士。

⑤ 指导患者配合医生进行功能锻炼。

（三）健康指导

（1）功能锻炼 伤后早期可进行髌骨的被动活动及跖趾关节和趾间关节活动。外固定去除后，充分练习各关节活动，逐步下地行走。

（2）医疗护理措施的配合 严格按照医嘱进行功能锻炼。

第六节 胫骨平台骨折

一、定义

胫骨平台骨折是指胫骨上端与股骨下端接触面发生的骨折。可由间接暴力或直接暴力引起。高处坠落时，足先着地，再向侧方倒下，力的传导由足沿胫骨向上，坠落的加速度使体重的力向下传导，共同作用于膝部，由于侧方倒地产生的扭转力，导致胫骨内侧或外侧平台塌陷骨折。当暴力直接打击膝内侧或外侧时，使膝关节发生外翻或内翻，导致外侧或内侧平台骨折或韧带损伤。其发病率为0.5%，多发于成年人。胫骨平台骨折的特点是属于关节内骨折，易引起膝关节功能障碍。

二、病因及发病机制

胫骨平台骨折是强大的内翻或外翻应力合并轴向载荷的结果。受伤过程中，股骨髁对下面的胫骨平台施加了剪切和压缩应力，可导致劈裂骨折、塌陷骨折，或两者并存。实际上，单纯劈裂骨折只发生于骨松质致密的年轻人，只有此关节面才能够只承受压缩力。随着年龄的增加，胫骨近端致密的骨松质变得稀疏，不再只承受压缩应力，当存在轴向压缩载荷时发生塌陷或劈裂塌陷骨折。一侧的侧副韧带完整，对于产生对侧的平台骨折是必不可少的条件，在外翻应力自股骨外髁向胫骨外侧平台传导造成骨折时，内侧副韧带的作用类似于一铰链；而在内翻应力自股骨内髁向内侧平台传导造成骨折时，外侧副韧带的作用亦类似于铰链。但是，随着MRI检查应用的增多，发现股骨平台骨折患者合并的韧带损伤发生率，比以前认为的要高。暴力大小不仅决定骨折粉碎程度，亦决定骨折移位的程度。另外，常合并软组织损伤，根据骨折的病理改变和骨折发生的部位，股骨平台骨折分为以下几型。

1. 根据骨折的病理改变

(1) 劈裂骨折　骨折线呈纵向，自平台向外下或内下到干骺端皮质骨。骨折块含部分或全部平台关节面，常向内外、向下或旋转移位。

(2) 塌陷骨折　骨折块含有部分或全部平台关节面，常向下或旋转移位，并与远折端嵌插，部分塌陷骨折发生于平台关节面中部，呈向下移位与骨折远端嵌插，骨折块与平台周转部分完全分离。

(3) 粉碎骨折。

(4) 混合型骨折。

2. 根据骨折发生的部位

① 外侧平台骨折：较多见。

② 内侧平台骨折：较少见。

③ 内外两侧平台骨折。

④ 胫骨平台前缘骨折。

⑤ 胫骨平台后缘骨折。

⑥ 胫骨平台外缘骨折。

⑦ 胫骨平台内缘骨折。

三、临床表现

① 伤口膝关节肿胀疼痛，压痛，活动障碍，关节内积血。

② 为关节内骨干骨折，严重者还可合并半月板及关节韧带损伤，易造成膝关节功能障碍。

四、辅助检查

常规拍摄膝关节正侧位片，可行膝关节 CT 扫描及三维重建；疑伴有韧带损伤者，可酌情选用 MRI 检查。

五、治疗

（1）Ⅰ型骨折　无移位者，首先抽出关节积血，加压包扎后长腿石膏管形外固定，4 周后解除石膏，不负重锻炼膝关节，待骨性愈合后才能负重行走。关节面塌陷 2mm 以内、劈裂骨折移位 5mm 以内者，可试行手法复位后石膏外固定。6 周后解除外固定，不负重锻炼膝关节，待骨性愈合后才能负重行走。

（2）Ⅱ型骨折　多为单侧骨折，关节面塌陷超过 3mm，劈裂骨折移位 5mm 以上者，应切开复位内固定。手术需将塌陷的关节面撬起，然后用复位钳将劈裂骨折复位，用松质骨螺钉或螺栓固定。如撬起关节面后，其下方出现骨质缺损，可填充髂骨块。

（3）Ⅲ型骨折　多为双侧平台骨折，关节面塌陷在 10mm 以上，骨折移位、劈裂及粉碎，膝关节严重不稳定，常合并胫骨干骨折。手术将塌陷的关节面撬起后用复位钳将劈裂骨折复位，可临时用克氏针固定，合并胫骨干骨折复位时应注意避免膝关节内、外翻畸形，将“L”形胫骨平台支持钢板塑形后其近端以松质骨螺钉固定，远端以皮质骨螺钉固定。也可用 Golf 形解剖钢板固定，如平台下有骨质缺损，可取髂骨植骨。术中应探查韧带和半月板的损伤情况。

六、观察要点

密切观察患肢末梢血液循环情况，警惕并发腘动脉损伤。一旦出现肢体苍白、皮温降低、足背动脉搏动扪不到时，应立即报告医生，必要时紧急探查。

七、护理要点

（一）非手术治疗及术前护理

（1）心理护理　老年人意外致伤，常常自责，顾虑手术效果，担忧骨折预后，易产生焦虑、恐惧心理。应给予耐心的开导，介绍骨折的特殊性及治疗方法，并给予悉心的照顾，以减轻或消除心理问题。

（2）饮食　宜高蛋白、富含维生素、高钙、粗纤维及果胶成分丰富的食物。品种多样，色、香、味俱全，且易消化，以适合于老年骨折患者。

（3）体位　抬高患肢，预防肢体外旋，以免损伤腓总神经。

（二）术后护理

（1）体位　抬高患肢，严禁肢体外旋。如为内侧平台骨折，尽量使膝关节轻度外翻；外侧平台骨折，尽量使膝关节轻度内翻。腘动脉损伤血管吻合术后给予屈膝位，以防血管再破裂。

（2）功能锻炼　原则是早锻炼、晚负重，以免因重力压迫使骨折再移位。术后第 2 日开始做股四头肌收缩和踝关节屈伸的锻炼，4～6 周后逐步做膝关节屈伸锻炼，骨折愈合后才开始负重行走。

（3）复查　非手术治疗者若出现患肢血液循环障碍时，应及时就医。手术治疗者，根据骨折愈合情况，确定取内固定时间，一般为 6～8 个月。

（三）健康指导

6 个月内进行扶拐下床不负重活动。随着骨折愈合的程度，肢体逐步增加负重，并加做小腿带重物的伸膝抬举操练，以加强股四头肌肌力，增加膝关节的稳定度。

第七节 踝部骨折

一、定义

踝部骨折是指构成踝关节的胫骨远端、腓骨远端和距骨所发生的骨折，包括内踝、外踝、后踝、前踝骨折。是最常见的关节内骨折，占全身骨折的5%，青壮年多见。多由间接暴力引起，大多数是在踝跖屈扭伤，力传导引起骨折，常合并韧带损伤。

二、病因及发病机制

此种骨折多由间接暴力造成，如足于内翻或外翻位时负重，由高处坠落足在内翻、外翻或跖屈位着地。直接暴力引起的少见。

根据受伤时足的姿势和致伤方向及骨折部位可分为三型：

(1) Ⅰ型　内翻内收型。受伤时，踝部极度内翻（即旋后）。首先外侧副韧带牵拉外踝，使腓骨下端在韧带联合水平以下撕脱。若暴力持续下去，距骨向内踝撞击，致使内踝发生骨折。

(2) Ⅱ型　①外翻外展型：受伤时，踝关节极度外翻（即旋前），或被重物压于外踝，先是内侧副韧带牵拉内踝致撕脱骨折，暴力持续会使腓骨下端骨折，同时出现胫骨后唇（即后踝）骨折，造成三踝骨折；②内翻外旋型：伤力先造成外踝斜骨折，在韧带联合水平位，向上延伸，使胫骨后唇骨折，最后撕脱内踝，形成三踝骨折。

(3) Ⅲ型　外翻外旋型。受伤使内踝撕脱骨折，接着造成下胫腓关节分离，腓骨发生斜骨折或粉碎骨折。

三、临床表现

踝部疼痛，有肿胀、皮下出血斑和功能障碍。

四、辅助检查

X线检查应拍摄踝关节正位、侧位和踝穴位片。

五、治疗

踝关节既支持全身重量，又有较为灵活的活动。因此，踝部骨折的治疗既要保证踝关节的稳定性，又要保证踝关节活动的灵活性。这就要求踝部骨折后应尽量达到解剖对位，并较早地进行功能锻炼，使骨折愈合后能符合关节活动的力学要求。在治疗方法上，当闭合复位失败时，应及时考虑切开复位与内固定，从而恢复踝关节的稳定，并使踝穴结构能适应距骨活动的要求，避免术后发生关节疼痛。

六、观察要点

观察患肢足背动脉搏动情况，以防足背动脉损伤导致缺血挛缩，影响患肢功能。及时倾听患者主诉，如果主诉疼痛剧烈，不能立即止痛，应先观察其疼痛的特点与创伤本身是否相符。有无进行性加重或持续性剧痛等。以防骨筋膜室内神经受压和缺血，导致患肢功能障碍。严密观察患肢情况，如发现肿胀，除及时遵医嘱给予脱水消肿外还必须抬高患肢，严格制动，使患肢肿胀减轻，避免皮肤产生张力性水疱加重患处软组织损伤。

七、护理要点

（一）非手术治疗及术前护理

（1）心理护理　老年人意外致伤，常常自责，顾虑手术效果，担忧骨折预后，易产生焦虑、恐惧心理。应给予耐心的开导，介绍骨折的特殊性及治疗方法，并给予悉心的照顾，以减轻或消除心理问题。

（2）饮食　宜高蛋白、富含维生素、高钙、粗纤维及果胶成分丰富的食物。品种多样，色、香、味俱全，且易消化，以适合于老年骨折患者。

（3）体位　因踝部骨折肿胀较甚，应抬高患侧小腿略高于心脏的位置，以利肿胀消退。

（4）预防踝部压疮　踝部软组织少，在夹板或石膏固定前应在骨突处衬棉垫；行外固定后，应仔细倾听患者主诉，是否有骨折处以外的疼痛，以便及时发现异常。

（5）功能锻炼　早期功能锻炼，有促进功能恢复的作用，且对进入关节面的骨折端有“模造塑形”作用。骨折复位固定后即可做小腿肌肉收缩活动及足趾屈伸活动；3～4 周后可做踝关节屈伸活动；去除外固定后，加强踝关节功能锻炼并逐渐负重行走。

（二）术后护理

（1）体位　抬高患肢，稍高于心脏水平。

（2）功能锻炼　麻醉消退后，即对肿胀足背进行按摩，并鼓励患者主动活动足趾、踝背伸和膝关节伸屈等活动。双踝骨折从第 2 周开始，加大踝关节自主活动范围，并辅以被动活动。被动活动时，只能做背伸及跖屈活动，不能旋转及翻转，以免导致骨折不愈合；2 周后可扶拐下地轻负重步行；三踝骨折对上述活动步骤可稍晚 1 周，以预防踝关节僵硬。

（三）健康指导

（1）饮食　宜高热量、高钙、维生素饮食，以利骨折修复。

（2）预防骨质疏松　对因踝部存在骨质疏松的骨折患者，每日到户外晒太阳 1 小时，或补充鱼肝油滴剂或维生素 D 奶、酸奶等，以促进钙的吸收。

（3）继续功能锻炼　骨折愈合去固定后，可行踝关节旋转、斜坡练步、站立屈膝背伸和下蹲等自主操练，再逐步练习行走。

第八节　骨盆骨折

一、定义

骨盆为环形结构，是由两侧的髂骨、耻骨、坐骨经 Y 形软骨融合而成的两块髋骨和一块骶尾骨，经前方耻骨联合和后方的骶髂关节构成的坚固骨环。骨盆骨折是指骨盆壁的一处或多处连续性中断。发病年龄呈两个高峰期：即 20～40 岁和 65 岁以后，发病率占全身骨折的 1%～3%，其病死率在 10%以上，是临床上较多见的骨折之一。

二、病因及发病机制

常见的病因是创伤，如压砸、轧碾、撞挤和高处坠落等；其次是肌肉的撕脱伤。由于骨盆具有负重、保护盆腔内脏和传递人体力线的作用，因此严重的骨折不但会造成内脏损伤，而且对人体的负重会造成严重的影响。

三、临床表现

(1) 疼痛　剧烈疼痛，在搬运或翻身时加重，髋关节活动也可引起疼痛。

(2) 肿胀与瘀斑　常见于会阴部、腹股沟、臀部、腰部，这是合并腹膜后血肿的重要体征。

(3) 功能障碍　骨折后患者不能站立，床上翻身困难。

(4) 畸形　骨盆有旋转倾斜、下肢有短缩等畸形。

(5) 感觉运动障碍　因神经受到损伤所致。

四、辅助检查

(1) X 线检查　X 线检查是诊断骨盆骨折的主要手段，可显示骨折类型及移位情况。

(2) CT 检查　具有以下优点：

① 能发现 X 线照片不能显示的骨折。

② 能清楚地立体显示半侧骨盆移位情况。

③ 对髋臼骨折特别适用。

④ 对需行内固定的骨盆骨折，CT 能准确显示复位情况、内固定位置是否恰当及骨折愈合进展情况。

(3) B 超检查　以了解腹腔及盆腔内脏器及大血管的情况。

五、治疗

1. 非手术治疗

（1）卧床休息　大多数骨盆骨折患者通过卧床休息数周可愈合。如单纯髂骨翼骨折患者，只需卧床至疼痛消失即可下床活动；稳定的耻骨支骨折及耻骨联合轻度分离者卧床休息至疼痛消失可逐步负重活动。

（2）牵引　牵引可解痉止痛、改善静脉回流、减少局部刺激、纠正畸形、固定肢体、促进骨折愈合，并方便护理。

（3）石膏外固定　一般用双侧短髋“人”字形石膏，固定时间为10～12周。

2. 手术治疗

① 骨盆骨折的外固定术。

② 骨盆骨折的内固定。

六、观察要点

1. 入院后密切观察病情变化　严重骨盆骨折或合并其他脏器伤时，必须密切监测全身情况，如神志、脉搏、呼吸、血压、体温、尿量、甲床充盈时间，有无贫血征象等，化验血常规、血气分析等，必要时监测中心静脉压或肺动脉压。

2. 并发症观察与护理　骨盆骨折可引起严重的并发症，而且常较骨折本身更为严重，是造成死亡的主要原因。

（1）腹膜后血肿　骨盆为松质骨，骨折后本身出血较多，其邻近有动脉及静脉丛，加之盆腔静脉丛多无静脉瓣阻挡回流，骨折后常引起广泛出血，出血量常达1000ml以上，积血沿腹膜后疏松结缔组织间隙蔓延到肾区或膈下，形成巨大腹膜后血肿，可引起腹痛、腹肌紧张，可抽出不凝血，观察可见腰背部瘀斑，腹部叩诊呈浊实音，但无移动性浊音。如果合并损伤髂内、外动脉或股动脉，亦可引起盆腔内严重出血，导致休克，甚至因失血过多而迅速致死。因此要密切观察患者有无腹痛、腹胀、呕吐、肠鸣音的变化和有无腹膜刺激征等，必要时可做腹腔穿刺以明确诊断。严重的腹膜后血肿还可引起麻痹性肠梗阻，患者出现腹痛、呕吐、腹胀、不排气、不排便、肠鸣音消失，应常规禁食2～3天，必要时给予胃肠减压或肛管排气、甘油灌肠剂灌肠等。

（2）泌尿道损伤　观察有无血尿、尿道口滴血、排尿困难或无尿，以判断膀胱、尿道的损伤情况。如膀胱颈部或后壁破裂，尿液流入腹膜腔，可引起明显腹膜炎刺激征，导尿时膀胱内无尿；如前臂或两侧未被腹膜覆盖的部分破裂，尿液渗入膀胱周围，可引起腹膜外盆腔蜂窝织炎，患者还常伴有休克、下腹部疼痛等症状，直肠指诊有明显压痛，导尿时可有血性尿液；后尿道损伤时，因尿生殖膈限制，外渗尿液局限于膀胱周围；尿道球部破裂，外渗尿液可沿会阴浅筋膜至阴茎、阴囊和前腹壁；尿道断裂患者常表现有尿痛、尿道出血、排尿障碍、尿潴留和会阴部血肿，导尿往往不能成功。

（3）直肠及女性生殖道损伤　坐骨骨折可损伤直肠、肛管和女性生殖道，表现为大便带血、排便困难、腹膜刺激征，肛门指诊可以发现破裂口及骨折端，因此骨盆骨折必须检查肛门和会阴。

（4）腹腔内脏损伤　分为实质脏器和空腔脏器损伤，可表现为腹痛、腹膜刺激征，腹腔穿刺可抽出不凝血。

（5）神经损伤　神经损伤多为不全损伤，主要表现为某一神经分布区的痛觉障碍及运动障碍。

七、护理要点

（一）术前护理

1. 急救及一般处理

① 患者入院后迅速建立有效的静脉通道，必要时 2 个或多个通道，输液通道应建立在上肢或颈部，不宜在下肢，以免液体不能有效进入血液循环。

② 迅速高流量给氧。

③ 给予留置尿管。

④ 注意保暖，提高室温或用棉被、毛毯，禁用热水袋，避免增加微循环氧耗。

2. 术前准备

① 协助患者完善术前检查。

② 肠道准备：术前一天协助清洁肠道，予以甘油灌肠剂灌肠 1 次。术前 12 小时禁食禁水。

③ 皮肤准备：协助患者清洁皮肤，更换干净病服。手术区域去除汗毛。

④ 遵医嘱做好药敏试验、交叉配血等，提前备术中用药。

⑤ 术前协助患者摘除饰品、义齿等，交予患者家属妥善保管。

3. 饮食护理

① 伤后或术后常规禁食 48～72 小时，待排气后如无腹胀等症状，可进流食，逐步过渡到半流食直至普食。

② 宜进食高蛋白、富含维生素、高钙、高铁、粗纤维即果胶成分丰富的食物，以补充失血过多导致的营养失调。

③ 食物应易消化，且根据受伤程度决定膳食种类，若合并有直肠损伤，则应酌情禁食。

4. 卧位

① 不影响骨盆环完整的骨折，可取仰卧与侧卧交替，侧卧时健侧在下，严禁坐位，伤后 1 周可取半卧位。

② 影响骨盆环完整的骨折，伤后应平卧硬板床，并减少搬动，必须搬动时则应多人平托，以免引起疼痛、增加出血。

③ 尽量使用防压疮垫，既能预防压疮，又能减少翻身次数。

5. 牵引护理　牵引可解痉止痛、改善静脉回流、减少局部刺激、纠正畸形、固定肢体、促进骨折愈合，并方便护理。

(1) 骨盆兜悬吊牵引　将兜带从后方包住骨盆，前方两侧各系一牵引绳，交叉至对侧上方滑轮上悬吊牵引；牵引重量以臀部抬离床面 5cm 为宜；在骨盆两侧的兜内置衬垫，预防压疮。

(2) 牵引方法　一般采用双侧或单侧下肢股骨髁上牵引或胫

骨结节牵引。骨盆骨折中应用牵引治疗一般牵引重量较大，占体重的1/7～1/5，牵引时间较长，一般6周内不应减重，时间在8～12周。

6. 排便护理

（1）预防便秘，嘱患者多饮水（每日≥2500ml），按顺时针方向按摩腹部，促进肠蠕动，必要时服用缓泻剂；术前一天必须排出肠道内大便，促进肠蠕动，于术前当晚110ml甘油灌肠剂置肛排便一次，以利手术操作和减轻术后腹胀；有直肠损伤者，应严格禁食或采用完全胃肠外营养，并遵医嘱应用抗生素预防感染，若行结肠造口术，注意保持造口周围皮肤清洁干燥，观察局部有无感染征象。

（2）对疑有膀胱、尿道损伤患者，禁止自行排尿，以免加重尿液外渗；尿道不完全断裂，导尿成功后，应留置尿管2～4周，并妥善固定，预防瘢痕挛缩尿道狭窄；尿道大部分或完全断裂，经试插导尿管失败者，不可强行再插，应行膀胱造瘘及尿道会师术。①术后患者常有血尿，产生的血凝块易堵塞引流管，可用生理盐水或1∶5000呋喃西林液维持滴入，冲洗速度根据尿液颜色而定，一般术后3天内滴速较快，冲洗液量每日可达3000～4000ml，以后逐渐减慢滴速，至尿液澄清可改为每日冲洗2次，每次200ml左右，冲洗前应先放尿。②造瘘管留置1～2周，保持引流管通畅，防止扭曲或打折；拔管前先夹管，观察能否自行排尿，如排尿困难或切口处有漏尿则延期拔管。③术后留置尿管2～3周，待尿道破裂处愈合后拔除尿管；由于断裂处瘢痕收缩，易形成尿道狭窄，需要定期进行尿道扩张术。④保持造瘘口周围皮肤清洁、干燥，切口周围分泌物较多或敷料浸湿时应及时更换敷料。

7. 心理护理

① 骨盆骨折多为高能量损伤，患者伤势较重，易产生恐惧、焦虑心理，应给予心理护理，耐心听取患者的倾诉，理解、同情患者的感受，并共同分析恐惧产生的原因，尽可能消除其相关因

素，同时以娴熟的抢救技术控制病情发展，减轻患者的恐惧及焦虑心理。

② 向患者耐心详细地介绍特殊检查、治疗、手术的程序及配合要点，对疾病的预后多给予明确、有效和积极的信息；让治疗效果较满意患者向其介绍经验，增强患者自信心。

(二) 术后护理

1. 伤口 注意观察伤口渗血情况和伤口引流情况，保持引流管通畅，及时引流出伤口积血，预防伤口感染。

2. 体位 术后平卧6小时，以后每2～3小时更换一次体位，尽量减少大幅度搬动患者，以防止内固定断裂、脱落；平卧和健侧卧位交替更换，也可使用聚合酯垫，预防压疮。

3. 预防感染 术后遵医嘱合理应用抗生素，一般5～7天；抗生素应足量使用，依照药物半衰期严格按时给药，保证有效的血药浓度；发现体温升高，及时报告医生，妥善处理，定期复查血象和红细胞沉降率，警惕感染发生。

4. 神经损伤的观察 坐骨神经损伤常表现为腘绳肌、踝背屈肌不能收缩及支配区痛觉迟钝；闭孔神经损伤表现为股内收肌麻痹及大腿内侧不规则痛觉减退。骶神经损伤表现为膀胱功能障碍及阳痿等。

5. 饮食 术后常规禁食2～3天，待排气后，开始进食清淡、易消化半流食，每日4～5餐，逐步过渡到普通饮食；指导患者多吃含粗纤维较多的蔬菜、果胶成分丰富的水果，预防便秘。

6. 心理护理 因术后卧床时间长，患者易产生厌烦情绪，应多开导，并取得家属的支持，共同为患者制订比较周密的康复计划并督促实施，适时鼓励，提高患者治疗的积极性。

7. 功能锻炼

(1) 不影响骨盆环完整的骨折 ①单纯一处骨折，无合并伤，又不需复位者，卧床休息，仰卧与侧卧交替（健侧在下），早期可在床上做上肢伸展运动、下肢肌肉收缩以及足踝活动；

②伤后1周后练习半卧及坐位，并做髋关节、膝关节的伸屈运动；③伤后2～3周，如全身情况尚好，可下床站立并缓慢行走，逐渐加大活动量；④伤后3～4周，不限制活动，练习正常行走及下蹲。

（2）影响骨盆环完整的骨折　①伤后无并发症者，卧硬板床休息，并进行上肢活动；②伤后第2周开始半坐位，进行下肢肌肉收缩锻炼，如股四头肌收缩、踝关节背伸和跖屈、足趾伸屈等活动；③伤后第3周在床上进行髋、膝关节的活动，由CPM机被动锻炼逐渐过渡到主动锻炼；④伤后第6～8周（即骨折临床愈合），练习扶拐行走；⑤伤后第12周逐渐锻炼弃拐负重步行。

（3）有腰骶或坐骨神经损伤的骨折　及早鼓励并指导患者做肌肉锻炼，定时按摩、理疗，促进局部血液循环，防止失用性肌萎缩及足下垂，保持踝关节功能位，防止跟腱挛缩畸形。

8. 健康指导

① 对于轻症无移位骨折的患者，要告知患者卧床休息的重要性，禁止早期下床活动，防止骨折发生移位。

② 对于耻骨联合分离而要求回家休养患者，应告知禁止侧卧，教会其家属如何正确使用骨盆兜，以及皮肤护理、会阴清洁的方法，预防压疮和泌尿系感染。

③ 嘱患者出院后1个月、3个月定期复查，检查内固定有无移位及骨折愈合等情况。

④ 根据具体情况，正确进行功能锻炼。

⑤ 生活规律，合理安排饮食；保持心情愉快和充足睡眠；提高免疫力，促进骨折愈合。

第十二章 关节脱位

第一节 肩锁关节脱位

一、定义

肩锁关节脱位十分常见，多见于年轻人。由直接暴力与间接暴力所致，以直接暴力多见。如肩关节处于外展内旋位时，暴力冲击于肩的顶部或跌倒时肩部着地而致脱位。肩锁关节脱位预后较好。

二、病因及发病机制

肩锁关节脱位可因直接暴力由上部向下冲击肩峰而发生脱位，或间接暴力过度牵引肩关节向下而引起脱位，或上肢贴于胸壁跌倒，肩端或前面或后面撞击地面，其力作用于肩峰端，使肩胛骨向前、向下或向后错动，而引起脱位。损伤轻者，仅有关节头撕裂、无畸形移位。重者，肩锁韧带、喙锁韧带等断裂，锁骨外端因斜方肌的作用而向下向内错位，因此肩锁关节部出现畸形移位。

三、临床表现

本病患者有明显创伤史，伤后局部肿胀、疼痛，肩关节功能障碍，压痛明显，外部畸形不明显，摸之肩锁关节高低不平，为半脱位；外部畸形，肩峰低陷，锁骨外端隆起，为全脱位。

四、辅助检查

行 X 线检查可明确诊断。肩关节的正侧位片和患侧上肢负重下肩关节正位片，以明确脱位的部位、类型、移位情况。

五、治疗

（1）保守疗法　Ⅰ型肩锁关节脱位者，休息并用三角巾悬吊1～2周即可；Ⅱ型脱位者，可采用背带固定，方法为患者立位，两上肢高举，先上石膏围腰，上缘齐乳头平面，下缘至髂前上棘稍下部，围腰前后各装一铁扣，待石膏干透后，用厚毡一块置锁骨外端隆起部，勿放肩峰上，另用宽3～5cm皮带式帆布带，越过患肩放置的厚毡，将带的两端系于石膏围腰前后的铁扣上，适当用力拴紧，使分离之锁骨外侧端压迫复位。拍片证实复位，用三角巾兜起伤肢，固定4～6周。亦可在局部麻醉下复位，从锁骨远端经肩锁关节与肩峰做克氏针交叉固定。术后悬吊患肢，6周后拔出钢针，行肩关节功能锻炼。

（2）手术疗法　对肩锁关节全脱位，即Ⅲ型损伤患者，因其关节囊及肩锁韧带、喙锁韧带均已断裂，使肩锁关节完全失去稳定，上述外固定效果不满意，对年龄＜45岁者，应手术修复。

六、观察要点

观察患肢的血液循环、感觉、运动情况。

七、护理要点

（一）非手术治疗及术前护理

（1）心理护理　患者因脱位后关节活动受限可感到不安。及时给患者以精神安慰，减轻紧张心理。同时应向患者及家属说明，关节脱位可伴软组织损伤，以引起他们对后期治疗的重视。

（2）饮食　进食易消化食物，补充维生素。

（3）体位　保持肩关节中立位。移动患者时需托扶患肢，动作要轻柔，避免引起疼痛。

（4）肿胀的护理　①早期冷敷，减轻损伤部位的出血和水肿；②24小时后热敷，以减轻肌肉的痉挛；③后期理疗，改善血液循环，促进渗出液的吸收。

(5) 外固定护理　①经常查看固定位置有无移动，有无局部压迫症状；②让患者了解固定时限，一般为4周，如合并骨折可适当延长时间。若固定时间过长易发生关节僵硬、过短，损伤的关节囊、韧带得不到充分修复，易发生再脱位。

(二) 术后护理

① 心理、体位、饮食护理参见术前护理相关内容。

② 用三角巾或前臂吊带固定患肩，避免前臂下垂。进行患手抓握练习，以促进血液循环，减轻水肿。

(三) 健康指导

(1) 休息、饮食　保持患肩制动4周，注意补充维生素，易消化饮食。

(2) 功能锻炼　固定期间进行前臂屈伸、手指抓捏练习；4周后去除外固定，逐步活动肩关节。

(3) 随诊　术后4周拍X线片复查。

第二节　肩关节脱位

一、定义

肩关节指肩肱关节，由肱骨头、肩胛盂、关节囊组成，周围的肩袖、肌肉将肱骨悬挂于肩胛骨上。肩关节脱位由直接和间接暴力所致，占全身关节脱位的40%以上，且多发生于青壮年，男性多于女性。分为前脱位、后脱位，以前者较多见。肩关节前脱位以间接暴力引起者最多见，有传导暴力和杠杆暴力两种。因脱位后肱骨头所在的位置不同，又分为肩胛盂下脱位、喙突下脱位和锁骨下脱位。

二、病因及发病机制

肩关节脱位按肱骨头的位置分为前脱位和后脱位。肩关节前脱位者很多见，常因间接暴力所致，如跌倒时上肢外展外旋，手掌或肘部着地，外力沿肱骨纵轴向上冲击，肱骨头自肩胛下肌和大圆肌之间薄弱部撕脱关节囊，向前下脱出，形成前脱位。肱骨头被推至肩胛骨喙突下，形成喙突下脱位，如暴力较大，肱骨头再向前移至锁骨下，形成锁骨下脱位。后脱位很少见，多由于肩关节受到由前向后的暴力作用或在肩关节内收内旋位跌倒时手部着地引起。后脱位可分为肩胛冈下和肩峰下脱位，肩关节脱位如果在初期治疗不当，可发生习惯性脱位。

三、临床表现

（1）症状　患肩疼痛、肿胀、活动障碍，肩部失去原有圆隆曲线，呈方肩畸形。肩胛盂处有空虚感，有时伴有血管神经损伤。

（2）Dugas 征阳性　将患侧肘部紧贴胸壁时，手掌不能搭到健侧肩部；将手掌搭在健侧肩部时，肘部无法贴近胸壁，称 Dugas 征阳性。

四、辅助检查

X 线检查根据肱骨头分离的程度和方向，分为以下几型：

① 肩关节半脱位：关节间隙上宽下窄。肱骨头下移，尚有一半的肱骨头对向肩盂。

② 肩关节前脱位：最多见。其中以喙突下脱位尤为常见。正位片可见肱骨头与肩盂和肩胛颈重叠，位于喙突下 0.5～1.0cm 处。肱骨头呈外旋位，肱骨干轻度外展。肱骨头锁骨下脱位和盂下脱位较少见。

③ 肩关节后脱位：少见。值得注意的是正位片肱骨头与肩盂的对位关系尚好，关节间隙存在，极易漏诊。只有在侧位片或腋位片才能显示肱骨头向后脱出，位于肩盂后方。

五、治疗

（1）手法复位　脱位后应尽快复位，选择适当麻醉（臂丛麻醉或全身麻醉），使肌肉松弛并使复位在无痛下进行。老年人或肌力弱者也可在止痛剂下（例如哌替啶 75～100mg）进行。习惯性脱位可不用麻醉。复位手法要轻柔，禁用粗暴手法以免发生骨折或损伤神经等附加损伤。

（2）手术复位　有少数肩关节脱位需要手术复位，其适应证为肩关节前脱位并发肱二头肌长头肌腱向后滑脱阻碍手法复位者，肱骨大结节撕脱骨折，骨折片卡在肱骨头与关节盂之间影响复位者，合并肱骨外科颈骨折，手法不能整复者，合并喙突、肩峰或肩关节盂骨折，移位明显者，合并腋部大血管损伤者。

六、观察要点

① 石膏固定者，观察末梢血液循环情况，肢端出现肿胀、麻木、皮肤发绀、皮温降低及疼痛，说明有血液循环障碍，应报告医生及时处理。

② 牵引患者应观察是否为有效牵引，有无压迫神经的症状，保持患肢的功能位。

七、护理要点

1. 常规护理

（1）心理护理　给予患者生活上的照顾，及时解决患者的困难，给患者精神安慰，减轻紧张心理。

（2）活动指导

① 抬高患肢，以利于静脉回流，减轻肿胀。

② 指导患者进行正确的功能锻炼。

③ 协助医生及时复位，并向患者讲述复位后固定的重要性，防止习惯性脱位。

（3）疼痛的护理

① 疼痛时给止痛剂，局部早期可冷敷，超过 24 小时局部热敷以减轻肌肉痉挛引起的疼痛。

② 抬高患肢，保持功能位，以利消除肿胀。

③ 指导患者早期进行功能锻炼。

（4）手术护理　准备手术的患者，做好术前准备及术后护理。

2. 健康指导　为了促进关节功能的早日恢复，防止关节功能锻炼，避免发生再脱位，在关节脱位数日后，就要开始适当的关节周围肌肉的收缩活动和其他关节的主动运动。

第三节　肘关节脱位

一、定义

肘关节脱位是肘部常见损伤，发生率仅次于肩关节脱位。多发生于青少年，男性多于女性。肘关节脱位主要由间接暴力所引起，分为后脱位、前脱位、侧方脱位及爆裂型脱位。发生脱位后需及早复位，延迟的复位会引起长期肘部肿胀和关节活动受限，还会因过度肿胀而减少前臂的血液循环，导致缺血性挛缩。

二、病因及发病机制

（1）直接暴力　较少见。跌倒时，肘关节屈曲，肘后部着地，暴力可引起尺骨鹰嘴骨折，并使尺、桡骨上部脱位至肱骨下端前方。偶尔可伴上尺桡关节分离，形成分离脱位。

（2）间接暴力　跌倒时，肘关节伸直，手掌着地，暴力可使鹰嘴滑出鹰嘴窝，撕破关节囊后壁，尺、桡骨上部脱位至肱骨下端后方，尚可伴发向尺侧或桡侧的脱位。

三、临床表现

前臂疼痛、肿胀、成角畸形、功能障碍，有时可触及骨擦感或假关节活动。

四、辅助检查

X 线检查示肱骨远端与桡、尺骨近端的关节对位关系发生分离。以肱骨远端为标准点，桡、尺骨近端向后上方移位为后脱位，向前下方移位为前脱位，向侧方移位为侧方脱位。肘关节后脱位最常见。

五、治疗

闭合复位，在局部麻醉下，先纠正侧方移位，然后向前下方推出尺骨鹰嘴，在牵引下逐渐屈肘，出现弹跳感则说明已复位，此时肘关节可恢复无阻力的被动屈伸活动，最后用长臂后石膏托在功能位制动3周，除去制动后，主动联系肘关节的伸屈活动。

六、观察要点

观察患肢的血液循环、感觉、运动情况。

七、护理要点

1. 非手术治疗及术前护理

(1) 心理护理　患者因脱位后关节活动受限可感到不安。及时给患者以精神安慰，减轻紧张心理。同时应向患者及家属说明关节脱位可伴软组织损伤，以引起他们对后期治疗的重视。

(2) 饮食　进食易消化食物，补充维生素。

(3) 体位　保持肩关节中立位。移动患者时需托扶患肢，动作要轻柔，避免引起疼痛。

(4) 肿胀的护理　①早期冷敷，减轻损伤部位的出血和水肿；②24小时后热敷，以减轻肌肉的痉挛；③后期理疗，改善血液循环，促进渗出液的吸收。

(5) 外固定护理　①经常查看固定位置有无移动，有无局部压迫症状；②让患者了解固定时限，一般为4周，如合并骨折可适当延长时间。若固定时间过长易发生关节僵硬、过短，损伤的关节囊、韧带得不到充分修复，易发生再脱位。

(6) 警惕前臂缺血性坏死　因肘关节前方有血管、神经，肿胀后容易受压，需要随时调整外固定装置的松紧度。密切观察手的感觉、运动和循环情况，出现麻木、疼痛、发凉时，应及时报告医生处理。

(7) 正确指导患者功能锻炼，预防关节僵硬、前臂旋转受限及骨化性肌炎。

① 用石膏托将肘关节固定于90°，前臂固定于旋前、旋后中间位。固定期间可做伸指握拳等锻炼，同时在外固定保护下做肩、腕关节的活动。

② 外固定去除后，练习肘关节的屈伸活动及肘关节周围肌力和前臂旋转。锻炼时应以主动锻炼为主。被动活动时应轻柔，以不引起剧烈疼痛为度；切忌粗暴，以免引起骨化性肌炎而加重肘关节僵硬。

2. 术后护理

① 心理、体位、饮食护理参见术前护理相关内容。

② 用三角巾或前臂吊带固定患肩，避免前臂下垂。进行患手抓握练习，以促进血液循环，减轻水肿。

3. 健康指导

(1) 休息、饮食　保持患肩制动4周，注意补充维生素。

(2) 功能锻炼　固定期间进行前臂屈伸、手指抓捏练习；4周后去除外固定，逐步活动肩关节。

(3) 关节成形术后，3周左右拆除固定，加强伤肢功能锻炼。

(4) 随诊　术后4周拍X线片复查。

第四节　髋关节脱位

一、定义

髋关节脱位多由强大暴力所致，患者多为青壮年。根据脱位后股骨头的位置可分为前脱位、后脱位和中心脱位3种类型，以后脱位最常见。由于髋关节周围有强大的肌肉，因此，只有强大的暴力才会引起髋关节脱位。髋关节后脱位多由间接暴力引起；髋关节前脱位则以外力杠杆作用为主，前脱位偶尔能引起股动、静脉循环障碍，或伤及股神经；中心型脱位则由外侧暴力作用于大粗隆，或下肢呈外展屈曲姿势作用于膝部而致脱位。患者的预后与伤情、是否及时处理密切相关。

二、病因及发病机制

（1）遗传因素　有学者认为先天性髋关节脱位是一种单基因或多基因的遗传性疾病。

（2）原发性髋臼发育不良及关节囊、韧带松弛　是先天性髋关节脱位的主要发病原因。典型患儿，在胎儿期及出生后只有髋臼浅平、臼顶部发育不良、关节囊松弛等改变。随着年龄的增加，一部分患儿发展成为完全髋关节脱位。因此有学者认为髋臼发育不良、关节松弛是先天性、原发性改变，而髋关节脱位则是继发性改变，为髋臼发育不良的后果。

（3）机械因素　髋关节正常发育的前提是髋臼的正常发育，髋臼与股骨头保持良好的正常解剖关系。近年来，人们已开始注意到，胎儿在子宫内由于胎位异常或承受不正常的机械压力，可能改变甚至破坏了髋关节正常解剖关系，继而发生髋关节脱位。如臀位产的患儿先天性髋关节脱位的发病率高。

三、临床表现

（1）后脱位

① 髋关节在屈曲内收位受伤史。

② 髋关节疼痛，活动障碍等。

③ 脱位的特有体征：髋关节弹性固定于屈曲、内收、内旋位，足尖触及健侧足背，患肢外观变短。腹沟部关节空虚，髂骨后可摸到隆起的股骨头。大转子上移，高出髂坐线。

④ 有时并发坐骨神经损伤，髋臼后上缘骨折。晚期可并发股骨头坏死。

（2）前脱位　髋关节呈屈曲、外展、外旋畸形，患肢很少短缩，大粗隆亦突出，但不如后脱位时明显，可位于髂坐线之下，在闭孔前可摸到股骨头。

（3）中心脱位　畸形不明显，脱位严重者可出现患肢缩短，下肢内旋内收，大转子隐而不现，髋关节活动障碍。临床上往往需经 X 线检查后，方能确定诊断。常合并髋臼骨折，可有坐骨神经及盆腔内脏器损伤，晚期可并发创伤性关节炎。

四、辅助检查

X 线正侧位及斜位片可证实诊断，并显示有无合并骨折。近年来，CT 诊断逐渐用于髋部损伤，使诊断水平得以提高。

五、治疗

新鲜髋关节脱位在麻醉下手法整复，复位后下肢皮套牵引 3 周，3 个月内不负重行走，以避免股骨头坏死的发生，手法复位多次未能整复者，宜早期开放复位。

六、观察要点

① 石膏托固定的患者，应抬高患肢，注意观察患肢末梢循环情况，定时按摩，防止压疮的发生。

② 手术切开复位术后，注意观察患者的出血情况。有些髋关节脱位患者切开复位的同时还需要进行螺丝钉、钢针骨折内固定，手术比较大，术后应密切观察生命体征变化，尽早发现出血征象，及时处理。

七、护理要点

1. 非手术治疗及术前护理

（1）心理护理　患者意外致伤，常常自责，顾虑预后，易产生焦虑。应给予耐心开导，介绍治疗方法，并给予悉心照顾，以减轻或消除心理问题。

（2）牵引护理

① 单纯髋关节前、后脱位：手法复位后，可用皮肤牵引固定 3～4 周，其中后脱位于轻度外展，前脱位于内收、内旋、伸直位。

② 髋关节中心型脱位：股骨头突入盆腔明显者，在大粗隆侧方和股骨髁上纵向骨牵引同时进行，将患肢外展，做大牵引量骨牵引，争取 3 天内达到满意复位。髋臼粉碎骨折但股骨头未突

入盆腔者，则在牵引下早期活动，以期用股骨头模造出适宜的髋臼，牵引持续 10～12 周。

(3) 功能康复

① 复位后在皮牵引固定下行双上肢及患肢踝关节的活动。

② 3 天后进行抬臀练习。

③ 单纯髋关节前、后脱位，去除皮牵引后，用双拐练习步行。但 2～3 个月内患肢不负重，以免缺血的股骨头因受压而塌陷；中心型脱位，肢体完全负重宜在 4～6 个月后。

2. 术后护理

① 若伤口渗血过多，应及时更换敷料，保持干燥。

② 伴有骨折的患者，维持股骨髁上牵引，外展中立位 6～8 周。

③ 伴有神经、血管损伤的患者，要经常观察血运、感觉、运动恢复情况。

3. 健康指导

(1) 休息、饮食　保持患肩制动 4 周，注意补充维生素。

(2) 功能锻炼　固定期间进行前臂屈伸、手指抓捏练习；4 周后去除外固定，逐步活动肩关节。

(3) 随诊　术后 4 周拍 X 线片复查。

(4) 每半年复查 X 线片，至少观察 5 年以上，预防创伤后股骨头坏死。

第十三章 血管、神经损伤

第一节 血 管 损 伤

一、定义

四肢血管损伤是骨科临床常见的一种创伤。四肢血管损伤，不仅只在战时发生，在现代工农业迅速发展，交通运输繁忙，社会生活节奏加快的时期，四肢血管损伤亦较多见，并且有上升趋势。

四肢血管的损伤，尤其是主要的、大的血管损伤，可以导致大量出血甚至失血性休克，如抢救不及时，可危及生命。肢体由于缺血可出现坏死或功能障碍。四肢血管损伤常为动静脉同时损伤，常是四肢复合性损伤的伴发损伤。因此在处理四肢骨、关节、肌肉、神经等损伤时，应高度注意有无血管损伤。并及时诊断处理。

二、病因及发病机制

任何直接或间接暴力均可引起开放性或闭合性血管损伤，动脉损伤的机制和分类如下：

1. 直接损伤

（1）锐性损伤　①切割伤、刺伤、子弹和弹片伤；②医源伤：注射、插管造影、腔内治疗和手术等。

（2）钝性伤　①挫伤；②挤压伤（骨折、关节脱位）；③缩窄伤（绷带、止血带、石膏、橡皮筋）。

2. 间接损伤

① 动脉痉挛（节段性、弥漫性）。

② 过度伸展性撕裂伤。

③ 过力性损伤（发生于腋静脉者称 Effort syndrome）。

④ 疾驰减速伤降主动脉。

3. 损伤后遗病变

① 动、静脉血栓形成。

② 损伤性动脉瘤。

③ 损伤性动静脉瘘。

直接损伤分为锐性及钝性损伤两类。锐性损伤是由尖锐武器或物件引起。如刀、枪、铁片、玻璃碎片和日常生活中用的刀剪物件直接伤及血管而发生血管部分断裂或完全断裂。

这类损伤都伴有皮肤伤口和伤道，称为开放性或穿透性血管损伤。医源性血管损伤，如由手术、血管穿刺、插管检查和腔内治疗等引起，也属于锐性损伤。锐性损伤约占 70%。由钝性暴力的撞击，如高空坠跌、重物挤压、车辆冲击、骨折断端压迫及石膏绷带缩窄等损伤了血管，特别是难以发现的血管内膜挫伤和由此后形成的血栓和血管阻塞。钝性损伤并无皮肤伤口，故称为闭合性血管损伤。钝性暴力的损伤面较广，常合并其他组织或器官的损伤，如骨折、关节脱位时可合并的血管损伤，如为严重车祸也可合并头脑、胸或腹部器官的损伤。钝性血管损伤时血管外膜常保持完整而无出血征象使之易于漏诊，特别在合并骨折或关节脱位时，因肢体肿胀和功能障碍构成主征而忽略了动脉损伤的存在。

（1）血管壁切割、部分撕裂或穿孔伤　多由锐性损伤所致，偶见于闭合性损伤中，如骨折断端刺破附近血管而形成。血管壁部分损伤的主要特征是血管伤口发生持续或反复性出血。如发生在胸腔或腹腔，往往出现严重休克。如在肢体，可在皮下及肌间隙出现膨胀性血肿，血块可堵塞血管破口使出血停止，血管腔保持通畅，故远端肢体不一定产生缺血征象。

（2）血管壁完全断裂　此时两断端血管退缩于周围软组织中，又因血管断端环行肌层的收缩及血凝块形成而可使断端管腔闭合，出血停止。此时远端血管床血流减少、血流缓慢或中断，可引起血栓形成和蔓延，从而加剧肢端组织缺血。

（3）血管内膜挫伤或断裂　不同程度的钝性暴力可引起不同程度的血管壁层挫伤。轻度者可导致局限性内膜挫伤，但可进而引起血栓形成。中度或重度钝性暴力可引起内膜撕裂、壁层血肿以及内膜、中层断裂，以致发生内膜卷曲和血栓形成，导致远端组织严重缺血。

（4）损伤性动脉瘤及动静脉瘘　当动脉切割或撕裂伤形成血管周围血肿时，如动脉血流仍与血肿互相沟通，血流通过动脉裂孔进出于血肿内腔，其中残余血块逐渐被液化和吸收，血肿周围逐渐被增生的纤维组织所包绕，如此便形成了损伤性动脉瘤，形成时间一般需 6～8 周。当伴行动脉及静脉同时受到损伤时，动脉血液即流入低压的静脉腔内，遂形成了损伤性动静脉瘘。有时损伤性动脉瘤及动静脉瘘可合并存在。

三、临床表现

（1）开放性损伤　临床上动脉血管损伤后常有以下表现：

① 损伤局部鲜红血液呈搏动性外溢，其远端肢体或组织很快出现血运不良。

② 损伤局部血肿呈搏动性快速增大。

③ 胸腹部穿通伤后，血压很快下降至休克状态，经快速输血 1500ml 仍不能纠正休克时，除考虑该部位脏器损伤外，同时考虑有大血管损伤可能，要及时在抗休克同时进行手术探查。

（2）闭合性损伤　关节脱位、闭合性骨折、肢体受自体或外界重物挤压，均可使附近血管损伤出现以下征象：

① 损伤平面以远端出现脉搏减弱或消失、皮温下降、皮肤苍白或出现花斑。

② 损伤平面以远端肢体麻木、触觉减退或麻痹。

③ 损伤平面附近及远端逐渐或快速肿胀，剧烈疼痛。

④ 血管损伤部位或附近早期有时可闻及血管杂音。

四、辅助检查

（1）X线检查　关节脱位及骨折时，行X线检查，可根据脱位或骨折征象了解血管损伤的部位。

（2）多普勒血管超声探测仪检查　主要检测血管通畅程度，以了解血管是否有损伤。

（3）血管造影　较少用，仅在病情发展慢、其他检查难以确诊时可考虑采用。

五、治疗

（1）急救止血　使用敷料填塞加压包扎法等。

（2）抗休克　迅速输血补液，扩充有效循环血量。

（3）手术探查和血管重建术　充分暴露伤道和损伤血管，便于清创和控制血管出血，检查邻近气管有无损伤。

（4）抗感染　有伤口污染者应用有效抗生素。

六、观察要点

观察患肢有无皮肤苍白、指腹萎陷、皮温降低、毛细血管充盈时间延长、肢体残端搏动减弱及消失。一旦发生血管危象，应立即松开绷带敷料。若1～2小时未见好转，立即行手术探查。

七、护理要点

（一）术前护理

① 迅速以无菌敷料加压包扎肢体残端，如有搏动性出血应使用止血带，减少出血量，每小时放松5分钟，以防止肢体缺血坏死。加强对脉搏、呼吸、血压、神志、尿量等全身情况的观察。迅速开放静脉通路做好抗休克准备，及时补充血容量，完成术前准备工作，包括皮肤准备、配血型、麻醉前用药、留置导尿及有关化验等。

② 针对性做好解释工作，鼓励患者面对现实，并说明通过治疗和康复锻炼，术后患肢哪些功能将得到恢复，以树立患者的

信心，使之配合治疗。

（二）术后护理

① 抬高患肢超过心脏平面，辅以手法按摩和适量的被动活动，促进静脉回流；检查肢体有无受压，及时松解过紧的包扎，观察有无水疱、血肿等现象；同时配以高压氧、能量合剂及舒筋活血的中草药，缓解肢体缺氧和创伤反应。

② 护理操作动作轻柔，抬高肢体并制动，必要时遵医嘱使用镇痛剂以减轻疼痛，注意肢体保暖，使用烤灯时注意灯距为30～40cm，防止烫伤；禁止吸烟，可适当使用血管舒张剂和抗凝血药物。

③ 患者住院期间应避免或减少感染，早期使用广谱抗生素，加强体温动态监测，鼓励患者进食高热量、高蛋白食物，增加抵抗力，术后对渗出物做细菌培养和药敏试验，合理选择和应用抗生素。

④ 高位截瘫或缺血时间延长的术后应特别注意全身情况变化，重点观察患者尿量、血钾、尿素氮、血 pH 值等，及时纠正水、电解质和酸碱平衡，观察神志、呼吸的变化，以防尿毒症发生。

（三）健康指导

（1）早期（术后 2 周内）　预防感染，促进软组织愈合，多做深呼吸和健侧肢体活动，绝对卧床休息，禁止主动及被动吸烟。

（2）中期（术后 4～6 周）　防止关节僵硬、肌肉萎缩和神经肌腱的粘连，主动活动为主。

（3）后期（术后 6 周以后）　促进神经功能的恢复，主动和被动活动各关节，局部可用磁疗、超短波理疗等方法。

第二节　周围神经损伤

一、臂丛神经损伤

（一）定义

臂丛神经损伤是由于臂丛神经受到牵拉、切割、震荡、缺血等作用，造成神经功能部分或全部丧失。创伤所致的臂丛神经伤多见于青壮年男性。汽车、摩托车事故，高处跌下，暴力使头部和肩部向反方向分离，引起臂丛上干损伤，重者可引起中干损伤；上肢被皮带或传送带卷入，肢体向上被牵拉造成臂丛下干损伤，水平方向牵扯拉则可全臂丛损伤，甚至神经根从脊髓发出处撕脱。另外胎儿难产也可损伤臂丛神经。

臂丛神经由第5～7颈神经及第1胸神经前支组成。最主要的分支与功能如下：①腋神经，支配小圆肌、三角肌及肩外侧皮肤；②桡神经，支配上肢所有伸肌；③肌皮神经，支配喙肱肌和肱二头肌；④正中神经，其外侧部分支配桡侧屈腕肌和前旋前圆肌；内侧部分支配掌长肌、屈指肌和大鱼际肌、桡侧2条蚓状肌，参与手部感觉；⑤尺神经，支配尺侧伸腕肌、屈指深肌尺侧半、小鱼际肌、全部骨间肌、尺侧2条蚓状肌和拇内收肌及拇短屈肌的尺侧半；⑥前臂内侧皮神经，负责各自部位的感觉。

（二）病因及发病机制

（1）牵拉伤　如上肢被皮带卷入致伤。

（2）对撞伤　如被快速汽车撞击肩部或肩部被飞石所击伤。

（3）切割伤或枪弹伤。

（4）挤压伤　如锁骨骨折或肩锁部被挤压。

（5）产伤　分娩时胎位异常或产程中牵拉致伤。

（三）临床表现

（1）运动功能障碍　臂丛神经损伤后，损伤平面以远的支配区及相应的肌群运动功能呈现不同程度的丧失。其程度取决于神经损伤的程度和类型，所支配的肌组织呈现弛缓性瘫痪。

（2）感觉功能障碍　臂丛神经损伤后，在其支配区内出现不同程度的感觉障碍，包括痛觉、触觉、温度觉及两点辨别觉的改变。但临床检查时应以绝对区为标准。

（3）植物功能障碍　臂丛神经损伤后，其支配区内出现无汗、血管麻痹，竖毛反应丧失，皮肤变薄、萎缩、干裂、溃疡，指甲扭曲、干裂，甚至脱落。甚至可出现较为明显的骨质疏松。

(4) 肢体畸形　在臂丛神经不全损伤时，支配区肌肉松弛无力，在拮抗肌的作用下，可出现特殊的肢体畸形。

(5) 生理反射消失　当臂丛神经损伤时，正常的生理反射消失。但是，要注意只要反射弧的任意部分损伤都可导致反射消失，因此生理反射消失并不能作为神经损伤程度的判断标准。

(6) 烧灼性神经痛　臂丛神经损失后，可以出现支配区域不同程度的异常疼痛，呈烧灼样疼痛。疼痛的程度与损伤程度不成比例。

(7) 血管及重要脏器合并损伤　若为锐器或火器伤及臂丛神经时，可合并致命性的大出血或血气胸；继发于锁骨骨折时，也偶可发生类似情形。

(8) 根据臂丛神经损伤的部位不同可做如下分类：

① 上干损伤：瘫痪的肌肉为冈上、冈下肌，胸大肌的锁骨头、三角肌、肱二头肌、肱桡肌、旋后肌。部分瘫痪的有桡侧伸腕肌、旋前圆肌及桡侧屈腕肌。临床表现为肩不能外展、外旋，肘不能屈曲，前臂不能旋后，上肢外侧麻木。

② 上干和中干损伤：瘫痪的肌肉除上述者外，还有大圆肌。

(四) 辅助检查

(1) 肌电图检查　损伤早期 2 周内此项检查无诊断意义；神经损伤 2～4 周后可出现纤颤电位和正相电位，无运动单位电位出现；神经再生后，纤颤电位和正相电位消失，出现少量运动单位电位，最后出现相似的干扰相；若无再生发生，纤颤电位和正相电位也会消失。

(2) 神经传导速度测定　神经部分损伤时，传导速度减慢；完全断裂时，传导速度为零。此外，可判断损伤部位和神经再生情况。临床意义大于肌电图。

(3) 其他检查　淀粉碘试验及出汗试验等均有一定的临床意义。

（五）治疗

（1）闭合性损伤 应用药物治疗、体疗、理疗，观察3个月后，若症状无任何恢复者应积极手术探查。

（2）开放性损伤 应手术治疗。对根性撕脱伤，应争取早期手术。手术方法主要为神经移位术，目前临床采用的神经移位术为隔神经或尺神经部分束移位于肌皮神经，以恢复屈肘功能；颈丛运动支移位于腋神经；副神经移位于肩胛上神经，以恢复肩外展功能肋间神经，移位于桡神经或正中神经，以恢复伸指或屈指功能。必要时可选择健侧 C_7 神经移位。对不可逆臂丛损伤者，根据残存肌肉，选择各种肌肉移位，关节固定、腱固定等重建肢体功能。

（六）观察要点

①保持伤口引流通畅，以防积血造成神经粘连；②神经移植的患者，取神经的部位会发生麻木、感觉障碍，应慎防冻伤、压伤等并发症发生。

（七）护理措施

1. 非手术治疗及术前护理

（1）心理护理 患者在受伤初期，对治疗寄予过高的期望，认为神经对接就等于功能的完全恢复；随着肌肉萎缩等并发症的加重，而逐渐丧失信心。因此，让患者了解治疗方法、神经的恢复时间及预后，掌握主动功能锻炼的方法，积极配合治疗。

（2）饮食 宜进食高营养且B族维生素丰富的饮食。

（3）体位 患肢处于功能位。

（4）遵医嘱使用神经营养药物 维生素 B_{12}、甲钴胺等，促进神经再生。

（5）潜在并发症的预防 由于神经损伤后感觉障碍，应注意保护患肢，协助料理日常生活，防止皮肤烫伤、肢体冻伤和挤压伤。①用热水袋时水温≤50℃；②在寒冷季节里，暴露部位要注意保暖；③睡觉时应用软枕抬高患肢并防止被压，在拥挤的环境中应将患肢紧贴胸部，以防止受压；④被动活动患肢，损伤处进行理疗，加强主动和被动功能练习，预防肌肉萎缩、关节挛缩。

2. 术后护理

(1) 心理护理　由于神经损伤修复有其特殊性，损伤后其远端均发生变性；而神经生长特点是由近端按每日 1mm 的速度向远端生长。因此，治疗周期较长，临床症状短期内难有显著的改善，要做好充分的思想准备，以防急躁、绝望等不良情绪的产生。

(2) 饮食　多食鱼类、瘦肉、牛肉、动物肝脏等富含高蛋白的食物，且多食富含维生素的食物，尤其是富含维生素 B_1，如玉米、小米、薏米仁、燕麦、荞麦、豆类等食物，有助于营养神经，促其恢复。

(3) 体位及肢体位置　患肢高于心脏，利于静脉回流，防止肢体肿胀。肢体在神经吻合最初的 4 周内保持神经处于张力最小的位置，即将患肢固定于功能位。对肌力严重破坏者给以支具，以防关节挛缩畸形，尤其是防止肩关节脱位。

(4) 康复锻炼

① 单纯神经松解者，术后 48 小时，即可做患肢肌肉的静止收缩练习及关节主动和被动运动。

② 术后 2 周，试做向瘫痪肌肉传递冲动练习：患肢充分进行增强肌力练习；新近修复的肌腱、肌肉，在静息约 2 周后应随着缝合处抗张强度的恢复而逐渐开始由轻到重地主动收缩；肌力为 1～2 级时进行主动运动或感应电刺激；肌力达 3 级以上时必须进行抗阻练习。

③ 术后 4 周，缝接的神经初步愈合，可暂时取下外固定做小范围的关节屈伸运动，动作要轻柔，幅度缓慢增加，避免牵拉缝合的神经。同时进行理疗，改善血液循环，减少组织粘连。

④ 术后去除外固定后，继续做关节活动练习，增加向远端瘫痪肌肉传递冲动练习。以后根据修复神经所支配肌肉的肌力恢复情况，依次进行助力运动、主动运动及抗阻力运动。有感觉障

碍时进行功能练习。

⑤ 训练肌力：肌肉失去神经支配，即开始萎缩。用电刺激肌肉收缩，持续进行，防止肌肉萎缩。当有了收缩活动，开始肌力训练，如带有音乐节奏的肌力训练机进行。同时进行作业疗法，训练日常生活活动功能和各种手工工作能力，如木工操作、计算机操作、织毛衣等。

⑥ 训练手部感觉：包括触觉、痛觉、冷热觉及实体感觉，第一步：实体-眼看-刺激患肢-同时刺激健康相应区域-比较体会两种感觉；第二步：眼看实体刺激-闭眼刺激，同时进行比较两种感觉；第三步：闭眼同时刺激患侧、健侧-比较体会感觉。如此反复进行训练，每日数次，感觉有进步时刺激由强到弱。

⑦ 防止神经过敏：神经生长后常有过敏阶段，这是再生神经末梢及感觉终末器官尚未成熟的缘故。嘱患者在早期避免皮肤接受强烈刺激，适当隔离保护，以后逐渐增加适应性刺激。去过敏法：先将手置于低速漩涡水中 15～30 分钟，以后逐渐增加漩涡速度，以患者能耐受为限；按摩过敏区，每次约 10 分钟；反复触摸不同的物品以去除过敏；也可以用皮肤洗剂。

⑧ 重建运动协调性：由于神经移位后所支配肌肉的功能和原支配肌肉不同，支配该神经的大脑运动皮质的运动模式必须随着变化。对膈神经移植的患者，外固定拆除后，首先指导患者吸气的同时屈肘，争取膈神经中枢向缝合的神经发放冲动，以促进神经再生；在肱二头肌出现主动收缩后，用主动吸气配合助力运动促进其肌力增加。接着开始训练在缓慢地、断续地呼气时，仍保持肘关节主动屈曲，逐步加快呼气到正常速度，同时也练习吸气时保持伸肘、肱二头肌松弛，最后练习随意呼吸时做肘关节主动屈和伸，为了增进疗效，健侧上肢应一起参与练习。训练一般需 6～9 个月。

3. 出院指导

(1) 体位　保持患肢功能位。每日将手举过头数十次，坐下时将前臂放在桌子上，使患肢高于心脏利于静脉回流，防止或减轻肿胀。

（2）维持外固定效能 外固定的目的是为了使神经断端松弛而利于修复，因此切勿擅自移动或去除。如有松动断裂，患肢末梢血运不好者，及时到医院检查。

（3）为适应日常生活创造条件 患者出院后生活基本能自理，但需双手配合完成的某些动作可能会困难些，为此，可将鞋带、裤带改为搭扣式或拉链式。

（4）功能锻炼 需按术后康复锻炼计划进行较长时间的功能锻炼，才能促进肢体功能康复。

（5）复诊 由于神经损伤一般于3周后有显著变性，故应在此时进行肌电图检查，以了解神经恢复情况。每隔3个月测试患肢感觉、运动情况，及时了解神经修复程度。

二、正中神经损伤

（一）定义

正中神经由臂丛内、外侧束的正中神经内外侧头组成，其在肘上无分支。在前臂支配旋前圆肌、指浅屈肌、桡侧腕屈肌及掌长肌、指深屈肌、拇长屈肌和旋前方肌。在手的内在肌中支配拇短展肌、拇短屈肌外侧头、拇指对掌肌。1、2蚓状肌。感觉区域支配掌心、鱼际部皮肤，桡侧3个半手指掌面和近侧指间关节以远指背的皮肤。

正中神经损伤可分为高位损伤和低位损伤，高位损伤是指肘上的损伤，低位是指腕部的损伤。高位损伤可致该神经支配的前臂屈肌麻痹和拇指、示、中指屈曲功能障碍，还有支配的手的内在肌麻痹和感觉区域的功能障碍。低位损伤会出现其支配的鱼际肌和蚓状肌的麻痹及手的桡侧半感觉障碍，特别是示、中指远节感觉消失。拇指对掌功能丧失。

（二）病因及发病机制

火器伤、玻璃割伤、刀伤及机器伤较常见，尤以正中神经的分支手部指神经伤为多见。肱骨下端骨折和前臂骨折，均可合并正中神经伤。缺血性挛缩亦常合并正中神经伤。

(三) 临床表现

1. 腕部正中神经损伤

(1) 运动　三个鱼际肌即拇对掌肌，拇短展肌及拇短屈肌浅头瘫痪，因此拇指不能对掌，不能向前与手掌平面形成90°，不能用指腹接触其他指尖，大鱼际萎缩、拇指内收形成猿手畸形，拇短屈肌有时为异常的尺神经支配。

(2) 感觉　手部感觉丧失以正中神经伤影响为最大。伤后拇、食、中指、环指桡侧半掌面及相应指远节背面失去感觉，严重影响手的功能，持物易掉落，无实物感，并易受创伤及烫伤。

(3) 营养改变　手指皮肤、指甲有显著营养改变，指骨萎缩，指端变小变尖。

2. 肘部正中神经损伤

(1) 运动　除上述外，尚有旋前圆肌、桡侧腕屈肌、旋前方肌、掌长肌、指浅屈肌、指深屈肌桡侧半及拇长屈肌瘫痪，故拇指、食指不能屈曲，握拳时此二指仍伸直，有的中指能屈一部分，食指及中指掌指关节能部分屈曲，但指间关节仍伸直。

(2) 感觉与营养改变　同前，正中神经伤后合并烧灼性神经痛较常见。

(四) 治疗

正中神经损伤后可作短期观察。若无恢复宜早期手术探查，确定损伤性质进行必要的修复手术，一般可行神经外膜缝合术。对于前臂下1/3段远侧方的断裂，因其运动与感觉神经部分已集中成束，可考虑做束膜缝合术。

(五) 观察要点

随时观察肢体感觉是否麻木、刺痛或发冷；有无垂足、垂腕现象，皮肤温度、颜色的改变；观察神经功能恢复情况。

(六) 护理措施

(1) 一般护理

① 损伤早期，促进全身健康，保证营养摄入，增强机体抵抗力。

② 帮助患者生活上的自理，维持基本生理需要。

③ 保持患肢温暖，经常用温水清洗肢体，保持清洁，可给予按摩，促进血液循环。

④ 鼓励患者主动进行功能锻炼及被动活动软瘫的肢体，防止肌肉萎缩、关节僵直的发生。

（2）控制感染　合理使用抗生素，现配现用，注意配伍禁忌。合理安排用药时间和顺序，控制药物浓度和滴入速度，防止静脉炎，观察药物用药效果和副反应，定期复查肝肾功能。

（3）疼痛护理　妥善固定患肢于功能位，减轻肿胀和疼痛，观察疼痛部位、程度和性质，消除引起疼痛的诱因，稳定情绪，采用心理暗示疗法分散患者对疼痛的注意力。执行操作过程的动作要轻柔，以免增加患者的疼痛，必要时遵医嘱给予镇静剂和镇痛剂。

（4）健康教育　向患者及家属介绍疾病的发生原因、治疗方法和愈后情况，强调功能锻炼的重要性和方法，讲解自我检测的方法及定期复查的意义，安排复查时间。

三、尺神经损伤

（一）定义

尺神经损伤后手的尺侧、小指全部、环指尺侧感觉均消失。尺神经深支为运动支，有时受刺伤或贯穿伤。在腕部，尺神经易受到割裂伤。在手指及掌部，尺神经浅支亦易受割裂伤。

（二）病因及发病机制

在肘部，尺神经可受直接创伤或为骨折脱位合并伤。全身麻醉时如不注意保护，使手臂悬垂于手术台边，可因压迫而引起瘫痪。在颈肋或前斜角肌综合征中，以尺神经受损为最多。

（三）临床表现

① 小指分开不能并拢。

② 手呈爪形畸形。

③ 手的尺侧皮肤感觉缺失。

④ 手背掌背之间的肌肉萎缩，呈凹陷状。

⑤ 无名指与小指不能夹住纸片或夹纸无力。

（四）治疗

尺神经修复的效果比较差，高位损伤疗效更差。因尺神经支配的肌肉大部分为细小的手的内在肌肉，易萎缩变性，不易恢复功能。自从采用显微外科技术修复神经术后其疗效有所提高。尤其是前臂下 1/3 段远侧方的断裂，其运动与感觉神经已集中成束，采用束膜缝合术对早期病例效果明显提高，亦可恢复手内肌的功能。

（五）观察要点

随时观察肢体感觉是否麻木、刺痛或发冷；有无垂足、垂腕现象，皮肤温度、颜色的改变；观察神经功能恢复情况。

（六）护理措施

（1）一般护理

① 损伤早期，促进全身健康，保证营养摄入，增强机体抵抗力。

② 帮助患者生活上的自理，维持基本生理需要。

③ 保持患肢温暖，经常用温水清洗肢体，保持清洁，可给予按摩，促进血液循环。

④ 鼓励患者主动进行功能锻炼及被动活动软瘫的肢体，防止肌肉萎缩、关节僵直的发生。

（2）控制感染　合理使用抗生素，现配现用，注意配伍禁忌。合理安排用药时间和顺序，控制药物浓度和滴入速度，防止静脉炎，观察药物用药效果和副反应，定期复查肝肾功能。

（3）疼痛护理　妥善固定患肢于功能位，减轻肿胀和疼痛，观察疼痛部位、程度和性质，消除引起疼痛的诱因，稳定情绪，采用心理暗示疗法分散患者对疼痛的注意力。执行操作过程的动作要轻柔，以免增加患者的疼痛，必要时遵医嘱给予镇静剂和镇痛剂。

（4）健康教育　向患者及家属介绍疾病的发生原因、治疗方法和愈后情况，强调功能锻炼的重要性和方法，讲解自我检测的方法及定期复查的意义，安排复查时间。

四、桡神经损伤

（一）定义

桡神经来自后束，桡神经在腋部发出数支支配肱三头肌，于肘上发出分支支配肱桡肌和桡侧腕长伸肌，在肱桡肌和桡侧腕长伸肌之间进入前臂，分为深浅两支，浅支支配手背桡侧及桡侧三个半指皮肤的感觉。深支又称骨间背神经，在前臂支配桡侧腕短伸肌、旋后肌、尺侧腕伸肌、指总伸肌、示指和小指固有伸肌、拇长展肌和长、短伸肌。

（二）病因及发病机制

① 肱骨骨折。

② 手术不慎。

③ 骨痂生长过多或桡骨头脱位也可压迫桡神经。

（三）临床表现

（1）运动　上臂桡神经损伤时，各伸肌属广泛瘫痪，肱三头肌、肱桡肌、桡侧腕长短伸肌、旋后肌、伸指总肌、尺侧腕伸肌及食指、小指固有伸肌均瘫痪。故出现腕下垂，拇指及各手指下垂，不能伸掌指关节，前臂有旋前畸形，不能旋后，拇指内收畸形。检查肱三头肌及伸腕肌时，均应在反地心引力方向进行。拇指失去外展作用，不能稳定掌指关节，拇指功能严重障碍。因尺侧腕伸肌与桡侧伸腕长短肌瘫痪，腕部向两侧活动困难。前臂背侧肌肉萎缩明显。在前臂背侧桡神经伤多为骨间背神经损伤、感觉及肱三头肌，肘后肌不受影响，桡侧腕长伸肌良好。其他伸肌均瘫痪。

（2）感觉　桡神经损伤后，手背桡侧半、桡侧两个半指、上臂及前臂后部感觉障碍。

(四) 治疗

桡神经损伤多属挤压伤，但亦有断裂者。一般可先将骨折、脱位闭合复位，观察2～3个月，若肱桡肌功能自行恢复可继续观察。若无恢复宜早期手术探查，行神经修复手术。术中桡神经受压而神经未断裂者可行神经松解术。如神经中断，可切除神经瘤行神经外膜缝合术。

(五) 观察要点

同尺神经护理。

(六) 护理措施

同尺神经护理。

五、坐骨神经损伤

(一) 定义

坐骨神经损伤多由股部或臀部火器伤引起，有时髋关节脱位和骨盆骨折亦可合并坐骨神经损伤。在椎体附近的骨折、肿瘤、骨盆骨折，尤其是髋位后部的骨折和脱位都可以造成坐骨神经损伤。臀部和下肢的火器伤、切割伤、严重的骨折等也可合并坐骨神经及其分支的损伤。坐骨神经损伤分为高位损伤和股后中、下部损伤。高位损伤预后较差，应尽早手术探查；股后中下部损伤，膝关节屈曲功能保存。

坐骨神经是人体最大的神经，来自腰$_4$～骶$_5$神经根。经过骨盆后自坐骨切迹向下走行于股后侧，发出肌支支配大腿后侧的屈肌，如半腱肌、半膜肌、股二头肌和内收肌的屈曲部，然后在膝关节后上方分成胫神经和腓总神经，支配小腿的所有肌肉和部分感觉。

(二) 病因及发病机制

多由股部或臀部火器伤引起，有时髋关节脱位和骨盆骨折亦可合并坐骨神经损伤。药物注射性损伤亦不少见。

(三)临床表现

(1)运动　完全断裂时膝以下肌肉全瘫，但腘绳肌一般影响不大，如为部分损伤则表现为腓总神经或胫神经的部分瘫痪。

(2)感觉　膝以下除小腿内侧隐神经供给区外均消失。

(3)营养　有严重营养改变，足底常有溃疡。烧灼性神经痛发生于坐骨神经伤或胫神经伤的较多。

(四)治疗

坐骨神经损伤预后较差，尤其是高位损伤，应尽早手术探查，根据具体情况行神经松解或修复手术。

(五)观察要点

随时观察肢体感觉是否麻木、刺痛或发冷；有无垂足、垂腕现象，皮肤温度、颜色的改变；观察神经功能恢复情况。

(六)护理措施

(1)一般护理

① 损伤早期，促进全身健康，保证营养摄入，增强机体抵抗力。

② 帮助患者生活上的自理，维持基本生理需要。

③ 保持患肢温暖，经常用温水清洗肢体，保持清洁，可给予按摩，促进血液循环。

④ 鼓励患者主动进行功能锻炼及被动活动软瘫的肢体，防止肌肉萎缩、关节僵直的发生。

(2)控制感染　合理使用抗生素，现配现用，注意配伍禁忌。合理安排用药时间和顺序，控制药物浓度和滴入速度，防止静脉炎，观察药物用药效果和副反应，定期复查肝肾功能。

(3)疼痛护理　妥善固定患肢于功能位，减轻肿胀和疼痛，观察疼痛部位、程度和性质，消除引起疼痛的诱因，稳定情绪，采用心理暗示疗法分散患者对疼痛的注意力。执行操作过程的动作要轻柔，以免增加患者的疼痛，必要时遵医嘱给予镇静剂和镇痛剂。

（4）健康教育　向患者及家属介绍疾病的发生原因、治疗方法和愈后情况，强调功能锻炼的重要性和方法，讲解自我检测的方法及定期复查的意义，安排复查时间。

六、胫神经损伤

（一）定义

胫神经损伤大部分因开放伤或胫骨上端受强大暴力致股骨髁上骨折及膝关节脱位而损伤。贯通伤时可伤及其主要分支，受损常位于内踝和跟腱之间。

胫神经自坐骨神经分出后，垂直下行，从股二头肌内侧缘穿出，由于位于股和小腿深部，故受伤机会小。胫神经有运动支至腓肠肌、比目鱼肌、跖肌、胫骨后肌、趾长屈肌，下行至屈肌支持带，分成足底内外侧神经。

（二）病因及发病机制

股骨髁上骨折和膝关节脱位是损伤胫神经的常见原因。

（三）临床表现

胫神经损伤后出现小腿腓肠肌、比目鱼肌及屈趾肌和足底部肌肉瘫痪、足部感觉消失，可出现足底压疮或神经性溃疡。表现为足跖屈、足内收及内翻动作困难，呈外翻足，足趾亦不能跖屈，足弓的弹性和强度丧失，小腿消瘦。由于胫骨前肌挛缩而踝关节过度背伸，跟腱反射消失。如果损伤部位在腓肠肌和趾长屈肌分支以下时，只出现足趾运动障碍和足底感觉障碍。胫神经部分损害时，常出现烧灼性神经痛，并伴有出汗和营养障碍。

（四）治疗

（1）非手术治疗　理疗、电刺激、神经营养药物的应用。

（2）手术治疗　神经移植、吻合、松解，肌腱转位替代股四头肌。

（五）观察要点

随时观察肢体感觉是否麻木、刺痛或发冷；有无垂足、垂腕现象，皮肤温度、颜色的改变；观察神经功能恢复情况。

(六) 护理措施

(1) 一般护理

① 损伤早期，促进全身健康，保证营养摄入，增强机体抵抗力。

② 帮助患者生活上的自理，维持基本生理需要。

③ 保持患肢温暖，经常用温水清洗肢体，保持清洁，可给予按摩，促进血液循环。

④ 鼓励患者主动进行功能锻炼及被动活动软瘫的肢体，防止肌肉萎缩、关节僵直的发生。

(2) 控制感染　合理使用抗生素，现配现用，注意配伍禁忌。合理安排用药时间和顺序，控制药物浓度和滴入速度，防止静脉炎，观察药物用药效果和副反应，定期复查肝肾功能。

(3) 疼痛护理　妥善固定患肢于功能位，减轻肿胀和疼痛，观察疼痛部位、程度和性质，消除引起疼痛的诱因，稳定情绪，采用心理暗示疗法分散患者对疼痛的注意力。执行操作过程的动作要轻柔，以免增加患者的疼痛，必要时遵医嘱给予镇静剂和镇痛剂。

(4) 健康教育　向患者及家属介绍疾病的发生原因、治疗方法和愈后情况，强调功能锻炼的重要性和方法，讲解自我检测的方法及定期复查的意义，安排复查时间。

七、腓总神经损伤

(一) 定义

腓总神经损伤多由夹板、石膏压迫、手术损伤、重患者长期卧床及下肢外旋位等因素直接损伤，；另外还与其位置、支配肌肉、血液供应、内部结构、行程及固定有关。腓总神经是坐骨神经的分支，绕过腓骨小头后面，容易在此处受伤。腓总神经损伤，应及早手术探查，功能不能恢复者，晚期行肌腱移位或踝关节融合矫正足下垂畸形。

腓总神经较胫神经细，共分为 3 支：膝关节支、腓浅神经

（腓骨长短肌和足外侧皮肤）和腓深神经（胫前肌、伸拇趾肌）。

（二）病因及发病机制

腓总神经损伤在下肢神经损伤中最多见。可见于腓骨小头或腓骨颈骨折、小腿石膏固定太紧、腘窝后方切割伤、胫腓关节后脱位等情况。

（三）临床表现

损伤后，胫骨前肌、趾长伸肌、趾短伸肌、腓骨长肌和腓骨短肌瘫痪，出现足和足趾不能背伸，足不能外展，足下垂并转向内侧而成为马蹄内翻足，足趾亦下垂，行走时呈“跨越步态”。小腿前外侧及足背面感觉障碍，疼痛不多见。运动障碍比感觉障碍大。

（四）治疗

在手术及其他治疗时应注意预防腓总神经的损伤，如已发生瘫痪，依据具体情况相应的治疗。

（五）观察要点

随时观察肢体感觉是否麻木、刺痛或发冷，有无垂足、垂腕现象，皮肤温度、颜色的改变，观察神经功能恢复情况。

（六）护理措施

（1）一般护理

① 损伤早期，促进全身健康，保证营养摄入，增强机体抵抗力。

② 帮助患者生活上的自理，维持基本生理需要。

③ 保持患肢温暖，经常用温水清洗肢体，保持清洁，可给予按摩，促进血液循环。

④ 鼓励患者主动进行功能锻炼及被动活动软瘫的肢体，防止肌肉萎缩、关节僵直的发生。

（2）控制感染　合理使用抗生素，现配现用，注意配伍禁忌。合理安排用药时间和顺序，控制药物浓度和滴入速度，防止静脉炎，观察药物用药效果和副反应，定期复查肝肾功能。

(3) 疼痛护理　妥善固定患肢于功能位，减轻肿胀和疼痛，观察疼痛部位、程度和性质，消除引起疼痛的诱因，稳定情绪，采用心理暗示疗法分散患者对疼痛的注意力。执行操作过程的动作要轻柔，以免增加患者的疼痛，必要时遵医嘱给予镇静剂和镇痛剂。

(4) 健康教育　向患者及家属介绍疾病的发生原因、治疗方法和愈后情况，强调功能锻炼的重要性和方法，讲解自我检测的方法及定期复查的意义，安排复查时间。

第十四章 脊柱疾病

第一节 颈 椎 病

一、定义

颈椎病是指由于颈椎间盘的退变及其继发性椎间关节退行性改变，从而引起颈部脊髓、神经、血管损害而表现出的相应症状及体征的一类疾病。常见于30岁以上低头工作者，男性多于女性。引起颈椎病常见的原因是颈椎退行性改变，严重的退变可引起周围的神经、血管等组织的受压。另外，先天性颈椎管狭窄也可引起颈椎病。创伤为颈椎病的主要诱因。颈椎病分为神经根型、脊髓型、交感型、椎动脉型及混合型。

二、病因及发病机制

（1）颈椎间盘退行性改变　是颈椎病发生和发展中的最基本的原因。颈椎间盘不仅退变出现最早，而且是诱发和促进颈部其他部分退变的重要因素。椎间盘变性后椎间关节不稳和异常活动而波及小关节，早期为软骨退变，渐而波及软骨下，形成骨关节炎，使关节间隙变窄，关节突肥大和骨刺形成，使椎间孔变窄，刺激或压迫神经根。钩椎关节侧前方退行性改变可刺激或压迫椎动脉，产生椎-基底动脉供血不全症状。在椎间盘、关节突发生退变的同时，黄韧带和前、后纵韧带亦增生肥厚，后期骨化或钙化，使椎管变窄；或在颈后伸时形成皱折，突向椎管，使脊髓及血管或神经根受到刺激或压迫。

（2）创伤　头颈部创伤与颈椎病的发病和发展有直接关系，

可使原已退变的颈椎及椎间盘损害加重。睡眠体位的不良、工作姿势不当等慢性劳损则可加速颈椎退变的进程。

（3）先天性颈椎管狭窄　指在胚胎或发育过程中椎弓根过短，使椎管矢状径小于正常（14～16mm），因此，较轻的退变即可出现症状。颈椎畸形和颅底畸形与颈椎病的发生也有重要关系。

颈椎退变后是否出现症状，取决于椎管发育的大小和退变的程度。发育性颈椎管狭窄患者更易发病，轻微退变及创伤即可致病，症状与体征也较明显，而且非手术疗法难以使症状消失，即使消失也易于复发。合并颈椎管狭窄的颈椎病患者，在采用非手术疗法无效时，应及早手术治疗，手术时如果不同时扩大颈椎管，则效果常不佳。

三、临床表现

（1）神经根型颈椎病　临床上最常见，主要因椎间盘向后外侧突出，钩椎关节或关节突增生、肥大，压迫或刺激神经根，引起颈部疼痛及僵硬。表现为颈肩痛、颈项僵直，不能做点头运动、仰头及转头活动，疼痛沿神经根支配区放射至上臂、前臂、手及手指，伴有上肢麻木、活动不灵活，X线片可显示椎间隙狭窄，椎间孔变窄，后缘骨质增生，钩椎关节骨赘形成。压头试验：患者端坐，头后仰并偏向患侧，检查者用手掌在其头顶加压，可诱发颈痛及上肢放射痛。

（2）脊髓型颈椎病　其致病原因为后突的髓核、椎体后缘骨赘、增生肥厚的黄韧带及钙化的后纵韧带压迫或刺激所致，多发生于40～60岁的中年人，早期表现为单侧或双侧下肢发紫发麻，行走不稳，有踩棉花样感觉。继而一侧或双侧上肢发麻，持物不稳，所持物容易坠落，严重时可发生四肢瘫痪，小便潴留，卧床不起，自下而上的上运动神经元性瘫痪。X线检查可显示颈椎间盘狭窄和骨赘形成。

（3）椎动脉型颈椎病　因上行的椎动脉被压迫、扭曲，造成颅内一过性缺血所致。表现为头痛、头晕、颈后伸或侧弯时眩晕加重，视觉障碍，并可有恶心、耳鸣、耳聋，甚至突然摔倒等症状。X线检查可见正位片钩椎关节模糊，骨质硬化并有骨赘形成。

（4）交感型颈椎病　是颈椎旁的交感神经节后纤维被压迫或刺激所致。表现有头痛、头晕、耳鸣、枕部痛、视物模糊、流泪、眼窝胀痛、鼻塞、心律紊乱、血压升高或降低、皮肤瘙痒、麻木感、多汗或少汗。

（5）混合型　临床上共存两型以上症状，则称为混合型。

四、辅助检查

（1）实验室检查　脊髓型颈椎病者行脑脊液动力学试验显示椎管有梗阻现象。

（2）影像学检查　颈椎X线检查可见颈椎曲度改变，生理前凸减小、消失或反常，椎间隙狭窄，椎体后缘骨赘形成，椎间孔狭窄。CT和MRI可示颈椎间盘突出，颈椎管矢状径变小，脊髓受压。

五、治疗

神经根型、椎动脉型和交感神经型颈椎病以非手术治疗为主；脊髓型颈椎病由于疾病自然史逐渐发展使症状加重，故确诊后应及时行手术治疗。

六、观察要点

（1）询问患者主诉，观察颈部及肢体活动情况，是否有麻木感及活动受限，触压时是否有压痛。

（2）在牵引过程中，观察患者是否有头晕、恶心、心悸，发现上述症状，要停止牵引，让患者卧床休息。

（3）注意观察牵引的姿势、位置及牵引的重量是否合适。

（4）观察患者的心理变化，是否有焦虑、恐惧、悲观等情绪变化。

（5）患者卧床时间较长时，应注意观察受压部位皮肤是否受损，要进行预防。

（6）术后使用心电监护仪　监测血压、脉搏、呼吸、血氧饱和度。

（7）观察伤口局部的渗血和渗液情况　术后2小时内须特别注意伤口部位的出血情况，短时间内出血量多并且伴有生命体征改变者，应及时报告医生进行处理。颈后路手术患者还应注意伤口的渗液情况。有引流管者注意保持引流通畅并记录引流量。

（8）观察患者吞咽与进食情况　颈前路手术24～48小时后，咽喉部水肿反应逐渐消退，疼痛减轻，患者吞咽与进食情况应逐渐改善。如果疼痛反而加重，则有植骨块滑脱的可能，应及时进行检查和采取相应的处理措施。

七、护理要点

1. 保守治疗　适用于神经根型、交感型颈椎病。

（1）头部牵引　用枕颌带坐位或卧位牵引，重量4～6kg，每日1～2次，每次20～30分钟，连续牵引3个月后休息2周。脊髓型颈椎病不宜牵引治疗，以免加重症状。

（2）理疗、按摩　与牵引配合治疗，在牵引后进行。可以改善局部供血，松弛肌肉痉挛，解除疼痛症状。

（3）局部制动　适用于症状较严重者，可以用颈托或支具制动。

（4）药物治疗　应用消炎镇痛药及舒筋活血药。

（5）加强颈部活动锻炼　疼痛好转后逐渐做颈部各方向活动，以增加颈部肌力。

（6）体检　平时注意卧位的姿势和枕头的高度。

2. 术前护理　手术治疗分为前路和后路两种方法。适用于长期非手术治疗无效、脊髓型有明显脊髓受压症状者。

① 给予骨科术前护理常规。

② 颈椎前路手术前7～10天，在护士的指导下进行手术体

位和推拉气管的练习。方法是仰卧位，将枕头放置在肩背部，头向后仰，颈部呈过伸位，每日 2 次，每次 15 分钟，逐渐达到每日 2 小时。推拉气管的方法是并拢四指，将气管向左或右推，手术切口在右侧气管向左推，切口在左侧气管向右推，每日 1 次，每次 5～10 分钟。

③ 颈椎后路的患者因手术时采用俯卧位，应练习俯卧位及深呼吸，每日 2 次，每次 30～60 分钟，为手术做好准备。

④ 戒烟：烟可刺激气管，使痰量增加，术后易引起肺部并发症。

⑤ 为了保证手术后颈部的稳定，术前一般给患者做颈托。其材料为聚丙烯，分前后两片，用尼龙搭扣连接。

3. 术后护理

① 手术后返病室要保持脊柱水平位搬动患者，颈部制动两侧用沙袋固定。

② 前路手术的患者可枕薄枕，使颈部呈轻度屈曲位，以防止骨滑脱。后路手术需去枕平卧或枕一薄棉垫。

③ 指导患者进行正确有效的咳嗽，痰液黏稠不易咳出时可做雾化吸入。

④ 由于手术过程中对咽喉和气管的牵拉，术后可出现咽部不适、吞咽和呼吸困难。症状轻的患者一般都能自愈，有喉头水肿的患者可做雾化吸入，每日 2～3 次，以减轻水肿。

⑤ 前路手术术后备气管切开包，注意观察患者的呼吸频率和节律。

⑥ 翻身时一定要护士协助，保持头、颈和躯干在同一平面，维持颈部相对稳定。

⑦ 患者在颈部制动的同时应尽早进行四肢功能锻炼。每日数次地进行上肢、下肢和手的小关节活动。

⑧ 术后卧床 3～5 天后，佩戴颈托可下床活动。下床的方法是先侧身坐起，逐渐将身体移至床旁，双足下垂，适应片刻，无头晕眼花感觉时再站立行走，避免长时间卧床后突然站立引起直

立性低血压而摔倒。

4. 健康指导

① 佩戴颈托3个月。向患者解释颈椎病的恢复过程是长期和慢性的，并且在恢复过程中可能会有反复，应做好心理准备，不必过分担忧。

② 告诉患者不要使颈部固定在任何一种姿势的时间过长，避免猛力转头动作。应保持正确的姿势，如伏案工作时间长，要每隔一段时间进行颈部多方向运动。

③ 保持正确睡眠姿势，枕头不可过高或过低，避免头偏向一侧。

④ 日常生活中注意加强体育锻炼，增强颈部及四肢肌力。颈部肌肉的锻炼方法：先慢慢向一侧转头至最大屈伸、旋转度，停留数秒钟，然后缓慢转至中立位，再转向对侧。每日重复数十次。

⑤ 对颈部每日早、晚进行自我按摩，采用指腹压揉法和捏揉法，增进血液循环，增强颈部肌力，防止肌肉萎缩。

⑥ 按医嘱服用药物，术后1个月复查。以后每1～2个月来院复查1次。

第二节 腰椎间盘突出症

一、定义

腰椎间盘突出症是由于腰椎间盘突出、压迫相应神经根引起的以腰腿痛为主要症状的疾病。腰椎间盘突出症是骨科的常见病和多见病，是腰腿痛的最常见病因。好发于20～50岁，男女之比为（4～6）∶1。腰椎间盘突出症是压迫马尾神经所造成的。腰椎间盘突出症状主要发生于L_4～L_5和L_5～S_1，占腰椎间盘突出症的90%～96%。

二、病因及发病机制

（1）椎间盘退变　是最基本的因素，主要表现为纤维环和髓核含水量减少，透明质酸核角化硫酸盐减少，导致髓核张力下降，弹性减小，尤其以纤维环后外侧最明显。

（2）损伤　积累伤力，特别是反复弯腰、扭转动作，是椎间盘变性的主要原因，也往往是急性发作的诱因。

（3）遗传因素　本病有一定家族好发倾向，20岁以下的青年患者中有32%的阳性家族史。

此外，还与腰部过度负荷、妊娠、脊椎畸形、急性损伤等因素有关。

三、临床表现

（1）腰痛伴下肢放射痛，下肢放射痛的特点：疼痛沿神经根分布区放射；疼痛与腹压有关；疼痛与体位和活动有明显关系，一般于活动或劳累后疼痛加重，卧床休息后好转。

（2）下肢运动、感觉异常，受累神经根所支配的区域产生肌力和感觉异常。早期感觉过敏，晚期感觉减退、消失。

（3）马尾神经受压，产生大小便功能障碍，马鞍区感觉异常。

（4）脊柱侧弯、腰部活动受限和骶棘肌痉挛。

四、辅助检查

影像学检查系诊断腰椎间盘突出症的重要手段。

① X线能直接反映腰部有无侧突、椎间隙有无狭窄等。

② CT可显示黄韧带是否增厚及椎间盘突出的大小、方向等。

③ MRI显示椎管形态，全面反映出各椎体、椎间盘有无病变及神经根和脊髓受压情况，对本病有较大诊断价值。

五、治疗

依据临床症状的严重程度，采用非手术或手术方法治疗。

（1）非手术治疗　适用于初次发作、病程较短且经休息后症状明显缓解，影像学检查无严重突出者。80%～90%的患者可经非手术治愈。

（2）手术治疗　有10%～20%的患者需要手术治疗。

六、观察要点

① 观察伤口引流同脊柱侧弯术后护理。

② 观察双下肢的感觉、活动，与术前作对比。

③ 注意观察患者是否有过敏反应，如皮疹、皮肤发痒等，预防过敏性休克。

④ 观察是否有神经根刺激征，术后口服地塞米松3天及抗过敏药物。如患者出现腰臀部疼痛，应考虑为腰肌血肿，通知医生及时处理。

七、护理要点

1. 术前护理

① 腰椎间盘突出患者早期采用保守治疗。可以卧硬板床，局部热敷、理疗。急性椎间盘突出的患者严格卧床3周，禁坐起和下床活动。

② 可采用骨盆牵引治疗，重量为7～10kg，利于髓核的回纳。牵引3周，每日1～2次，每次1～2小时。

③ 保守治疗无效，伴有神经根功能障碍者需手术治疗。

2. 术后护理

（1）术后平卧6小时，压迫伤口止血，轴型翻身，防止脊柱扭转。

（2）术后1周卧床期间进行直腿抬高锻炼，预防神经根粘连。

（3）指导患者作腰背肌的锻炼：

① 挺胸：患者仰卧，以双肘支起胸部，使背部悬空。

② 五点支撑法（1周后开始）：患者仰卧，下肢屈膝屈髋，双足放置在床上，双肘支撑体侧，用头、双肘、双足撑起全身，使背部尽力腾空离床。

③ 三点支撑法（2～3 周开始）：让患者双臂置于胸前，用头及足部撑在床上，全身腾空后伸。

④ 背伸法（5～6 周开始）：患者俯卧，抬起头，胸部离开床面，双上肢向背后伸，双膝伸直，从床上抬起双腿。即身体的两头翘起，双肩后伸，腹部为支点，形如小燕子。

⑤ 锻炼的方法应根据患者的病情决定。锻炼的幅度及次数应逐渐增加，在不疲劳无痛苦的情况下进行。

（4）单纯椎间盘切除的患者，术后 3 天即可下地佩戴支具行走。

（5）经皮穿刺腰椎间盘化学溶解术　用木瓜蛋白酶注射到椎间盘内，用药物的方法使髓核水解，治疗椎间盘突出、适用于单纯一个或两个椎间隙的椎间盘突出，直腿抬高试验及加强直腿抬高试验阳性、无神经源性损害的患者。此手术创伤小，恢复快。术后平卧 24 小时。如无异常患者 3 天即可出院。

3. 健康指导

① 卧硬板床休息，减少腰部疲劳。

② 行走时要佩戴支具，以防发生意外，如腰扭伤。

③ 继续腰背肌锻炼。

④ 佩戴支具 3 个月。

⑤ 术后 1 个月门诊复查。

⑥ 半年内不可提重物，不可急弯腰。

第三节　腰椎管狭窄症

一、定义

腰椎管狭窄症是指因原发或继发因素造成椎管结构异常，椎管腔内变窄，出现以间歇性跛行为主要特征的腰腿痛。

按国际分类法分为以下几类：

（1）脊椎退变所致的狭窄　因脊椎受老年改变及劳损的影响，而使椎板增厚，椎体骨赘增生等，使椎管产生容积上的缩小，而致狭窄、小关节肥大以及黄韧带肥厚等。

（2）复合因素所致的狭窄　先天后天畸形同时存在之狭窄，椎间盘突出使椎管容积变小，或椎间盘突出与椎管之轻度狭窄的复合原因之狭窄。

（3）脊椎滑脱症（退化性）与骨溶解病所致狭窄。

（4）医源性狭窄　有术后的骨质增生与髓核溶解素注射所造成的瘢痕增生粘连等。

（5）损伤性狭窄　如压缩骨折与骨折脱位。

（6）其他　畸形性骨炎（Pagets 病）有脊椎变形，椎管可缩小；氟中毒也可使增生畸形，造成狭窄。

二、病因及发病机制

1. 按病因将腰椎管狭窄分为先天性（或称发育性）及继发性狭窄两种。

（1）先天性椎管狭窄　椎管前后径的狭窄比横径改变明显，椎弓根缩短，狭窄累及节段较多。

（2）继发性椎管狭窄　常由脊椎退行性改变、手术、创伤、脊椎滑脱引起，其他一些病变如畸形性骨炎、氟中毒、脊柱后突畸形、脊柱侧弯畸形、后纵韧带肥厚或后纵韧带及黄韧带骨化亦可引起椎管狭窄。

2. 脊柱退行性改变是引起椎管狭窄最常见的原因，狭窄程度大致与脊椎关节退行性改变的程度成正比，呈对称性，以腰$_{4\sim5}$平面最常见，其次为腰 3～4 平面。椎间盘突出及脊椎滑移进一步加重了狭窄。此种狭窄一般较局限，常位于关节突和椎间盘平面，可分为中央部及周围部狭窄。

（1）中央部狭窄　常由于椎板和黄韧带增生肥厚及椎间盘退变，或伴有椎间盘突出所致。腰椎管前后径小于 11mm 应考虑为腰椎管中央部狭窄。

（2）周围部狭窄　由于关节突增生、黄韧带肥厚或合并椎间盘突出所致。周围部狭窄又可分为侧隐窝狭窄及椎间孔狭窄：

① 隐窝狭窄：侧隐窝的外侧为椎弓根，后面为上关节突，前面为椎体后外侧壁及邻近的椎间盘。侧隐窝最狭窄的部位是在该节段椎弓根的上缘。隐窝狭窄在普通X线片及脊髓造影片上均不能确切显示。CT扫描测定正常人侧隐窝前后宽一般5mm以上，如果小于2～3mm，临床有症状者可肯定诊断。另外CT扫描尚可见到上关节突增生、骨赘形成、椎管呈三叶形等改变。

② 椎间孔狭窄：椎间孔的上下界为椎弓根，后面为关节突，前面为椎体和椎间盘。椎间孔狭窄在脊髓造影时不能看到。标准的CT扫描横切面上可提示椎间孔狭窄。

3. 多数退行性腰椎管狭窄患者，椎管径减小的发生十分缓慢，神经组织能逐渐适应这种改变，因此多数腰椎退行性狭窄患者仅有轻微神经症状。椎管进行性狭窄，导致狭窄的椎管内压力增加，椎管内炎性组织、马尾神经缺血及摩擦性神经炎是产生临床症状的重要因素。

三、临床表现

1. 症状　腰椎管狭窄症常发生在中老年人，平均年龄为47岁。男性多于女性。开始疼痛症状不明显，只是行走时下肢有麻痛不适，当坐、卧时疼痛明显消失。临床症状大致分为腰痛、下肢痛、间歇性跛行及括约肌功能障碍等。

（1）腰痛　这类患者常伴有不同程度腰椎骨关节病，加上腰椎不稳，常可引起下腰痛，症状较轻，卧床时消失或明显减轻。腰椎前屈不受限，后伸时尤其过伸受限，有时出现腰痛。

（2）下肢痛　常表现为臀部，下肢后外侧或大腿前内侧，小腿后外侧痛，类似坐骨神经痛，但不典型，有时有痛麻，发凉感。咳嗽、打喷嚏时症状并不加重，约半数患者为双侧腿痛，有时伴有行走无力。仰卧时腰前凸增加，使症状很快加重，屈髋屈膝侧卧，使椎管容积变大，神经根松弛，症状减轻或消失。一般讲，单纯侧隐窝狭窄，症状类似腰椎间盘突出，而椎管中央狭窄，双侧下肢痛麻症状，直腿抬高阴性居多，但少数有括约肌症状。

（3）间歇性跛行 大多数患者久站或行走时，下肢发生疼痛与麻木，逐渐加重，并有沉重感与无力，以致不得不改变站立姿势或停止行走，蹲下片刻后症状消失或减轻，然而可继续行走，不久又出现症状，这种现象称为间歇性跛行，是腰椎管狭窄的典型症状。因神经受压引起，故又称神经性间歇性跛行。骑自行车时不出现症状，因此患者常以车代步。这是因为骑车时腰呈屈曲位，椎管容积增大。行走时腰变直轻度后仰，椎管腔容积变小，加重神经受压。行走活动增加神经根对血液供应需要量，因而神经根缺血，即缺血性神经炎引起症状。这种情况常表现为感觉的症状与体征重于运动的症状与体征。

（4）括约肌功能障碍 严重中央型椎管狭窄可引起排尿不畅，尿频，会阴部麻木感。男性有性功能障碍，但要排除前列腺肥大引起的症状。

2. 体征 腰椎管狭窄的骨科体征与神经体征均不多。约半数患者直腿抬高试验阳性（$<70°$），跟腱反射低下或消失，小腿与足外侧痛觉稍差。跟腱反射在老年人较常见减弱与消失，这是老年人常有糖尿病周围神经病变与老年人同时伴有周围血流灌注受损有关。这要求临床医生检查足背或胫后动脉搏动。

负荷试验（stress test），当为患者做第一次下肢神经系统检查未发现明显阳性体征，让患者行走 300～500m 后又出现症状，请患者继续再走 900m，即刻让患者躺下做第二次神经系统检查，有时可获得腱反射、肌力与痛觉等异常体征。

四、辅助检查

（1）X 线 显示椎管矢状径变小，小关节增生，椎板间隙狭窄。

（2）CT 能清晰显示腰椎各横断面的骨性和软组织结构。

（3）MRI 可判断椎间盘退变或突出，硬膜囊和神经根之间的关系等。

五、治疗

（1）非手术治疗　症状轻者可行非手术治疗。

（2）手术治疗　常行椎管减压术，以解除对硬脊膜及神经根的压迫，适用于：症状严重，经非手术治疗无效者；神经功能障碍明显，特别是马尾神经功能障碍者；腰骶部疼痛加重、有明显的间歇性跛行以及影像学检查椎管狭窄严重者。若并有椎间盘突出，可一并切除，必要时行脊柱融合内固定术。

六、观察要点

（1）生命体征的观察　一般手术后均有 3～5 天的吸收热，体温不超过 39℃。部分患者由于手术时间长，为防止脊髓神经水肿可作小剂量激素治疗。激素治疗患者的体温一般不超过 38℃，术后第 3 日即可降至正常。注意观察血压、脉搏、呼吸的变化，进行心电监护，防止意外的发生。

（2）观察出血情况　密切观察伤口敷料渗血情况，引流液的量及性状。如发现伤口大量渗血，应立即报告医生，及时处理。

（3）术后观察神经功能恢复情况　观察下肢痛或麻木症状区域，按受压神经而定。男性多出现在大腿前内方或小腿外侧，女性常达踝部。因为男性腰椎椎管最窄部位在腰 3～5 段，而女性在腰 5 骶 1 节段。中央性椎管狭窄症的症状，主要感觉腰骶部疼痛或臀部痛，很少有下肢放射痛。

（4）排尿的观察　由于麻醉因素、疼痛刺激、姿势和习惯改变均可引起排尿困难。因此，强调术前训练床上大小便特别重要，强调术后不要过早使用镇痛剂，以免影响排尿反射的恢复。发生尿潴留后，可行诱导排尿，无效时可采取导尿。

七、护理要点

1. 术前护理

（1）疼痛护理　绝对卧床休息，卧位时椎间盘承受的压力比站立时下降 50%，因此卧床休息可减轻负重和体重对椎间盘的压力，缓解疼痛。卧床3周后，可考虑戴腰围下床活动，腰围可加强腰椎的稳定性，对腰椎起保护及制动作用。

（2）体位护理　抬高床头20°，膝关节屈曲，放松背部肌肉，增加舒适感。不习惯长期侧卧者亦可在膝部垫高后屈髋屈膝仰卧，每日除必要起床外，应尽量卧床，直至症状基本缓解。指导患者及家属帮助患者进行床上翻身，同时作张口呼吸，以使肌肉放松。

（3）骨盆牵引的护理　保持有效骨盆牵引。牵引期间注意观察患者体位、牵引力线及重量是否正确，不可随意加减，以保证达到牵引的效果。加强基础护理，观察皮肤有无疼痛、发红、破损、压疮等。

（4）心理护理　患者因长期病痛而丧失不同程度的劳动能力，由于职业、年龄、经济条件不同而产生心理障碍，情绪低落，顾虑重重。主要担心手术效果及能否恢复正常劳动，这些将影响治疗工作的顺利进行。应因势利导，关心安慰患者，做耐心的解释。配合医生共同做好思想工作，说明手术的安全性，并请手术后的患者现身说法，以解除顾虑，使其树立战胜疾病的信心。以最佳的心理状态接受治疗，配合治疗，取得最佳疗效。

2. 术后护理

（1）手术后体位及翻身　术后患者睡硬板床，取左、右侧位，双膝间置软枕，肩背及臀部放置枕头以保持体位平稳，使患者感到舒适安全。其优点是便于观察伤口出血，保持脊柱过伸位，有利于脊柱术后稳定及防止扭曲。翻身时护士一手扶住患者肩膀，一手托住臀部与患者同时慢慢用力，用“圆木”滚动法翻至对侧，然后再用枕头固定肩、背、臀部。

（2）功能锻炼　为预防肌肉萎缩，术后第3日指导患者进行直腿抬高锻炼及膝、踝关节活动，神经水肿严重者待疼痛减轻后开始。拆线后指导患者俯卧做“飞燕式”腰背肌锻炼。早期锻炼能有效预防腰肌肌肉萎缩。一般卧床时间为脊椎融合术卧床3～4个月；全椎板切除术卧床2～3个月；半椎板切除术卧床1.5

个月至2个月方可下床活动。下床后应坚持每日作直腿抬高锻炼，高度从板凳-床-窗台逐渐加高为宜。因为当腿抬高40°～70°时，可将腰、骶神经根牵拉进椎间孔2～8mm，并能牵动对侧神经根，能有效预防神经根粘连。

（3）饮食护理

① 对使用激素治疗的患者要给予低盐、高蛋白饮食，注意补钾。

② 供给多品种食物，注意食物调配和烹调技术，饭菜色香味俱全，使患者增进食欲，以满足机体对营养素的全面需求。

③ 避免食用太凉的食物，以减少对胃肠道的刺激，防止肠蠕动过多及胃肠道炎症引起腹泻。

④ 多进食水果、蔬菜等纤维素含量高的食物，避免发生便秘。

3. 健康指导

（1）指导患者保持正确的姿势　应用人体力学的原理指导患者的坐、立、行、卧及持重的姿势。指出患者不正确的姿势及活动方法，协助并监督患者改正。用通俗易懂的言语讲解有关知识，使患者认识到保持正确姿势的原理、重要性及对疾病的影响。

（2）指导患者经常变换体位，避免长时间用同一姿势站立或坐位。站立一段时间后，将一只脚放在脚踏上，双手放在身前，身体稍前倾。长时间伏案工作者，应积极参加工间操活动，以免慢性肌肉劳损。不要长时间穿高跟鞋站立或行走。

（3）保护腰部　腰部劳动强度大的工人，应佩戴有保护作用的宽腰带。参加剧烈运动时，应注意患者运动前的准备活动和运动中的保护措施。

（4）积极参加适当体育锻炼，尤其是注意腰背肌功能锻炼，以增加脊柱的稳定性，同时加强营养，减缓机体组织和器官的退行性变。术后1周开始腰背肌锻炼，增强腰背肌力和脊柱稳定性。3个月内不弯腰，半年内不负重，促进机体康复。

第四节 脊柱侧凸

一、定义

脊柱侧凸是指脊柱在额状面上出现了偏离脊柱中轴线的凹凸弧度，严重者可干扰内脏功能。

除先天性脊柱侧凸外，早期都为功能性，X线片无改变；结构性脊柱侧凸则X线片上可见骨楔形变，已为不可逆性。脊柱侧凸的预后与发病年龄、病因及侧凸程度有关。发病年龄小，侧凸较轻的功能性脊柱侧凸，可通过支具或石膏矫形，预后较好；而年龄较大，脊柱结构发生改变者，应尽早手术，且预后较差。

二、病因及发病机制

脊柱侧凸的种类很多，按发病原因可分为3类：

① 先天性脊柱侧凸：与遗传因素、高龄产妇及难产有关。

② 继发性脊柱侧凸：姿态性脊柱侧凸，多由于学龄期儿童坐、卧和背书包等习惯性姿势不正确所致，是一种功能性脊柱侧凸。病理性脊柱侧凸，如脊柱肿瘤，强直性脊柱炎和脊柱骨折等，均为脊柱本身病变所致。其他，如挛缩性脊柱侧凸，代偿性脊柱侧凸、神经性脊柱侧凸等。

③ 特发性脊柱侧凸：发病原因不太明确，但发病率高，约占全部脊柱侧凸的80%，女性多于男性。虽然各种脊柱侧凸的病因不同，但脊柱的病理变化相似，侧凸多发生在脊柱的胸段和胸腰段，大多凸向右侧。

非结构性侧弯、先天性脊柱侧弯、神经肌肉型侧弯等病因比较明确，而特发性脊柱侧弯病因不清楚，可能与以下因素有关：

（1）肌肉骨骼系统　有学者认为椎旁肌生长失衡可能是特发性脊柱侧弯病理过程中的一个重要因素。

（2）生物力学因素　认为可能与骨质量低下、关节松弛、脊柱负荷不平衡等因素有关。

（3）中枢神经系统　认为可能与前庭神经功能、大脑皮质病变、脊髓空洞等有关。

（4）营养及代谢因素。

（5）内分泌系统。

（6）遗传因素。

三、临床表现

本病以女性为多，在儿童期身体增长慢，畸形并不明显，即使轻微畸形亦无结构变化，容易矫正，但此时期不易被发现。患者至10岁以后，椎体第二骨骺开始加速发育，侧凸畸形的发展即由缓慢转为迅速，1～2年内可以产生较明显的外观畸形。多数侧凸发生在胸椎上部，凸向右侧；其次好发于胸腰段。凸向左侧者较多。脊柱侧凸所造成的继发性胸廓畸形，如畸形严重，可引起胸腔和腹腔容量减缩，导致内脏功能障碍，如心脏有不同程度的移位，心搏加速，肺活量减少，消化不良，食欲不振；神经根在凸侧可以发生牵拉性症状，凹侧可以发生压迫性症状，神经根的刺激，可以引起胸和腹部的放射性疼痛；亦有引起脊髓功能障碍者、由于内脏功能障碍，患者全身往往发育不佳，躯干矮小，体力较弱，心肺储备力差。明显的脊柱侧凸，一般体格检查即可确定诊断，但是对于侧凸的角度，仍需要经X线摄片方能最后确定。同时脊椎肿瘤、结核、类风湿性关节炎等均可引起脊柱侧凸，应做细致检查。在找不到任何原因时，方诊断为原因不明性脊柱侧凸。

四、辅助检查

（1）实验室检查　除常规检查外，强直性脊柱炎患者查血HLA B-27，阳性率高达90%以上。

（2）心肺功能检查　超声心电图，肺功能等。

（3）X线　正位像可显示脊柱侧凸类型，侧位像从脊柱的矢状面测量脊柱侧凸的程度。

(4) CT　作为脊柱外科常规检查，显示椎体结构及椎管受压情况。

(5) MRI　可清楚显示椎管内异常。

(6) 脊髓造影　通过椎管内的显影定位病变部位及发现椎管内其他异常。

五、治疗

(1) 非手术治疗　肌肉训练，支具和石膏治疗，脉冲电刺激疗法。

(2) 手术治疗　矫形内固定术及脊柱融合术等。

六、观察要点

(1) 脊髓神经功能障碍　由于手术中牵拉挫伤脊髓，或破坏脊髓血供，或硬膜外血肿直接压迫，均有可能造成脊髓损伤，引起患者双下肢感觉、运动及括约肌功能障碍。术后 72 小时内应密切观察上述情况，如有患者诉伤口疼痛厉害，甚至无法忍受等异常时，立即报告医生采取紧急脱水、高压氧或手术探查等处理。

(2) 肺功能衰竭　因患者术前可能存在不同程度的肺功能降低，加上手术创伤、气管插管等刺激，可出现急性肺功能衰竭，导致生命危险。因此，术后应行床旁心电图、血压、脉搏血氧饱和度监测，以动态观察患者的呼吸循环情况。

(3) 伤口出血及脑脊液漏　脊柱手术创面大、剥离深，术后渗血较多，常规放置引流管进行负压引流，负压以 0.67～1.33kPa (5～10mmHg) 为宜，以保持引流通畅。引流量过少时，提示为血凝块堵塞或引流管扭曲；引流量多而快时，超过 500ml/24 小时，提示为负压过大或伤口渗血过多，需及时调节负压或行止血处理；引流量多且颜色较淡红时，提示为脑脊液漏，给予去枕平卧等处理。

(4) 肠系膜上动脉综合征　术后因全身麻醉或术中牵拉或维

持过度矫正位置，均可引起不同程度的胃肠道反应，出现恶心、呕吐、腹胀、腹痛现象，一般在 24～48 小时肠蠕动恢复后即可消失。若 72 小时仍有恶心，呕吐频繁剧烈，呕吐物内混有胆汁，应警惕肠系膜上动脉综合征，需及时进行对症处理，如禁食、胃肠减压、补液等。

七、护理要点

1. 非手术治疗及术前护理

（1）心理护理　无论是非手术治疗还是手术治疗，都应得到患者及家属较长时间的支持和配合。应将疾病治疗的特点告诉患者及家属，使他们了解治疗、护理的方法以及术后可能出现的并发症，以使配合治疗。

（2）饮食　由于手术创伤特别大，一定要鼓励患者多进食，补充足够的热量、蛋白质、维生素、钙等营养物质，增强机体抵抗力，增加对手术的耐受性。

（3）卧位　睡眠时采用侧卧位。

（4）矫形

① 肌肉训练：包括体操和姿势性训练，以加强胸腰背肌的主动锻炼，增强肌力，有助于矫正早期和较轻的功能性侧凸，矫正不正确姿势。

② 支具：应根据生长发育情况调节矫形支具，以免影响身体发育或在支具着力点产生压疮。

（5）术前训练

① 肺功能训练：脊柱侧凸畸形严重者，常有不同程度的肺功能降低，术前进行肺功能训练以求获得改善。训练方法有深呼吸、吹气球或吹气泡，每日 2～6 次，每次 15 分钟。

② 生活方式训练：术前 3 天训练床上进食及大、小便，以适应术后较长时间的卧床。

2. 术后护理

（1）心理护理　应得到患者及家属较长时间的支持和配合。

应将疾病治疗的特点告诉患者及家属，使他们了解治疗、护理的方法以及术后可能出现的并发症，以使配合治疗。

（2）体位　全身麻醉未醒时，平卧位，头偏向一侧，防呕吐物误入气管；应定时翻身，预防皮肤损伤，翻身时应保持头颈胸一致；1周内严禁坐起，7天后开始45°～75°靠坐，禁忌腰部折屈，四肢可做相应的活动；2周后可适当活动，但禁止脊柱弯曲、扭转。

（3）饮食　术后24小时禁食，以免引起腹胀，以后根据情况从流质饮食开始，逐渐过渡到普食。给予高蛋白、高糖类、富含维生素，适当脂肪及粗纤维饮食，同时多饮水，一方面能提高患者机体抵抗力，促进伤口及骨的愈合，另一方面能预防便秘。

（4）并发症的观察与处理

① 脊髓神经功能障碍：由于手术中牵拉挫伤脊髓，或破坏脊髓血供，或硬膜外血肿直接压迫，均有可能造成脊髓损伤，引起患者双下肢感觉、运动及括约肌功能障碍。术后72小时内应密切观察上述情况，如有患者诉伤口疼痛厉害，甚至无法忍受等异常时，立即报告医生采取紧急脱水、高压氧或手术探查等处理。

② 肺功能衰竭：因患者术前可能存在不同程度的肺功能降低，加上手术创伤、气管插管等刺激，可出现急性肺功能衰竭，导致生命危险。因此，术后应行床旁心电图、血压、脉搏血氧饱和度监测，以动态观察患者的呼吸循环情况。

③ 伤口出血及脑脊液漏出：脊柱手术创面大、剥离深，术后渗血较多，常规放置引流管进行负压引流，负压以0.67～1.33kPa（5～10mmHg）为宜，以保持引流通畅。引流量过少时，提示为血凝块堵塞或引流管扭曲；引流量多而快时，超过500ml/24小时，提示为负压过大或伤口渗血过多，需及时调节负压或行止血处理；引流量多且颜色较淡红时，提示为脑脊液漏

出，给予去枕平卧等处理。

④ 肠系膜上动脉综合征：术后因全身麻醉或术中牵拉或维持过度矫正位置，均可引起不同程度的胃肠道反应，出现恶心、呕吐、腹胀、腹痛现象，一般在24～48小时肠蠕动恢复后即可消失。若72小时后仍有恶心，呕吐频繁剧烈，呕吐物内混有胆汁，应警惕肠系膜上动脉综合征，需及时进行对症处理，如禁食、胃肠减压、补液等。

3. 健康指导

(1) 活动与休息

① 随着病情恢复，患者可逐渐进行穿衣、进食、沐浴等日常生活的料理。

② 术后3个月视病情决定能否复课。

③ 两年内限制对脊柱不协调的剧烈运动和脊柱的极度弯曲活动。

(2) 饮食 补充含铁丰富的食物，如菠菜、猪血等，以纠正由于手术出血所致的贫血。

(3) 功能锻炼 指导患者进行腰背肌锻炼。腰背肌是保证骨折发生后脊柱稳定性重建的主要因素。如腰背肌力量较差，伤后极易发生椎体的不稳和滑脱。一般患者在伤后1周内可进行腰背肌的锻炼，但在脊柱骨折伴腰背肌有较为严重的挫伤或撕裂伤时，其锻炼应推迟到伤后3～4周。锻炼方法有仰卧及俯卧锻炼法。

(4) 预防宣教

① 向社会宣教 脊柱侧凸关键在于早期预防，应教育儿童保持正确的站、坐、卧姿势；学龄儿童使用保健书包；以端坐为宜，并随身高调整坐椅和书桌高度，引导、督促儿童经常体育锻炼，做广播操，多游泳。

② 向医务人员宣教 对新生儿进行体格检查，提高先天性畸形的检出率，及早发现、及早治疗，避免畸形的发展。

第五节 臀肌挛缩症

一、定义

臀肌挛缩症是因臀肌长期反复接受药物的注射，使臀肌纤维变性或瘢痕形成，造成髋关节功能异常而出现的一系列症状。常发生于儿童，其发病原因，既往有学者认为与遗传、体质及儿童的易感性有关；但后来又有学者认为与婴儿期臀部反复注射药物有关，故又称注射性臀肌挛缩症。臀肌挛缩的病理过程是臀肌纤维的肿胀、变性、断裂、坏死液化，或者有肉芽肿形成，其肌纤维成纤维细胞及纤维细胞所代替，同时使胶原纤维玻璃样变及肌纤维萎缩。病变范围与肌纤维走向部位相一致，呈索带状。

二、病因及发病机制

(1) 肌内注射学说　认为患儿在婴儿期间反复接受肌内注射，由于注射针头的损伤和药物的化学刺激，引起创伤和化学性肌纤维炎，纤维增生。由于儿童期间患感染性疾病和接受肌内注射的机会较多，同时儿童的组织代谢旺盛，对异物刺激反应也强烈，故儿童期好发该病。

(2) 遗传学说　对于儿童的肌肉纤维挛缩的致病原因，认识不一致，因为大多数患者有婴儿时期的反复臀肌内注射历史，因此注射学说是目前大多数学者的看法。但是也确有一些病例的发病与遗传因素有关，有明显的家族倾向，其中最典型的病例为祖孙三代发病。

(3) 儿童易感性　在婴儿期间有肌内注射史的儿童中臀肌挛缩症的发生毕竟是少数，一些病例还合并有其他部位的肌肉挛缩。因此推论患病儿童可能存在某种易感因素，对肌内注射出现异常的反应。

三、临床表现

① 步态失常，多呈“八字步态”，以跑步明显，呈摇摆状

跑步。

② 站立时，双下肢不能完全靠拢，轻度外旋。

③ 坐位时，双膝分开，不能靠拢，不能跷“二郎腿”。

④ 下蹲困难。患者主诉并膝下蹲困难或下蹲时双腿需向两侧分开，或下蹲时双脚尖着地，呈提踵状或呈蛙式位。

⑤ 髋部弹响。屈伸髋关节时在股骨大粗隆表面有束带滑过并产生弹响。

四、辅助检查

病重的患儿骨盆正位X线可见股骨颈干角大于130°，股骨小粗隆明显可见，可见“假性双髋外翻”。

五、治疗

(1) 非手术疗法　适用于Ⅰ度臀肌挛缩症，患者无明显膝、髋关节功能障碍，主要症状为不会跷“二郎腿”，Ober征弱阳性。治疗方法：手法按摩，患者屈膝侧卧，被动强压膝外侧，使股内收；并膝下蹲锻炼；两足分开站立，同时做屈髋、屈膝、并膝动作及下压膝外侧；高频电局部治疗。

(2) 手术治疗　取侧卧位，手术切口位于大转子与髂后上棘连线中下1/3处，长约4～6cm。切开变薄的浅筋膜后，即能见到坚韧的纤维条索带，走行方向与肌纤维方向一致。刀刃与臀肌肌纤维方向垂直，横向外上方，斜行切断白色坚韧的纤维化条索、增厚的阔筋膜后，立即可感觉到髋内收明显改善。Ⅱ度臀肌挛缩症白色坚韧的纤维化条索较为局限，一般不超出臀大肌和臀中肌；Ⅲ度臀肌挛缩症纤维化变性挛缩区域广泛，有时可包绕到坐骨神经周围，深部可达梨状肌、上孖肌、闭孔内肌腱及髋关节囊后上方，形成关节囊挛缩。如不切开后外侧关节囊，髋关节屈曲时内收仍明显受限；斜行切开髋关节囊后上方，髋关节内收功能方可恢复。术中纤维化条索斜行切断后任其自由回缩，不切除。术中检查肢体Ober征，伸屈膝、髋关节，测试其内收功能满意后，关闭伤口。皮肤过紧时行皮瓣转移。术中翻身取对侧卧位，采用同样方法治疗。

六、观察要点

① 术后观察患者的生命体征 血压、心率、呼吸机血氧饱和度，注意患者意识状态，出现异常及时通知医生。

② 注意观察切口情况和引流管引流液的色、质和量。

③ 如患者有全身发热，切口局部红、肿、热、痛，及时通知医生处理。

④ 严密观察双下肢血运情况，了解患肢感觉情况。观察足趾、踝关节背伸及跖屈情况，了解有无坐骨神经损伤，发现异常及时报告医生。

七、护理要点

（一）术前护理

（1）心理护理 患儿对住院环境陌生，对治疗、护理过程恐惧，护理人员应以热情的态度对待患儿，使之消除不良心理，以取得合作。

（2）饮食 合理膳食，增进营养。

（3）体位 术前3天开始训练床上俯卧，以适应术中及术后卧位。

（4）双侧臀肌挛缩手术，术前留置导尿管。

（二）术后护理

1. 心理护理 因病儿对疼痛比成人更具有恐惧感，护理人员应耐心解释，精心护理。

2. 体位

（1）术后用绷带或其他约束带绑拢双膝，使双下肢呈内收位；并用软枕垫高双下肢，使髋关节、膝关节呈屈曲位，既利于臀肌的松弛，也可减轻疼痛。

（2）术后仰卧4小时后更换体位，侧卧、仰卧及俯卧交替，双侧臀肌松解则仰卧与俯卧交替，以预防骶尾部压疮的发生。

（3）伤口护理　由于臀肌挛缩松解手术创面大，出血较多，应重视伤口局部护理。密切观察伤口敷料渗血情况，渗血多时可用沙袋置于伤口处以压迫止血；保持伤口引液管通畅，以防创面积血导致伤口感染。

（4）功能锻炼　向病儿及家属说明功能锻炼对切除挛缩索带后髋关节功能改善的意义。术后3天，疼痛减轻时，解除双下肢的约束，进行功能锻炼，其方法与步骤：

① 被动床上训练：患儿平卧于床上，逐渐屈曲膝关节、髋关节，使屈膝的下肢贴于腹部，然后护理者或家属托住患儿头颈部，一手压住屈曲的膝关节，使患儿由卧位改为蹲位。

② 在床上坐起，双下肢伸直，双膝关节并拢，然后扶患儿下地行走（避免外旋、外展步态）。

③ 被动训练几天后，应开始主动锻炼。方法：患儿下地，扶住床栏，自己下蹲，下蹲过程中，足跟着地，双膝关节并拢；然后又改为站立。反复练习，但应循序渐进，以防伤口裂开、出血乃至感染。

（三）健康指导

（1）功能锻炼　继续主动功能锻炼，拆线后练习搭“二郎腿”，坚持2个月以上。

（2）复诊　术后2个月复诊，如锻炼期间出现伤口疼痛、出血或异常情况随时就诊。

（3）预防宣教　对儿童尽量避免臀肌内注射，尤其避免用苯甲醇作溶媒的青霉素类药物注射，以保护臀肌，保护儿童的健康。

第十五章 骨与关节感染

第一节 急性血源性骨髓炎

一、定义

急性血源性骨髓炎是指骨组织受到细菌侵袭而引起的急性炎症。多见于3～15岁儿童、青少年，男、女之比为4∶1。发病部位以股骨、胫腓骨及肱骨多见，大约为80%。最常见的致病菌为金黄色葡萄球菌，其次是乙型链球菌。本病多系血源性播散，致病菌主要来源于身体其他部位的痈、疖、皮肤脓肿、扁桃体炎和中耳炎等感染病灶，在患者全身或局部抵抗力下降时引起感染。由于小儿骨骼的血液供应比成人丰富，干骺端有许多终末动脉形成血管襻，致使该处血流缓慢，致病菌容易在此沉积，导致长骨干骺端易发生感染。另外，局部创伤后可诱发此病，是由于组织创面出血造成干骺端附近血肿，利于细菌生长。

二、病因及发病机制

本病多发生于儿童及青少年，起始于长骨的干骺端，成团的细菌在此处停滞繁殖。病灶形成后脓肿的周围为骨质，引流不好，多有严重的毒血症表现，以后脓肿扩大依局部阻力大小而向不同方向蔓延。

(1) 脓肿向长骨两端蔓延。由于小儿骨骺板抵抗感染力较强，脓液不易通过，所以多流入骨髓腔，而使骨髓腔受累。髓腔内脓液压力增多后，可再沿哈佛管至骨膜下层，形成骨膜下脓肿。

（2）脓液突破干骺端的坚质骨，穿入骨膜下形成骨膜下脓肿。骨膜下脓肿逐渐增大，压力增高时，也可沿哈佛管浸入骨髓腔或穿破骨膜流入软组织。

（3）穿入关节，引起化脓性关节炎。小儿骨骺板对感染抵抗力较强，因此由于直接蔓延而发生关节炎的机会甚少，但成人缺乏这道防线，就比较容易并发关节炎。若干骺端处于关节囊内时，感染就能很快进入关节内。如股骨上端骨髓炎并发髋关节炎。

三、临床表现

（1）症状　以胫骨上段和股骨下段多见，其次为肱骨。发病前多有创伤史和感染灶。起病急，有明显中毒症状，寒战、高热、体温高达 39℃ 以上、食欲减退、烦躁不安、呕吐和惊厥，重者可发生感染性休克。

（2）体征　患肢持续剧痛，附近肌肉挛缩。局部皮温增高，有深压痛，3～4 天后局部出现皮肤水肿，压痛明显，表示已形成骨膜下脓肿，脓肿穿破骨膜进入软组织，局部红、肿、热、痛更明显，并有波动感。3～4 周后，脓肿穿破皮肤，疼痛缓解，体温可随之下降，但局部经久不愈形成窦道，转入慢性骨髓炎阶段。

四、辅助检查

（1）X 线检查　早期无明显骨质改变，一般在发病 2 周后，方开始显示病变，可见骨质模糊，呈虫蚀样破坏和骨膜反应，并可见肿胀的软组织阴影。数周后可见死骨和骨壳形成。

（2）实验室检查　白细胞计数明显升高（20～30）$\times 10^9$/L，中性粒细胞＞70％，红细胞沉降率快，血清 C 反应蛋白增高。其中 C 反应蛋白试验较红细胞沉降率及白细胞计数灵敏度高，有利于观察病情的变化。血培养可为阳性，最好在高热寒战时抽血检查阳性率高。若有骨膜下脓肿，可穿刺抽脓，进行脓液培养及药物敏感试验。

五、治疗

① 卧床休息，肢体制动。

② 患肢抬高。

③ 全身支持疗法。

④ 早期使用足量的抗生素。

⑤ 选择合适时间进行手术。

六、观察要点

由于细菌毒素被吸收后易致败血症、脓肿转移，而可导致心肌炎（脉搏细速、心律不齐、期前收缩等）、心包炎（血压下降，心包积液）、肺脓肿（咳嗽、咳脓痰、呼吸困难）。应密切观察有无上述症状，并及时做出相应处理，严格控制输液速度，谨防肺水肿的发生。

七、护理要点

1. 非手术治疗及术前护理

（1）心理护理　由于本病起病急，全身中毒症状明显，患者多系儿童，家属紧张，患儿对环境不适应，易哭闹，不配合治疗。应亲切和蔼地对待患者，做护理评估时动作轻柔，做各种护理操作时耐心解释、技术娴熟，以取得患者及家属的配合。

（2）饮食　给予高热量、高蛋白、富含维生素食物。但往往患儿厌食，鼓励喝酸奶和鲜奶，其中酸奶的凝块细小易于消化，可减少胃酸消耗，并有一定抑菌功能。少食多餐，注意色、香、味，以补充营养，增强抵抗力；并发心肌炎时宜低盐饮食，限制水的摄入，以免加重心脏负担。

（3）体位　卧硬板床休息；并发肺部感染时半坐卧位，以利咳嗽排痰。

（4）用药护理

① 在使用抗生素之前，采血送检做细菌培养及药物敏感试

验。采血宜在高热、寒战时进行，以便获得阳性结果。

② 使用抗生素时，注意药物的配伍禁忌，了解药物在血中的浓度和半衰期，合理安排用药时间，观察疗效，慎防不良反应。值得注意的是大剂量联合应用抗生素后，可能出现二重感染，如伪膜性肠炎，表现为腹泻，大便如泔水或蛋花汤样；真菌性口腔炎则表现为口腔黏膜溃疡。出现上述情况及时报告医生采取相应措施。

2. 症状护理

（1）高热

① 配合医生积极查明发热原因，观察热型变化，以便有针对性地给予治疗。

② 减少体热产生及增加体热散失：置空调房间，保持室温18～22℃，湿度50％～70％，且通风透气。温水或乙醇擦浴、冰敷、冰盐水灌肠。遵医嘱使用退热剂，必要时人工冬眠疗法。采取降温措施30分钟后应复查体温，并继续观察其变化：＞37.5℃，每日测3次；＞38.5℃，每日测4次；＞39℃，每日测6次。

③ 减少发热对身体造成的影响：高热时卧床休息，吸氧。给予清淡且易消化的高能量、富含维生素的流质或半流饮食，保证营养及水分的摄入。保持口腔清洁，口唇干燥时涂液状石蜡或护唇油，以防口腔炎及口唇干裂。保持皮肤清洁，沐浴、擦浴、更衣、换床单，避免着凉，预防压疮。

（2）疼痛　由于长骨的干骺端是一封闭的坚硬骨腔，炎性反应使髓腔压力急剧上升，引起剧烈的疼痛，需采取以下措施：①限制患肢活动：病变在四肢长骨常用石膏托固定，在髋部行皮牵引固定；②保护患肢：搬运时动作要轻稳，以减少刺激；③关心患者，耐心解释，稳定其情绪，以增加患者对疼痛的耐受力；④遵医嘱给予镇静剂、镇痛剂。

3. 术后护理

（1）伤口护理　确保伤口灌洗引流通畅，防止逆行感染。

① 向患者及其家属说明在钻孔或开窗引流术后，继续维持伤口灌洗和引流通畅的必要性；采用大量抗生素液持续灌洗，可以尽快控制炎症，防止死骨形成。

② 骨髓腔灌洗：根据病灶及其髓腔大小，选用长为60～90cm、内径为0.3～0.4cm的硅胶管或塑料管2根，分别作灌注管及引流管，对病灶范围大而深者可用4根（2套）管。置在骨髓腔的一段与骨髓腔等长的引流管剪4～6个侧孔，将灌注管自骨髓腔一端经肌肉、筋膜、皮下，在距切口缘3～5cm处斜行穿出皮肤，并将其牢靠地固定在皮肤戳口缘。依相同方法将引流管自骨髓腔另端引至切口外，通过滴入大量抗菌药液，达到直接杀灭细胞，局部冲洗，引流脓液，减轻毒血症状的目的。

（2）皮肤护理　由于患者体弱、营养不良、皮肤娇嫩、疼痛所致强迫体位、灌洗液外漏等因素易致皮肤破损，必须做好皮肤护理。

① 保持灌洗引流通畅是关键。出现渗漏时及时报告医生酌情处理，并更换浸湿之敷料和床上用物，擦拭局部皮肤，保持床单整洁和皮肤清洁。

② 每2～3小时翻身按摩1次。患儿用“尿不湿”接小便，并及时擦拭以保持干爽。

③ 加强营养，可经口进食和静脉营养。

（3）预防病理性骨折　由于骨质受炎症侵犯后，髓腔破坏，骨质疏松，一旦局部缺乏保护，容易发生病理性骨折。预防：

① 抬高患肢，有利于静脉回流，减轻肿胀。

② 移动患肢时稳、准、轻。

③ 观察邻近关节是否出现红、肿、热、痛及身体其他部位有无病灶转移，警惕骨组织感染后发生骨质疏松及破坏而骨折。

4. 健康指导　由于急性骨髓炎治疗时间较长，治疗不彻底易转变为慢性炎症或病理骨折。向患者尤其是向家属提供出院指导显得尤为重要。

（1）生活　加强营养，改善卫生条件，增强机体抵抗力。

(2) 体位　患肢保持功能位，防止过早负重而致病理性骨折。需待X线检查显示病变已恢复正常时，才能开始负重。

(3) 药物　必须坚持使用抗生素至体温正常后2周，以巩固疗效。

(4) 复诊　若伤口愈合后又出现红、肿、热、痛、流脓等提示转为慢性，需及时诊治。

第二节　慢性血源性骨髓炎

一、定义

慢性血源性骨髓炎多因急性血源性骨髓炎诊断不及时或处理不当，或机体抵抗力低下等因素导致病情继续发展演变而成。它是一个连续的过程，出现死骨、死腔和窦道是慢性血源性骨髓炎的标志。80%致病菌为金黄色葡萄球菌，其次为溶血性链球菌、表皮葡萄球菌、铜绿假单胞菌等。

二、病因及发病机制

感染由血源性微生物引起（血源性骨髓炎）；从感染组织扩散而来，包括置换关节的感染，污染性骨折及骨手术，最常见的病原体是革兰阳性菌。革兰阴性菌引起的骨髓炎可见于吸毒者，镰状细胞血症患者和严重的糖尿病或创伤患者。真菌和分枝杆菌感染者病变往往局限于骨，并引起无痛性的慢性感染。危险因素包括消耗性疾病、放射治疗、恶性肿瘤、糖尿病、血液透析及静脉用药。对于儿童，任何引起菌血症的过程都可能诱发骨髓炎。

骨的感染伴发血管阻塞时，会引起骨坏死和局部感染扩散。感染可穿过骨皮质播散至骨膜下，并形成皮下脓肿，后者会自发性穿透皮肤引流。

三、临床表现

绝大部分患者有急性骨髓炎病史。静息期可无全身症状，患肢局部增粗、变形，或有肢体不等长的畸形。皮肤色素沉着，间杂瘢痕，易形成慢性溃疡。窦道经久不愈，常有死骨排出，窦道口常有肉芽组织增生，流出恶臭脓液。急性发作时，局部有明显的红、肿、热、痛，体温可升高，原已闭合的窦道开放，流出大量脓液和死骨，之后炎症逐渐消退，窦道口再次闭合。慢性骨髓炎反复发作或长期流脓，可出现贫血、衰竭等慢性中毒性症状。

四、辅助检查

（1）X线平片　可见骨质增厚、硬化，不规则骨腔和大小不等的死骨，整个长骨增粗，密度不均匀，有时有弯曲畸形。

（2）CT检查　因骨质浓白难以显示死骨者可做CT检查，可以显示脓腔与小型死骨。

（3）窦道造影　应用碘水造影剂进行窦道造影，可了解窦道与骨腔及死骨的关系。

五、治疗

慢性骨髓炎的治疗原则：保持引流通畅；消灭死腔；清除死骨。

六、观察要点

① 观察患者生命体征情况。

② 冲洗期间密切观察闭式灌洗引流管引流液的颜色、量、性状等。

七、护理要点

1. 营养护理

① 慢性骨髓炎患者长期处于消耗状态，易致营养低下而消瘦、虚弱。应鼓励患者多食高蛋白、高热量、丰富维生素、易消化的食物。对于食欲差的患者，少食多餐，以利消化、吸收。加强口腔护理，适当给予消化酶制剂，可促进消化液的分泌，增加食欲。后期可鼓励患者多食一些滋补肝肾及补气养血食物，如鸡

蛋、牛奶、瘦肉及动物肝肾等，忌食辛辣、生、冷、硬、腥等食物。制作时应注意营养素的搭配以及色、香、味，以增加食欲，增强机体抵抗力。

② 静脉输入新鲜血液，也可输入人血蛋白、氨基酸、脂肪乳剂等营养物质，增强机体抵抗力。

2. 心理护理　由于炎症反复发作，久治不愈，患者忧虑而致失眠。应经常与患者谈心，给予安慰和鼓励，使其树立战胜疾病的信心。同时帮助患者解决生活中的实际困难。向患者介绍病情及治疗方面的进展以及被治愈的病例，以减少疑虑，取得配合。

3. 预防肌肉萎缩、关节挛缩　由于患者长期卧床，肢体缺乏活动可致肌肉失用性萎缩、关节挛缩甚至关节畸形，因此应重视功能锻炼。当肢体因固定而不能进行活动时则应练习肌肉的等长收缩，每日 100～500 次，以感觉肌肉有轻微酸痛为度；按摩患肢；未固定的关节若无禁忌则应进行主动活动；做引体向上、抬臀和深呼吸活动，以促进血液循环，减少并发症。

4. 健康指导　患者与家属应高度重视疾病的转归，预防复发。

① 勇于面对现实，保持心情舒畅。

② 加强营养。

③ 保证休息。

④ 坚持使用抗生素到临床症状消失 2～4 周，出现不适症状及时就诊。

⑤ 坚持功能锻炼。

第三节　化脓性关节炎

一、定义

化脓性关节炎是指细菌引起的关节内化脓性感染。多见于 5

岁以下儿童，好发于髋关节和膝关节，以单侧多见。最常见的致病菌为金黄色葡萄球菌，占85%左右；其次白色葡萄球菌、链球菌、肺炎双球菌和肠道杆菌等。细菌侵入关节内的途径有：①血源性：身体其他部位的化脓性病灶内细菌通过血液循环传播至关节内；②邻近关节附近有化脓性病灶直接蔓延至关节腔内；③创伤性：细菌通过开放性伤口直接进入关节引起感染；④医源性：关节手术或关节穿刺后发生的感染。

二、病因及发病机制

致病菌主要为金黄色葡萄球菌，占80%左右。文献报道，婴幼儿化脓性关节炎常为溶血性链球菌。感染途径最多的是细菌从身体其他部位的化脓性病灶，经血液循环播散至关节。但有时找不到原发感染病灶，并非少见。关节邻近的化脓性骨髓炎也可直接蔓延引起，这种情况最常见于髋关节，可由股骨上端或髂骨骨髓炎蔓延所致。细菌也可由关节开放性损伤直接进入关节腔。除此之外，各种关节手术、关节穿刺、关节镜检查引起的继发性感染，是值得注意的医源性原因。除细菌毒力外，机体抵抗力的低下是诱发关节感染的又一重要因素，如疲劳过度、大病初愈、长期或大量使用肾上腺皮质激素后、糖尿病、酒精中毒、低γ-球蛋白血症、营养不良等，使在一般情况下不易致病的细菌，可乘虚而入引起发病。

三、临床表现

（1）症状　起病急骤，全身不适，乏力，食欲不振。寒战高热，体温高达39℃以上，全身毒血症症状，甚至出现谵妄与昏迷。

（2）体征　病变关节剧烈疼痛。浅表关节局部红、肿、热、痛明显，功能障碍，关节处于半屈位，使关节囊松弛，增大关节腔的容量，缓解疼痛；深部关节如髋关节有厚实的肌肉覆盖，局部红、肿、热不明显，关节常处于屈曲、外展、外旋位。任何方向的活动均使关节疼痛加重，患者常拒绝做检查。

四、辅助检查

(1) 实验室检查　白细胞计数及中性粒细胞增多。红细胞沉降率增快，关节穿刺，关节液可为浆液性、血性、混浊或脓性，内含白细胞、脓细胞和革兰阳性球菌。

(2) X线检查　关节X线片早期可见关节周围软组织肿胀，关节间隙增宽；稍后可见附近骨质疏松，关节间隙变窄或消失，骨面毛糙，可有骨质破坏、增生、硬化；晚期，关节有纤维性融合或骨性融合。有时可见骨骺滑脱或病理性关节脱位。

五、治疗

治疗原则是早期诊断，早期处理，保留关节功能，减少残疾。早期积极正确的治疗，是避免肢体功能障碍的关键。

六、观察要点

观察患者的生命体征，根据肢体局部的红肿、疼痛程度判断感染的严重程度。观察脓液的颜色、气味、黏稠度判断细菌的种类，为合理应用抗生素提供临床依据。

七、护理要点

1. 常规护理

(1) 卧床休息　急性期患者应适当抬高患肢，限制活动；保持患肢功能位，以减轻疼痛，消除肿胀，并预防关节畸形。急性期过后，鼓励患者做主动活动。

(2) 高热护理　给予乙醇擦浴、温水擦浴、头置冰袋等方法进行物理降温，必要时遵医嘱行药物降温。

(3) 药物观察　根据细菌培养和药物敏感试验合理选用抗生素。注意用药浓度和药物滴速，观察药物的副反应。

2. 专科护理

（1）引流管的护理　经一般治疗效果不理想的患者，可行关节切开置管冲洗引流。保持冲洗管和引流管通畅，维持引流管呈负压状态。观察引流液的性质，有无渗漏，及时更换污染的敷料。每日更换负压吸引器，注意无菌操作。妥善固定引流管，避免堵塞、扭曲、脱落。

（2）石膏固定的护理　临床上常采用石膏固定限制患肢活动，防止炎症扩散；减轻疼痛；防止肌肉萎缩。在石膏未干前减少搬动，勿使其折断，冬季可用电吹风吹干；从膝关节凹处将患肢抬高，观察末梢血液循环及有无石膏压迫症状；保持石膏清洁，尤其是女患者，教会其仰卧排便的方法，避免尿液、粪便污染；髋人字形石膏固定的患者，要观察臀部、骶尾部是否石膏过紧，以防压疮。有无恶心、呕吐、腹胀等石膏综合征的发生，给予对症处理，必要时，在腹部开窗，并在背部适当垫枕以减轻对腹部的压迫。

（3）功能锻炼　急性期患者可做等长收缩和舒张运动；待炎症消退后，关节无明显破坏者，应鼓励患者逐渐锻炼关节功能，并配合理疗和热敷，防止关节内粘连和强直；对正常的关节应该做主动功能训练，防止废用性萎缩。

（4）出院指导　教会患者带石膏活动方法。

① 翻身法：必须待石膏干后进行。患者仰卧向患侧床边移动，然后伸直健腿，双手抓紧头侧栏杆，在护理人员协助下向健侧翻转，然后将身体移至床中央。

② 坐起法：患者先向患侧移动，臀部抵达床沿，然后双手抓住固定在床尾的拉绳，用力坐起。

③ 下地法：将患肢用绷带在下面兜住患肢石膏足底部，上面挂在颈部，使患肢悬空不负重，借助双拐下地活动。

3. 健康指导

① 向患者及家属介绍疾病的发生原因、治疗方法和愈后

情况。

② 讲解石膏护理的方法。

③ 强调功能锻炼的重要性和方法。

④ 介绍压疮产生的原因及预防压疮的方法。

⑤ 讲解自我检测的方法及定期复查的意义，安排复查时间。

第十六章 骨与关节结核

第一节 脊柱结核

一、定义

脊柱结核是结核杆菌侵犯脊柱的一种继发性病变，占全身骨与关节结核的首位。其中椎体结核为99%，是由于椎体负重大、劳损多；椎体上肌肉附着少，椎体内松质成分多，椎体营养动脉多为终末动脉所致。在整个脊柱中，又以腰椎发病率最高，胸椎次之，胸腰段居第三位。本病以儿童多见。

二、病因及发病机制

结核杆菌由体内其他结核病灶经血行播散至脊柱。

三、临床表现

1. 全身症状　患者常有午后低热、食欲不佳、消瘦、盗汗、疲乏无力等症状。

2. 局部症状

(1) 疼痛　多为轻微钝痛，活动后加重，休息后减轻。在受累脊椎的棘突有压痛及叩击痛。脊髓及神经根受压时常有神经的放射痛。

(2) 姿势异常　因病变部位不同，患者所采取的姿势也不同。颈椎结核患者常有头前倾、颈缩短、双手托住头部的姿势；腰椎结核患者站立、行走时头向后仰，腰部僵直如板，拾物时不敢弯腰而取屈髋、屈膝位，以防腰背疼痛，称为拾物试验阳性。

(3) 脊柱畸形　脊柱结核最常见的畸形是后凸畸形，侧弯不常见。后凸畸形严重者，胸骨向前突出呈“鸡胸”畸形。

(4) 活动受限　由于病椎周围肌群保护性痉挛，导致受累脊柱活动受限。

(5) 寒性脓肿及窦道　脓肿可在局部扩散为椎旁脓肿，颈椎结核脓肿可汇聚于咽后壁及颈两侧，腰椎结核其脓肿可沿腰大肌向下引流到下腹部，成为腰大肌脓肿。脓肿破溃后可出现窦道，经久不愈。

(6) 脊髓压迫症状　当脓肿及病灶压迫脊髓时，患者可出现不同程度的感觉、运动、反射、括约肌功能障碍。

四、辅助检查

X线片可显示骨质破坏，椎间隙变窄或消失，椎体塌陷、空洞、死骨和软组织阴影等征象。CT、MRI检查能显示病椎与脊髓的关系、受累的程度及范围。

五、治疗

对结核活动期的患者需卧硬板床休息，病变静止者可用支架、围腰、石膏颈或石膏背心保护。对有手术指征的患者，非手术治疗是手术治疗必要的术前准备。手术治疗的目的是清除病灶、解除压迫，植骨融合、稳定脊柱。手术方式有很多种。根据病情选用病灶清除、脓肿刮除、窦道切除、植骨融合、内固定等手术。

六、观察要点

(1) 体温和脉搏　患者入院后不管体温、脉搏正常与否，均应每日测3次且应准确，以便观察其变化，从而判断抗结核药物的疗效及选择手术时机，为医生制定下一步的治疗方案提供客观的依据。

(2) 肢体及排便功能　观察患者四肢活动、感觉有无减退或消失，大、小便是否障碍等，从而判断病情是否好转或加重，以便医生调整治疗方案。

七、护理要点

1. 手术治疗及术前护理

(1) 心理护理 脊柱结核系慢性病，病程长，抗结核药应用时间可长达2年，用药过程中可出现副反应，加之患者体质弱，生活自理能力下降甚至丧失，而且大部分患者发病前生活即处于贫困状态，发病后则是“雪上加霜”，容易产生悲观厌世情绪。医护人员应深入病房，耐心解释病情及预后，解除顾虑，取得患者及家属的支持与配合，调动其主观能动性，配合治疗，对治疗充满信心。

(2) 饮食 告知患者及家属，充足的营养是促进结核病治愈的重要措施之一。鼓励进食高蛋白、高热量、富含维生素的食物，如牛奶、鸡蛋、瘦肉、豆类、鱼、麦片、新鲜蔬菜和水果。同时注意饮食的多样化及色、香、味、形等，以促进消化液的分泌，增加食欲。保证总热量在8368～12552kJ/d，其中蛋白质1.5～2.0g/(kg·天)。对肝功能和消化功能差的患者，给予低脂、优质蛋白、清淡的膳食，以减轻胃肠及肝脏的负担。

(3) 体位 脊柱结核患者需卧硬板床休息。但患者往往难以遵守，需督促执行，并反复向患者及家属强调卧床休息的必要性：预防瘫痪或瘫痪加重，降低机体代谢，减少消耗；对病变处于静止期，脊柱仍不够稳定的患者，可用颈托、腰围或石膏背心保护。

(4) 皮肤护理 脊柱结核患者由于长期卧床，营养低下，活动无耐力，极易出现皮肤破损。应经常为患者擦浴，按摩受压部位及骨隆突处；保持床单清洁、平整、干燥；鼓励患者在床上充分活动肢体，必要时协助翻身；当寒性脓肿向体外穿破形成窦道时，应及时更换敷料，防止脓液侵蚀局部皮肤引起溃烂。

(5) 用药护理

① 大多数抗结核药物对肝脏都有一定的毒性作用，应定时进行肝功能监测。

② 若出现指、趾末端疼痛、麻木等症状，系异烟肼引起的周围神经炎，可予以维生素 B_6 加以防治。

③ 若出现耳鸣、耳聋、眩晕症状，系链霉素、卡那霉素对听神经的损害，应及时停药。

④ 若视力有改变，系乙胺丁醇对视神经的损害，应及时停药。

⑤ 若出现胃肠道反应而影响食欲，系对氨基水杨酸钠引起，可使用碳酸氢钠减轻之。

（6）备皮　手术前，根据手术方式给予相应的备皮。如颈椎前路手术需刮胡须，后路手术则需剃头；胸、腰椎前路手术需剃胸毛，后路手术则需准备整个背部的皮肤；需植骨时，备会阴部皮肤。

2. 术后护理

（1）体位　根据麻醉方式选择体位。颈椎结核术后需用颈托或沙袋固定颈部，以防颈部扭曲引起植骨块松动、内置物断裂。腰椎结核前路术后需用沙袋压迫伤口，以防病灶处渗血及死腔形成。根据手术部位与方式决定卧床时间，一般为 3～6 个月。

（2）潜在并发症的观察与护理

① 休克：由于脊柱结核患者病程长，存在不同程度的营养不良，手术创面大，术后可能出现低血容量性休克。加之手术常使用全身麻醉，因此，术后 3 小时内需每 30 分钟测量 1 次脉搏、呼吸、血压，病情平稳后 24 小时内每 1～2 小时测量 1 次，同时观察肢端温度、皮肤弹性、皮肤及口唇色泽，毛细血管回流反应、尿量等，谨防低血容量性休克。一旦出现，应及时报告医生，加大氧气流量，加快输液速度或输血。

② 窒息：颈椎结核并有咽后壁脓肿或全身麻醉术后未清醒时可出现窒息。应向患者及家属说明颈椎结核出现咽后壁脓肿时可导致吞咽困难，应根据吞咽程度选择易消化的、高营养的流食、半流食、软食，进食速度慢而均匀，防止食物呛入气管而窒息；全身麻醉术后患者在清醒前去枕平卧，头偏向一侧，并有专

人守护，避免呕吐物误吸。一旦出现窒息，迅速吸出异物，必要时气管切开。

③ 瘫痪：当体位不当致脊髓受压或手术后脊髓水肿等均有可能引起瘫痪或使原有瘫痪加重。应观察患者的双下肢运动、感觉、大小便等情况，若功能改善，表示已解除脊髓受压；若功能变差，则可能为脊髓水肿等，应立即报告医生做相应处理。

④ 气胸：由于胸椎结核病灶清除术过程中易致胸膜破裂而出现呼吸困难等，不必惊慌。少量积气，可自行吸收；积气量较大时，出现呼吸音减低、呼吸短促、胸闷等缺氧症状，应及时报告医生，并协助做闭式抽气；合并有血气胸时，应做胸腔闭式引流，并给予高流量吸氧。

（3）功能锻炼　鼓励卧床患者翻身，坐起或下床活动；合并截瘫或脊柱不稳者，做抬头、扩胸、深呼吸、咳嗽和上肢运动，同时进行被动活动并按摩下肢各关节，以防止关节粘连、强直。进行功能锻炼时应注意：

① 活动时间：术后 1～2 天内并有发热时不宜锻炼，以免引起疼痛，加重心脏负担，使病情恶化。

② 活动量：根据患者耐受能力而定，以不感到疲劳为宜，且应循序渐进，持之以恒。

③ 观察反应：锻炼过程中，如出现活动后精神不振、疲乏无力、疼痛加剧、病情加重等，应暂停锻炼。

3. 健康指导　由于骨与关节结核患者治疗时间长，且需采取综合措施才能彻底治愈，必须取得家属的重视与支持以及患者的配合，出院指导尤为重要。

（1）适当休息，保证营养供给。

（2）服药　在医生指导下连续服用抗结核药 2 年左右，不可间断，并注意观察药物的副反应，每月检查血常规、红细胞沉降率、肝功能和听力等。

（3）了解痊愈标准　全身情况良好，体温正常，食欲好，连续 3 次红细胞沉降率正常；局部症状消失，无疼痛，窦道闭合；

X线显示脓肿缩小乃至消失，或已钙化；无死骨，病灶边缘轮廓清晰；起床活动已1年，仍能保持上述4项指标。符合上述标准可停止抗结核治疗，但仍需定期复查。

第二节　髋关节结核

一、定义

髋关节结核占骨关节结核的20%～30%，发病率仅次于脊柱结核及膝关节结核，多发生于10岁以下儿童。髋关节结核中以单纯滑膜结核较多见，其次为单纯骨结核和晚期全关节结核。

二、病因及发病机制

结核杆菌由原发病灶经血行播散到髋关节。

三、临床表现

1. 全身症状　有低热、食欲不振、消瘦、贫血等结核病全身表现。

2. 局部症状

(1) 疼痛　早期多为偶发的髋关节疼痛，逐渐发展为经常性疼痛，并有压痛，活动时加重。疼痛随病变的发展而加重，可沿闭孔神经向膝部放射。儿童在夜间熟睡时，由于保护性肌肉痉挛消失，翻身或关节活动时可引起疼痛，常有惊哭现象，称为“夜啼”。

(2) 功能受限　由于活动时关节疼痛可引起肌肉痉挛，起到保护性的制动作用。肌肉痉挛导致髋关节活动受限，可引起关节强直或股四头肌、臀肌废用性肌肉萎缩。

(3) 畸形　髋关节发生屈曲内收挛缩畸形。患者取仰卧位，将下肢伸直时，腰椎产生代偿性前凸加大；将腰放平时出现曲髋畸形，称为Thomas征阳性。由于股骨头、髋臼进行性破坏和屈曲内收痉挛，可引起髋关节病理性脱位或肢体短缩。儿童因有骨骺生长受影响，肢体短缩更明显。由于疼痛、骨质破坏、畸形和肢体变短、患者有不同程度的跛行，甚至不能走路。

（4）肿胀及脓肿　晚期可见髋部肿胀，常有寒性脓肿或窦道形成，大多出现在大腿上外侧或前外侧、髋关节内侧，常有混合感染。

四、辅助检查

（1）X线检查　应拍摄骨盆正位片，以便对照。一般X线表现骨质破坏、死骨、空洞、骨质疏松、关节间隙增宽或狭窄。关节囊肿张，闭孔变小。

（2）其他　明确诊断应依靠病理学和细菌学检查。

五、治疗

（1）单纯滑膜结核　早期全身支持治疗的同时，可用关节内注射抗结核药物治疗，如有肌肉痉挛和关节畸形，则进行皮肤持续牵引。如经上述治疗无明显疗效，可考虑行滑膜切除。

（2）单纯骨结核、全关节结核早期　一般情况好，病灶局限于股骨头及颈部，行病灶清除术，术后皮肤牵引2周，可保留部分关节功能。

（3）全关节结核晚期　在清除病灶基础上施行融合术。对病变已静止者行关节成形术，恢复关节功能。

（4）外展截骨　用于纠正内收、屈曲畸形，恢复功能位，术后需髋人字石膏固定。

六、观察要点

观察生命体征变化，每2小时监测体温、脉搏、呼吸、血压，及时防治休克。观察伤口渗血情况，保持敷料清洁干燥，避免大小便污染，有渗液、渗血应及时更换敷料。

七、护理要点

（一）术前护理

（1）发热护理　因结核患者长期低热、盗汗，应及时擦洗皮肤，更换清洁干燥的衣裤、床单，使患者舒适。若退热过程中患者大量出汗，体液丢失过多，要鼓励患者多饮水，适当给予静脉补液，维持水、电解质平衡，防止发生虚脱。若体温超过39℃，应每4小时测量体温1次，并采用物理降温措施，如温水擦浴、乙醇擦浴、冰敷等，必要时给予药物降温，防止惊厥、谵妄等发生。

（2）休息及饮食护理　保持病室空气新鲜，适当调节室温及光线，使患者得到良好的休息，可降低机体代谢，减少消耗，有利于机体康复。指导患者进食高蛋白、高热量、富含维生素、粗纤维食物，必要时静脉补充氨基酸、白蛋白、新鲜血，以提高机体抵抗力。

（3）疼痛护理　观察疼痛的部位、性质及程度，消除诱发疼痛的因素。应用松弛疗法减轻患者的不舒适感。限制患肢活动，使用支架、皮牵引或石膏固定患肢于功能位，可以缓解肌肉痉挛，减轻疼痛，防止关节畸形。疼痛剧烈时，遵医嘱适当给予镇痛剂。在进行护理操作过程中动作应轻柔，以免增加患者的痛苦。

（4）给药护理　遵医嘱使用抗结核药，合理安排给药时间及控制药物浓度，在用药过程中，注意观察药物的用药效果及毒副反应，定期复查肝肾功能，若发现恶心、呕吐、耳鸣、听力下降、肝肾功能损害等症状，应及时告诉医生以便采取相应措施，或更换药物。

（5）牵引护理　保持牵引的有效性，观察牵引装置是否起到有效的牵引作用。注意牵引肢体的肢端血液循环，包括皮肤颜色、温度、感觉、运动、足背动脉搏动及患者的主诉，出现异常及时处理。

（6）心理护理　耐心倾听患者主诉，了解患者的心理状况。积极与患者沟通，关心、安慰患者，介绍手术相关知识，解除其思想顾虑，使患者情绪稳定，积极配合治疗及护理。

（7）术前准备　完成手术区皮肤准备，交叉配血试验，药物过敏试验及常规禁食水。

（二）术后护理

（1）引流管护理　妥善固定引流管，防止扭曲、滑脱。经常捏挤引流管以保持引流通畅，观察并记录引流液的量及性状。

（2）预防并发症　加强皮肤护理，勤擦洗及按摩受压部位，保持床单清洁、干燥、平整，防止压疮发生；经常翻身拍背，鼓励患者咳痰，避免着凉，防止坠积性肺炎发生；留置尿管者，鼓励饮水，每日做膀胱冲洗，训练膀胱功能，尽早拔管，防止泌尿系感染。

（3）功能锻炼　按摩患肢，指导患者做患肢股四头肌等长收缩运动以及病变以外关节的全方位运动，预防肌肉废用性萎缩及关节僵硬的发生。拆除石膏后，鼓励患者积极主动地进行患肢关节锻炼，学会扶拐行走，逐渐进行患肢的负重练习。

（三）健康指导

① 向患者讲解疾病的防治方法，指导患者定期复查，及早发现疾病复发的征象。

② 向患者及家属讲解长期治疗的重要性，出院后坚持服用抗结核药并观察药物的不良反应。膝、髋关节的用药时间一般为1～2年。

③ 指导患者增加营养，多进食高热量、高蛋白、富含维生素食物，提高机体抵抗力，预防结核复发。

④ 讲解功能锻炼的重要性，指导患者有计划地进行功能锻炼。

第三节　膝关节结核

一、定义

膝关节结核临床上较常见，仅次于脊柱结核，占全身骨关节结核的第2位。因膝关节滑膜丰富，故多发滑膜结核。

二、病因及发病机制

结核杆菌由原发病灶经血行播散到膝关节。

三、临床表现

1. 全身症状　起病缓慢，全身表现有消瘦、食欲减退、盗汗发热、红细胞沉降率增快等。

2. 局部症状

(1) 膝部疼痛和跛行　关节间隙处压痛明显，儿童也可出现“夜啼”现象。单纯滑膜结核和单纯骨结核疼痛多不明显，具有活动后加重，休息后减轻的特点，局部压痛；发展为全关节结核时，疼痛加重。单纯滑膜结核和单纯骨结核跛行不明显，全关节结核或局部严重畸形时，跛行严重，甚至不能行走。

(2) 肿胀与脓肿　膝关节呈梭形肿胀，出现保护性肌肉痉挛，导致关节活动受限。单纯骨结核肿胀多局限于病变一侧；单纯滑膜结核肿胀范围较大；肿胀形成后在关节周围呈现局限性隆起。

(3) 局部畸形　常见关节屈曲畸形，晚期因膝关节交叉韧带破坏，膝关节发生后脱位，形成膝关节屈曲挛缩、小腿向后方移位并外旋畸形。

(4) 肌肉萎缩　股四头肌萎缩最明显。

四、辅助检查

(1) X线检查　早期X线片上仅见髌上囊肿胀与局限性骨质疏松。病程较长者可见到进行性关节间隙变窄和边缘性骨腐蚀。至后期，骨质破坏加重，关节间隙消失，严重时出现胫骨向后半脱位。无混合感染时骨质疏松严重，有混合感染时则表现为骨硬化。

(2) CT、MRI检查　可清晰显示病灶部位、有无空洞和死骨形成，MRI具有早期诊断价值。

(3) 关节镜检查　对早期诊断具有独特价值，可同时活检及行镜下滑膜切除术。

五、治疗

全身治疗和局部治疗都不容忽视。膝关节是表浅关节，容易早期发现病变。因此，单纯性滑膜结核患者绝大部分是可以治愈的，还可以保留全部或大部分关节功能。

六、观察要点

观察生命体征变化，每 2 小时监测体温、脉搏、呼吸、血压，及时防治休克。观察伤口渗血情况，保持敷料清洁干燥，避免大小便污染，有渗液、渗血应及时更换敷料。

七、护理要点

（一）术前护理

（1）发热护理　因结核患者长期低热、盗汗，应及时擦洗皮肤，更换清洁干燥的衣裤、床单，使患者舒适。若退热过程中患者大量出汗，体液丢失过多，要鼓励患者多饮水，适当给予静脉补液，维持水、电解质平衡，防止发生虚脱。若体温超过 39℃，应每 4 小时测量体温 1 次，并采用物理降温措施，如温水擦浴、乙醇擦浴、冰敷等，必要时给予药物降温，防止惊厥、谵妄等发生。

（2）休息及饮食护理　保持病室空气新鲜，适当调节室温及光线，使患者得到良好的休息，可降低机体代谢，减少消耗，有利于机体康复。指导患者进食高蛋白、高热量、富含维生素、粗纤维食物，必要时静脉补充氨基酸、白蛋白、新鲜血，以提高机体抵抗力。

（3）疼痛护理　观察疼痛的部位、性质及程度，消除诱发疼痛的因素。应用松弛疗法减轻患者的不舒适感。限制患肢活动，使用支架、皮牵引或石膏固定患肢于功能位，可以缓解肌肉痉挛，减轻疼痛，防止关节畸形。疼痛剧烈时，遵医嘱适当给予镇痛剂。在进行护理操作过程中动作应轻柔，以免增加患者的痛苦。

(4) 给药护理　遵医嘱使用抗结核药，合理安排给药时间及控制药物浓度，在用药过程中，注意观察药物的用药效果及毒副反应，定期复查肝肾功能，若发现恶心、呕吐、耳鸣、听力下降、肝肾功能损害等症状，应及时通知医生以便采取相应措施，或更换药物。

(5) 牵引护理　保持牵引的有效性，观察牵引装置是否起到有效的牵引作用。注意牵引肢体的肢端血液循环，包括皮肤颜色、温度、感觉、运动、足背动脉搏动及患者的主诉，出现异常及时处理。

(6) 心理护理　耐心倾听患者主诉，了解患者的心理状况。积极与患者沟通，关心、安慰患者，介绍手术相关知识，解除其思想顾虑，使患者情绪稳定，积极配合治疗及护理。

(7) 术前准备　完成手术区皮肤准备，交叉配血试验，药物过敏试验及常规禁食水。

(二) 术后护理

(1) 引流管护理　妥善固定引流管，防止扭曲、滑脱。经常捏挤引流管以保持引流通畅，观察并记录引流液的量及性状。

(2) 预防并发症　加强皮肤护理，勤擦洗及按摩受压部位，保持床单清洁、干燥、平整，防止压疮发生；经常翻身拍背，鼓励患者咳痰，避免着凉，防止坠积性肺炎发生；留置尿管者，鼓励饮水，每日做膀胱冲洗，训练膀胱功能，尽早拔管，防止泌尿系感染。

(3) 功能锻炼　按摩患肢，指导患者做患肢股四头肌等长收缩运动以及病变以外关节的全方位运动，预防肌肉废用性萎缩及关节僵硬的发生。拆除石膏后，鼓励患者积极主动地进行患肢关节锻炼，学会扶拐行走，逐渐进行患肢的负重练习。

(三) 健康指导

① 向患者讲解疾病的防治方法，指导患者定期复查，及早

发现疾病复发的征象。

② 向患者及家属讲解长期治疗的重要性，出院后坚持服用抗结核药并观察药物的不良反应。膝、髋关节的用药时间一般为1～2年。

③ 指导患者增加营养，多进食高热量、高蛋白、富含维生素食物，提高机体抵抗力，预防结核复发。

④ 讲解功能锻炼的重要性，指导患者有计划地进行功能锻炼。

第十七章 非化脓性骨关节炎

第一节 类风湿性关节炎

一、定义

类风湿性关节炎（RA）是一种病因未明、以周围对称性多关节慢性炎症反复发作的自身免疫性疾病。早期有对称性关节疼痛、肿胀、功能障碍，当炎症破坏软骨和骨质时，则出现关节畸形、功能丧失。20～60岁年龄组多见，35～45岁为高峰，女性与男性之比为2∶1或3∶1。

二、病因及发病机制

本病病因不清，可能与下列因素有关：

(1) 自身免疫反应　与本病有关的人类白细胞相关抗原HLA-DR4与短链多肽结合，能激活T细胞，在某些环境因素作用下，产生自身免疫反应，导致滑膜增殖、血管翳形成、炎性细胞聚集和软骨退变。

(2) 感染　其依据是病情发展的一些特征与病毒感染相符，多数学者认为，甲型链球菌感染为本病之诱因。

三、临床表现

类风湿性关节炎发病呈多样性，大部分患者起病隐匿、缓慢，也有8%～15%的患者呈急性发作，主要表现如下：

1. 前驱症状　常于数周或数月内出现乏力、食欲不振、肌肉酸痛、低热、体重减轻等症状，2/3的患者在冬季发病。

2. 关节表现

（1）晨僵　早晨起床或长时间不动后出现关节僵硬、活动受限，经活动后症状有所减轻，称为晨僵。晨僵持续时间的长短，是判断类风湿性关节炎和病情程度的重要指标。一般晨僵持续半小时以上才有临床意义。

（2）疼痛　早期一两个关节运动时疼痛，病情发展可出现自发性、对称性关节疼痛。疼痛性质与程度因关节部位不同而有所不同，手、腕关节常表现针刺痛伴压痛，如“琴键征”；足趾关节因滑膜炎早期压痛明显；膝关节因腘窝囊肿胀痛明显；髋关节、颈椎多伴有放射痛。

（3）关节肿胀　类风湿性关节炎典型的早期特征是近端的指间关节因肿胀产生梭形外观，伴掌指关节对称性肿胀；膝关节有明显的肿胀征；肩、髋关节肿胀少见。

（4）关节畸形　随着病情的发展、迁延，导致关节软骨、骨质的侵袭，关节移位、脱位，以及韧带、关节囊、周围组织的破坏，最后受累关节不同程度的畸形。如手会出现“鹅颈”畸形、“钮扣花”畸形、“望远镜手”、“槌状指”，以及爪样足、高弓足变形，膝关节屈曲挛缩、外翻等。

3. 关节外表现

（1）类风湿结节　15％～25％的类风湿患者会出现，多发于受压或受摩擦的部位。结节分深部和浅表两种类型。浅表结节常见于肘部、关节鹰嘴突、骶部、枕部、耳廓、背脊侧部等处。结节个数不一，大小不等，呈圆形或椭圆形，质地坚硬，可移动或固定，少数有压痛。深部结节发生在内脏组织，如胸膜、肺、心脏等，无脏器功能影响时，不出现症状。

（2）类风湿血管炎　可出现于全身各系统，常见皮肤、心脏、肺、肝、肾、胃肠道等血管受累，以及侵袭神经系统。类风湿血管炎在较大血管受累时，可表现为雷诺现象，指（趾）端溃疡、坏死，皮肤溃疡，内脏受累。小血管受累可致紫癜、瘀斑、网状青斑、毛细血管扩张及指甲下片样出血。供给神经和内脏的血管受累，可表现为心包炎、胸膜炎、冠状动脉炎、脑血管炎、肾脏病变和高血压以及神经炎等症状。

(3) 其他 有的患者会出现贫血、角膜炎、眼干燥症等。

四、辅助检查

1. 实验室检查

(1) 一般检查 血、尿常规、红细胞沉降率、C-反应蛋白、肝肾功能、免疫球蛋白、蛋白电泳、补体等。

(2) 自身抗体 类风湿性关节炎患者自身抗体的检出，是类风湿性关节炎有别于其他炎性关节炎，如银屑病关节炎、反应性关节炎和骨关节炎的标志之一。

2. 影像学检查

(1) X线片 关节X线片可见软组织肿胀、骨质疏松及病情进展后的关节面囊性变、侵袭性骨破坏、关节面模糊、关节间隙狭窄、关节融合及脱位。

(2) CT检查 胸部CT可进一步提示肺部病变，尤其高分辨CT对肺间质病变更敏感。

(3) MRI检查 手关节及腕关节的MRI检查可提示早期的滑膜炎病变，对发现类风湿性关节炎患者的早期关节破坏很有帮助。

(4) 超声 关节超声是简易的无创性检查，对于滑膜炎、关节积液以及关节破坏有鉴别意义。研究认为其与MRI有较好的一致性。

3. 特殊检查

(1) 关节穿刺术 对于有关节腔积液的关节，关节液的检查包括关节液培养、类风湿因子检测、抗CCP抗体检测、抗核抗体等，并做偏振光检测鉴别痛风的尿酸盐结晶。

(2) 关节镜及关节滑膜活检 对类风湿性关节炎的诊断及鉴别诊断很有价值，对于单关节难治性的类风湿性关节炎有辅助的治疗作用。

五、治疗

本病的治疗包括药物、矫形外科和康复治疗。目的在于控制炎症、缓解症状、恢复关节功能和防止畸形。

六、观察要点

用药后注意观察患者的肢体晨僵时间。关节痛有无减轻，关节压痛数、关节肿胀数以及有无减少，双手握力，15 米行走时间有无改善等。

七、护理要点

1. 常规护理

（1）心理护理　由于类风湿性关节炎是一种反复发作、久治不愈的慢性疾病，患者极易产生焦虑或预感性悲哀的心理，加之疼痛、活动受限、功能障碍等更是影响患者的生活质量，医务人员要本着高尚的职业道德及时、耐心做好患者的心理护理。

① 帮助患者正确认识到不良情绪对疾病的影响，长期的抑郁、焦虑等不良刺激，可导致细胞及各脏器功能下降，免疫功能低下，其他疾病的并发，反过来加重本病病情。

② 向患者介绍治疗成功的病例，同时查阅最新治疗进展，让患者树立战胜疾病的信心。

③ 做好患者家属和亲友的工作，帮助患者建立良好的社会支持系统，让患者体会到关心和他人的需要。

④ 教会患者掌握一些自我护理的知识和功能锻炼的方法，并从事力所能及的日常生活和工作，实现自我价值感。

（2）生活护理

① 协助患者满足日常生活需要，将常用物品放在患者易于取放的地方。

② 关节僵硬明显者，进行局部理疗、按摩等缓解症状，帮助恢复关节功能。

③ 注意关节保暖，防止晨僵频繁发作、持续时间延长。

④ 症状缓解期注重关节功能锻炼，从事力所能及的生活和工作。

2. 专科护理

（1）疼痛护理

① 在急性炎症期注意休息，协助患者满足日常生活需要，帮助患者取舒适体位，并尽可能保持关节在功能位。

② 遵医嘱使用消炎镇痛药物，告诉患者服药的重要性及药物不良反应，督促患者按医嘱按时服药。

③ 教会患者掌握一些放松技术，如缓慢深呼吸、全身肌肉放松、转移注意力等方法，减轻疼痛。

④ 关节局部进行热敷、理疗、按摩、红外线等治疗，缓解疼痛。

（2）皮肤护理

① 保持皮肤清洁干燥，每日用温水轻轻擦洗，少用刺激性的洗涤用品。

② 保持床铺平整、干燥、无屑，衣裤宽大、柔软，有躯体移动障碍者，注意定时翻身、按摩。

③ 对于皮肤的丘疹样红斑、溃疡者，遵医嘱使用抗生素治疗、局部软膏涂擦、局部清创换药处理。

④ 有雷诺现象者，指导患者避免引起血管收缩的因素，如避免寒冷外出，注意保暖，勿用冷水洗手洗脚，避免吸烟、饮咖啡等。

（3）预防废用综合征

① 向患者讲解关节废用的危害，希望患者配合以后的治疗和护理。

② 对关节炎发作急性期、多关节患病、其他脏器受损的重症状者，宜采取卧床休息，并取关节功能位，保护关节功能，同时避免脏器受损。

③ 对急性发作期消退、患者症状明显改善后，可早期下床活动，并逐渐进行运动锻炼。根据病情选择适当的运动时间和

强度。

3. 健康指导

① 教会患者掌握该病发作的诱因，避免寒冷、潮湿、过度劳累、感染等；居住的房间最好通风、干燥，按季节和天气的变化增减衣服；平常用温水洗脸、洗手；发热时勿用冰袋降温；注意保暖、避免受寒、以免疾病复发，加重病情损害。

② 教会患者掌握一些自我护理的知识和功能锻炼的方法，如：a. 休息与运动的护理：除关节炎急性期卧床休息外，日常要养成良好的生活方式和习惯，每日有计划地进行锻炼，维持关节功能，防止废用综合征。b. 用药的护理：各种药物的疗效因人而异，副反应也有个体差异，非甾体类抗炎药物大多有胃肠道反应，应在饭后服用，同时注重胃黏膜的保护；慢作用抗风湿药多有恶心、呕吐、皮疹、白细胞和血小板减少、严重肝肾功能损害、骨髓抑制等，用药过程中需定期监测血尿常规、肝肾功能及骨髓象；糖皮质激素因停药后容易反跳，须严格按医嘱用药，不得擅自减量和停药等。

③ 使患者了解疾病的症状、体征、病程、治疗方案，加强遵医行为，病情复发、症状加重时立即就医。

第二节 股骨头坏死

一、定义

股骨头坏死为股骨头血供中断或受损，引起骨细胞及骨髓成分死亡及随后的修复，继而导致股骨头结构改变，股骨头塌陷，引起患者关节疼痛、关节功能障碍的疾病，是骨科常见的难治性疾病之一。

二、病因及发病机制

（一）发病机制

股骨头坏死的发病机制仍不明确，目前主流的学说有两种。

1. 脂肪栓塞　临床已证实股骨头坏死的血管内有脂肪栓塞。脂肪栓子可来源于脂肪肝、血浆脂蛋白及脂肪型骨髓或其他脂肪组织的分解物。过量糖皮质激素及乙醇摄入可造成脂肪栓塞，骨髓内骨细胞被脂肪组织占据，可使髓内细胞死亡。

2. 骨内血管损害及骨内高压　软骨下骨和松质骨内小动脉结构破坏，发生血管炎，骨内静脉回流受阻，骨内高压而引起骨坏死。

（二）病因

股骨头坏死的病因较多，总体上可分为两大类：

1. 创伤性因素　为股骨头坏死的常见原因。股骨颈骨折、髋关节创伤性脱位及股骨头骨折均可引起股骨头坏死。

2. 非创伤性因素

（1）肾上腺糖皮质激素　临床上此种病因导致的股骨头坏死较多见。可能是激素导致的脂肪栓塞、血液处于高凝状态及引起血管炎、骨质疏松等使骨小梁强度下降容易塌陷造成股骨头坏死。

（2）乙醇中毒　我国北方地区多见，可能与乙醇引起肝内脂肪代谢紊乱有关。

（3）减压病　是人体所处环境的气压骤然降低，使血液中释放出来的氮气在血管中形成栓塞而造成的综合征。如沉箱工作人员、深海潜水员等。氮气在富有脂肪组织的骨髓中大量堆积而引起骨坏死。

（4）镰刀细胞性贫血　原因系血液黏稠性增高，血流变慢而引起血栓，造成局部血供障碍引起骨坏死。

（5）特发性股骨头坏死　一般在排除了以上已知的因素后仍不能得出明确病因的股骨头坏死可称为特发性股骨头坏死。

三、临床表现

非创伤性股骨头坏死多见于中年男性，早期多为髋关节疼痛或酸痛，少数患者表现为膝关节疼痛。疼痛间断发作并逐渐加重，偶有急性发作者。股骨头坏死早期可无临床症状。严重者可有跛行，行走困难，甚至扶拐行走。

股骨头坏死的典型体征为腹股沟区深部压痛，可放射至臀或膝部，"4"字试验（Patrick' sign）阳性。体格检查可有内收肌压痛，髋关节活动受限，其中以内旋及外展活动受限最为明显。

本病与创伤、酗酒、应用激素等密切相关，评估时需详细全面询问创伤史、生活习惯、职业、既往史和用药史等。

四、辅助检查

（1）X线平片　作为主要的诊断手段在股骨头坏死的诊断中有不可替代的作用。

股骨头坏死分期方法很多，Ficate 和 Arlet 根据 X 线片表现将已有临床症状且经组织活检证实的股骨头坏死分为 4 期：

Ⅰ期：X线片表现正常。

Ⅱ期：股骨头外形正常，但有明显的骨修复表现，包括囊性变及骨硬化。在 X 线片上看到的放射透亮区在组织学上表现为骨吸收区及相应的纤维组织或肉芽组织。骨硬化区在组织学上表现为坏死区边缘新骨覆盖于死骨上。

Ⅲ期：有软骨下骨塌陷或股骨头变扁。

Ⅳ期：表现为关节间隙狭窄及髋臼继发性退行性改变，如囊性变、边缘骨赘形成、软骨破坏。

（2）CT　可发现早期细微骨质改变，较 X 线平片显示股骨头坏死更为敏感，但不如核素扫描及 MRI 敏感。

（3）MRI　是一种有效的非创伤性的早期诊断方法。

（4）放射性核素扫描　对于股骨头缺血性坏死的早期诊断具有很大价值，特别是当 X 线检查尚无异常所见，而临床又高度怀疑有骨坏死时。

五、治疗

（一）非手术治疗

非手术治疗包括密切观察、避免负重及药物治疗等。适用于非负重面坏死且病灶范围小，头外形基本正常且广泛硬化的病例。

(1) 避免负重 包括部分负重及完全不负重，仅应用于塌陷前的股骨头坏死。

(2) 药物治疗 应用药物治疗股骨头坏死的报道较少，只适用于早期病例。

(3) 其他治疗方法 中药和物理治疗也有一定的疗效。

(二) 手术治疗

(1) 髓芯减压术 可降低骨内压，减轻疼痛，增加股骨头内血流，可刺激减压隧道内的血管生长促进坏死骨的爬行替代，是治疗早期股骨头坏死的一种有效方法。

(2) 截骨术 截骨术的目的是改变股骨头主要负重区，将正常骨代替坏死骨而成为主要负重区。常见术式为经转子间旋转截骨术及其改良术式。

(3) 带血供的骨移植 常用带血管蒂髂骨移植，结合显微手术操作，适用于股骨头无塌陷或轻度塌陷者。

(4) 髋关节置换术 对于髋臼和股骨头均受累、出现骨关节炎的表现、明显影响患者生活质量者可考虑行全髋关节置换术。

六、护理要点

(一) 术前护理

1. 补充营养，维持体液、电解质平衡 手术前需改善机体营养状况，使之能承受手术创伤带来的损害。因此，应增加营养，给予高蛋白、高热量、富含维生素食物。

2. 功能锻炼 功能锻炼可促进肿胀消退，防止关节粘连及肌肉萎缩。因此，应使患者预先熟悉功能锻炼方法，以利于手术后早日进行功能锻炼，主要方法为：

(1) 患肢股四头肌等长收缩运动 把腿放在床上，膝部用力往下压，数5～15秒，放松5～15秒，然后再重复。

(2) 小腿肌肉运动 即足部的跖屈与背伸运动。做足部的跖屈与背伸运动时每个动作可保持5～15秒，放松5～15秒，然后再重复。

3. 疼痛护理　指导患者正确表达疼痛，可应用视觉模拟评分法，让患者学会术后正确表达疼痛。

4. 心理护理　无论手术大小，对患者都会造成紧张刺激，导致患者出现焦虑、恐惧心理。患者入院后，护理人员应详细并尽快利用宣传资料、模型、照片及图谱，向患者讲解手术的目的、方法及术后康复程序、注意事项。介绍成功的病例，使其消除紧张焦虑感，增强战胜疾病的信心，积极配合治疗和护理。

5. 术前准备

(1) 配血　为给术中紧急输血做好准备，护士将抽取2ml血液送至血库行交叉配血。

(2) 备皮　患侧髋关节至膝关节及会阴部，备皮后局部清洁，沐浴。术前还需将指（趾）甲剪短。

(3) 饮食　常规术前一天晚10:00以后不能进食，12:00以后禁饮。特殊情况请遵医嘱。

(4) 肠道准备　为保证手术顺利进行，并防止术后腹胀，常规术前一天下午4:00左右灌肠，灌肠后需告诉护士排便情况。特殊患者遵医嘱口服酚酞片促进术前排便。

(5) 睡眠　为避免术前紧张失眠，可在睡前适量服用催眠药。

(6) 戒烟酒　为了保证患者顺利康复，嘱患者手术前戒烟酒。

(二) 术后护理

(1) 体位护理　术后患肢置于功能位，患足自然位，无须穿丁字鞋防止外旋，双腿间无须夹软枕。

(2) 功能锻炼　术后麻醉作用消失后，即开始行足部的跖屈与背伸运动及股四头肌等长收缩运动。术后第1日开始，进行髋关节活动度锻炼，包括膝关节的屈伸运动及髋关节外展肌群运动。体力较好的患者，术后第1日可开始进行坐位及扶拐下地站立训练，并逐渐增加伸屈髋及患肢内收、外旋训练。术后 3 个月内应扶拐行走，避免负重。

(3) 疼痛护理　护士应及时、主动评估患者疼痛，教会患者非药物镇痛方法的措施，讲解药物镇痛的作用及不良反应，指导患者功能锻炼时疼痛的控制方法，并注意及时评估镇痛措施的效果，观察及处理药物不良反应。

(三) 健康教育

① 保持伤口敷料清洁干燥，伤口如有异常请随时就诊。

② 扶拐行走至少 3 个月或遵医嘱。

③ 继续加强双下肢肌力锻炼，活动时注意安全，劳逸结合，具体方法同住院期间锻炼方法。

④ 预防疾病加重：戒烟戒酒，使用激素类药物谨遵医嘱；保持情绪愉快；合理膳食，增强营养；保持理想体重，减轻关节负重。

⑤ 遵医嘱按时服药，定时复查。

⑥ 注意安全，预防创伤。

第三节　血友病性关节炎

一、定义

血友病为一组遗传性凝血功能障碍的出血性疾病，其共同的特征是活性凝血活酶生成障碍，凝血时间延长，终身具有轻微创伤后出血倾向，重症患者无明显创伤也可发生自发性出血。血友病性关节炎（HA）是指因关节内出血，血友病患者关节受到侵蚀，致关节肿胀、强直，甚至畸形的一种关节疾病，是血友病最常见的并发症之一。血友病性关节炎可累及全身各大关节，但以累及膝关节（70%）最为常见；其他依次为肘关节（65%）、踝关节（64%）、髋关节（22%）、肩关节（14%）及腕关节（6%）。

二、病因及发病机制

血友病性关节炎是血友病患者关节腔频繁出血引起软骨退行性变和滑膜炎症，继而关节出现纤维化损害，导致关节挛缩、关节变形及关节炎，并依次出现肌肉萎缩、运动受限、骨质疏松和残疾。

三、临床表现

患者多为男性，常有易出血病史，部分有家族史。如刷牙后牙龈出血不止、皮下血肿、皮肤紫斑、鼻出血等，临床上可分为急性关节出血期和慢性退行性关节病期。

（1）急性关节出血期　自发性或轻微创伤后关节内大量出血，关节急性肿胀、疼痛。关节内压力加大，有时症状可持续数日至数周，而后自行消退，常易复发，反复大量出血后，滑膜及关节囊增厚，关节软骨破坏，肿胀不能完全消退，成为慢性退行性关节痛。

（2）慢性退行性关节病期　关节肿胀、疼痛，可发生畸形、半脱位、挛缩或纤维性强直、关节周围肌肉萎缩。

四、辅助检查

（1）实验室检查　血友病患者血管壁和血小板功能正常，因此出血时间（BT）正常。患者有正常的纤维蛋白原和因子Ⅱ、Ⅶ、Ⅴ活性，因此凝血酶原时间（PT）正常。但是有功能的凝血因子Ⅷ活性或Ⅸ缺乏，是内源性凝血系统的试验异常。诊断必须基于体外凝血活性的筛选试验，部分凝血活酶时间（APTT或KPTT）或凝血活酶生成时间（比格斯TGT）。若BT、PT、TT（凝血酶时间）都正常而APTT延长，则进一步测定血浆FⅧ：C或FⅨ水平。FⅧ：C存在于正常及硫酸钡或氢氧化铝吸附的新鲜血浆中，但不存在于血清；FⅨ存在于正常血清而不存在于吸附血浆中，因此若APTT（KPTT）或比格斯TGT可被正常吸附血浆纠正而不被正常血清纠正，则可定性诊断为甲型血友病；若异常比格斯 TGT 可被正常血清纠正而不被吸附血浆纠正，则可定性诊断为乙型血友病。实验室检查才能确诊血友病，最主要的是筛选试验。

（2）X线检查　膝关节负重正、侧位X线片；下肢髋、膝、踝关节全长X线；判断血友病性膝关节炎病理变化情况，分期；骨骼畸形、骨赘增生；股骨干、胫骨干生理弯曲角度；股骨干机械轴与下肢力线角度；胫骨髁截骨后倾角度；骨骼缺损的预计；人工关节的测量。

五、治疗

血友病性关节炎的治疗要综合考虑多种因素，包括患者关节炎所处的时期、关节受累程度、疼痛、活动度、抗血友病因子的需求量、激素及镇痛药用量等。

（一）凝血因子的替代补充治疗

早期血友病患者，补充所缺乏的凝血因子，可减少关节内出血，延缓血友病性关节炎的进展。由于凝血因子价格昂贵，一般来说连续预防性补充凝血因子较难实现。目前多采取凝血因子的替代补充治疗，以控制急性关节内出血或大的组织出血。理想的因子水平应保持在正常水平的25%～50%，持续5～10天。关节腔内或肌内出血时需早期补充缺乏的因子，在血中因子Ⅷ水平达正常人5%～15%，数小时后，出血即停止。因子Ⅷ的半衰期为12小时，在这种情况下，多次小剂量输入补充比单次大剂量好，以每8小时给药比较合理。因子Ⅸ半衰期为18小时，以每12小时给药比较合理。目前可供补充的制剂有下列几种：

（1）新鲜冰冻血浆　新鲜冰冻血浆含有正常人血浆的全部成分，包括稳定和不稳定因子、纤维蛋白原、各种蛋白质等，多种凝血因子缺乏时使用效果较好。输注新鲜冰冻血浆的剂量为10～15ml/kg时，凝血因子可提高至正常人的25%，并有止血功能。但是，凝血因子严重不足时输注血浆不能达到单一凝血因子的有效浓度。

（2）干冻人体Ⅷ浓缩剂　每毫升干冻人体Ⅷ含量为3～5U，为正常人血浆的4～6倍，使用后血浓度可达正常人60%～80%，是最为理想的补充剂。

（二）滑膜切除术

血友病性关节滑膜炎阶段，持续的滑膜炎或反复的关节腔内出血，经3～6个月保守治疗无效，可考虑外科干预，清除炎性滑膜，尽可能保持关节活动度，避免关节软骨的进一步破坏。

（三）人工全膝关节置换术

关节置换术不仅可以消除疼痛、改善功能，而且可以彻底切除出血的滑膜，减少关节出血的机会，挽救关节功能。

（1）适应证　导致关节功能丧失的严重的关节疼痛，并且这种疼痛经正规内科治疗无效。单纯的关节屈伸障碍或屈曲挛缩不是适应证。

（2）禁忌证　关节强直、近期有感染病史、长期吸毒成瘾、F-Ⅷ抗体阳性。

六、护理要点

（一）术前护理

（1）预试验　也称凝血因子补充预试验。是血友病性关节炎患者手术成功与否及术后能否进行功能锻炼最重要的一项内容。预试验的具体方法如下：按80%～100%水平输注，输注后于即刻、0.5小时、1小时、2小时、6小时、8小时、12小时、24小时对凝血因子活性水平进行监测。待各项结果回报后请血液内科会诊，帮助制订患者围术期凝血因子替代方案。

（2）充分的术前准备　凝血因子和血液制品。术前与药房沟通，保证有充足的凝血因子替代治疗物后方可为患者安排手术。此外，尽管进行了合理的替代治疗，围术期出血的风险依然存在，特别是在产生凝血因子抑制物的情况下。因此术前准备充分的血液制品，包括红细胞悬液和新鲜冰冻血浆非常重要。一旦发生严重的出血并发症，及时而足量地补充血液制品对于保证患者的生命安全和手术成功是非常关键的。

(3) 备皮　目前骨科备皮的方法是采用备皮刀进行备皮。但是，血友病患者极易发生出血，出血后不易止血。如果备皮刀刮破皮肤，不仅造成出血，而且容易发生伤口感染。血友病性关节炎的患者手术部位均在关节处，更容易发生刮破现象。所以，对于血友病性关节炎的患者，建议遵医嘱不备皮或采用脱毛膏备皮。术前仔细检查手术区域皮肤情况，确定拟切口部位无红、肿、硬结、皮下出血点、瘀斑等。

(4) 心理护理　血友病是一种遗传性疾病，起病早、病程长，给患者及家庭造成极大的痛苦。随着血友病性关节炎的进展，患者逐渐出现关节畸形、功能障碍及行走困难等，加之反复出血使用凝血因子带来的沉重经济负担，使得患者在思想上受到很大打击，心理负担过重，从而出现焦虑、不安、烦躁等情绪，甚至有的患者悲观厌世、拒绝治疗。而由于血友病是遗传疾病，患者的家属，尤其是患者的母亲，除了担心手术效果外，对患者还有内疚情绪。医护人员要根据他们不同的心理需求提供心理疏导。向患者说明凝血因子替代治疗方案、手术方案及围术期注意事项等，患者只有充分了解这些信息，才能更好地配合医生进行手术治疗，从而达到最佳的手术效果。

(5) 术晨补充凝血因子　遵医嘱术前半小时输注首剂凝血因子，以保证手术的顺利进行。补充凝血因子原则：首剂足量，替代治疗应进行到伤口完全愈合，输注时密切观察有无变态反应发生，注意严格无菌操作。

(二) 术后护理

(1) 发热的护理　由于血友病患者反复揉摩局部易导致皮下出血，术后发热时禁用乙醇擦浴。向患者解释术后发热多属于吸收热，不必紧张，嘱其多饮水。必要时，遵医嘱给予患者药物降温，避免物理降温。

(2) 疼痛护理　患者主诉患肢疼痛时，应警惕是否有关节内出血，及时请示主管医生判断患者是否存在关节内出血，如伤口渗血颜色新鲜，切口张力较大，浮髌征（+），则应怀疑关节内出血，在无菌条件下行关节腔抽液后加压包扎，以降低关节腔压力，缓解疼痛，有助于减轻积血对关节软骨和骨质的破坏。护士应及时、主动评估患者疼痛，教会患者非药物镇痛方法的措施，讲解药物镇痛的作用及不良反应，指导患者功能锻炼时疼痛的控制方法等。

（3）伤口护理　密切观察伤口引流及渗血情况。敷料有渗血时，及时通知医生换药，必要时加压包扎，警惕有关节内出血及活动性出血的情况。引流管长度应适宜并妥善固定。引流液过少而患者主诉局部胀痛时应考虑引流不畅，需及时查找原因。

（4）功能锻炼　功能锻炼是血友病性关节炎患者术后的护理重点也是难点。血友病性关节炎患者肌肉、骨骼长期失用，肌肉萎缩，骨质强度差，功能锻炼要求缓慢、持续、循序渐进。早期以 CPM 机被动锻炼为主，主动与被动相结合，使萎缩的肌肉和疏松的骨骼逐步康复。早期功能锻炼要求在凝血因子输注后 6 小时内进行，活动度及运动强度增加最好在输注后 2～3 小时内进行。功能锻炼需根据患者的耐受及出血风险情况，随时动态调整。如果患者膝关节伸直受限，遵医嘱使用皮牵引，协助保持患肢的伸直位，目的是保证患者下地活动时步态的正常。患者使用皮牵引期间，护士注意皮牵引及皮肤的护理。

（5）出血的预防　尽量避免有创注射、治疗。护士操作时动作轻柔，尽量口服给药。必须注射时应注意缓慢注射，注射后局部压迫 5～10 分钟，禁止揉摩。观察患者有无其他部位的出血、肌肉疼痛、麻木症状，如有出血要及时报告医生处理。注意观察患者大小便颜色、性状，有无腹部不适，及时发现消化系统及泌尿系统出血。

（6）下肢深静脉血栓形成的预防　对于甲型血友病的患者，患者围术期补充的是冻干人凝血因子Ⅷ，且并不是全程全量的，所以，患者还是表现为出血倾向。

对于乙型血友病的患者，患者围术期补充的是人凝血酶原复合物。如果剂量选择不准确，患者是有形成血栓的风险的。所以，护士对于乙型血友病的患者应该遵医嘱进行血栓的三阶梯预防。

(7) 健康教育

① 无症状期患者可参加不易受伤的活动或工作，发现出血症状及时就医。

② 功能锻炼指导：给予患者可量化的指标，并嘱家属一起监护和督促患者完成。日常活动应避免膝关节过度负重，以减轻膝关节磨损机会，应避免以下运动，如蹲马步、爬山、上下楼梯、跑步、提重物、走远路。提重物以推车代替手提，上下楼梯多用扶手。

③ 对辅助工具（助行器、拐杖等）的安全使用进行指导。

④ 指导患者离院后如出现任何不适均应及时来院复查，以免造成不良后果。

第四节　强直性脊柱炎

一、定义

强直性脊柱炎（AS）是脊椎的慢性进行性炎症，是以骶髂关节和脊柱附着点炎症为主要病变的疾病。与人类白细胞相关抗原 HLA-B27 呈强关联。其特点是病变常从骶髂关节开始逐渐向上蔓延至脊柱，导致纤维性或骨性强直和畸形。

二、病因及发病机制

病因尚未完全明确，目前认为与下列因素有一定关系：

(1) 基因因素　本病发病与遗传因素有密切关系，强直性脊柱炎的 $HLA-B_{27}$ 阳性率高达 90%～96%，家族遗传阳性率达 23.7%。类风湿者其家族的发病率为正常人的 2～10 倍，而强直性脊柱炎家族的发病率为正常人的 30 倍。

(2) 感染因素　泌尿生殖系感染是引起本病的重要因素之

一，盆腔感染经淋巴途径播散到骶髂关节再到脊柱，还可扩散到大循环而产生全身症状及周围关节、肌腱和眼色素膜的病变。

（3）内分泌失调或代谢障碍　由于类风湿多见于女性，而强直性脊柱炎多见于男性，故被认为内分泌失调与本病有关。但利用激素治疗类风湿并未取得明显效果，激素失调与本症的关系也没有肯定。肾上腺皮质功能亢进的患者患类风湿或强直性脊柱炎的比例无明显增加或减少。

（4）其他因素　年龄、体质、营养不良、气候、水土、潮湿和寒冷。其他包括创伤、甲状旁腺疾病、上呼吸道感染、局部化脓感染等，可能与本病有一定关系，但证据不足。

三、临床表现

有明显的家族遗传史。早期主要表现为下腰痛或骶髂部不适、疼痛或发僵。病变逐渐向上发展，累及胸椎和肋椎关节时，胸部扩张活动受限，导致肺活量减少，并可有束带状胸痛。病变累及颈椎时，颈部活动受限。症状在静止、休息时加重，活动后缓解。

晚期脊柱僵硬可致躯干和髋关节屈曲，最终发生驼背畸形，严重者可强直于90°屈曲位，不能平视，视野仅限于足下。若髋关节受累则呈摇摆步态。

四、辅助检查

（1）实验室检查　血小板升高、贫血、红细胞沉降率增快和C反应蛋白升高可能是强直性脊柱炎病情活动导致，不过尚有一部分强直性脊柱炎患者临床上腰背痛等症状较明显但上述指标正常。强直性脊柱炎类风湿因子一般为阴性，免疫球蛋白可轻度升高。HLA-B27检测对于诊断强直性脊柱炎起一定辅助作用。

（2）X线检查　早期骶髂关节骨质疏松，关节边缘呈虫蛀状改变，间隙不规则增宽，软骨下骨有硬化致密改变；以后关节面渐趋模糊，间隙逐渐变窄，直至双侧骶髂关节完全融合。椎间小关节出现类似变化，形成典型的“竹节样”脊柱。

五、治疗

治疗的目的是解除疼痛，防止畸形和改善功能。早期疼痛时可给予 NSAIDs。症状缓解后，鼓励患者行脊柱功能锻炼，保持适当姿势，防止驼背。有严重驼背而影响生活时，可行胸椎、腰椎截骨矫形。髋关节强直者可行全髋关节置换术。

六、护理要点

(一) 疼痛护理

疼痛和僵直是严重影响强直性脊柱炎患者生存质量的重要方面。

(1) 研究表明，适度运动能舒松紧缩的肌肉，减轻痉挛，促进血液循环，防止致痛物质堆积，促进炎症消散。运动过程应注意：①掌握运动方法，运动量因人而异。改变体位尽量在非负重状态下进行，体力不支者开始可只做床上运动。②为保证患者充分休息，可为其提供多个软枕、硬板床和低枕，以保持各关节的功能位置。③白天避免长时间保持一种姿势不变，可选择坐、卧位交替或在床边小范围走动。

(2) 及时、主动评估患者疼痛，教会患者使用数字模拟评分法或面部表情评分法表述疼痛。根据患者表现及疼痛评分遵医嘱给予药物治疗。一般评分为 0～3 分无须用药，采用心理暗示、分散注意力、物理治疗等方法减轻患者疼痛；评分 4～6 分可采用非阿片类镇痛药物，7～10 分采用阿片类药物，并反复评估疼痛状况，直至评分小于 4 分。

(二) 功能锻炼

强直性脊柱炎患者功能锻炼的意义在于维持脊柱生理弯曲、防止畸形、保持良好的胸廓活动度；减少肢体失用而导致的肌肉萎缩；降低致残率。

早期应训练患者保持正确的姿势，站立时，双足充分分开站立，双目平视，挺胸收腹；卧位时，睡硬板床，尽量不要使躯干蜷曲，仰卧时可以用毛毯等卷成垫子，放在背下，头部不用枕头，使脊柱稍过伸，防止畸形发展。

病情稳定后可开展脊柱功能训练，如躯干伸展运动、膝屈肌及腓肠肌伸展运动、深呼吸运动，也可采用 Williams 体操训练，此训练可实现多个受累关节的运动，避免关节强直。

（三）活动受限患者的护理

强直性脊柱炎患者正常的功能状态受到影响，日常活动常遇到一些困难，比如穿衣、穿鞋、如厕、取物等。护理人员应注意将日常用品置于患者方便、可及范围内，并注意巡视患者，及时提供帮助。同时，指导患者利用一些辅助用具，如穿衣、取物时用长臂辅助用具，穿鞋袜时用长把的“鞋拔子”和“穿袜器”。

采取有效措施预防跌倒的发生。卫生间地面应防滑，并配有护栏、扶手、紧急呼叫器等安全保障设施。指导患者穿合适的衣裤、鞋袜。必要时应专人陪护。

（四）心理护理

强直性脊柱炎患者易产生抑郁、焦虑等心理障碍。护理人员应关心患者，向患者介绍疾病的发生、发展、治疗、护理等知识，向患者及家属介绍成功病例，提高患者对本病的认识，鼓励患者树立战胜疾病的信心。

（五）围术期护理

1. 术前护理

（1）术前评估　包括患者的一般资料和健康史、营养状态、心肺功能、生活自理能力、心理状况等。

（2）呼吸功能锻炼　强直性脊柱炎患者呼吸功能容易受累，术前应指导患者进行呼吸功能锻炼。包括腹式呼吸、有效咳嗽、呼吸功能锻炼仪等。

（3）躯体功能锻炼　指导患者进行床上股四头肌等长收缩、直腿抬高、踝关节屈伸等功能锻炼。

（4）营养支持　强直性脊柱炎患者大多营养状况差，术前指导患者进食高热量、高蛋白、富含维生素与矿物质的饮食。

2. 术后护理

（1）密切观察患者生命体征、尿量、引流量　因强直性脊柱炎患者手术损伤大，应警惕术后低血容量休克的发生。

（2）体位护理　行脊柱矫形手术患者应注意术后轴线翻身；行人工膝关节置换术患者术后宜抬高患肢，以促进血液回流预防下肢肿胀；行人工髋关节置换术患者术后应采取患肢外展中立位，两大腿间加软枕，以预防假体脱位。强直性脊柱炎患者由于关节多数为僵直或强直状态，故术后安置体位及翻身时应注意尽量保持患者舒适，可采用软枕、海绵小方枕等妥善支托患者肢体。

（3）功能锻炼　术后功能锻炼非常重要，由于术前关节多数为僵直或强直状态，关节周围软组织已挛缩，手术中虽进行了松解，但组织成分多为纤维组织，容易再次瘢痕化，影响关节活动。

① 行人工膝关节置换术患者，术后即刻应用 CPM 机进行功能锻炼。并着重注意进行关节伸直锻炼，可采用沙袋下压法甚至皮牵引法，尤其在下地行走时应先练习关节伸直。同时术后逐步练习直腿抬高，加强股四头肌力量。

② 行人工髋关节置换术患者，术后 2～3 周，患髋可使用 CPM 机被动活动，防止粘连。3 周后患者可扶拐下地，患肢部分负重练习行走。由于术前骨盆倾斜造成下肢不等长，术后患者感觉会更明显，应使患者了解此现象为正常反应，经过一段时间的行走锻炼，骨盆倾斜会逐渐纠正，下肢不等长的感觉会逐渐减轻。术后半年内避免盘腿、跷二郎腿、内收内旋患肢等，防止假体脱位。

（4）预防下肢深静脉血栓形成

① 基础预防措施：保证足够入量，低脂饮食，戒烟戒酒，功能锻炼。

② 机械预防措施：遵医嘱应用抗血栓压力带（弹力袜）和（或）气压式血液循环驱动仪（足底泵）。

③ 药物预防措施：低分子肝素皮下注射等。

(5) 皮肤护理　由于强直性脊柱炎患者关节多数为僵直或强直状态，肢体活动受限，且大多营养状况差，体型消瘦，故应尤其注意做好皮肤护理。定时协助患者翻身，并采用软枕、海绵垫、防压疮垫、减压贴膜等保护患者骨突处皮肤。

(六) 健康教育

① 出院后继续进行膝、髋关节活动度锻炼，股四头肌、腰背肌肌力锻炼，行走锻炼等功能锻炼。注意循序渐进。

② 行髋关节置换术患者应注意屈髋角度<90°，避免髋关节内收、内旋，避免盘腿、跷二郎腿、坐矮凳等，预防髋关节脱位。

③ 行膝关节置换术患者日常活动应避免膝关节过度负重，以减轻膝关节磨损，应避免以下运动，如蹲马步、爬山、上下楼梯、跑步、提重物、走远路。提重物以推车代替手提，上下楼梯多用扶手。

④ 行脊柱矫形术患者术后佩戴支具3～6个月，并保持正确体态。站立时尽量保持挺胸、收腹和双眼平视的姿势，坐位保持胸部直立位。睡硬板床，多取仰卧位，枕头要低，避免促进屈曲的体位。

⑤ 减少或避免引起持续疼痛的体力活动。可进行游泳锻炼，防止脊柱进一步强直。

⑥ 对于长期从事伏案工作者，应选择高背靠椅和有扶手的座椅，间歇时将头颈部及双手放在相应位置休息，可减少对脊柱的外力。

⑦ 合理膳食，增强营养。注意进食高蛋白、高钙饮食。

第十八章 先天性畸形

第一节 先天性马蹄内翻足

一、定义

先天性马蹄内翻足又称先天性畸形足，是比较常见的先天畸形。发病率约0.1%，男女之比为（2～3）：1，单侧稍多于双侧。马蹄内翻足可单独存在，也可伴有其他畸形，如多指、并指等。本病的病因尚无定论，其学说繁多，有学者认为是胎位不正，宫内压力过高；也有学者认为是遗传因素；此外尚有足部软组织挛缩学说、血管异常学说、区域性生长紊乱学说等。马蹄内翻足的病理畸形包括足内收、踝关节马蹄、跟骨内翻几种，一般认为随着年龄的增加，病理过程逐渐加重。因此，应该早治疗，早矫正；否则负重时间越长，畸形越严重，手术越复杂，预后越差。

二、病因及发病机制

发病原因尚不清楚，常有家族史，说明遗传可能为重要因素。

三、临床表现

出生后即可发现足部畸形，足前部内收、下垂，足跖面出现皱褶。随年龄增长出现患足内翻容易而外翻困难，马蹄内翻畸形明显，踝关节前外侧和足前部凸起，在足背可摸到距骨头，而足内侧凹陷，足内侧和足底有较深的皮纹。患者步态不稳，走路晚而跛行，站立时足外缘或足背着地；年龄稍长，足背负重部位磨损而形成胼胝。5～6 岁后小腿下部多有旋前畸形。

四、辅助检查

拍 X 线片的目的不完全是为了明确诊断，而是为了了解下垂和内翻的机制和程度，便于制订正确的矫形方案。一般可从正位 X 线片测量距跟角，若小于 30°，表明足后部没有内翻。测量第一跖骨纵轴与距骨纵轴所交叉的角，正常为 0°～20°。这表明跖骨的近侧排或远侧排有内向倾斜，单独看来，这角的意义不大，但对诊断有帮助。如果与距跟角结合起来，它对诊断有帮助。从 X 线侧位片测量距舟纵轴和跟骨跖面形成的角，如果小于 30°，表明足后部下垂。

五、治疗

治疗越早，治疗方法越简单，疗效越好，应在生后即开始治疗。

六、观察要点

① 观察患肢足趾的颜色、温度、感觉和运动情况，若发现皮肤苍白或发绀，皮温低，感觉麻木或剧烈疼痛、不能活动足趾等周围循环障碍的症状，应及时告知医生处理。

② 观察伤口出血情况。观察石膏表面的渗血情况，注意有无血液从石膏边缘流出，判断伤口是否继续出血。

七、护理要点

（一）术前护理

（1）心理护理　根据患者的心理特征、心理过程及年龄针对性地实施心理护理，关心患者，消除其恐惧感，鼓励其接受治疗。由于治疗和功能锻炼的长期性，要做好家属的思想工作，解除其思想负担。

（2）饮食护理　指导患者多进食高蛋白、高热量、富含维生素的食物，如瘦肉、鱼、鸡蛋、牛奶、豆制品、新鲜水果及蔬菜等，以增加营养，提高患者对手术的耐受性，以促进身体恢复。

（3）手法矫形　采用轻柔的手法，使膝关节固定，一手握双踝及足跟，另一手将足外展，矫正前足内收，然后握住足跟使之外翻，最后以手掌托住足底背伸，矫正内翻和跖屈畸形，并对足外缘的软组织及肌肉进行按摩，每日 2 次。

（4）手术前护理　做好各项常规检查，皮肤准备，手术前禁食水。由于长期足外缘或足背着地行走，足部皮肤角化增厚，易形成胼胝及滑囊，因此入院后即开始用温水泡脚，每日 3 次，注意保持鞋袜清洁。手术前一天彻底清洁皮肤、剃毛、剪趾甲。

（二）术后护理

（1）手术后的护理　由于手术多在全身麻醉下进行，因此术后应密切观察患者意识、面色、麻醉清醒状态、瞳孔、尿量、呼吸频率和节律变化。如发现患者烦躁不安，发绀及呼吸异常，应立即查明原因及时处理。全身麻醉易引起呼吸抑制、保护性反射消失、分泌物增加、支气管平滑肌松弛容易发生舌根后坠而阻塞呼吸道，因此麻醉清醒前患者应取去枕平卧位，头偏向一侧，肩部垫一软垫，并给予氧气吸入，及时清除呼吸道内分泌物、呕吐物，以保持呼吸道通畅，防止误吸和窒息。必要时采用口咽或鼻咽导管直至清醒。

（2）石膏固定的护理

① 以软枕抬高患肢，促进血液循环，减轻肿胀。

② 由于儿童下肢肥短不易固定，容易造成石膏滑脱，应注意石膏的松紧和塑形。保持石膏清洁，避免大小便污染。

③ 为促进石膏早干，可用烤灯烤石膏或使用电吹风，注意烤灯及电吹风的距离和使用时间，防止烫伤。

④ 患者机体抵抗力低下，或石膏潮湿受寒等因素可引起肺部感染，因此需注意保暖。

⑤ 对患者及家属说明石膏固定的注意事项。应保持石膏清洁干燥，避免污染、潮湿、变形、折断，患肢应抬高。如发现皮

肤苍白或发绀、冰冷，患肢剧烈疼痛、麻木、不能活动时，应及时通知医护人员。

⑥ 功能锻炼 指导患者进行患肢肌肉的等长收缩运动及足趾运动，并加强健肢各关节的活动，以预防并发症。

（三）健康指导

拆除石膏后应继续手法矫形及功能锻炼，做足外展、外翻、背伸活动，恢复关节活动，逐渐练习行走，双足负重，注意及时纠正站立和行走时的不良姿势。术后每月复查1次，6个月后改为每3个月1次，坚持1年以上。

第二节 先天性髋关节脱位

一、定义

先天性髋关节脱位是指婴儿出生后或生后不久股骨头从髋臼脱出的一种畸形，病变累及髋臼、股骨头、关节囊、髋关节周围的肌肉和韧带，造成髋关节松弛、脱位。先天性髋关节脱位在我国发生率约为4‰。男女比例为1∶6，左侧多于右侧，主要是后脱位。

二、病因及发病机制

（1）遗传因素 有学者认为先天性髋关节脱位是一种单基因或多基因的遗传性疾病。

（2）原发性髋臼发育不良及关节囊、韧带松弛是先天性髋关节脱位的主要发病原因。典型患儿，在胎儿期及出生后只有髋臼浅平、臼顶部发育不良、关节囊松弛等改变。随着年龄的增加，一部分患儿发展成为完全髋关节脱位。因此有学者认为髋臼发育不良、关节松弛是先天性、原发性改变，而髋关节脱位则是继发性改变，为髋臼发育不良的后果。

（3）机械因素 髋关节正常发育的前提是髋臼的正常发育，髋臼与股骨头保持良好的正常解剖关系。近年来，人们已开始注意到，胎儿在子宫内由于胎位异常或承受不正常的机械压力，可能改变甚至破坏了髋关节正常解剖关系，继而发生髋关节脱位。如臀位产的患儿先天性髋关节脱位的发病率高。

三、临床表现

① 患侧髋关节外展外旋活动限制，或者两侧髋、膝关节屈曲 90°后并拢，可以发现脱位的一侧膝部低于健侧。

② 患侧髋关节活动有弹响感。

③ X线片显示患侧髋关节半脱位或脱位征。

四、辅助检查

X线片显示患侧髋关节半脱位或脱位征。

五、治疗

不同年龄须采用不同的治疗方法。治疗愈早，治疗方法愈简单，疗效愈好。年龄愈大，疗效愈差。因此早期诊断及早期治疗十分重要，是降低并发症发生率的关键。

由于不同年龄所采用的治疗方法不同，因此护理措施也有很大差别，不可一概而论。

六、观察要点

① 认真倾听、分析患儿的哭声及主诉，判断疼痛的部位、性质及原因，分别给予调整固定或止痛等处理，以解除疼痛。

② 密切观察肢体末梢血液循环，如皮肤出现苍白、发绀、冰凉、毛细血管回流时间延长、足背动脉搏动扪不到、感觉迟钝等情况时，立即报告医生处理。

③ 观察伤口引流液的量、颜色及气味。

④ 石膏固定后，应重视并观察石膏里面的出血情况，可沿石膏上血迹的边界标明出血的范围，记录时间，以便及时发现活动性出血并处理。

七、护理要点

(一) 术前护理

(1) 心理护理　由于先天性髋关节脱位治疗周期长，效果不十分理想，家属顾虑，患儿恐惧，护理人员应关心、体贴他们，与其亲切交谈，讲故事，做游戏，消除其对治疗与陌生环境的恐惧心理，获得信任，使其配合。

(2) 饮食　髋部手术创伤大，恢复时间长，应多进食，不偏食，注意热量、维生素、钙的补充。

(3) 体位　更换外固定装置时，应特别注意保持髋关节的稳定，防止变换体位时过度移动而使髋关节再脱位。

(4) 治疗时的护理

① 应经常检查固定支架是否对局部皮肤压迫过紧，肢体皮肤有无摩擦、卡压现象；冬季做皮肤牵引及骨牵引或蛙式石膏固定治疗时，应注意肢体末端保暖，防止冻伤；防止大小便、食物残渣等污染石膏，而致变形和折断。应注意倾听患儿啼哭及主诉，以便及时发现皮肤压疮或血液循环障碍。

② 由于治疗所需，婴幼儿躯体长期固定于特殊体位，必须勤换尿布，保持会阴部及臀部皮肤清洁、干爽。

(二) 术后护理

(1) 心理护理　内容同术前。

(2) 饮食　应重视营养供给，多食用高蛋白、富含维生素、高钙饮食，如鱼、肉、排骨汤、新鲜蔬菜和水果等，以促进伤口愈合和生长发育。

(3) 体位　全身麻醉术后应平卧 6 小时，头偏向一侧，防呕吐物引起窒息；术后 24 小时内石膏干固之前不要抓捏石膏，以免石膏变形；石膏干固后，患儿进食、玩耍、小便时可由家长抱起。

(三) 健康指导

(1) 饮食与休息　继续补充高钙、高营养素饮食；多晒太阳；石膏拆除早期，避免过度负重，防止髋关节发生再脱位。

(2) 石膏护理　一定要向患者及家属交待石膏固定的注意事项，并教会家属观察患肢末梢血液循环，以便发现异常，及时就诊。

(3) 功能锻炼　鼓励患者进行固定范围以外的肌肉收缩和关节的主动活动，功能锻炼可以同玩游戏结合起来。

(4) 复诊　术后 3 个月复诊，若发现石膏内皮肤局限性疼痛、末梢血液循环障碍或石膏折断等情况，随时复诊。

(5) 预防宣教　对孕妇做好产前检查，尽可能纠正和减少臀位；废除传统的双下肢伸直内收位的襁褓固定方法；禁止胎儿娩出母体后倒立位悬吊婴儿下肢拍背排羊水防窒息的方法；普及新生儿髋关节检查，以便早发现、早治疗，全面促进儿童的健康。

第三节　先天性肌斜颈

一、定义

先天性肌斜颈是一侧胸锁肌发生纤维性挛缩后形成的畸形。发病原因有胎儿在宫内胎头不正，加之宫内姿势性压力所致；生产时致胎儿一侧胸锁乳突肌出血、机化、纤维变性而挛缩。先天性肌斜颈是小儿斜颈中最常见的一种，其基本病理改变是胸锁乳突肌不同程度的变性。若发现早、治疗早，预后较好，否则畸形将随着年龄的增长而加重。

胸锁乳突肌斜列于颈部两侧，大部分为颈阔肌所覆盖，是一块强有力的肌肉，起自胸骨柄前缘和锁骨的胸骨前端，两个头会合斜向后上方，止于颞骨的乳突。一侧胸锁乳突肌收缩时，使头转向同侧，脸转向对侧；两侧胸锁乳突肌收缩时，使头向后仰。

二、病因及发病机制

① 多数认为胎位不正或受到不正常的子宫壁压力，使头颈姿势异常而阻碍一侧胸锁乳突肌的血液循环，致该肌缺血、萎

缩、发育不良、挛缩引起斜颈。

② 分娩时一侧胸锁乳突肌受产道或牵引、产钳挤压而受伤出血，血肿机化等。

③ 胸锁乳突肌静脉回流受阻或营养动脉栓塞，导致肌纤维发生退行性变而致。

三、临床表现

新生儿出生后7～10天内即可发现受累的胸锁乳突肌的中下部出现梭形肿块，质硬、边缘清楚，5～6个月后逐渐消失。胸锁乳突肌挛缩，变为无弹性的纤维索。头部逐渐向一侧倾斜，下颌和面部转向对侧，颈部向患侧旋转和向对侧倾斜均受限制。面部短而宽，两侧不对称，患侧耳、眉、眼、口角低下。患侧胸锁乳突肌挛缩加剧及颈部其他肌肉也继发挛缩，严重者导致颈椎侧凸畸形。

四、辅助检查

行颈椎X线片以排除骨质异常。

五、治疗

(1) 非手术疗法　手法矫正治疗，也可辅以局部理疗。经一年左右的保守治疗，76%～86%患儿可得到矫正。

(2) 手术治疗　经保守治疗无效或未经治疗的1岁以上患儿，由于肌肉已纤维化，面部出现畸形，只有通过手术才能矫正其畸形。

(3) 5岁以上者，因继发畸形较重，面部变形较难恢复。常采用的手术方法有胸锁乳突肌的锁骨头和胸骨头切断松解术、胸锁乳突肌"Z"形延长术等。

(4) 术后处理　颈托固定3个月，如6岁以上者应将头部固定在过度矫正的位置，2岁以下者每日坚持头颈部被动锻炼，以达到维持头颈部活动范围。有些学者主张术后4周，夜间穿支具，白天头颈部功能活动锻炼。

六、观察要点

全身麻醉未清醒之前，密切观察呼吸、脉搏、血压的变化。同时密切观察伤口渗血情况，警惕颈部伤口血肿压迫气管而影响呼吸。

七、护理要点

（一）术前护理

（1）心理护理　患儿住院后，常对住院环境陌生，对治疗、护理过程恐惧。护理人员应以热情的态度对待患儿，使之消除不良心理，取得合作。

（2）体位　患儿卧床时，应将健侧靠近墙壁，以吸引其颈部有意转向患侧；同时也可在患者患侧上方悬吊彩色气球，以获同样效果。

（3）局部按摩和热敷　用拇指指腹轻轻缓慢按摩患侧胸锁乳突肌肿块部位，时间不限，每日重复多次；在患者睡眠时，将头置于矫形位，头偏向健侧，下颌转向患侧，然后用45℃左右的热沙袋置于患侧颈部，既行热敷，又起固定作用。注意沙袋温度不宜过高，以防烫伤皮肤。

（4）手法牵拉矫正　胸锁乳突肌手法牵拉是治疗＜1岁斜颈患儿的主要措施。因此，应指导患者家属，使之熟练掌握，而且应手法轻柔，防止损伤颈部软组织。方法是操作者一手固定患侧肩关节，另一手逐渐将头拉向健侧，继之再将下颏转向患侧。如此手法，每日进行100～200次，分4～8次完成，坚持6个月～1年以上。

（5）手术前一天剃头，颈部皮肤清洁。

（二）术后护理

（1）体位　术后平卧6小时，头偏向一侧，防呕吐物误入气管，引起窒息。其后平卧时，应将上身稍垫高，以保证体位的舒适。

（2）饮食　术后6小时即可恢复正常饮食。饮食结构合理，营养丰富。

（3）治疗时的护理

① 安全防护：全身麻醉未醒前，妥善约束四肢并上护栏，防躁动时抓物、拔管甚至坠床。

② 颌枕带牵引：牵引装置应牢固，牵引量为1～2kg，维持1～2周。颌枕带内面应放衬垫，以防皮肤压疮。牵引过程中要密切观察呼吸情况，防止颌枕带松脱压迫气管而窒息。

③ 头颈胸固定：石膏固定或颈部矫形支架固定1～2个月，应保护胸、背、腋下的皮肤，防止压疮；若发生呕吐、呼吸困难，遵医嘱给予吸氧及止吐等对症处理。

（三）健康指导

（1）石膏护理　对带石膏出院的患者应保持石膏清洁，防折断。

（2）功能锻炼　去除牵引或石膏固定后，应立即进行颈肌的手法牵拉训练，避免松解的颈肌软组织再度粘连挛缩，时间不少于1年。

（3）复诊　2个月后复诊。

（4）预防宣教　积极向社会做好宣传工作，避免产伤，提高疾病检出率，尽早治疗。

第十九章 骨肿瘤

第一节 骨软骨瘤

一、定义

骨软骨瘤是一种比较常见的良性肿瘤，是骨与软骨的一种发育异常。该肿瘤随人体发育而增大。骨软骨瘤多见于青少年，好发于长骨的干骺端，如股骨下端、胫骨上端和肱骨上端。

二、临床表现

在良性骨肿瘤中最为多见，有单发性及多发性两种。常见于青少年男性。好发于长管骨干骺端，尤以股骨下端及胫骨上端最为常见；其次为胫骨远端、股骨近端、尺骨远端，仅有1%单纯骨软骨瘤可恶性变，而多发性骨软骨瘤及广基底的骨软骨瘤有明显恶性变倾向。

常合并肢体短缩和弯曲畸形。局部肿块生长缓慢，突出于皮肤表面，骨样硬度，无明显疼痛和压痛。

三、辅助检查

X线检查表现为长管状骨干骺端骨表面的骨性隆起，由骨皮质及骨松质所组成，可为有蒂或无蒂。亦可发生于解剖复杂的部位，例如肩胛骨、骨盆、脊柱等，CT对其诊断有较大的帮助。

四、治疗

无症状者嘱患者需定期检查。肿瘤较大者，忌拿重物和跑跳。生长年龄结束时，骨软骨瘤停止生长，少数可自行吸收。手术后一般不再复发。单发性1%可恶性变，多发性的恶性变率为5%。

五、观察要点

① 观察疼痛性质，遵医嘱使用止痛剂，并观察其不良反应。

② 当患者行大块切除术后，应观察伤口渗血情况及肢体末梢血运。

六、护理要点

1. 常规护理

(1) 心理护理　针对患者及其家属对肿瘤性质、治疗方案及预后的疑虑，给予解释。对于肿瘤较小，不影响肢体发育和功能，无周围重要血管、神经组织压迫症状者，只需观察并定期复查；而对于肿瘤生长较快，并影响肢体功能或压迫重要神经、血管者，行肿瘤切除术，力求彻底，避免复发；只有当肿瘤突然迅速增大，并出现疼痛，疑有恶性变可能时，才行大块切除术。

(2) 饮食　宜高蛋白、高糖类、丰富维生素类的食物。

2. 专科护理

(1) 缓解疼痛　为患者提供安全舒适的环境，并与其讨论疼痛的原因和缓解方法。指导患者应用非药物方法缓解疼痛，如放松训练、催眠、暗示、想象等。若疼痛不能控制，可遵医嘱应用镇痛药物。

(2) 预防病理性骨折　提供无障碍环境，教会患者正确使用拐杖、轮椅等助行器，避免肢体负重，预防病理性骨折。

3. 健康指导

① 避免剧烈运动，防止病理性骨折。

② 定时复查，不适就诊。

第二节 骨样骨瘤

一、定义

骨样骨瘤是一个孤立性、小圆形的痛性病变，临床上较少见。好发于15～25岁青年，部位以下肢长骨多见。

二、病因及发病机制

目前对于骨样骨瘤的病因仍不清楚，其发生机制可能是由于成骨细胞形成较多的骨样组织而没有足够的碱性磷酸酶产生，不能进行正常的骨化所致。

三、临床表现

患者多为青少年和成年人。肿瘤发展极慢，为单发性，多见于四肢长骨的松质或皮质骨内。胫骨和股骨干为其最好发部位。症状不显，以局部隐痛为主。肿瘤在X线片上呈一圆形透明缺损，缺损周围常有骨质致密反应。如果肿瘤发生于皮质骨中，可引起局限性骨膜新骨增生，须与局限性硬化性骨髓炎或骨膜下血肿骨化鉴别。当肿瘤出现于干骺端或骨骺的松质骨中时，其直径可达4～5cm，其溶骨变化与骨巨细胞瘤或成软骨细胞瘤颇相似，但其扩张倾向则不很显著。

四、辅助检查

本病最常见于股骨颈和胫骨上端，但可累及任何骨骼。典型的X线表现是由致密骨包绕的小病灶，大多数直径<1cm，中央呈致密度较小的透射线区，可有不同程度的钙化。少数患者有1个以上的病灶，但是许多病灶可以不同于上述描述，也无证据表明与起病部位及病期有关。通过动脉造影可使其与慢性骨脓肿、急性或慢性骨髓炎、孤立性内生骨疣、无菌性坏死、骨软骨炎作出鉴别。骨髓炎虽表现充血，但血管形态正常或稍有扩张，也没有骨样骨瘤的红晕现象。骨脓肿和无菌性坏死的坏死中心则表现

为无血管区。

五、治疗

属 GoToMo。一旦明确诊断为该病，应手术治疗，将瘤巢及其外围的骨组织彻底清除，可防止复发。术后疼痛很快消失。

有自限性，未发现恶性变和转移。手术效果良好，偶有复发。

六、观察要点

观察患肢的血液循环情况，有无肿胀、动脉搏动，皮肤色泽与温度是否改变。

七、护理要点

（一）术前护理

（1）心理护理　针对患者及其家属对肿块性质、治疗方案及疾病预后的疑虑，给予解释以便心中有数，配合治疗与观察。对症状较轻者，尤其是手术困难或术后可能发生严重并发症者，可口服水杨酸制剂治疗。一般症状持续时间为 3 年，病灶逐渐变为静止，随着瘤巢的骨化，瘤巢与反应骨之间的透亮带逐渐消失，但其高密度阴影将持续多年；当瘤巢位置明确时行病灶刮除术，复发率小于 5%；当瘤巢位置不明确时行刮除术复发率可高达 30%，则应行边缘大块骨切除、瘤巢切除和反应骨切除术。

（2）饮食　宜高蛋白、高糖、丰富维生素之类的食物。

（3）疼痛　遵医嘱使用阿司匹林等水杨酸制剂治疗，以解除疼痛，改善睡眠；观察有无不良反应，例如出血倾向、胃肠道不适等。

（二）术后护理

（1）心理护理　针对患者及其家属对肿瘤性质、治疗方案及预后的疑虑，给予解释。对于肿瘤较小，不影响肢体发育和功能，无周围重要血管、神经组织压迫症状者，只需观察并定期复查；而对于肿瘤生长较快，并影响肢体功能或压迫重要神经、血管者，行肿瘤切除术，力求彻底，避免复发；只有当肿瘤突然迅速增大，并出现疼痛，疑有恶性变可能时，才使用大块切除术。

（2）饮食　宜高蛋白、高糖类、丰富维生素类的食物。

（3）当患者行大块切除术后，应观察伤口渗血情况及肢体末梢血运。

（三）健康指导

① 非手术治疗患者要坚持服药，出现不良反应时及时就诊，并定期复查。

② 行大块骨切除术后，避免剧烈运动，防止病理性骨折。

第三节　骨　肉　瘤

一、定义

骨肉瘤是一种最常见的恶性骨肿瘤。多见于青少年，好发于四肢长管状骨骺端，例如股骨远端、胫骨近端和肱骨近端的干骺端。

二、病因及发病机制

目前仍不清楚。有学者在骨肉瘤内找到病毒颗粒，而该病损可以在动物中传染，但进一步证实还有待做更全面的研究。至于创伤与骨肉瘤有无关系，仍未能完全确认。

三、临床表现

疼痛为早期症状，可发生在肿瘤出现以前，起初为间断性疼痛，渐转为持续性剧烈疼痛，尤以夜间为甚。恶性大的肿瘤疼痛发生较早且较剧烈，常有局部创伤史。骨端近关节处肿瘤大，硬度不一，有压痛，局部温度高，静脉扩张，有时可摸出搏动，可有病理骨折。全身健康逐渐下降至衰竭，多数患者在一年内有肺部转移。

四、辅助检查

X线片表现为骨质致密度不一。有不规则的破坏，表面模糊，界限不清，病变多起于干骺端，因肿瘤生长及骨膜反应高起形成考德曼三角，有与骨干垂直方向的放射形骨针。

五、治疗

骨巨细胞瘤的治疗以手术治疗为主，一般不行放射治疗，放疗仅适用于手术不易完全清除病灶的部位，以控制疾病的发展，因放疗后可能诱发肿瘤肉瘤变。

六、观察要点

由于骨肉瘤手术创面大，尤其是骶骨切除术、半骨盆切除术、髋关节离断术等，易致切口处出血，有可能发生低血容量性休克。术后应观察血压、脉搏、呼吸、尿量每小时1次，及时补充血容量，预防和控制休克。

七、护理要点

1. 非手术治疗及术前护理

（1）心理措施　当患者得知患上恶性肿瘤时，就背上了不治之症的思想包袱。护士应为患者创造整洁舒适的环境，提供一切便利条件，满足患者基本需求；要耐心、细致地做好解释工作，消除患者的焦虑、恐惧、悲观、绝望等负性情绪，增强自信心；需要截肢的患者应向患者及家属说明截肢治疗的必要性，假肢的安装与功能重建，使患者克服预感性悲哀心理，配合治疗。

（2）饮食　由于手术、化疗都需要足够的营养支持，因此，保证充足的营养供给尤为重要。鼓励患者定时进餐，多食高蛋白、高热量、富含维生素、易消化的食物，增加纤维素的摄入，多饮水，预防便秘。

（3）体位　由于肿瘤对骨质破坏大，易发生病理性骨折，故应卧硬板床，避免下地负重；脊柱肿瘤患者翻身时，应保持头、肩、腰、臀在一直线上，防止脊柱扭曲和屈曲造成或加重截瘫。

(4) 症状护理

① 疼痛护理：患者常伴有疼痛，尤以夜间为甚。为了减轻疼痛，应保持病房安静，护理操作时动作要轻；制定适宜止痛计划；按医嘱给予止痛药。

② 肿瘤局部护理：肿瘤局部不能用力按摩挤压，不能热敷和理疗，不能涂药油和刺激性药膏，不能随便使用中药外敷，以免刺激肿瘤过度生长或导致破溃。

(5) 化疗护理

① 向患者解释化疗的目的、化疗时和化疗后可能出现的反应及预防措施，取得患者配合。

② 测量体重。由于化疗药物大多是按体重计算的，应严格准确地测量体重。患者必须在清晨、空腹、排空大小便后，只穿贴身衣裤，不穿鞋称量。

③ 准备化疗药物要做到 3 个严格：严格执行三查七对，严格按医嘱剂量给药，严格执行无菌技术操作。

(6) 放疗护理

① 向患者及家属介绍有关放疗的目的、治疗中可能出现的不良反应及需要配合的事项。尽管骨肉瘤对放疗不敏感，但在某些情况下，放疗可以用来扩大不充分的外科边界，对骨肉瘤的肺转移可发挥一定的作用。

② 对有切口的患者，必须待其愈合后方可进行放疗；若全身或局部有感染时，也需控制感染后再行放疗。

2. 术后护理

(1) 伤口护理　观察伤口引流液的量、性状以及伤口敷料渗血情况。骶骨肿瘤切除术后的患者，俯卧、侧卧交替，避免压迫伤口；禁食 3 天，留置导尿管 7 天，以避免大、小便污染伤口。

(2) 截肢护理　幻觉痛是指截肢患者在术后相当一段时间内对已经切除部分的肢体存在着一种虚幻的疼痛感觉，其特点多为持续性疼痛，且以夜间为甚，但少有剧烈疼痛。可采取心理诱导和心理治疗，一方面在生活上给予帮助和照顾，通过交往、暗示、说服、诱导等方法，使患者学会放松转移自己的注意力，消除不良心理因素；另一方面，可轻轻叩击神经残端，配合理疗，如热敷、离子导入；早期装配义肢，一般1～3个月穿正规义肢后，幻觉痛可逐渐消失。防止患者形成对药物的依赖性，幻觉痛多不主张用镇痛药物，对顽固性幻觉痛除心理治疗外，可行普鲁卡因局部封闭、交感神经阻滞或切除术。

(3) 瘤段骨灭活再植术后护理

① 抬高患肢，促进静脉回流，减轻肿胀。

② 保持负压引流的通畅，每3～4小时抽吸1次。应避免负压过大，使管腔粘连而不利于引流。观察引流液的颜色、量，并准确记录。

③ 石膏固定后，密切观察患肢末端血运、感觉及运动情况。术后6～8周摄X线片，无异常者可拆除石膏，活动关节及下床活动，但要避免过早负重；拆除石膏后用弹力绷带包扎植骨固定部位，防止肢体发生水肿，待功能适应后逐渐去除弹力绷带。

3. 健康指导

(1) 饮食　保证足够的营养，并多饮水。

(2) 活动　指导患者制定活动计划，逐步达到生活自理，提高生活质量。

(3) 特殊治疗　对需要继续放疗，不要轻易中止疗程。

(4) 复诊　了解肿瘤切除部位骨修复情况，严防过早负重导致病理性骨折。

第四节　软骨肉瘤

一、定义

软骨肉瘤是发生于软骨细胞的恶性骨肉瘤，由肿瘤性软骨细胞及软骨基质组成。软骨肉瘤是颇为常见的恶性骨肿瘤，其发病率仅次于骨肉瘤，其发病年龄多在中年以后，多见于40～70岁，根据发病部位不同，可分为中央型及周围型两种。中央型从骨髓腔发生，肿瘤为骨皮质所包绕或穿破骨皮质，多见于长管状骨，特别是股骨和胫骨；周围型从骨肿瘤表层出发，向周围软组织及骨皮质侵犯，多见于骨盆、肩胛骨及肋骨等。少数软骨肉瘤来自软骨瘤和骨软骨瘤之恶性变。

二、临床表现

局部疼痛及肿块往往是软骨肉瘤的主要症状。近关节的肿瘤常影响关节活动。盆骨的巨大软骨肉瘤可压迫邻近器官，引起相应症状。软骨肉瘤的分化程度对临床经过有一定影响，分化较好的软骨肉瘤往往生长较慢，预后较好。软骨肉瘤一般比骨肉瘤生长慢，转移也较晚。血道转移可至肺、肝、肾及脑等处，淋巴结转移极罕见。软骨肉瘤术后常易复发，多次复发常使恶性程度增加。

三、辅助检查

X线检查及病理检查可确诊。

四、治疗

（1）手术治疗　以早期彻底切除病灶为原则。对位于四肢的原发性软骨肉瘤病例，方法与骨肉瘤相同。根据具体情况可行截肢、关节离断、肩胛胸壁间离断或半侧骨盆截肢术等。

继发软骨肉瘤的恶性程度较低，转移较迟，对早期发现者，根据情况可以考虑采用广泛的局部肿瘤切除术和植骨，以保留肢体。

（2）放射治疗　对于不能手术的病例，可考虑用放疗抑制肿瘤生长，减轻疼痛。

（3）化学治疗　可选用HD-MTX-CFR为主方案，适当插入ADM和（或）DDP，配合手术，除去显微病灶，对肿瘤复发或转移有一定疗效。

五、观察要点

由于骨肉瘤手术创面大，尤其是骶骨切除术、半骨盆切除术、髋关节离断术等，易致切口处出血，有可能发生低血容量性休克。术后应观察血压、脉搏、呼吸、尿量每小时1次，及时补充血容量，预防和控制休克。

六、护理要点

（一）非手术治疗及术前护理

1. 心理措施　当患者得知患上恶性肿瘤时，就背上了不治之症的思想包袱。护士应为患者创造整洁舒适的环境，提供一切便利条件，满足患者基本需求；要耐心、细致地做好解释工作，消除患者的焦虑、恐惧、悲观、绝望等负性情绪，增强自信心；需要截肢的患者应向患者及家属说明截肢治疗的必要性，假肢的安装与功能重建，使患者克服预感性悲哀心理，配合治疗。

2. 饮食　由于手术、化疗都需要足够的营养支持，因此，保证充足的营养供给尤为重要。鼓励患者定时进餐，多食高蛋白、高热量、富含维生素、易消化的食物，增加纤维素的摄入，多饮水，预防便秘。

3. 体位　由于肿瘤对骨质破坏大，易发生病理性骨折，故应卧硬板床，避免下地负重；脊柱肿瘤患者翻身时，应保持头、肩、腰、臀在一直线上，防止脊柱扭曲和屈曲造成或加重截瘫。

4. 症状护理

（1）疼痛护理　患者常伴有疼痛，尤以夜间为甚。为了减轻疼痛，应保持病房安静，护理操作时动作要轻；制定适宜止痛计划；按医嘱给予止痛药。

（2）肿瘤局部护理　肿瘤局部不能用力按摩挤压，不能热敷和理疗，不能涂药油和刺激性药膏，不能随便使用中药外敷，以免刺激肿瘤过度生长或导致破溃。

5. 化疗护理　在术前、术中使用化疗，可杀灭手术时进入血液循环的癌细胞，减少局部复发与远处转移；术后长期化疗既可杀灭手术野之外的亚临床肿瘤，也可作为放疗前用药，以缩小肿瘤，减少照射范围，增加放疗敏感性；同时在放疗之后用药可消除在放射野之外的亚临床肿瘤。

（1）做好化疗前的准备工作

① 向患者解释化疗的目的、化疗时和化疗后可能出现的反应及预防措施，取得患者配合。

② 测量体重。由于化疗药物大多是按体重计算的，应严格准确地测量体重。患者必须在清晨、空腹、排空大小便后，只穿贴身衣裤，不穿鞋称量。

③ 准备化疗药物要做到3个严格：严格执行三查七对，严格按医嘱剂量给药，严格执行无菌技术操作。

（2）化疗并发症的观察与护理

① 胃肠道反应：剧烈呕吐是化疗中最常见和难以忍受的并发症，可遵医嘱采取预防性用药。化疗药前30分钟常规给予止吐药物，如昂丹司琼（枢复宁）8mg缓慢静脉注射，在化疗药注射后4小时、8小时各给药1次，即化疗当天给药3次。化疗结束后改为8mg口服，每日2次，共5天。告诫患者应注意饮食的调节：根据口味给予清淡、易消化的食物，少食多餐，多饮清水，多吃薄荷类食物及冷食，进食面包、脆饼干、啤酒、新鲜水果或烤、蒸土豆等；忌食加有香料、肉汁或油腻的食物。

② 心脏毒性：阿霉素对心脏的毒性较大，遵医嘱限制阿霉素总量在550mg/米^{2}以下，同时使用辅酶A、三磷酸腺苷和维生素E。用药前常规进行心电图检查，有条件者可行心电监护，观察心率、脉搏、血压变化。用药过程中多巡视，同时备足抢救药品，如毛花苷丙等。

③ 肾脏毒性：化疗药物，尤其是顺铂和甲氨蝶呤对肾脏的毒性更大，可引起出血性膀胱炎。因此，在化疗前和化疗过程中应进行水化和必要的碱化，嘱患者多饮水，每日输液量3000ml，使尿量维持在每日2000～3000ml，即尿量维持在100ml/小时以上；适当补充钾盐，应用碳酸氢钠碱化尿液，保持pH＞8.00；另

外采用生理盐水稀释药液可抑制顺铂在肾小管水解，使肾脏得到保护。

④ 骨髓抑制：骨髓抑制是化疗的另一严重的并发症，大多数患者在使用化疗药物后出现发热、泌尿道感染、皮肤黏膜感染、腹泻、贫血、全身多处的出血倾向，2 周左右出现白细胞降低，特别是粒细胞减少最为严重。化疗前检查血常规，化疗期间每隔 1 日查血常规。如白细胞$<4\times10^9/L$，血小板$<80\times10^9/L$时暂停化疗，并给予升高白细胞药或适当减小化疗药剂量；血小板$<15\times10^9/L$时，需输血小板；血红蛋白$<80g/L$需输血。患者需住隔离病房，加强消毒，减少探视，严密监测体温，必要时预防性给予抗生素，并做血培养。接受大剂量强化化疗者，应尽量置于洁净室；当白细胞$<1\times10^9/L$时，应置于空气层流室，采取严密的保护性隔离措施。

⑤ 皮肤不良反应：化疗药物有强烈的局部刺激性，一旦外渗可引起周围组织的损伤，出现水肿、疼痛，甚至局部坏死和溃疡。预防，根据化疗药物对机体的刺激程度采用不同的静脉给药方法，一般刺激性药物采用静脉注射法；强刺激性药物采用静脉冲入法。方法，首先选择弹性好、较粗大的静脉建立输液通道，待静脉滴注通畅后将稀释好的化疗药液，由莫菲滴管侧孔冲入，随即冲入葡萄糖注射液 2～3 分钟，待药冲入体内后，再恢复至原滴速；还有相当一部分药物采用静脉滴注法。静脉化疗药物使用过程中，若发生药物渗漏或局部有烧灼感时，应立即停止给药，在无菌操作下用原针头接注射器进行多方向穿刺、抽吸，尽可能将渗出液吸净，然后局部封闭，冰敷 24 小时，使局部血管收缩，减缓药物的扩散。

⑥ 脱发：化疗后的脱发带给患者，尤其是女患者很大心理负担，使患者始终感到肿瘤存在，脱发导致外貌有明显变化，患者自我形象紊乱，应做好心理安慰。告诉患者停止化疗后头发可再生，建议暂时佩戴假发，使用睡帽以免头发掉在床上加重心理不适。

预防脱发：可在头部扎止血带。扎止血带在前额打结，于双颞动脉处的带下垫一块厚10cm的纱布垫加压，止血带的松紧度以颞动脉远端搏动消失为准。静脉注射药物时，扎带在注药30分钟后解开；静脉滴注<2小时者，滴完后即去带；静脉滴注>2小时者，每小时放松止血带1～2分钟，同时减慢输液速度。还可采用海绵冷敷枕持续头枕部冷敷法。化疗前将冻结的海绵冷敷枕置于患者头枕部5～10分钟，内垫治疗巾使枕后皮温降为21～27℃再化疗；治疗结束后继续冷敷15～30分钟。这两种方法均可降低头部器官对化疗药的敏感度，减少对药物的吸收和降低组织细胞代谢，减少脱发。

6. 放疗护理

（1）放疗前的准备工作

① 向患者及家属介绍有关放疗的目的、治疗中可能出现的不良反应及需要配合的事项。尽管骨肉瘤对放疗不敏感，但在某些情况下，放疗可以用来扩大不充分的外科边界，对骨肉瘤的肺转移可发挥一定的作用。

② 对有切口的患者，必须待其愈合后方可进行放疗；若全身或局部有感染时，也需控制感染后再行放疗。

（2）放疗并发症的观察与护理

① 皮肤反应：以放射性皮炎为特征。应穿全棉柔软内衣，保持照射部位的清洁，局部可用温水和柔软毛巾轻轻擦拭；避免冷热刺激如热敷、冰敷等；禁用肥皂擦洗或热水浸浴；禁用碘酊、乙醇等刺激性消毒剂；禁止剃毛发，防止损伤皮肤造成感染；禁止在照射区皮肤注射。

② 骨髓抑制：以白细胞及血小板减少为常见。应每周进行白细胞及血小板计数检查1～2次，如白细胞$<4\times10^9/L$，血小板$<10\times10^9/L$，应暂停放疗，并服用维生素B_4、利血生、鲨肝醇、肌苷、维生素E等药物以升高白细胞；并采取保护性隔离，反复输血增强抵抗力，应用抗生素预防感染。

③ 口腔黏膜反应：表现为充血、水肿、唾液分泌减少、疼

痛、吞咽困难。在进食前可用2%利多卡因喷雾或含漱止痛；还可含服维生素B_{12}漱口液（用针剂0.5mg/支的维生素B_{12}10支加生理盐水10ml配制而成）。

④ 营养相对不足：由于放疗在杀伤肿瘤细胞同时，对正常组织也有不同程度的损害。加强营养对促进组织的修复，提高治疗效果，减轻副反应有重要作用。在放疗间歇期间，给予浓缩优质蛋白质和其他必需的营养素，如牛奶中加鲜橘汁，以迅速补足患者的营养消耗；放疗期间多饮水，维持尿量在3000ml/d以上，使毒素迅速排出体外，减轻全身放疗反应。

（二）术后护理

（1）伤口护理　观察伤口引流液的量、性状以及伤口敷料渗血情况。骶骨肿瘤切除术后的患者，俯卧、侧卧交替，避免压迫伤口；禁食3天，留置导尿管7天，以避免大、小便污染伤口。

（2）截肢护理　幻觉痛是指截肢患者在术后相当一段时间内对已经切除部分的肢体存在着一种虚幻的疼痛感觉，其特点多为持续性疼痛，且以夜间为甚，但少有剧烈疼痛。可采取心理诱导和心理治疗，一方面在生活上给予帮助和照顾，通过交往、暗示、说服、诱导等方法，使患者学会放松转移自己的注意力，消除不良心理因素；另一方面，可轻轻叩击神经残端，配合理疗，如热敷、离子导入；早期装配义肢，一般1～3个月穿正规义肢后，幻觉痛可逐渐消失。防止患者形成对药物的依赖性，幻觉痛多不主张用镇痛药物，对顽固性幻觉痛除心理治疗外，可行普鲁卡因局部封闭、交感神经阻滞或切除术。

（3）瘤段骨灭活再植术后护理

① 抬高患肢，促进静脉回流，减轻肿胀。

② 保持负压引流的通畅，每3～4小时抽吸1次。应避免负压过大，使管腔粘连而不利于引流。观察引流液的颜色、量，并准确记录。

③ 石膏固定后，密切观察患肢末端血运、感觉及运动情况。术后6～8周摄X线片，无异常者可拆除石膏，活动关节及下床

活动，但要避免过早负重；拆除石膏后用弹力绷带包扎植骨固定部位，防止肢体发生水肿，待功能适应后逐渐去除弹力绷带。

(三) 健康指导

(1) 饮食　保证足够的营养，并多饮水。

(2) 活动　指导患者制定活动计划，逐步达到生活自理，提高生活质量。

(3) 特殊治疗　对需要继续放疗，不要轻易中止疗程。

(4) 复诊　了解肿瘤切除部位骨修复情况，严防过早负重导致病理性骨折。

第五节 尤文肉瘤

一、定义

尤文肉瘤 (Ewing's sarcoma) 是起源于骨髓的间充质细胞的恶性骨肿瘤。在原始恶性骨肿瘤中居第6位，其恶性度高，发展快，病程短，早期即可广泛转移，预后不良。

尤文肉瘤是少见的恶性骨肿瘤，占恶性骨肿瘤的7%，好发于10～25岁青少年，5岁以下及30岁以上者均少见，男女之比为 (2.0～2.5)∶1，肿瘤恶性度高、发展迅速、预后极差。全身骨骼的任何部位均可发病，但以四肢长骨干为好发部位，其次为干骺端。多见于股骨、腓骨、胫骨、髂骨和肩胛骨。

有的文献将尤文肉瘤分为3型：①溶骨型，以骨质破坏为主，可有少量骨膜新生骨或小针状骨形成；②硬化型，瘤区内骨增生硬化，骨皮质外出现大量的针状与骨膜新生骨，骨质破坏不易观察，或仅有少量骨质破坏可见；③混合型，骨质破坏与骨膜增生基本等量混合表现。

二、临床表现

局部疼痛和肿块，肿块具有显著的压痛，伴有皮温升高、皮肤发红，可伴有全身症状如厌食、发热、寒战、WBC升高及红细胞沉降率增快等现象，早期即可发生转移，影响全身骨骼及内脏，而淋巴结却很少累及。

三、辅助检查

（1）X线检查　病变较广泛，甚至波及全骨干。患骨表现为不规则的骨质疏松，并有斑点状溶骨型骨质破坏，有如虫蛀样。骨皮质破坏后，可出现软组织肿块阴影。发生于长管状骨的尤文肉瘤，有时出现葱皮样骨膜反应。

（2）病理检查　大体见灰白色鱼肉样组织。镜下见小圆细胞密集成堆，核大深染呈圆形或椭圆形，胞质少，胞膜不清，细胞排列成圈，如菊花，但无蕊，故称“假菊花团”。细胞堆之间有纤维间隙。组织化学检查以显示丰富糖原为特征。

四、治疗

属G2TI-2：Mo，对放疗极为敏感，经小剂量照射后，能使肿瘤迅速缩小，局部疼痛明显减轻，但由于尤文肉瘤易早期转移，单独应用放疗远期疗效差。化疗也很有效，但预后仍很差。现采用放疗加化疗和保肢或截肢手术的综合治疗，生存率已提高到50%以上。

五、观察要点

由于骨肉瘤手术创面大，尤其是骶骨切除术、半骨盆切除术、髋关节离断术等，易致切口处出血，有可能发生低血容量性休克。术后应观察血压、脉搏、呼吸、尿量每小时1次，及时补充血容量，预防和控制休克。

六、护理要点

参见“软骨肉瘤”一节。

第六节　脊　索　瘤

一、定义

脊索瘤是一种先天性、来源于残余的胚胎性脊索组织的恶性肿瘤。脊索瘤是一种罕见的低度恶性肿瘤，起源于残余的胚胎脊索，沿脑脊髓轴生长。本病约50%发生于骶尾部，35%发生于骶骨底区，15%发生于椎体。

二、临床表现

病程长，平均在3年以上，头痛为最常见症状，头痛性质是持续性钝痛，常为全头痛，也可向枕部或颈部扩展，因肿瘤部位，肿瘤的发展方向不同其临床表现各有所不同。

(1) 鞍部脊索瘤　垂体功能低下，主要表现为阳痿，闭经，身体发胖等；视神经受压产生原发性视神经萎缩，视力减退以及双颞偏盲等。

(2) 鞍旁部脊索瘤　主要表现动眼、滑车、外展神经麻痹，以外展神经受累较为常见。

(3) 斜坡部脊索瘤　主要表现为脑干受压症状，即步行障碍，锥体束征，外展、面神经功能损害。由于肿瘤发生于颅底，可引起交通性脑积水，如肿瘤向桥小脑角发展，出现听觉障碍，耳鸣、眩晕，若起源于鼻咽壁远处，常突到鼻咽引起鼻不通气、疼痛，可见脓性或血性分泌物。

三、辅助检查

(1) X线检查　X线平片显示肿瘤以溶骨性破坏为主不见钙化及骨化。可见骶骨局部破坏及其钙化斑块。位于骶、尾椎的肿瘤自骶椎中央或偏一侧产生局限性骨质破坏可使骨质扩张变薄消失，位于胸腰椎椎体者椎体破坏压陷但椎间隙保持完整。

(2) 膀胱造影及钡剂灌肠　有助于判断肿瘤的范围。

(3) CT检查　CT对确定肿瘤具有定位和定性价值，发现肿瘤有钙化或斑块形成，具有重要价值，并可指导手术静脉注药后能够明显强化，有助于阐明肿瘤的内容物及其周边包膜特征，骶骨脊索瘤的骨扫描检查常为密度减低或冷结节，检查时要除外重叠的膀胱阴影，为此检查前应使膀胱排空或做侧位扫描。CT可清晰显示脊索瘤骨破坏和软组织阴影与马尾神经、大血管及周围组织的关系，注射造影剂可增强 CT 影像的清晰度。据文献报道脊索瘤的囊性变可在 CT 中有斑点状和低密度区表现；血管造影对颈椎脊索瘤的诊断有帮助；脊髓造影可显示肿瘤在硬膜外扩展在椎管内的生长可超越骨质破坏范围，对手术方案的制定有帮助。

（4）MRI 扫描　磁共振检查对肿瘤有定位和定性价值，是评价脊索瘤非常有益的手段。当 CT 扫描发现骨性破坏后，应常规进行磁共振检查。脊索瘤 T_1 像上呈低信号或等信号，T_2 像上呈高信号，分叶状的高信号病变与低信号分隔明显。值得提示的是磁共振可以区别肿瘤类型，一般经典脊索瘤比软骨型脊索瘤呈更长的 T_1 和 T_2 信号。

四、治疗

单纯以手术治疗很难治愈脊索瘤。因为起源于骨的肿瘤，通常就排除了全切除的可能性，即使在肿瘤根治性切除后，肿瘤复发率仍很高。术前对脊索瘤的上述特征应该充分考虑，以便拟定适宜的手术方案。平均来看，在第一次手术治疗及放疗后，2～3 年便产生第一次复发。虽然有极少数作者报道脊索瘤术后最短者 1 个月内即可以复发，究其主要原因，可能是与残余的微小肿瘤进行性生长有关。

根治性手术切除在治疗脊索瘤过程中起主要作用。肿瘤部位决定手术入路。没有一种手术入路适用于所有脊索瘤患者。颅颈交界区脊索瘤可通过侧方、前方或后方入路获得适当的切除。骶管脊索瘤，主要通过后方入路，由于盆腔结构复杂，血供丰富，肿瘤呈浸润性，难以全切除。骶 3 以下肿瘤切除时，可保留骶 3 神经，术后可保留排尿及射精功能。侵及骶 1 者，可行全骶骨切除，人工骨盆置换。术中对盆腔大血管一定要仔细保护，并防止术中大出血，引起失血性休克。

术后放疗常有不同的结果。对于分块切除肿瘤或非根治性切除者，绝大多数术后需辅以放疗，然而脊索瘤对放疗不敏感，因此，术后放疗的理想剂量一直是临床敏感的话题。有学者认为放射剂量大于 6000rad，效果较好。另有学者推崇剂量为 6500～7000rad。然而，某些研究者认为，高剂量放疗和生存期长短之间无相关性。尽管文献报道不同，但如使用常规外照射放疗时，剂量一般选择至少 5000rad。

在脊索瘤切除后，尽早进行 CT 或 MRI 检查，以证实肿瘤切除程度与是否有肿瘤残余，对拟定术后辅以放疗与否或定期随访有重要指导价值。

五、观察要点

石膏固定后，密切观察患肢末端血运、感觉及运动情况。

六、护理要点

(一) 非手术治疗及术前护理

1. 心理护理　向患者及其家属讲解脊索瘤的特点、治疗方法与预后，以便心中有数并配合治疗。由于该病病变部位的限制，手术十分困难，且很难彻底切除，术后复发率极高，但与放疗联合应用，可使局部复发率降低。另外，对不能手术切除或多次复发或未能彻底切除的肿瘤，放疗能缓解症状，抑制肿瘤生长，延长生存期。对于第 3 骶椎以上的肿瘤，切除骶骨时可能损伤骶丛神经。

2. 症状护理

(1) 尿潴留

① 对心理因素导致的尿潴留患者给予暗示，以放松肌肉，并创造排尿环境，消除顾虑。

② 对行麻醉术后，或不习惯卧床排便等功能性尿潴留患者，采用甘油灌肠剂 10～20ml 肛门塞入法可助排尿。其机制是肛门括约肌和膀胱括约肌的协同作用。

③ 按摩：操作者手置于患者下腹部膀胱膨隆处，向左右轻轻按摩 10～20 次，促进腹肌松弛。然后一手掌自膀胱底部向下

推移按压，另一手以全掌压关元、中极两穴位，以促排尿。注意用力要均匀，由轻而重，逐渐加大压力，切忌用力过猛而损伤膀胱。当持续1～3分钟后，尿液即可排出，但仍不能松手，直至尿液排空。若患者膀胱高度膨胀，病情严重时，首次排尿不得超过1000ml，以免由于腹压突然降低引起虚脱，或因膀胱内压力突然降低而引起膀胱黏膜急剧充血导致血尿。年老体弱及有原发性高血压病史的患者慎用按摩法排尿。

④ 针刺中极、三阴交等穴，以促排尿。

⑤ 上述措施无效或尿潴留系梗阻引起，则选用导尿术，必要时留置导尿管。对于留置导尿管的患者使用气囊导尿管，插管见尿后，再插入3～4cm，必须确认尿管之气囊进入膀胱后才能注入生理盐水10～30ml以固定；在拔管前应先抽出生理盐水，尔后拔管，以免损伤尿道和前列腺致大出血。在带教实习生时尤应交待上述要求；对患者及家属也应进行宣教，以免患者因插管不适自行违规拔管。至于留置导尿管的引流袋，尽量使用抗逆流袋且每周更换1～2次，并保持会阴部清洁，消毒尿道口及尿管近端10cm处，每日2次，以防感染。

（2）便秘

① 重建正常排便型态：定时排便，注意便意，食用促进排泄的食物，摄取充足水分，进行力所能及的活动等。

A. 可于早餐前适当饮用较敏感的刺激物，如咖啡、茶、开水或柠檬汁等热饮料，以促进排便。

B. 在早餐后协助患者排便。因在饭后，尤其是早餐后，由于肠蠕动刺激而产生多次的胃结肠反射。

C. 给患者创造合适的环境，如用屏风或布帘遮挡、充足的时间排便。

D. 利用腹部环状按摩协助排便。在左腹部按摩，可促进降结肠上端之粪便往下移动。

E. 轻压肛门部位促进排便。

F. 使用甘油栓塞肛，刺激肠壁引起排便反应并起局部润滑作用，以协助和养成定时排便的习惯。

G. 使用轻泻剂，如口服大黄碳酸氢钠，每次3g，每6小时1次，连服3次，以软化大便而排出秘结成团的“粪石”。该药还有一定的降温作用。因此，使用大黄碳酸氢钠治疗低热伴有粪石者有一举两得的疗效。在此，也提醒护理人员，对于发热患者应首先询问有无便秘，并给予相应处理。

H. 告诉患者在排便时适当用力，以促进排便。协助进行增强腹部肌肉力量的锻炼。

I. 合理饮食：多食植物油，起润肠作用；选用富含植物纤维的食物，如粗粮、蔬菜、水果、豆类及其他粗糙食物。这些不易被消化的植物纤维可增加食物残渣，刺激肠壁促进肠管蠕动，使粪便及时排出；多食果汁、新鲜水果及果酱等食物，蜂蜜、凉拌黄瓜、萝卜、白薯等食物也有助于排便；多饮水和多喝饮料，每日饮水量＞3000ml，可防止粪便干燥；少食多餐，以利于消化吸收；多食酸奶，以促进肠蠕动；避免食用刺激性食物，如辣椒、生姜等。

J. 协助医生积极为患者消除引起便秘的直接因素，如妥善处理骨盆骨折、痔疮局部用药等。

② 解除不适症状：肛门注入甘油灌肠剂10～20ml，临床证明对直肠型便秘效果尤佳；对便秘伴有肠胀气者，用肛管排气；在软化大便的前提下，油类保留灌肠；戴手套用手指挖出粪便，但应防止损伤直肠黏膜或导致痔疮出血。

③ 维持身体清洁和舒适：大便后清洁肛门周围并洗手，更换污染床单，倾倒大便并开窗排除异味等。

④ 皮肤：由于患者大、小便失禁，若病变在骶尾部则更易发生皮肤破损，应卧智能气垫床垫，保持会阴部清洁、干爽。

3. 饮食　由于手术、化疗都需要足够的营养支持，因此，保证充足的营养供给尤为重要。鼓励患者定时进餐，多食高蛋白、高热量、富含维生素、易消化的食物，增加纤维素的摄入，多饮水，预防便秘。

4. 体位　由于肿瘤对骨质破坏大，易发生病理性骨折，故应卧硬板床，避免下地负重；脊柱肿瘤患者翻身时，应保持头、肩、腰、臀在一直线上，防止脊柱扭曲和屈曲造成或加重截瘫。

5. 术前准备

（1）肠道准备3天　骶尾部病变患者术前3天开始进流质饮食，术前一天禁食，术前晚及术晨均清洁灌肠，以防术中及术后污染切口。

（2）备足够的血　由于手术出血多，常需大量输血而需备足够的血。

6. 化疗护理　在术前、术中使用化疗，可杀灭手术时进入血液循环的癌细胞，减少局部复发与远处转移；术后长期化疗既可杀灭手术野之外的亚临床肿瘤，也可作为放疗前用药，以缩小肿瘤，减少照射范围，增加放疗敏感性；同时在放疗之后用药可消除在放射野之外的亚临床肿瘤。

（1）做好化疗前的准备工作　向患者解释化疗的目的、化疗时和化疗后可能出现的反应及预防措施，取得患者配合；测量体重，由于化疗药物大多是按体重计算的，应严格准确地测量体重。患者必须在清晨、空腹、排空大小便后，只穿贴身衣裤，不穿鞋称量。准备化疗药物要做到3个严格，严格执行三查七对，严格按医嘱剂量给药，严格执行无菌技术操作。

（2）化疗并发症的观察与护理

① 胃肠道反应：剧烈呕吐是化疗中最常见和难以忍受的并发症，可遵医嘱采取预防性用药。化疗药前30分钟常规给予止吐药物，如昂丹司琼（枢复宁）8mg缓慢静脉注射，在化疗药注射后4小时、8小时各给药1次，即化疗当天给药3次。化疗结束后改为8mg口服，每日2次，共5天。告诫患者应注意饮食的调节：根据口味给予清淡、易消化的食物，少食多餐，多饮清水，多食薄荷类食物及冷食，进食面包、脆饼干、啤酒、新鲜水果或烤、蒸土豆等；忌食加有香料、肉汁或油腻的食物。

② 心脏毒性：阿霉素对心脏的毒性较大，遵医嘱限制阿霉

素总量在550mg/米^{2}以下，同时使用辅酶A、三磷酸腺苷和维生素E。用药前常规进行心电图检查，有条件者可行心电监护，观察心率、脉搏、血压变化。用药过程中多巡视，同时备足抢救药品，如毛花苷丙等。

③ 肾脏毒性：化疗药物，尤其是顺铂和甲氨蝶呤对肾脏的毒性更大，可引起出血性膀胱炎。因此，在化疗前和化疗过程中应进行水化和必要的碱化：嘱患者多饮水，每日输液量3000ml，使尿量维持在每日2000～3000ml，即尿量维持在100ml/小时以上；适当补充钾盐，应用碳酸氢钠碱化尿液，保持pH＞8.00；另外采用生理盐水稀释药液可抑制顺铂在肾小管水解，使肾脏得到保护。

④ 骨髓抑制：骨髓抑制是化疗的另一严重的并发症，大多数患者在使用化疗药物后出现发热、泌尿道感染、皮肤黏膜感染、腹泻、贫血、全身多处的出血倾向，2周左右出现白细胞降低，特别是粒细胞减少最为严重。化疗前检查血常规，化疗期间每隔1日查血常规。如白细胞＜4×10^9/L，血小板＜80×10^9/L时暂停化疗，并给予升高白细胞药或适当减小化疗药剂量；血小板＜15×10^9/L时，需输血小板；血红蛋白＜80g/L需输血。患者需住隔离病房，加强消毒，减少探视，严密监测体温，必要时预防性给予抗生素，并做血培养。接受大剂量强化化疗者，应尽量置于洁净室；当白细胞＜1×10^9/L时，应置于空气层流室，采取严密的保护性隔离措施。

⑤ 皮肤不良反应：化疗药物有强烈的局部刺激性，一旦外渗可引起周围组织的损伤，出现水肿、疼痛，甚至局部坏死和溃疡。预防：根据化疗药物对机体的刺激程度采用不同的静脉给药方法，一般刺激性药物采用静脉注射法（静脉推注）；强刺激性药物采用静脉冲入法，方法是首先选择弹性好、较粗大的静脉建立输液通道，待静脉滴注通畅后将稀释好的化疗药液，由莫菲滴管侧孔冲入，随即冲入葡萄糖注射液2～3分钟，待药冲入体内后，再恢复至原滴速；还有相当一部分药物采用静脉滴注法。静

脉化疗药物使用过程中，若发生药物渗漏或局部有烧灼感时，应立即停止给药，在无菌操作下用原针头接注射器进行多方向穿刺、抽吸，尽可能将渗出液吸净，然后局部封闭，冰敷24小时，使局部血管收缩，减缓药物的扩散。

⑥ 脱发：化疗后的脱发带给患者，尤其是女患者很大心理负担，它使患者始终感到肿瘤存在，脱发导致外貌有明显变化，患者自我形象紊乱，应做好心理安慰。告诉患者停止化疗后头发可再生，建议暂时佩戴假发，使用睡帽以免头发掉在床上加重心理不适。预防：可在头部扎止血带。扎止血带在前额打结，于双颞动脉处的带下垫一块厚10cm的纱布垫加压，止血带的松紧度以颞动脉远端搏动消失为准。静脉注射药物时，扎带在注药30分钟后解开；静脉滴注＜2小时者，滴完后即去带；静脉滴注＞2小时者，每小时放松止血带1～2分钟，同时减慢输液速度。还可采用海绵冷敷枕持续头枕部冷敷法。化疗前将冻结的海绵冷敷枕置于患者头枕部（内垫治疗巾）5～10分钟，使枕后皮温降为21～27℃再化疗；治疗结束后继续冷敷15～30分钟。这两种方法均可降低头部器官对化疗药的敏感度，减少对药物的吸收和降低组织细胞代谢，减少脱发。

7. 放疗护理

（1）放疗前的准备工作

① 向患者及家属介绍有关放疗的目的、治疗中可能出现的不良反应及需要配合的事项。尽管骨肉瘤对放疗不敏感，但在某些情况下，放疗可以用来扩大充分的外科边界，对骨肉瘤的肺转移可发挥一定的作用。

② 对有切口的患者，必须待其愈合后方可进行放疗；若全身或局部有感染时，也需控制感染后再行放疗。

（2）放疗并发症的观察与护理

① 皮肤反应：以放射性皮炎为特征。应穿全棉柔软内衣，保持照射部位的清洁，局部可用温水和柔软毛巾轻轻擦拭；避免冷热刺激如热敷、冰敷等；禁用肥皂擦洗或热水浸浴；禁用碘

酊、乙醇等刺激性消毒剂；禁止剃毛发，防止损伤皮肤造成感染；禁止在照射区皮肤注射。

② 骨髓抑制：以白细胞及血小板减少为常见。应每周进行白细胞及血小板计数检查 1～2 次，如白细胞＜4×10^9/L，血小板＜10×10^9/L，应暂停放疗，并服用维生素 B_4、利血生、鲨肝醇、肌苷、维生素 E 等药物以升高白细胞；并采取保护性隔离，反复输血增强抵抗力，应用抗生素预防感染。

③ 口腔黏膜反应：表现为充血、水肿、唾液分泌减少、疼痛、吞咽困难。在进食前可用 2%利多卡因喷雾或含漱止痛；还可含服维生素 B_{12} 漱口液（用针剂 0.5mg/支的维生素 B_{12} 10 支加生理盐水 10ml 配制而成）。

④ 营养相对不足：由于放疗在杀伤肿瘤细胞同时，对正常组织也有不同程度的损害。加强营养对促进组织的修复，提高治疗效果，减轻副反应有重要作用。在放疗间歇期间，给予浓缩优质蛋白质和其他必需的营养素，如牛奶中加鲜橘汁，以迅速补足患者的营养消耗；放疗期间多饮水，维持尿量每日 3000ml 以上，使毒素迅速排出体外，减轻全身放疗反应。

（二）术后处理

（1）潜在并发症的观察与处理

① 休克：由于手术出血多，因此需密切观察生命体征及尿量的变化，并补充足够的血容量，以防休克。

② 切口感染：术后禁食 3 天，然后进流质饮食直至切口愈合，以防大便污染切口，且避免排大便时用力而影响切口愈合。加强静脉营养，预防营养不足而影响伤口愈合。

③ 压疮：采用俯卧位或切口处垫气圈，以避免切口处受压。

（2）截肢护理　幻觉痛是指截肢患者在术后相当一段时间内对已经切除部分的肢体存在着一种虚幻的疼痛感觉，其特点多为持续性疼痛，且以夜间为甚，但少有剧烈疼痛。可采取心理诱导和心理治疗，一方面在生活上给予帮助和照顾，通过交往、暗示、说服、诱导等方法，使患者学会放松转移自己的注意力，消除不良心理因素；另一方面，可轻轻叩击神经残端，配合理疗，如热敷、离子导入；早期装配义肢，一般1～3个月穿正规义肢后，幻觉痛可逐渐消失。防止患者形成对药物的依赖性，幻肢痛多不主张用镇痛药物，对顽固性幻觉痛除心理治疗外，可行普鲁卡因局部封闭、交感神经阻滞或切除术。

（3）瘤段骨灭活再植术后护理

① 抬高患肢，促进静脉回流，减轻肿胀。

② 保持负压引流的通畅，每3～4小时抽吸1次。应避免负压过大，使管腔粘连而不利于引流。观察引流液的颜色、量，并准确记录。

术后6～8周摄X线片，无异常者可拆除石膏，活动关节及下床活动，但要避免过早负重；拆除石膏后用弹力绷带包扎植骨固定部位，防止肢体发生水肿，待功能适应后逐渐去除弹力绷带。

（三）健康指导

（1）饮食　保证足够的营养，并多饮水。

（2）活动　指导患者制定活动计划，逐步达到生活自理，提高生活质量。

（3）特殊治疗　对需要继续放疗、经疗者，不要轻易中止疗程。

（4）复诊　了解肿瘤切除部位骨修复情况，严防过早负重导致病理性骨折。

第七节　骨巨细胞瘤

一、定义

骨巨细胞瘤是一种起源于松质骨的溶骨性肿瘤，临床比较常见，属潜在恶性。发病年龄多在20～40岁，发病部位可在任何骨骼，以股骨下端、胫骨上端、桡骨下端和肱骨上端最多见。病理特点是出现以成纤维样梭形细胞和散在多核巨细胞为主的结构。多核巨细胞甚多，梭形细胞分化良好者属Ⅰ级，为良性。多核巨细胞很少，梭形细胞分化较差，有丝分裂象多者属Ⅲ级，为恶性。介于两者之间者为Ⅱ级。

二、临床表现

早期症状是局部疼痛及压痛，疼痛性质可为间歇性。位于浅表部位者，可出现局部肿胀或肿块。当肿瘤增大而使表面骨皮质膨胀变薄时，触之有捏乒乓球样感觉。位于脊椎的肿瘤，可引起相应神经压迫症状。

三、辅助检查

X线片表现骨骺处有局限的囊性改变，一般呈溶骨性破坏，也可有“肥皂泡”样改变，其扩展一般为软骨所限。不破入关节，少有骨膜反应，肿瘤范围清楚，初发时病变在骨骺内旁侧，发展后可占骨端的全部，骨皮质膨胀变薄，有的可以穿破，进入软组织。X线片可显示其一般特点，但仍不足以确诊。

四、治疗

骨巨细胞瘤的治疗以手术治疗为主，一般不行放射治疗，放疗仅适用于手术不易完全清除病灶的部位，以控制疾病的发展，因放疗后可能诱发肿瘤肉瘤变。

五、观察要点

（1）伤口　注意伤口渗血和引流情况，记录引流液的量和性状。出血多时要及时报告医生，更换敷料，加压包扎；如有截肢断端大出血，应立即压迫止血或以止血带止血并及时输血。

（2）患肢　注意患肢远端血运情况。上肢手术后观察桡动脉搏动，下肢手术后则观察足背动脉搏动。肢体有无肿胀、色泽及温度的改变，包扎有无过紧，有无神经损伤表现。

六、护理要点

1. 术前护理

（1）心理护理　骨巨细胞瘤为潜在恶性肿瘤，患者心理压力大；加上所实施的人工关节置换、异体骨与关节移植都是大手术，对患者精神刺激也很大。护士要关心理解患者，多与其沟通，保持患者情绪稳定，能接受并积极配合治疗。

（2）饮食　宜高蛋白、高糖、富含维生素类饮食，以增强机体抵抗力及组织修复愈合能力。

（3）疼痛　在进行护理操作时动作要轻柔、准确；疼痛较轻者可采用分散疗法，冷敷、按摩等；对疼痛严重而诊断已明确者，在局部对症处理前可应用芬太尼、哌替啶等镇痛药物，以减轻患者的痛苦。

（4）预防感染　必须重视患者全身及局部皮肤的清洁。术前三天开始用肥皂水清洗手术部位皮肤，用无菌巾包扎；术前一天用肥皂水清洗局部皮肤后，剃掉该区汗毛，用70%乙醇消毒皮肤，最后用无菌巾包扎；术前一天做全身皮肤、毛发清洁；术前2～3天遵医嘱使用抗生素治疗；手术前一天，病房及其用物彻底清洁与消毒。

2. 术后护理

（1）体位　根据手术性质、部位决定体位。如人工髋关节置换术后应保持患肢外展中立位，膝关节置换术后保持膝关节屈曲10°中立位。

（2）外固定护理　外固定方式与时间：植骨术后3～4周内，植入骨小血管容易损伤，因此需对相应部位有效固定。如股骨植骨内固定后常需用Thornas夹板先固定4周，然后再用髋人字石膏固定2个月；肱骨骨折植骨内固定后加外固定制动3～4周。

（3）警惕排斥反应　骨与关节移植排斥反应虽较脏器移植排斥反应发生率低，也应提高警惕。若患者出现高热、移植关节处肿胀、疼痛、积液及浆液性液体自伤口渗出，血中黏蛋白及白细胞计数升高等，则应考虑排斥反应。防治：配合医生，为术后患者应用氢化可的松等激素5～7天，必要时使用免疫抑制剂。

（4）功能锻炼　功能锻炼对改善肢体功能非常重要，可借助CPM机持续练习髋、膝、踝关节的活动。下肢手术后即可开始股四头肌的等长收缩和足趾活动，术后 1～2 周逐渐进行关节活动。髋关节置换者练习外展运动，术后 2 周扶拐下地，站立负重；膝关节置换者锻炼伸屈运动，睡眠时使膝关节屈曲 20°；异体骨与关节移植者，当 X 线片显示异体骨与宿主骨连接处愈合后，可适当锻炼，逐渐增加活动量，以防异体骨发生骨折。

3. 健康指导

(1) 活动　异体骨与关节移植术后应避免早期负重，防止骨折。

(2) 石膏护理　行石膏固定后应注意患肢末梢血运及石膏固定的效果，如发现石膏松动，应及时更换。

(3) 锻炼　继续进行患肢的功能锻炼，以防止关节僵直和肌肉失用性萎缩，最大限度地改善移植肢体功能。

(4) 复查　由于骨巨细胞瘤复发率较高并有恶性变倾向，要定期复查，以便了解肿瘤切除部位骨修复情况，及时发现病情变化，及时治疗。

第二十章 创伤骨科并发症

第一节 创伤性休克

一、定义

创伤性休克是指机体由于遭受严重创伤刺激，通过血管-神经反射引起的一系列变化，是严重创伤的常见并发症。创伤性休克均有较严重的创伤史，如高速撞击、高处坠落、机器绞伤、重物打击、火器伤等。主要表现为表情淡漠、反应迟钝、浅昏迷，呼吸浅促或进行性呼吸困难、发绀，脉细速、血压下降、脉压差小或血压几乎测不到，表浅静脉萎缩，尿少或无尿。

二、临床表现

根据休克的病程演变，休克可分为两个阶段，即休克代偿期和休克抑制期，或称休克前期或休克期。休克的临床表现一般都随休克的病因演变而改变。

(1) 休克代偿期　创伤伴出血，当丧失血容量尚未超过20%时，由于机体的代偿作用，患者的中枢神经系统兴奋性提高，交感神经活动增加。表现为精神紧张或烦躁、面色苍白、手足湿冷、心率加速、过度换气等。血压正常或稍高，反映小动脉收缩情况的舒张压升高，故脉压缩小。尿量正常或减少。这时，如果处理得当，休克可以很快得到纠正。如处理不当，则病情发展，进入抑制期。

(2) 休克抑制期　患者神志淡漠、反应迟钝，甚至可出现神志不清或昏迷、口唇发绀、出冷汗、脉搏细速、血压下降、脉压差缩小。严重时，全身皮肤黏膜明显发绀，四肢冰冷，脉搏扪不清，血压测不出，无尿。还可有代谢性酸中毒出现。皮肤、黏膜出现瘀斑或消化道出血，则表示病情已发展至弥散性血管内凝血阶段。出现进行性呼吸困难、脉速、烦躁、发绀或咳出粉红色痰，动脉血氧分压降至 8kPa（60mmHg）以下，虽给大量氧也不能改善症状和提高氧分压时，常提示呼吸困难综合征的存在。

三、治疗

创伤性休克的治疗原则为消除创伤的不利影响，弥补由于创伤而造成的机体代谢紊乱，调整机体的反应，动员机体的潜在功能对抗休克。在治疗时要将危及生命的创伤置于首位，如头、胸、腹腔脏器损伤等。一些骨折和软组织撕裂都可暂时包扎固定，待休克基本恢复后再行处理。

四、观察要点

（1）密切观察体温，并维持正常体温

① 观察体温变化：每日 6 次，对于高热者，在行降温处理后 30min，应及时测量体温，并绘制在体温单上。

② 当休克患者体温不升时，应给予保暖，可通过增加室温和被服来调节体温，室温保持在 20℃左右为宜，避免因持续低温而影响血液流速，致血液的黏稠度增加，而加重微循环障碍，切忌用热水袋等进行体表加温，以防烫伤及皮肤血管扩张而加重休克。

③ 高热处理：温度太高会增加组织的代谢率，从而增加氧气的消耗量，维持适当的舒适，减少不必要的活动，让患者充分休息，保持床铺的整洁干燥。高温患者可用冰袋或冰帽进行降温处理，也可用 4℃的生理盐水 100ml 灌肠，体温降到 38.5℃即可，并可配合室内通风或药物降温。

（2）心功能的观察及护理　注意观察并记录脉搏、血压和中心静脉压，随时调整输液速度及液体的入量。当动脉压低、中心静脉压偏高时，表示补液过多或心功能不全，继续补液会增加心脏负担，导致急性心功能衰竭和肺水肿，应减慢输液的速度，并及时报告医生，必要时使用强心苷类药物以加强心脏的功能，在应用强心药物后，中心静脉压可逐渐降至正常，如中心静脉压明显下降表示血容量仍有不足，可在监测中心静脉压的同时继续补充血容量。

五、护理措施

（一）常规护理

1. 体位　休克患者要立即安置在抢救室，一般取平卧位，以利于脑部的血供；也可给患者取中凹位，即将患者头颈胸部抬高30°，并将下肢抬高30°以减少腹腔器官对心肺的压迫，一方面利于呼吸与促进冠状动脉循环，另一方面利于下肢静脉的回流，这样既可促进休克的恢复，又可使患者感到舒适。平卧位与中凹位也可交替使用。

2. 止血、维持呼吸道通畅　及早控制活动性出血，即刻建立静脉通道，以保持气道通畅，避免接触患者疼痛部位，保持患者安静，必要时行气管插管或气管切开，以鼻导管或面罩给氧改善细胞缺氧状况，氧流量为4～6L/分，肺泡内的氧浓度可达45％～50％。

3. 心理护理

（1）对患者心理上的安抚　休克患者的意识是清醒的，对突然的病情变化产生不同的心理效应，如害怕、恐惧、焦虑等，这些反应与休克之间会形成负反馈的恶性循环。但是，由于患者是清醒的，也就有可能接受护士给予的良好心理影响。护士要选择适当的语言来安慰患者，耐心解释有关病情变化，以稳定患者情绪，减轻患者痛苦。护士在实施抢救中，说话要细声而谨慎；举止要轻巧而文雅；工作要稳重而有秩序，以影响患者心理，使其镇定并增强信心。休克患者的病情常较危重，处于焦虑、恐惧、不安状态，因而治疗早期要镇静、温和、有条不紊地进行各项操作。失代偿期的患者常神情淡漠，但意识尚存，护士不要在患者面前谈论病情，任何操作均要仔细、温柔，以最大限度减轻患者的痛苦。

（2）对患者要亲切关怀　要经常观察患者的脉搏、血压、呼吸及尿量等情况，并随时记录。要关怀患者，询问患者有何不适，有何要求，耐心解答提问，及时满足患者的合理要求，使患者心情舒畅，更好地配合治疗与护理。

（3）做好患者家属的安慰工作　劝导他们不要在患者面前表现出情绪波动而干扰患者情绪。并指导他们一些简单的生活护理技术，以配合医护人员做好工作。患者及家属都有可能产生焦虑，护士应保持镇静的态度，详细解释各种处理措施，以减轻其焦虑。如需要可重复对患者及家属解释，随时留在患者身边，保持适度的关心。

（二）专科护理

1. 补充血容量，恢复有效循环血量

（1）对于创伤性休克的患者而言，应尽快恢复循环血量，尤其是低血容量休克者，可通过及时补充血容量得到纠正，然后用血管活性药物或强心苷药。由于休克患者病情危重，应置于重症监护病房，并设专人护理。

（2）建立静脉通道　迅速建立两条静脉通道，一条作为静脉快速输液，另一条静脉主要使用血管活性药物或其他需要控制滴速的药物。对于周围血管萎陷或肥胖患者静脉穿刺困难时，应立即行中心静脉插管，既便于护理和减少感染机会，又可监测中心静脉压的变化。

（3）合理补液

① 若输液的量及成分不正确是无法纠正休克的，所以补液的速度、量和成分均应依据临床表现、中心静脉压和实验室检查等确定。

② 需要快速输液纠正低血容量休克的患者，应严密观察生命体征的变化，注意有无咳嗽及咳粉红色泡沫样痰，警惕肺水肿

和心力衰竭的发生。

③ 一般先快速输入晶体液，如平衡液等，以增加心输出量和回心血量，然后输入胶体液，如全血等，以减少晶体液渗入血管外，对于输入大量库血的患者，每输入 1000ml 应补充 10%葡萄糖酸钙 10ml，超过 2500ml 应使用新鲜血。

④ 合理使用扩容液体　右旋糖酐用于扩容，主要是提高血浆胶体渗透压，临床上烧伤的患者常用中分子右旋糖酐来补充血容量。

⑤ 在抢救休克患者时，常要执行大量的临时医嘱，药物繁多，执行前应做好查对工作，同时也要注意药物的配伍禁忌和滴速、浓度，并及时做好详细记录。

2. 血管活性药物应用的护理

(1) 休克患者初次应用心血管活性药时，血压常不稳定，故应从低浓度慢速开始，每 5 分钟监测 1 次血压，待血压稳定后改为每 15～30 分钟监测 1 次，药量浓度和滴速应以血压的高低严格给予调整，以保持血压稳定，并记录单位时间内的用药剂量(滴速×浓度)。

(2) 静脉用药时，严防液体外溢，以免造成局部组织坏死。如发现有药外漏时，应立即更换输液部位，并用 50%的硫酸镁外敷，若外漏面积较大，可采用 2.5%普鲁卡因行血管周围封闭，但严禁热敷。

3. 帮助维持呼吸功能　应保持呼吸道通畅，并给予鼻导管或面罩吸氧，流量为 4～6L/min。若给予吸氧后缺氧并无改善，血氧分压不断降低，休克肺的诊断基本可成立。为保证有效地吸入氧气，可采用正压人工呼吸。在采用高流量吸氧时应逐渐降低流量，使呼吸中枢兴奋性逐渐增强。

4. 预防意外损伤　休克初期，因患者会有焦虑不安、烦躁等症状，应积极采取预防措施，以防意外的发生。

① 对于意识不清的患者，应加床旁护栏，以免发生坠床。输液的肢体可用夹板固定。

② 如患者有拔除身上的仪器或留置管的企图，应加以适当的约束。

③ 休克治疗常留置尿管、气管插管、中心静脉压导管等，由于上述治疗均有潜在的感染源，所以在执行操作时，应严格无菌技术，以预防感染。

④ 积极做好生活护理，有效预防并发症，如肺炎、压疮、血栓等。

(三) 健康指导

① 指导患者摄取饮食的种类和数量，并详细地记录24小时出入量，以维持酸碱平衡，预防水、电解质紊乱。

② 在做好家属安慰工作的同时，也应教育引导家属学会照顾患者。

③ 鼓励并帮助患者进行自我护理，以增强其自信心。

第二节 脂肪栓塞综合征

一、定义

脂肪栓塞综合征（FES）是创伤、骨折等严重伤的并发症。自1882年Zenker首次从严重创伤死亡病例肺血管床发现脂肪小滴和1887年Bergmann首次临床诊断脂肪栓塞以来，虽然已经有一个世纪，并有不少学者从不同角度进行过研究，但因其临床表现差异很大，有的病例来势凶猛，发病急骤，甚至在典型症状出现之前即很快死亡，有的可以没有明显的临床症状，只是在死后尸检发现。因此直至近20年对其病理生理才有进一步的认识。

二、病因及发病机制

1. 原发因素

(1) 骨折　主要发生在脂肪含量丰富的长骨骨折，尤以股骨干为主的多发性骨折发病率最高。且闭合性骨折的发病率是开放性骨折发病率的15倍，闭合性骨折为30%，开放性骨折仅为2%。

（2）骨科手术　在髋和膝的人工关节置换术中，由于髓内压骤升，可导致脂肪滴进入静脉。

（3）软组织损伤　各类手术累及脂肪含量丰富的软组织时均可发生脂肪栓塞综合征，但远远低于骨折后的发生率。

（4）其他原因　烧伤、乙醇中毒、感染及糖尿病并发高脂血症、结缔组织病，但极为罕见。

2. 继发因素

（1）休克　低血容量和低血压提供了脂肪滴在微循环滞留并形成栓子的机会。

（2）弥散性血管内凝血　常与脂肪栓塞并存。弥散性血管内凝血必然加重脂肪栓塞的病理改变，但脂肪栓塞综合征是否一定会导致弥散性血管内凝血，尚不能肯定。

（3）感染　特别是革兰阴性杆菌败血症可加重或诱发脂肪栓塞综合征。

三、临床表现

其临床表现差异很大，一般分为三种类型即暴发型、完全型、不完全型。不完全型按病变部位又分为纯肺型、纯脑型、兼有肺型和脑型两种症状者，其中以纯脑型少见。

1. 暴发型　伤后短期清醒，又很快发生昏迷、谵妄，有时出现痉挛，手足搐动等脑症状，可于1～3天内死亡，由于出血点及肺部X线病变等典型症状不完全，临床诊断困难，很多患者尸检时才能确诊。

2. 完全型　典型症状群，伤后经过12～24小时清醒期后，开始发热，体温突然升高，出现脉快，呼吸系统症状（呼吸快、啰音、咳痰）和脑症状（意识障碍、嗜睡、朦胧或昏迷），以及周身乏力，症状迅速加重，可出现抽搐或瘫痪。呼吸中枢受累时，可有呼吸不规则，潮式呼吸，严重者可呼吸骤停，皮肤有出血点。

临床上具有如下特征：

（1）有明确骨折创伤史，尤其是以股骨干为主的多发骨折。

（2）有明确的潜伏期　据统计主要症状在24小时内出现者占60%，在48小时内出现者占90%。

（3）症状与体征

① 不能解释的发热常是本征的第一个症状，一般在38℃左右，有时高达40℃。因肺部病变引起心脏负荷增大，加之低氧血症需要代偿，心率一般增快达100～200次/分。但此时应除外低血容量致休克的原因。呼吸加快常大于25次/分，呼吸困难亦常见。约1/3患者有发绀。

② 无颅脑创伤史的中枢神经系统症状与体征。

③ 出血点：在体征中最具特征，但出现率仅为20%～50%。分布区域一般为肩、颈及胸腹部皮肤，有时仅在下睑结膜出现，须仔细检查才能发现。皮肤活检证实出血处有脂肪栓子、毛细血管损害及局部出血，对确诊价值很大。

（4）不完全型　部分症状群，有骨折创伤史，发病隐匿，伤后1～6天内可出现轻度发热，心动过速，呼吸次数增多等非特异症状，同时出现轻度低氧血症，大多数患者缺乏典型症状或无症状，不注意时易忽视。若处理不当，可突然变成暴发型或成为典型症状群，尤其在搬动患者或伤肢时可以诱发。

多数脂肪栓塞属于不完全型，仅有部分症状，病情轻微，又可分为如下四型。

① 无呼吸症状者：脑症状较轻微，患者仅有发热、心动过速及皮肤出血点，可有动脉氧分压下降。

② 无脑及神经系统症状者：主要为呼吸困难、低氧血症、发热，心动过速及皮肤出血点等。

③ 无明显脑及呼吸症状者：主要表现为皮肤出血点、发热、心动过速，其中出血点是引起注意的要点。

④ 无皮肤出血点者：最不易确诊。

四、治疗

脂肪栓塞综合征轻者有自然痊愈倾向，而肺部病变明显的患者经适当呼吸支持多数可治愈。

五、观察要点

密切观察呼吸功能，当血气分析显示有呼吸窘迫综合征时，如 PaO_2 降低等，应给予高浓度氧气吸入，尽早使用呼吸机辅助呼吸，以减轻和抑制肺水肿的发生。

六、护理措施

（一）常规护理

（1）加强心理护理　脂肪栓塞的患者有可能出现呼吸窘迫的情况，使之易产生焦虑、恐惧等负面心理，应耐心、细致地做思想工作，关心体贴患者，解除其各种不良情绪反应及精神负担，使其能积极配合治疗和护理。

（2）加强生活护理，避免不良刺激，消除或减轻疼痛

① 使患者在安静而空气清新的环境里得到足够的休息和睡眠。

② 加强皮肤护理，保持皮肤清洁、干燥，避免刺激物，以防破损。

③ 维持良好的姿势和体位，减少卧床过久而引起的不适感。

④ 需要翻身的患者，应妥善固定好患肢，避免对患肢的过度转动和被褥对创面的直接压迫。

（二）专科护理

1. 妥善固定，正确搬运，积极预防本病的发生。创伤后，就地对患肢立即给予结实的外固定，搬动患者时注意动作要轻柔，特别是在固定前，严禁随意搬动，以防断端之间的血管破裂，引起或加重局部出血等，这对于预防脂肪栓塞是很有必要的积极措施。

2. 监测生命体征变化，及早发现，及时治疗。

(1) 严重创伤者，尤其是多发性骨折的患者，曾发生过低血容量休克，若患者出现呼吸困难、呼吸节律增快、心率加速、神志恍惚、皮肤有出血点等症状时，在立即报告医生的同时，也要做好抢救的准备工作。一经确诊为本病，应及时转入监护病房。

(2) 安置患者于平卧或半卧位，保持呼吸道通畅，维持肺功能。

① 由于本病主要栓塞的脏器是肺脏，因此会影响肺气体交换的功能，故保持呼吸道通畅、改善患者缺氧状况是非常重要的救护措施。

② 观察患者呼吸困难的程度，对于轻度缺氧者，可给予鼻导管或面罩吸氧，严重缺氧的患者应建立通畅的气道，并做好机械辅助通气治疗的护理工作。

③ 严密监测动脉血气、电解质的情况。

④ 做好气管切开患者的护理，严格无菌操作技术，加强湿化和吸痰，以保持呼吸道通畅。

⑤ 遵医嘱并结合病情逐渐撤离呼吸器，对于呼吸器依赖型的患者，应做好耐心细致的心理护理。

3. 迅速建立有效的静脉通道　及时补液输血，预防低血容量休克，以改善组织灌注，维持血压和水、电解质平衡，有效防止脂肪从破裂的骨髓腔溢入血流；阻止脂肪酸的异常调动；防止血清内脂肪乳化状态的破坏。

4. 缓解或消除疼痛

① 运用心理安慰的方法，如暗示，用以分散患者的注意力，减轻焦虑不安的情绪。

② 减少刺激疼痛的各种因素，如患者在咳嗽咳痰时，可用手帮助其按住伤口或用枕头抵住伤口。

③ 必要时可遵医嘱使用药物止痛，并注意患者用药后的疗效和不良反应。

5. 合理使用药物，观察用药后的反应

① 遵医嘱应用肾上腺皮质激素，减轻肺水肿，消除脂肪栓塞。

② 早期应用抗生素防止感染。

(三) 健康指导

① 本病康复阶段，应适当加强肢体功能锻炼，坚持适当的下床活动或户外活动，每日步行运动，在午餐、晚餐后行走15～30分钟，以促进下肢血液循环。因为长期卧床，应及时做好预防压疮护理，铺好气垫床，嘱患者多翻身或协助其做翻身活动，受压部位可用红花乙醇按摩，滑石粉润滑。为防止膝关节挛缩僵直或废用性功能减退，嘱其做膝关节屈伸活动。

② 康复后对糖尿病患者进行健康指导。嘱其戒烟酒，节饮食，慎起居，畅情志，认真监测血糖，注意锻炼；避免足部受损，鞋要宽松、透气、软面，袜子宜纯棉；天气寒冷时，注意足部保暖，但不宜用热水袋、电热毯或小火炉以免烧伤。

第三节　挤压综合征

一、定义

挤压综合征是指肢体、臀部等肌肉丰富的部位受到压砸或长时间重力压迫后，受压肌肉组织大量变性、坏死，出现以肌红蛋白尿、高钾血症和急性肾功能衰竭为特征的临床症候群。主要表现为受压部位有压痕、肿胀、发硬、皮下淤血，皮肤出现水疱，脉率快，尿呈茶褐色，少尿或无尿。本病病死率高，占发病率的40％～50％。致病原因是创伤、四肢骨折固定不当、止血使用不当、骨筋膜室综合征处理不及时或不恰当等。

二、病因及发病机制

（1）受压肌肉缺血坏死　肢体受压时，局部肌肉可发生直接损伤。外部压力解除后，肌肉发生缺血性水肿，可导致筋膜间隔区内压力升高，形成间隔内组织受压。如持续发展下去，可引起间隔内的肌肉、神经缺血坏死。肌肉坏死，可释放出肌红蛋白、钾、磷、镁离子及酸性代谢产物等有害物质。

(2) 肾缺血　严重创伤后的应激反应，将释放血管活性物质，使肾脏微血管发生强烈而持久的反射性痉挛，导致肾缺血。由于体液与尿液酸度增加，肌红蛋白易在肾小管内沉积，造成阻塞和毒性作用，使尿液减少或尿闭，促进急性肾功能衰竭的发生。

三、临床表现

肢体疼痛，严重肿胀、淤血，局部皮肤有水疱，有时可伴有神经损伤，严重影响肢体的正常活动，甚至会发生休克、急性肾功能衰竭，严重会导致死亡。

四、治疗

及时抢救，做到早期诊断、早期伤肢切开减张与防治肾衰。

五、观察要点

① 对于伤情较轻，局部肿胀不明显；患肢末梢血运无明显障碍；挤压部位肢体的功能无明显影响；可暂时固定肢体使之制动。

② 对于肿胀逐渐加重，患肢远端发生血液循环障碍时，应立即报告医生，并做好局部切开减压的准备。

③ 对于减压后的伤口，应给予充分引流，保持伤口干燥，如伤口敷料有大量渗液应及时更换，同时应密切观察患肢的颜色、温度、感觉及末梢血运，并做好记录。

六、护理措施

(一) 常规护理

(1) 环境与休息　患者入院后，安排一个安静、安全、整洁、舒适的治疗休养环境，尽量将患者安置在单人房间。绝对卧床休息，以降低代谢率，减少蛋白质分解代谢，从而减轻氮质血症及肾脏负担。

（2）生活护理　协助或指导患者行口腔护理，每 2 小时皮肤护理 1 次，并保持床单、被套、衣裤的干净，避免口腔感染和皮肤破损。

（3）心理护理　应以热情的态度、精湛的技术及稳重的举止，为患者治疗和护理，以取得患者及家属的信任与合作。对于产生恐惧悲观情绪的患者，应给予耐心细致的讲解，使其树立战胜疾病的勇气。向患者介绍有关挤压综合征的知识，并告知治疗和护理的方法。

（二）专科护理

1. 给予心电监护，对患者生命体征进行严密观察。

2. 纠正低血容量，预防休克。

3. 执行急性肾功能衰竭的护理。

（1）少尿期的护理

① 严密观察患者生命体征及神志变化，每小时测量体温、脉搏、呼吸、血压 1 次，并记录在护理单上。

② 准确记录 24 小时出入液体量，严格控制入液的量及成分。入量包括输入液体量、各种食物中所含水量及饮水量；出量包括尿量、大便、各种引流管的引流量、伤口渗血渗液、呕吐物及不显性失水量等。对于尿失禁或昏迷患者，应在无菌操作下给予导尿，并留置尿管，准确记录尿量。

③ 少尿期的营养十分重要，尽可能供给患者足够的热量，选低盐、低脂、富含维生素、高糖、优质低蛋白易消化的食物，每天食物中的热量不低于 1500kcal，蛋白质应限制在 0.5g/(kg·天) 以下，以免加重高血钾及氮质血症。

④ 加强基础护理，积极做好口腔、皮肤及尿管的护理，使患者舒适，减少并发症发生。

（2）多尿期的护理　多尿期的肾实质逐渐修复，肾小管上皮开始再生，肾间质水肿消退，但由于患者尚未脱离危险期，所以威胁生命的情况仍可发生。由于大量排尿常引起水、电解质紊乱，故在护理上特别注意，应给予患者高热量、高蛋白、富含维生素饮食，使患者得到充分的营养，但在利尿早期不可摄入过多的蛋白质，当每日尿量大于1500ml时，可酌情给予优质蛋白质。

(3) 恢复期的护理

① 多休息，可逐渐适当地增加活动量，绝不可参加剧烈运动。

② 嘱咐患者定期来医院复诊，以便检查肾功能恢复情况。

③ 一年以内禁止使用对肾脏有损害的药物，如巴比妥类、庆大霉素等。

4. 积极预防和纠正高血钾症　高血钾是急性肾功能衰竭患者常见的死亡原因之一，故对高血钾的预防极为重要。

① 避免摄入含钾较多的食物，如红枣、香蕉、橘子、牛奶等；禁止使用钾盐类药物，如氯化钾等；避免使用促进血钾升高的药物，如肝素等。

② 禁止输库存血，因为保存1周库存血的血清钾可达16mmol/L，因此，纠正对于贫血者或低血容量休克的患者应输入新鲜血。

③ 纠正缺氧性的酸中毒，由于缺氧性的酸中毒可使分解代谢亢进、组织细胞缺血缺氧，使钾离子从细胞内移到细胞外，导致血钾浓度上升。

④ 可口服甘露醇、大黄等，促使钾离子从肠道排出。

⑤ 进行心电监护，密切观察心率、心律的变化，随时注意有无高血钾的图形出现。

⑥ 发生高血钾的患者，除执行上述措施外，还应采取紧急治疗护理，可静脉注射碱性药物如5%碳酸氢钠，还可将10%葡萄糖酸钙10～20ml加入50%葡萄糖中静脉缓慢注射等，并备好急救药品及根据医嘱做好透析的准备工作。

(三) 健康指导

(1) 伤后补乳酸林格液和胶体液　伤后尽快补充，如胶体液可用血浆或右旋糖酐，可按每1%受压面积输入胶体液80～

100ml，每受压1小时，每千克体重补液3～4ml，加24小时所需量1500ml计算，为伤后第1日补液量，以后根据情况调整，但若已发生挤压综合征时，则不能按上述补液，并要控制输液量。

（2）碱化尿液　因挤压综合征常有酸中毒，所以早期即应用碱性药物以碱化尿液，预防酸中毒，防止肌红蛋白与酸性尿液作用后在肾小管中沉积，可口服碳酸氢钠液或静脉输入5%碳酸氢钠，每日给予25～30ml。

（3）利尿　当血压稳定之后，可进行利尿，使在肾实质受损害前，有较多的碱性尿液通过肾小管，增加肌红蛋白等有害物质的排泄，可用20%甘露醇快速静脉输入，其高渗透压作用可使肾脏血流增加，使肾小球滤过率增加，肾小管保持充盈状态，减轻肾间质水肿，防止肾小管中凝集物沉淀，从而保护肾功能，所以宜早期应用。

（4）解除肾血管痉挛　挤压伤后，血液中肾素，组织胺等收缩血管物质浓度增加，使肾血管收缩痉挛，早期用甘露醇的同时可加血管扩张药以解除肾血管痉挛，增加肾血流。

（5）切开筋膜减压释放渗出物，改善循环　切口应在肌肉肿胀最严重部位，长达肿胀区之外，不必探查深部，对于肌肉已坏死的肢体，一旦出现肌红蛋白尿或其他早期肾衰竭征象，就果断截肢。

第四节　应激性溃疡

一、定义

应激性溃疡是指机体由于严重的应激状态或药物等因素引起的胃黏膜急性、多发、浅表性糜烂和溃疡。此病多见于青壮年，严重创伤后的发病率为6%～10%。近年来，随着各种预防措施的实施，其发生率有下降趋势。

应激性溃疡通常在严重创伤、出血、休克等应激状态下发生，呼吸系统、肝、肾衰竭及某些药物可诱发本病。内镜下显示胃黏膜可见多发浅表性糜烂及出血，病变表浅，不侵犯黏膜肌层，常发生在胃体、胃底泌酸区。

二、临床表现

主要表现为呕血和排柏油样便，大出血可导致休克，反复出血可导致贫血。

三、治疗

(1) 非手术治疗　适用于大多数人。去除病因；冰盐水洗胃、药物及胃镜下直接止血；中和胃酸、保护胃黏膜；胃肠减压。

(2) 手术治疗　胃壁切开探查、缝合、结扎出血点加迷走神经干切断；迷走神经干切断加胃大部或部分切除术；全胃切除。

四、观察要点

(1) 定时测量血压、脉搏、呼吸。

(2) 腹部　有无腹胀、腹痛，呕吐物的量和性质，以判断是否继续出血。

(3) 大便　大便颜色、性质和量，及时留标本送实验室检查。

(4) 记24小时出入量，及时检测血清电解质，以判断是否酸碱平衡失调。

五、护理措施

(一) 术前护理

(1) 心理护理　患者大量呕血，排黑便，易产生恐惧感、濒死感，医务人员应保持镇定，积极处理，精心护理患者。

(2) 饮食　出血期间禁食，出血停止后先从流质饮食开始，慢慢过渡到半流质饮食，然后是软食，且少食多餐，多喝鲜奶，必要时用静脉高价营养。

（3）体位　绝对卧床休息。意识不清出血时，平卧头偏向一侧，防止窒息。

（4）症状护理

① 腹胀　妥善固定胃管，及时抽吸胃内容物，维持有效的胃肠减压，以减少胃黏膜充血，减轻腹胀。

② 不舒适　患者呕血时，须及时清除呕吐物；便血时，须及时清洁肛周。

③ 压疮　由于病情重，且绝对卧床休息，加上组织灌注不足，极易产生压疮，应置患者于智能按摩床垫上，并保持皮肤干爽，预防压疮。

（5）遵医嘱准确、及时使用中和胃酸的药物（如奥美拉唑、奥曲肽）及止血剂。

（二）术后护理

（1）饮食　肛门排气后先饮水，3天内进流质饮食，少量多餐；3天后半流质饮食；3～7天后进软食，忌食生硬、刺激食物。进食时可取半坐卧位，不宜过快。进食后观察有无腹胀不适、恶心、呕吐。

（2）尽早下床活动。

（3）维持有效胃肠减压。

（4）遵医嘱使用静脉高营养。

（三）健康指导

应激性溃疡的预防重于治疗。预防须从全身和局部两部分考虑。

（1）全身性措施　包括去除应激因素，纠正供血、供氧不足，维持水、电解质、酸碱平衡，及早给予营养支持等措施。营养支持主要是及早给予肠内营养，在24～48小时内，应用配方饮食，从25ml/小时增至100ml/小时。另外还包括预防性应用制酸剂和抗生素的使用，以及控制感染等措施。

（2）局部性措施　包括胃肠减压、胃管内注入硫糖铝等保护胃十二指肠黏膜，以及注入 H_2 受体拮抗剂和离子泵抑制剂等。

第五节 气性坏疽

一、定义

气性坏疽是厌氧梭状杆菌引起的急性特异性感染，肌肉广泛坏死，全身伴有毒血症，局部有产气、水肿、坏死和恶臭为临床特征，是创伤后最严重的并发症。

二、病因及发病机制

梭状芽孢杆菌为革兰阳性厌氧杆菌，以产气荚膜杆菌（魏氏杆菌）、水肿杆菌和腐败杆菌为主，其次为产气芽孢杆菌和溶组织杆菌等，临床上见到的气性坏疽，常是两种以上致病菌的混合感染。

梭状芽孢杆菌广泛存在于泥土和人畜粪便中，所以易进入伤口，但并不一定致病。气性坏疽的发生，并不单纯地决定于气性坏疽杆菌的存在，而更决定于人体抵抗力和伤口的情况，即需要一个利于气性坏疽杆菌生长繁殖的缺氧环境。因此，失水、大量失血或休克，而又有伤口大片组织坏死、深层肌肉损毁，尤其是大腿和臀部损伤，弹片存留、开放性骨折或伴有主要血管损伤，使用止血带时间过长等情况，容易发生气性坏疽。

气性坏疽的病原菌主要在伤口内生长繁殖，很少侵入血液循环引起败血症。产气夹膜杆菌产生 α 毒素、胶原酶、透明质酸酶、溶纤维酶和脱氧核糖核酸酶等，红细胞破坏引起溶血、血红蛋白尿、尿少、肾组织坏死、水肿、液化，肌肉大片坏死，使病变迅速扩散、恶化。糖类分解产生大量气体，使组织膨胀；蛋白质的分解和明胶的液化，产生硫化氢，使伤口发生恶臭。由于局部缺血，血浆渗出及各种毒素的作用，伤口内的组织和肌肉，进一步坏死和腐化，更利于细菌的繁殖，使病变更为恶化。大量的组织坏死和外毒素的吸收，可引起严重的毒血症。某些毒素可直接侵犯心、肝和肾，造成局灶性坏死，引起这些器官的功能减退。

三、临床表现

（1）潜伏期　长短不一，短则6小时，长则3～6天。

（2）局部表现　早期患者自觉伤肢沉重，很快出现胀裂样剧痛，一般止痛剂难以缓解。伤口周围皮肤苍白，高度水肿而紧张，迅速变为紫红色，最后变为灰黑色，并出现水疱。伤口内流出带有恶臭的浆液性或血性液体，挤压伤口周围可见气体溢出。

（3）全身表现　极度软弱、表情淡漠、烦躁不安、脉搏加快、大量冷汗、口唇苍白，患者有时表现为焦虑、恐惧感，有时表现为欣快感。可出现溶血性贫血、黄疸、尿少及明显的中毒性休克现象。体温可逐渐升高，进而黄疸加重，谵妄或昏迷，呈现严重毒血症和循环衰竭现象。

四、辅助检查

（1）实验室检查　取伤口渗出液涂片、染色、镜检，可见革兰阳性短粗大杆菌，单独或成双排列，白细胞很少或变形、破碎，也可用荧光抗体，酶标抗体和酶标SPA等染色法进行快速鉴定。

（2）X线检查　有助于早期发现气性坏疽。

五、治疗

气性坏疽病情进展较快，病情严重，治疗要尽早、尽快。目前主张选用手术疗法，其次是辅助疗法。

（1）手术治疗　首先在病变区做广泛、多处切开。彻底切除坏死组织，直至切到具有正常颜色、弹性、并有出血的健康组织为止。对污染的伤口应彻底清创，清除伤口内所有异物。术后伤口开放引流以破坏厌氧菌的生存环境。肢体广泛坏死者保全生命可考虑截肢。

(2) 注射干燥精制多价气性坏疽抗毒素用以中和细菌毒素。使用前须做过敏试验，轻度过敏者应采用脱敏注射，大剂量应用时，要注意观察有无血清病发生。

(3) 抗生素治疗　大剂量抗生素疗法是主要的辅助疗法之一，一般首选青霉素每日1000万U静脉滴注。青霉素过敏者可采用红霉素每日1.5～1.8g静脉滴注。

(4) 高压氧治疗　使用高压氧治疗可提高治愈率。

六、观察要点

(1) 监测生命体征　气性坏疽的患者常有明显的毒血症症状，体温可高达40℃，及时给予物理降温。

(2) 观察神志变化　由于坏死组织和毒素对神经系统的破坏，可造成患者意识障碍，须警惕感染性休克的发生。

(3) 创面观察　创面观察是护理气性坏疽患者的重要环节，观察皮肤的颜色、温度、软组织肿胀程度、肌肉坏死情况，根据分泌物的性质、气味、渗液量来判断病情的程度，采取相应的治疗措施。

(4) 重症患者应留置尿管，准确记录24小时尿量，如尿量减少，要警惕肾功能衰竭发生。

七、护理要点

(一) 常规护理

(1) 一般护理　加强营养，做好基础护理，防止并发症。

(2) 配合治疗　正确使用药物治疗，注意过敏反应，保证输液通畅。提供合理的支持疗法，协助患者高压氧疗。做好术前准备。

(3) 疼痛护理　对于严重创伤的患者，尤其是伤口肿胀者，应严密观察伤口肿痛情况，准确记录疼痛的性质、特点、发作时的相关表现，及时使用镇痛剂。同时可使用非药物治疗，与患者交谈、听音乐及精神松弛法，分散其注意力，达到缓解疼痛的目的。

（二）专科护理

（1）截肢患者的护理　截肢前做好患者及家属的心理护理，讲解截肢的必要性和重要性。讲解术后可能出现的并发症及防治方法，安慰并鼓励患者正视现实，消除恐惧，积极配合治疗。术后固定患肢于功能位，为日后安装假肢做准备。指导患者掌握自我护理技巧，使其逐渐适应自身形体变化。指导患者正确使用假肢，并做适应性训练，逐渐训练生活自理能力。

（2）严格消毒隔离

① 设置独立的隔离区，并专人护理。严禁探视，防止交叉感染。

② 进出病房应穿隔离衣、鞋、帽，戴口罩、手套，所用衣物每日更换。有伤口的护理人员不能进入。

③ 治疗用具专人专用，医疗器械使用后，如换药碗、注射器、体温计等先浸泡于消毒液中处理，然后再分类消毒处理。换药敷料、棉球等一律焚烧。患者使用过的餐具先浸泡消毒，再煮沸消毒。

④ 隔离区每日用消毒液擦洗，并用紫外线消毒，每日 2 次，每次 30 分钟。注意保护患者的眼睛和皮肤。

⑤ 患者使用的被服、用物及房间，可用福尔马林熏蒸消毒，每立方米 15～20ml，密封 24 小时，然后开窗通风。床单、被套送洗衣房清洗，床垫、棉絮置太阳光下暴晒 6 小时。

（三）健康指导

① 指导患者学会自我护理，对患肢实施理疗、按摩及正确的功能锻炼方法，促进患肢的功能尽快恢复。

② 指导截肢患者正确使用假肢，制定适宜的训练计划，使其逐步提高生活自理能力。

第六节 骨筋膜室综合征

一、定义

骨筋膜室综合征即骨筋膜室内肌肉和神经因急性缺血而产生的早期症候群。主要表现为患肢疼痛、麻木、手指或足趾不自觉屈曲，被动牵拉可引起剧烈疼痛，患肢肿胀、触痛明显。多见于前臂掌侧和小腿，常由创伤骨折的血肿和组织水肿，使其室内内容物体积增加或外包扎过紧造成局部压迫，使骨筋膜室容积减小而导致骨筋膜室内压力增高所致。

二、病因及发病机制

主要是骨筋膜室内压力增高所致。

(1) 骨筋膜室内的容积骤减

① 敷料包扎过紧，如四肢损伤或骨折后，早期随着患肢水肿逐渐加重，使原来松紧适宜的夹板、石膏、绷带显得过紧，形成压迫。

② 局部严重压迫，在创伤中肢体长时间被重物挤压，或神志不清醒时，肢体长时间压迫于身下所致。

(2) 骨筋膜室内容物体积剧增

① 严重挫伤、挤压伤、烧伤、毒蛇虫咬伤等，引起骨筋膜室内的肌肉发生严重的损伤性水肿，导致缺血、水肿的恶性循环。

② 骨折移位或凝血机制障碍，而导致骨筋膜内形成大血肿。

三、临床表现

1. 症状

(1) 局部表现　早期患肢持续性剧烈疼痛，以后呈进行性加重，患肢麻木，指（趾）呈屈曲状，肌力减退，被动伸指（趾）时，可引起剧痛。

（2）全身表现　当肌肉广泛坏死，可出现高热、脉搏细速、血压下降等现象，严重者会休克、急性肾功能衰竭，甚至死亡。

2. 体征　局部皮肤表面有红、肿、热、痛征象；肢体远端毛细血管充盈时间延长，动脉搏动减弱，甚至消失，肢体有麻木感觉。

四、治疗

骨筋膜室综合征的后果是十分严重的。神经干及肌肉坏死致肢体畸形及神经麻痹，且修复困难。避免此种后果的唯一方法就是早期诊断、早期治疗。如治疗及时且措施正确，则筋膜间隙内的肌肉可免于坏死，神经功能不受损害而完全恢复。由于本病发展快，后果严重，多在伤后 24 小时即可形成，故应按急症治疗，不可拖延。

五、观察要点

（1）观察患肢血液循环

① 应密切观察患肢动脉搏动和指（趾）端血运、感觉、皮肤温度及活动。若发现末梢温度降低、感觉麻木、发绀、疼痛等逐渐加重，应及时通知医生，立即采取相应措施，以免因延误治疗时机而造成截肢，甚至危及生命。

② 患肢应避免抬高，以免因动脉供血不足而加重血液循环障碍。

（2）伤口及引流管护理

① 确诊为骨筋膜室综合征的患者，应彻底行减压术。一般伤口内留置引流管，并用负压吸引器引流，注意保持引流的通畅，观察引流物的性质、量及颜色等并做好记录。

② 术后由于伤口渗液较多，应密切观察伤口分泌物的情况，配合主管医生及时行伤口换药，以清除坏死组织，同时也要注意保护患肢伤口。

六、护理措施

(一) 常规护理

(1) 心理护理　应细心做好解释工作，保证患者以最佳的身心状态接受治疗。尤其对于截肢的患者，沟通和善意的解释是常必要的。

(2) 确保病室内空气清新，加强空气消毒

① 冬季每日开窗通风 3 次，并注意患者保暖。

② 夏季除每天通风外，还应保持室温在 23～25℃。

③ 每日用紫外线灯照射 20～30 分钟，但注意要保护眼睛和皮肤。

(3) 加强生活护理　由于骨筋膜室综合征者卧床时间较长，应保持床铺的整洁、干燥，嘱其多饮水，多给患者进高营养、易消化的饮食，以增加机体抵抗力，避免压疮、肺部感染等并发症的发生。

(二) 专科护理

1. 合理使用药物，观察用药后的反应。

(1) 每日检测体温 4～6 次，记录血常规、尿常规、伤口分泌物培养及药物敏感试验结果，合理使用抗生素等药物，并注意药物的配伍禁忌。

(2) 消肿减压的治疗

① 骨筋膜室综合征早期，行患肢局部组织切开减压手术处理前，静脉滴注 3～5 天 25％甘露醇 250ml＋地塞米松 5mg，每日 3～4 次，有利于减轻局部组织水肿。由于甘露醇可提高血浆渗透压，会促进细胞内和血管外的液体摄入到血管内，扩充血容量，降低组织压，与地塞米松合用时，能消除因压力解除灌流恢复而产生的大量氧自由基，短时间内能有效阻断或缓解病变组织脂质过氧化反应而引起组织损伤的恶性循环。

② 由于甘露醇对血管刺激性较强，易发生静脉炎，因此要保护患者的血管，且静脉滴注的速度过快时，会出现头痛、恶心

等现象，故在输入过程中密切注意患者的反应。

(3) 根据患者具体情况，若伤口渗出过多引起低蛋白血症，给予适当的输血或血浆、白蛋白，应观察输注后的治疗效果和不良反应。并根据体重、出入量和个体差异建议主管医生适当调整入量。

2. 康复功能锻炼

(1) 保持肢体功能位　患者在入院后，首先应指导其保持肢体正确的功能位，最大限度地避免发生畸形，以免影响以后的功能。如股骨干骨折者，应保持髋关节前屈 15°～20°，外展 10°～20°，外旋 5°～10°，呈外展中立位；对于下肢截肢的患者，应将其残端保持在伸直位，否则会出现屈髋畸形，而严重影响安装假肢。

(2) 功能锻炼　功能锻炼是治疗性运动，可维持及恢复关节功能，并预防肌肉萎缩，是避免和减轻后遗症的重要措施。

① 开始时，嘱患者进行除患肢以外的各关节的任意活动。其目的是促进全身的血液循环、改变局部组织的营养状况、防止肌肉萎缩。

② 对于手术后的患者，应在术后第 1 日开始进行有规律的功能锻炼指导，原则上是以主动活动为主，被动活动为辅，如指导患者练习股四头肌等长收缩，每日 3 次，每次 50 下，检查其锻炼的方法是否正确，可将双手放于髌骨两侧并推动髌骨。

③ 锻炼应以每日量力而行、不可强求为原则。

④ 对于出院的患者，嘱其应继续坚持患肢功能锻炼 8 周以上，并随时复诊观察 1～2 年。

(3) 截肢术后残端观察及训练　对于截肢的患者，应观察残端伤口是否出现出血或渗液，局部有无红肿及剧烈疼痛，如上述症状均无即可行功能锻炼，方法如下：

① 取平卧位，嘱其残端肌肉自然放松，每日用弹性绷带包扎 4 次，每次 15～20 分钟，并对残端行均匀的压迫，以促进残端软组织收缩。

② 对残端进行按摩、拍打，每日 3 次，每次 50 下。

③ 蹬踩练习：逐渐由软到硬，每日 2 次，每次 50 下。

④ 踩秤练习：取站立位，身体保持平衡，使患肢垂直放在体重秤上，适当将身体重心移向患侧。可逐渐由 5kg 增加至 30kg，为安装义肢做准备。

⑤ 对于截肢术后，患肢有幻觉痛，拒绝残端锻炼的患者，应指导其在感觉患肢仍在的基础上与健侧同时进行肌肉的等长等张收缩，以后患肢幻觉痛可自行消失。

(三) 健康指导

术后按照医生的建议定时复查，若有异常情况及时来院就诊嘱患者继续坚持功能锻炼 8 周以上，并随访 1～2 年。

第七节　创伤后急性呼吸窘迫综合征

一、定义

凡严重创伤患者，在伤后出现呼吸功能障碍，以致不能维持正常的动脉血氧分压（PaO_2）和二氧化碳分压（$PaCO_2$），即使增加吸入的氧浓度，也不能改善发绀情况，而出现缺氧和二氧化碳潴留及肺顺应性进行性减低时，即称为急性呼吸窘迫综合征(ARDS)。

二、病因及发病机制

① 如严重休克、严重创伤、骨折时脂肪栓塞、严重感染(特别是革兰染色阴性杆菌败血症所致的感染性休克)、吸入刺激性气体和胃内容物、氧中毒、溺水、大量输血、急性胰腺炎、药物或麻醉药物中毒等，均能引起肺泡-毛细血管急性损伤，但这种损伤机制迄今仍未完全阐明，与多种因素有关，且错综存在，互为影响。

② 许多递质参与肺泡-毛细血管内皮损伤过程，其中以中性粒细胞（PMN）的激活，使毛细血管内皮细胞通透性增加为主

要原因。

三、临床表现

创伤后急性呼吸窘迫综合征的临床特点是患者先前多无心肺疾病史，发病急剧，在创伤后出现难以克服的呼吸困难。其症状最早于伤后1小时，最晚于伤后96小时，通常最初24小时内逐渐形成，24～48小时达到高峰。临床表现为呼吸困难、缺氧和二氧化碳潴留等症状。起病后4～5天，患者可咳出透明膜，一部分患者可有寒战、发热，此时往往肺水肿明显，并存在肺部感染。

1. 症状

(1) 呼吸困难　表现为呼吸极度费力或浅速无效的呼吸，或出现呼吸暂停，甚至自主呼吸停止。

(2) 缺氧　发绀为缺氧时最常见的体征，但因贫血等因素的影响，缺氧临床上不一定表现为发绀。缺氧时，在中枢神经系统表现为意识模糊、不安，甚至精神失常，在心血管系统出现心动过速，血压暂时性升高，亦可引起低血压、心律失常等改变。

(3) 二氧化碳潴留

① 循环系统：皮肤潮红、出汗，血压升高等。当严重呼吸性酸中毒时，血压下降，周围循环衰竭。

② 中枢神经系统：头胀、头痛、嗜睡或兴奋烦躁，常有幻觉、神志恍惚，以致神情淡漠、昏迷。其症状与二氧化碳潴留发生的急缓有关。

2. 体征　二氧化碳潴留患者常出现面部肌肉颤动、四肢抽动、扑击样震颤、踝阵挛、锥体束征等病理体征，以及瞳孔缩小，球结膜充血水肿。

四、治疗

治疗措施有两个方面：一是对症治疗，缓解呼吸衰竭，纠正低氧血症；二是治疗基础疾病。缓解呼吸衰竭才能争取治疗基础疾病的时间，治疗基础疾病方可恢复有效的气体交换，故二者必须同时兼顾。

五、观察要点

① 由专人护理，随时记录病情变化。

② 观察患者 T、P、R、Bp 及神志和口唇、指（趾）甲有无发绀等现象。

③ 准确记录患者 24 小时出入量，从而限制液体量，以维持水、电解质的平衡，有效地消除肺水肿，是救治 ARDS 的重要措施之一。患者每日液体总的入量应小于总的出量，保持在 500～1000ml 液体的负平衡，且严格控制输液速度，避免在短时间内快速输入大量液体，可用输液泵有计划地控制全天补液量。

④ 观察患者痰液的颜色、量、气味、黏稠度。

⑤ 高浓度给氧的患者应注意氧分压的变化，使其维持在 70mmHg 左右，以免造成氧中毒。

⑥ 如发现患者吸气时有明显三凹征的现象，呼吸节律不齐、频率由快变慢，缺氧症状加重时，应立即通知医生，并协助做好抢救工作。

六、护理措施

1. 专科护理

（1）体位　ARDS 患者应绝对卧床休息，可取半卧位。

（2）营养支持

① ARDS 由于应激反应导致高分解代谢，使蛋白质消耗明显增加，故应给予充足的营养支持，以增加机体抵抗力。

② 一般情况下，每日需热量 83.7～125.5kJ/kg，其中蛋白质为 1～3g/kg，其余的热量由糖类和脂肪补足，脂肪占总热量的 20％～30％；对于恢复期的患者，每日的总热量可更高些。

③ 营养补给的途径有经口、经胃管或经胃肠外等途径。注意不宜摄入过多的碳水化合物，以免引起高血糖和造成二氧化碳

增多。

（3）心理护理　ARDS患者有面临死亡的危险，患者及家属都极为紧张和恐惧，因此，应尽量减少、消除引起焦虑、恐惧的医源性因素。

① 耐心向患者和家属讲解特殊治疗、检查等重要性及配合的要点。

② 对疾病的预后多给予明确、有效和积极的信息，必要时可介绍该疾病的成功患者。

③ 抢救时，护士应保持态度和蔼、镇静自如，以娴熟的救护技术，认真细致地进行紧张而有序的抢救工作，给患者和家属在心理上有信赖和安全感，使患者处于最佳心理状态，而有利于抢救成功率的提高。

2. 专科护理

（1）氧疗　按医嘱及时使用高浓度氧或纯氧，但不可超过6小时，以免引起氧中毒，从而加重肺组织的损害。吸氧时应保持吸氧管和氧气面罩的通畅，避免管道打折、脱落或受压。

（2）机械通气的护理　早使用机械通气是支持ARDS患者肺功能和提高血氧分压最有效的方法，其护理要点如下。

① 选择呼气末正压呼吸方式：ARDS一旦确诊，应立即实施机械通气，并选择呼气末正压，因这种方式可增加肺呼吸末的肺容量，使功能残气量增加，从而促进肺泡气体中的氧向血液弥散，防止肺萎缩，改善肺通气和氧合，使肺的顺应性增加，一般从低值开始，以0.29～0.49kPa为宜，依据病情变化逐渐调整，直到最佳值，但不可超过1.47kPa，以免造成气道压伤。

② 持续气道正压辅助呼吸：当患者存在自主呼吸时，在呼气期和吸气期由呼吸机向气道输入一个恒定的正压气流，使整个呼吸期均为正压，此时，给予适当持续气道正压辅助呼吸，即可改善胸廓的顺应性。

（3）做好呼吸道的护理　积极做好机械通气的护理，及时给予湿化、吸痰等，以保持呼吸道通畅，护理如下。

① 清理呼吸道：创伤后应检查呼吸道有无异物，防止误吸，做到及时清理呼吸道；吸痰时，注意吸痰管插入的深度和2次吸痰所间隔的时间，并且保持吸痰装置的清洁和无菌。

② 湿化气道：ARDS患者多行气管切开或气管插管，并给予人工辅助呼吸，因此，气管内应每2～3小时滴注无菌生理盐水1～2滴给予湿化，每次湿化气道后应给予吸痰，积极清理呼吸道。

③ 雾化吸入：每日2次，雾化吸入液中一般加入抗生素、溶解黏液药物等，使痰液稀释易于咳出；对于雾化吸入器的功能，护士应十分熟悉，并要严格遵守无菌操作，谨防交叉感染；在雾化吸入过程中，应严密观察患者的情况，如患者感觉呼吸困难时，可调整雾化器的方位和距离。

④ 协助患者，促进其排痰：ARDS患者多伴有咳嗽反射无力，应帮助患者翻身，并在呼气时拍其背部，如背部有伤口时，可轻拍其胸部，鼓励患者咳嗽，使痰液顺利排出。

（4）严密监测呼吸循环功能

① 呼吸功能的监测有呼吸频率、潮气量：有条件可在床边做肺功能测定，肺功能测定包括最大吸气压力、肺活量、第一秒用力呼气量；定时测量动脉血气，进行脉搏血氧饱和度监测；监测呼气时的二氧化碳浓度是判断有无二氧化碳潴留的好方法。

② 对于机械通气患者，应不断记录吸入氧气的浓度、潮气量、通气模式、机械通气频率的设定、实际通气频率、吸气停顿压、最大吸气压、呼气末压及平均气道压等参数。

③ 患者的心率、血压等循环指标的监护也是必不可少的，可在其床旁置心电监护仪进行持续监护。

（5）合理使用药物

① 对于进水量过少或失血过多而引起血容量减少的患者，应遵医嘱及时补充液体或输入新鲜的同型血，注意输液的速度不可过快，输液量不可过多，以免诱发或加重水肿。

② 观察用药后反应，如应用呼吸兴奋剂时应注意其药效和

药物反应，当患者出现烦躁不安、颜面部潮红、面部肌肉颤动等情况时，应立即减慢输液速度，或停止使用，并及时通知医生给予相应处理。

（6）准备好抢救物品　病床旁准备各种抢救药物，如呼吸兴奋剂、利尿剂、强心剂等；准备氧气、气管切开包、静脉切开包、吸痰器、吸痰管等，以积极配合医生进行抢救工作。

3. 健康指导　鼓励患者自主呼吸，采用自动辅助功能，最终脱离呼吸机。

第四篇
常用药物

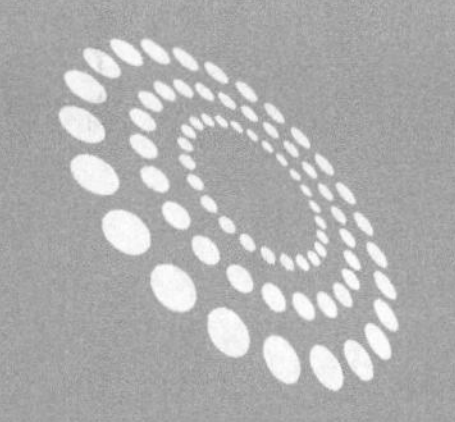

第二十一章　非甾体类抗炎药

第一节　水杨酸类

阿司匹林

【药理作用】

阿司匹林的解热作用是因下丘脑体温中枢的前列腺素合成受抑所致；而镇痛作用主要是外周性的，它降低局部因缓激肽、组胺等递质引起的对疼痛的敏感性，有别于麻醉药的中枢镇痛作用；本品也可因影响环氧化酶（COX）而抑制血栓素（TXA_2）合成，从而降低血小板聚集。阿司匹林对COX-1的抑制度为COX-2的150～200倍，因此明显抑制胃、肾组织内生理性前列腺素合成，使胃酸产生过多，黏液生成减少，食管、胃肌张力松弛，容易出现胃出血，甚至胃溃疡。也可使肾血流量减少影响肾功能，还可抑制子宫痉挛性收缩。

【适应证】

① 各种急慢性发热性疾病降温时的对症治疗。

② 肌肉关节痛、牙痛、头痛、痛经的止痛。

③ 抗风湿性疾病的一线药物，对关节炎有消肿作用，在治疗风湿热、风湿性关节炎时作为首选。

④ 用于动脉血栓性疾病的防治如冠心病、脑血管病等。

【用法及用量】

1. 解热镇痛

(1) 成人口服　每次0.3～0.6g，每日3次，必要时每4小时1次。

（2）小儿口服　每次5～10mg/kg，每日3次，必要时每4～6小时1次。

2. 抗风湿　治疗急性风湿性及类风湿性关节炎，需用到最大可耐受量。

（1）成人口服　每日3～5g，分4次服。

（2）小儿口服　0.08～0.1g/(kg·天)，分3～4次服。

3. 抑制血小板聚集　尚未明确用量，多数主张小剂量，每日75～150mg，每24～48小时1次。

【不良反应】

（1）胃肠道　消化不良、恶心呕吐虽不少见但大多均不严重，停药后多可消失。

（2）中枢神经　有可逆性耳鸣、听力下降、头晕、头痛、精神障碍，多在服用一定疗程血药浓度达到200～300μg/L后发现。

（3）过敏反应　发生率为0.2%。表现为哮喘、皮疹、血管神经性水肿、休克。

（4）肝肾毒性　肝酶谱升高、肾功能降低均可出现，但多为可逆性。有引起肾乳头坏死的报道。

（5）延长出血时间　长期应用者增加出血倾向。

【禁忌证】

① 妊娠前3个月及对本品、吗啡过敏者禁用。

② 功能性与诊断不明的疼痛及有活动性出血、脑创伤、大手术后均应禁用。

【注意事项】

① 本品不宜长期服用。

② 用药过量可引起中枢神经系统、血液系统及肝、肾等的不良反应，应避免过量服用。

③ 肝、肾损伤和有消化性溃疡、哮喘病史者及哺乳期妇女慎用。

卡巴匹林钙

【药理作用】

本品为乙酰水杨酸钙与尿素结合的盐，具有解热、镇痛、抗炎和抑制血小板聚集的作用。其解热镇痛作用比阿司匹林强，不良反应较少，且服用方便，较适合于老人、儿童及吞咽困难者。

【适应证】

用于上呼吸道感染及小儿种痘引起的发热、头痛、牙痛、神经痛、肌肉痛、腰痛及痛经等。

【用法及用量】

口服：溶于水中服用。每次0.6～1.2g，如需要，可在2～4小时后重复。24小时内用量不得超过3.6g。儿童酌情减量。

【不良反应】

① 可能引起胃痛、胃肠道少量出血，经常服用可导致贫血。

② 其余参考“阿司匹林”的相关内容。

【禁忌证】

① 对本品或阿司匹林及其他非甾体类抗炎药（NSAIDs）过敏者（哮喘患者可能引起发作和晕厥）。

② 活动性溃疡或其他原因引起消化道出血患者。

③ 胃痛患者及过去服用时出现胃痛的患者。

④ 肝功能失调者。

⑤ 有先天性或后天性出血性疾病及有出血倾向的患者。

⑥ 正使用抗凝药的患者。

⑦ 月经过多者不宜使用。

⑧ 痛风患者不宜使用。

⑨ 血友病或血小板减少症患者。

⑩ 孕妇。

⑪ 哺乳期妇女。

【注意事项】

① 拔牙前后不应立即服用本品。

② 饮用含乙醇的饮料前后不宜服用本品。

③ 长期大剂量使用本品可能引起蓄积，应注意。

④ 如症状持续，应改变服用剂量。

⑤ 如出现胃痛、过敏反应，应停药。

阿司匹林赖氨酸盐

【药理作用】

本品为阿司匹林和赖氨酸的复盐，系 NSAIDs。在体内可分解成赖氨酸和阿司匹林，具有解热、镇痛、抗炎、抗血小板凝集作用。与阿司匹林相比，本品具有易溶、对胃肠道刺激小的特点。

【适应证】

① 用于缓解轻度或中度疼痛，如类风湿性关节炎痛、骨性关节炎痛、头痛、牙痛、肌肉痛、痛经、神经痛、手术疼痛等。

② 用于多种原因引起的发热，如普通感冒、流行性感冒、上呼吸道感染引起的发热。

③ 用于抑制血小板聚集，减少动脉粥样硬化患者心肌梗死、短暂性脑缺血或脑卒中等的发生。

【用法及用量】

1. 解热镇痛

(1) 使用本品散剂或颗粒剂，每次 0.45～0.9g，每日 2～3 次。

(2) 使用本品肠溶片，每次 0.6g，每日 3 次。

2. 抗风湿

(1) 使用本品散剂或颗粒剂，每次 0.9～1.8g，每日 4 次。

(2) 使用本品肠溶片，每次 1.2g，每日 3 次。

3. 血栓栓塞性疾病　使用本品肠溶胶囊每日 0.1～0.3g，1 次或分次服用。

肌内注射：解热镇痛，每次 0.9～1.8g，每日 2 次。以注射用水或生理盐水溶解后使用。

静脉注射：解热镇痛，同肌内注射。

儿童肌内注射：解热镇痛，每日 10～25mg/kg，分 2 次给药。以注射用水或生理盐水溶解后使用。

老年患者由于肾功能下降易出现毒性反应，应减量用药。

【不良反应】

本品不良反应与血药浓度有关，血药浓度愈高，不良反应愈明显。

（1）心血管系统　个别患者可见血管性疼痛、颜面潮红。

（2）神经系统　可见头痛、头晕，严重者可发生精神紊乱。

（3）泌尿生殖系统　可见肾功能可逆性损害，停药后可恢复。有引起肾乳头坏死的报道。

（4）胃肠道　较常见恶心、呕吐、上腹部不适、腹泻、腹痛等，停药后多可消失。长期或大剂量服用可见胃肠道出血或溃疡。

（5）肝脏　可见肝功能可逆性损害（肝细胞坏死、氨基转移酶升高），停药后可恢复。

（6）血液　长期使用可抑制血小板聚集，发生出血倾向。

（7）眼　可见视力减退。

（8）耳　可见可逆性耳鸣、听力下降。

（9）过敏反应　表现为哮喘、支气管痉挛、皮疹、荨麻疹、黏膜充血、血管神经性水肿或休克。多为易感者，服药后迅速出现呼吸困难，严重者可致死亡。有的表现为过敏、哮喘和鼻息肉三联征。

（10）其他　可见呼吸加快、酸碱平衡失调。12岁以下儿童可发生瑞氏综合征，表现为类急性感染症状（短期发热等）、惊厥、频繁呕吐、颅内压增高与昏迷等。

【禁忌证】

① 有阿司匹林或其他NSAIDs过敏史者（尤其出现哮喘、神经血管性水肿或休克者）。

② 活动期溃疡病。

③ 活动性出血（如消化道出血）者。

④ 血友病或血小板减少症患者。

⑤ 孕妇。

⑥ 哺乳期妇女。

⑦ 3个月以下婴儿。

⑧ 严重肝功能损害不宜使用。

⑨ 低凝血酶原血症患者不宜使用。

⑩ 维生素K缺乏者不宜使用。

【注意事项】

① 本品对各种创伤性剧痛和内脏平滑肌绞痛无效。

② 本品散剂应以凉开水（20℃或更低）溶解后立即服用（开水温度越高，或溶解后放置时间越长，越易致本品分解为水杨酸）。

③ 本品肠溶片久贮后微有醋酸味，但不影响使用。

④ 本品为对症治疗药，用于解热连续应用不得超过3天，用于止痛不得超过5天。

贝诺酯

【药理作用】

本品为阿司匹林与对乙酰氨基酚的酯化物，具有解热、镇痛及抗炎作用。其作用机制基本与阿司匹林及对乙酰氨基酚相同（抑制前列腺素的合成）。本品疗效与阿司匹林相似，对胃肠道的刺激性比阿司匹林小。

【适应证】

用于急/慢性风湿性关节炎、类风湿性关节炎、痛风，也可用于发热、头痛、神经痛、手术后疼痛及牙痛等。

【用法及用量】

成人口服给药用法如下：

（1）普通解热、镇痛 每次0.5～1g，每日3～4次，疗程不超过10天。口服混悬液：每次2.5～7.5ml，每日3～4次。

（2）活动性类风湿及风湿性关节炎 口服混悬液每次20ml，早晚各1次。或每次10ml，每日3～4次。

（3）幼年型类风湿关节炎 口服混悬液每次5ml，每日3～4

次。或开始按0.2g/kg（以贝诺酯计）给药，然后调整剂量使血药浓度达250μg/ml（以水杨酸盐计）左右。

老年人剂量：用于普通解热镇痛时，每日不超过2.6g，疗程不超过5天。口服混悬液每日不超过20ml。

儿童口服给药：均以贝诺酯计：①3个月～1岁：每次25mg/kg，每日4次。②1～2岁：每次0.25g，每日4次。③3～5岁：每次0.5g，每日3次。④6～12岁：每次0.5g，每日4次。

【不良反应】

(1) 神经系统　可引起嗜睡、头晕、头痛、抑郁及定向障碍等。

(2) 消化系统　反应较轻微，可有恶心、呕吐、胃灼热感、消化不良及便秘，有引起腹泻的报道。也可能出现胃肠道出血。长期用药肝功能可受影响，并有引起肝细胞坏死的报道。

(3) 肾　长期应用可能引起药物性肾病。

(4) 皮肤　可引起皮疹。

(5) 耳　用量过大时，可发生耳鸣、耳聋。

【禁忌证】

① 对本品及其他NSAIDs，如阿司匹林、对乙酰氨基酚过敏者。

② 严重肝肾功能不全者。

【注意事项】

本品作为抗风湿药，较长期应用时须谨慎。

第二节　吡唑酮类

安　乃　近

【药理作用】

本品为氨基比林和亚硫酸钠相结合的化合物，解热作用显著，镇痛作用较强，作用出现快。

【适应证】

主要用于退热，亦用于急性关节炎、头痛、风湿性痛、牙痛及肌肉痛等。

【用法及用量】

口服：每次0.25～0.5g，每日0.75～1.25g。滴鼻：小儿退热常以10%～20%溶液滴鼻，5岁以下，每次每侧鼻孔1～2滴，必要时重复用1次；5岁以上适当加量。深部肌内注射：每次0.25～0.5g；小儿每次5～10mg/kg。

【不良反应】

① 注射局部可产生红肿、疼痛，数日后可消退。有的患者呈毒血症症状，皮下出血点，常需数月后痊愈。较长时间使用可引起粒细胞减少（发生率约1.1%），血小板减少性紫癜，严重者可有再生障碍性贫血甚至死亡。

② 可出现过敏性皮疹或药热、荨麻疹，严重者可有剥脱性皮炎、大疱性表皮松解症导致死亡。

【禁忌证】

对本品或氨基比林有过敏史者禁用。

【注意事项】

① 本品与阿司匹林有交叉过敏反应。

② 本品一般不作首选用药，仅在急性高热、病情危重，又无其他有效解热药可用的情况下用于紧急退热。

③ 本品用药超过1周时，应定期检查血象。一旦发生粒细胞减少，应立即停药。

④ 其代谢产物可进入乳汁，孕妇及哺乳期妇女不宜应用。

保 泰 松

【药理作用】

本品为NSAIDs，有较强的抗炎作用，对炎性疼痛效果较好，但解热作用较弱。此外，大剂量时可减少肾小管对尿酸盐的重吸收，促进尿酸盐的排泄。

【适应证】

① 主要用于缓解各种类型关节炎，如类风湿性关节炎、强直性脊柱炎的肿、痛症状。

② 亦可用于治疗急性痛风性关节炎的痛、肿症状。

【用法及用量】

成人口服给药用法如下：

（1）关节炎　每次0.1～0.2g，每日3次，饭后服。最大日剂量为0.8g。一周后若无不良反应且症状改善可继续服用，剂量递减至维持量每次0.1～0.2g，每日1次。

（2）急性痛风　首剂0.2～0.4g，之后每6小时0.1～0.2g。症状改善后减为每次0.1g，每日3次，连服3天。

【不良反应】

① 常见恶心、呕吐、胃肠道不适、水钠潴留、水肿、皮疹等。

② 亦可见腹泻、眩晕、头痛，长期大量用药可见消化性溃疡及胃肠出血。

③ 偶见肝炎、黄疸、肾炎、血尿、剥脱性皮炎、多形性红斑、甲状腺肿、粒细胞缺乏症、血小板缺乏症，甚至再生障碍性贫血。

【禁忌证】

① 对本品及阿司匹林过敏者。

② 有溃疡病史患者。

③ 水肿患者。

④ 高血压患者。

⑤ 精神病患者。

⑥ 癫痫患者。

⑦ 支气管哮喘患者。

⑧ 心脏病患者。

⑨ 严重肝、肾功能不全患者。

⑩ 孕妇。

⑪ 血液异常患者。

⑫ 长期接受抗凝血治疗的患者。

⑬ 风湿性多肌病或颞动脉炎患者。

⑭ 甲状腺疾病患者。

⑮ 14 岁以下儿童。

【注意事项】

① 正在使用抗糖尿病药及磺胺类药的患者慎用本品。

② 本品不宜与其他具有骨髓抑制作用的药物合用。

③ 用药期间应限制食盐的摄入量。

④ 本品不宜长期使用，但常需连续给药或与其他药物合用。

⑤ 用药期间若要测定血清中的对乙酰氨基酚，应使用免疫法。

⑥ 若要进行大便潜血试验，应在试验前停药 2～4 天。

⑦ 若出现发热、咽痛、皮疹、黄疸、柏油样大便应立即停药。

⑧ 用药过量可能发生惊厥和昏迷。

第三节　邻氨基苯甲酸类

氯芬那酸

【药理作用】

本品为邻氨基甲酸类 NSAIDs，可抑制前列腺素合成酶，具有消炎、镇痛、解热作用。能减轻关节活动肿胀，促进关节活动恢复，并可使红细胞沉降率恢复正常。本品的解热镇痛作用比阿司匹林、保泰松强。

【适应证】

用于风湿性关节炎、类风湿性关节炎、神经痛及其他炎症性疼痛等，较适用于病程较短的患者。

【用法及用量】

成人口服给药：每次 0.2～0.4g，每日 3 次。

【不良反应】

偶有头晕、头痛、皮疹、尿道刺痛等。长期服用对心、肝、肾、血象等无明显影响。

【禁忌证】

孕妇禁用。

【注意事项】

使用时如出现皮疹、尿道刺痛，可同时服用1倍量的碳酸氢钠以减少刺激。

甲氯芬那酸

【药理作用】

本品属于NSAIDs，为芬那酸类的第3代衍生物。具有抗炎、镇痛及解热作用。临床药理学表明，本品在控制类风湿性关节炎及骨关节炎的体征和症状方面，与阿司匹林相似，而胃肠道反应则较轻，一般不能耐受阿司匹林胃肠道反应的患者，可耐受本品。对于类风湿性关节炎的患者，经治疗后关节肿胀及疼痛减轻，晨起的僵直时间缩短，活动能力如握力增加，不易疲乏，但不能改变本病的病程。在治疗骨关节炎时，用药后可使运动及休息时的疼痛、夜间疼痛、关节僵直、肿胀等均减轻，关节活动范围增大。此外，尚可防止原发性痛经的症状，这一作用可能与抑制前列腺素合成而降低血浆及子宫内膜的前列腺素水平，从而降低子宫的活动有关。

【适应证】

用于治疗急性或慢性类风湿性关节炎及骨关节炎。

【用法及用量】

口服用法如下：

抗风湿：每日200～400mg，分3～4次服。宜用一大杯水送服，以免药物停留于食管，引起局部刺激。开始用小剂量，以后增加剂量至症状改善为止。1天剂量不得超过400mg，应使用能控制临床症状的最小剂量。除少数患者可在服药数日后病情得到改善外，一般需2～3周始获最佳疗效。

镇痛：50～100mg，每4～6小时口服1次，但每日总量不得超过400mg。

【不良反应】

（1）常见不良反应　为胃肠道反应，如腹泻、恶心及腹痛等。其他尚有胃灼热感、厌食、胀气、呕吐、便秘、口炎及胃溃疡，故不宜作为首选药。

（2）少见　可引起头痛、头昏、皮疹、水肿、荨麻疹、瘙痒、耳鸣、心悸、疲劳、感觉异常、失眠、抑郁、夜尿及味觉紊乱等。

（3）偶见　精神抑郁，手足发麻、严重皮疹、粒细胞减少、贫血、血小板减少等。

【禁忌证】

① 炎症性肠道疾病患者禁用。

② 消化性溃疡、肝肾功能不全患者禁用。

③ 孕妇、哺乳期妇女及儿童不宜用。

依托芬那酯

【药理作用】

依托芬那酯属灭酸类NSAIDs，能抑制COX和脂氧化酶，降低前列腺素和其他炎性递质的作用，从而发挥抗炎、镇痛作用。本品涂于皮肤上可经皮吸收，且药物活性成分能有效地转移到炎症部位，减轻局部肿胀，并有较好的耐受性。动物实验表明，本品口服后抗炎作用优于氟灭酸和保泰松，但有一定的致消化性溃疡的不良反应。

【适应证】

用于骨骼肌肉系统等的软组织、风湿疾病，如肌肉风湿病、肩关节周围炎、腰痛、坐骨神经痛、腱鞘炎、滑囊炎及各种慢性关节炎，以及脊柱和关节的各种软组织劳损、挫伤、扭伤及拉伤等。

【用法及用量】

成人外用：根据疼痛部位大小，每次1～2g（5～10cm），每日 3～4 次，涂在疼痛部位并轻轻按摩。

【不良反应】

少有皮肤发红，极少有皮肤过敏反应（如剧烈瘙痒、皮疹、红斑、肿胀、水疱等）。上述症状停药后通常可迅速消失。

【禁忌证】

① 对本品、氟灭酸和其他 NSAIDs 过敏者。

② 鼻炎、荨麻疹、血管性水肿、哮喘患者。

③ 孕妇。

④ 儿童。

【注意事项】

① 本品外用仅可用于完整皮肤，禁用于皮肤破损处或溃疡性炎症部位，同时禁止入口、接触眼睛及黏膜处。

② 局部应用出现皮肤瘙痒、发红等症状时应停药。

③ 短时间内全身皮肤使用大量的本品乳膏，可引起头痛、眩晕或上腹不适。此时应用水洗去皮肤上的药物。由于药物的味道，通常不致误服且达到中毒剂量，如中毒应洗胃、催吐或给予药用活性炭治疗。

第四节　芳基乙酸类

双氯芬酸钠

【药理作用】

本品为邻氨基苯甲酸类 NSAIDs。其主要作用与其他抗炎、解热、镇痛药相同，可抑制炎症渗出、减轻红肿、减轻炎症递质致炎致痛的增敏作用。本品的作用机制是抑制炎性反应中的 COX。当 COX 被抑制时，花生四烯酸合成前列腺素（PGE_1）被阻断，前列腺素类代谢产物明显减少，局部炎性反应、组织的充血肿胀、对缓激肽等的疼痛敏感性都减轻，发挥其抗炎、镇痛作用。此外，本品尚有抑制脂氧酶而减少白三烯、缓激肽等产物的作用。

由于前列腺素也与维持人体胃肠道和肾脏等的正常功能有关，因此有少数人应用本品出现胃肠道受损。本品对COX-2的抑制明显高于对COX-1的抑制，因此它引起的胃肠道不良反应少于阿司匹林、吲哚美辛等药物。本品的抗炎、镇痛、解热作用比吲哚美辛强2～2.5倍，比阿司匹林强26～50倍。

【适应证】

(1) 用于缓解风湿性关节炎、类风湿性关节炎、骨性关节炎、强直性脊柱炎、痛风性关节炎等多种慢性关节炎的急性发作期或持续性的关节肿痛症状。

(2) 用于非关节性的各种软组织、风湿性疾病和疼痛，如肩痛、腱鞘炎、肌腱炎、滑囊炎、肌痛等。

(3) 用于急性轻、中度疼痛，如腰背痛、扭伤、劳损及其他软组织损伤引起的疼痛，以及手术后疼痛、创伤后疼痛、痛经、头痛、牙痛等。

(4) 可与抗感染药物合用，治疗耳鼻喉严重的感染性疼痛和炎症，如扁桃体炎、耳炎、鼻窦炎等。

(5) 对发热有一定的退热作用。

(6) 外用制剂用于缓解类风湿性关节炎、骨性关节炎、软组织损伤（如扭伤、劳损、腰背痛等）以及肩周炎、肌腱炎等的局部疼痛和炎症症状。

【用法及用量】

1. 成人口服给药：

(1) 用于关节炎、疼痛

① 缓释片、缓释胶囊：每次100mg，每日1次。

② 肠溶微粒胶囊：每次100mg，每日2次。

③ 肠溶片：用于关节炎，每天75～150mg，分3次服用，疗效满意后可逐渐减量。用于急性疼痛，首次50mg，以后每次25～50mg，每6～8小时1次。用于原发性痛经，每日50～150mg分次服用，必要时可在若干月经周期之内增量至每天200mg（最大剂量），在出现症状时开始治疗，并持续数日，剂

量及疗程视症状而定。

(2) 用于口、咽部小手术及口腔溃疡引起的疼痛　使用含片，每次 2mg，必要时，但两次至少间隔 2 小时，每天不超过 10mg。

2. 肌内深部注射　每次 50mg，每日 1 次，必要时数小时后再注射 1 次。

3. 外用用法

(1) 搽剂　根据疼痛部位大小，每次 1～3ml 均匀涂于患处，每日 2～4 次，每日总量不超过 15ml。

(2) 乳膏　根据疼痛部位大小，每次 2～4g 涂于患处，并轻轻按摩，每日 3～4 次，每日总量不超过 30g。

(3) 凝胶　根据疼痛部位大小，每次 2～4g 涂于患处，并轻轻按摩，每日 3～4 次，每日总量不超过 15g。

4. 直肠给药　每次 50mg，每天 50～100mg。

【不良反应】

(1) 消化系统

① 胃肠道反应为本品的主要不良反应。表现为胃肠道刺激症状，如恶心、呕吐、腹泻、上腹痛、便秘、胃不适、胃烧灼感、消化不良、纳差、反酸等，上述症状在停药后均可消失。少数患者可出现胃溃疡、十二指肠溃疡、胃黏膜出血、穿孔等。

② 少见肝功能损害，可由此引起畏食、右上腹痛，亦可能仅出现肝酶一过性轻度或中度升高，个别患者出现可逆性黄疸。也有发生急性肝炎的报道。罕见肝功能紊乱。

③ 使用喷雾剂，少数患者口腔溃疡局部有一过性刺激痛。

(2) 中枢神经系统　偶见头痛、眩晕、嗜睡、失眠、兴奋等，偶可出现视力、听力障碍。

(3) 泌尿生殖系统　偶有肾功能下降，可导致水钠潴留，表现为尿量减少、面部水肿、体重骤增等。少数患者可出现急性肾功能不全、血尿、肾病综合征。另可见血清尿酸含量下降、尿中尿酸含量升高（因肾清除功能增强）。

(4) 血液　十分罕见粒细胞减少、血小板减少、溶血性贫血。少数患者可出现白细胞减少。也有导致骨髓抑制或使之加重的可能。

(5) 皮肤　可见一过性过敏性皮疹（约 0.4%）。严重的皮肤反应有多形渗出性红斑、中毒性表皮松解（Lyell 综合征），均十分罕见。少数患者可出现脱发。

(6) 其他

① 极少数患者可出现心律不齐、耳鸣等。

② 有发生全身性中毒反应伴脑炎的报道。

③ 滴眼后可出现短暂烧灼、刺痛、流泪等，极少数可有结膜充血、视物模糊。不足 3% 患者可出现乏力、困倦等全身反应。

【禁忌证】

① 对本品、阿司匹林或其他 NSAIDs 过敏，或应用 NSAIDs 后出现急性鼻炎、哮喘、荨麻疹或其他变态反应的患者。

② 消化性溃疡活动期患者或以往应用本品引起过严重消化道病变，如溃疡、出血、穿孔者。

③ 高过敏体质者。

④ 对丙二醇过敏者忌用本品搽剂、凝胶剂。

⑤ 对异丙醇过敏者禁用本品凝胶剂。

⑥ 肛门炎患者禁用本品栓剂。

⑦ 孕妇。

⑧ 哺乳期妇女。

【注意事项】

(1) 本品口服制剂须整片（粒）吞服。

(2) 肠溶片口服起效迅速但排出亦快，待急性疼痛控制后宜用缓释剂型，减少服药次数，维持稳定血药浓度。

(3) 体重较轻的患者使用本品含片剂量应相应减少。

(4) 外用制剂仅可用于完整皮肤，不可用于皮肤破损部位，勿与眼睛及黏膜接触，切勿入口。

(5) 由于本品局部应用也可吸收，故应严格按照规定剂量使用，避免长期大面积使用。

(6) 本品滴眼液仅限于滴眼用，戴角膜接触镜者禁用，但角膜屈光术后暂时配戴治疗性亲水软镜者除外。滴眼液可影响血小板凝聚，有增加眼组织术中或术后出血的倾向。

(7) 直肠给药时先将栓剂用少量温水润湿，然后轻轻塞入直肠内 2cm 处。

(8) 使用本品期间出现眩晕或其他中枢神经系统不良反应时，应避免驾驶车辆或操作机械。

(9) 用药期间如出现严重的不良反应，应停药并给予对症治疗。

(10) 药物过量时应采用下列治疗措施：

① 紧急处理：包括催吐或洗胃、口服活性炭、使用抗酸药和（或）利尿药。输液以保持全身良好血液循环并促进药物代谢和排出。

② 监测肝肾及其他生命脏器功能。

③ 对并发症，如血压过低、肾衰竭、惊厥、胃肠刺激、呼吸抑制，应进行支持和对症治疗。

萘 普 生

【药理作用】

本品为非甾体类抗炎镇痛药，化学结构与吲哚美辛很相似，通过抑制前列腺素的合成而起到抗炎、镇痛、解热的作用。其作用特点如下：

① 本品是活性很小的前体药物（硫氧化物），进入人体后代谢为有抗炎活性的硫化物和无活性的砜。硫化物的抗炎作用较其母体药物硫氧化物强 500 倍。

② 本品不抑制肾脏生理性前列腺素的合成，这是因为有抗炎活性的硫化物在到达肾脏前又被氧化为活性很小的硫氧化物，因此对肾血流量及肾功能的影响较其他 NSAIDs 小。本品治疗痛经的机制可能是通过抑制子宫前列腺素的合成而使子宫收缩减

弱，宫内压下降。

③ 本品抑制血小板聚集的作用也很小。

本品疗效与布洛芬基本相同；在治疗风湿性关节炎和类风湿性关节炎时，疗效与阿司匹林类似，但胃肠道和神经系统不良反应的发生率和严重程度均较低。本品较适用于因贫血、胃肠疾病或其他原因不能耐受阿司匹林、吲哚美辛等抗炎镇痛药的患者。

【适应证】

① 用于治疗风湿性关节炎和类风湿性关节炎、骨性关节炎、强直性脊柱炎、幼年型关节炎、肌腱炎、腱滑膜炎、滑囊炎及急性痛风性关节炎。对关节炎的疼痛、肿胀及活动受限均有缓解作用。

② 用于缓解各种轻、中度疼痛，如手术后疼痛、牙痛、神经痛、原发性痛经及头痛等。

③ 也用于关节及肌肉扭伤、挫伤和纤维组织炎的消炎及镇痛。

【用法及用量】

成人口服给药用法如下：

(1) 普通口服制剂　①抗风湿：每次 0.25～0.5g，早晚各 1 次；或早晨服 0.25g，晚上服 0.5g。②镇痛：首剂 0.5g，以后必要时每次 0.25g，每 6～8 小时 1 次。③痛风性关节炎急性发作：首剂 0.75g，以后每次 0.25g，每 8 小时 1 次，直到急性发作停止。④痛经：首剂 0.5g，以后必要时每次 0.25g，每 6～8 小时 1 次。

(2) 缓释口服制剂　每次 0.5g，每日 1 次。

直肠给药：

(1) 用于关节炎及镇痛等　每次 0.125～0.25g，每日 0.5g。

(2) 用于宫腔手术和检查　0.4g (1 枚) 置入肛门内，15 分钟后即可手术。

肌内注射　每次 0.1～0.2g，每日 1 次。

肾功能不全时　应减少剂量。

肝硬化患者服用本品时剂量应减半。

老年人剂量 用量应酌减。

儿童口服给药抗风湿 每日0.01g/kg，分2次服。

【不良反应】

(1) 发生率为3%～9%的不良反应 有皮肤瘙痒、呼吸短促、呼吸困难、哮喘、耳鸣、下肢水肿、消化不良、恶心及呕吐、胃烧灼感、胃痛或其他胃部不适、便秘、头晕、头痛及嗜睡等。

(2) 发生率为1%～3%的不良反应 有视物模糊或视觉障碍、听力减退、腹泻、口腔刺激或痛感、心悸及多汗、胃肠道出血、肾脏损害（过敏性肾炎、肾乳头坏死及肾衰竭等）、荨麻疹、血管性水肿、过敏性皮疹、抑郁、肌无力、出血、粒细胞减少及肝功能损害等。

(3) 其他 长期服用本品口服制剂，患者耐受良好。

【禁忌证】

① 对本品或同类药过敏者。

② 曾因使用阿司匹林或其他NSAIDs引起哮喘、鼻炎及鼻息肉综合征的患者。

③ 消化性溃疡活动期或有溃疡合并出血和穿孔史者。

④ 哺乳妇女。

⑤ 2岁以下儿童。

【注意事项】

① 肾功能不全患者用药期间应监测血清肌酐和（或）肌酐清除率，某些患者特别是肾血流受损者（如细胞外脱水、钠盐限制、充血性心力衰竭、肝功能不全及先天性肾病），治疗前及治疗期间应监测肾功能。在进行肾功能测试前，应暂停使用本品40小时。

② 嗜酒引起的慢性肝病及其他肝硬化患者使用本品大剂量时应谨慎。因血浆中的药物总浓度会下降，但血浆中未结合（游离）药物的浓度会升高。

③ 胃肠道疾病患者应在严密医疗监护下服用本品。

④ 本品缓释制剂应整片（粒）吞服，不得咀嚼。

⑤ 本品与皮质激素合用较安全，但两者合用的疗效并不比单用皮质激素好。

⑥ 由于本品血浆蛋白结合率较高，对同时服用乙内酰脲类药物的患者须密切监测，必要时调整用药剂量。

⑦ 抗风湿治疗长期给药时，须根据患者对药物的反应调整剂量，通常应用最低有效量。

⑧ 使用本品栓剂以镇痛不得超过 5 天。

⑨ 用药期间，如患者出现胃肠出血、肝肾功能异常、过敏反应、水潴留、血液异常、视物模糊、听力下降以及精神异常等情况时，应立即停药，并做相应处理；其他不良反应持续存在时也应注意。

⑩ 用药过量中毒时应予以紧急处理，包括催吐或洗胃、口服活性炭及抗酸药、给予对症及支持治疗及合理使用利尿药。

醋氯芬酸

【药理作用】

本品为 NSAIDs，作用类似于双氯芬酸，可抗炎、镇痛。其作用机制主要是通过抑制 COX 活性而减少前列腺素的合成。此外，本品尚可促进软骨修复。

【适应证】

用于骨性关节炎、类风湿性关节炎和强直性脊柱炎等引起的疼痛和炎症的症状治疗。

【用法及用量】

口服给药每次 100mg，每日 2 次。

【不良反应】

(1) 常见不良反应（发生率＞1%） 消化不良（发生率 7.5%）、腹痛（发生率 6.2%）、恶心、腹泻、肝酶升高。

(2) 偶见不良反应（发生率 0.1%～1%） 头晕、腹胀、胃炎、呕吐、便秘、溃疡性口腔黏膜炎、瘙痒、皮疹、皮炎、血尿素氮升高、血肌酐升高。

(3) 罕见不良反应（发生率<0.1%）

① 心血管系统：心悸、脉管炎。

② 神经系统：抑郁、多梦、嗜睡、失眠、头痛、疲乏、感觉障碍、震颤、味觉倒错。

③ 代谢/内分泌系统：颜面水肿、体重增加、高钾血症。

④ 肌肉骨骼系统：腓肠肌痉挛。

⑤ 泌尿生殖系统：间质性肾炎。

⑥ 肝脏：碱性磷酸酶升高、肝炎。

⑦ 胃肠道：胃肠出血、胃肠溃疡、出血性腹泻、胰腺炎、柏油状大便、口腔黏膜炎。

⑧ 血液：贫血、血小板减少、粒细胞减少、中性粒细胞减少。

⑨ 皮肤：潮红、紫癜、湿疹、重度皮肤黏膜过敏。

⑩ 眼：异常视觉。

【禁忌证】

① 对本品及其他 NSAIDs 过敏者。

② 患有或怀疑患有胃、十二指肠溃疡者及有胃、十二指肠溃疡复发史的患者。

③ 胃肠道出血或其他出血或凝血障碍患者。

④ 严重心力衰竭患者。

⑤ 严重肝、肾功能不全患者。

⑥ 妊娠晚期妇女。

⑦ 服用作用机制类似的药物（如阿司匹林或其他 NSAIDs）引起哮喘、支气管痉挛、急性鼻炎或荨麻疹者，或已知对该类药物过敏者。

【注意事项】

① 服用时用至少半杯水送下，且可与食物同服。

② 用药后出现头晕和其他中枢神经系统障碍的患者应避免驾驶和机械操作。

③ 若要进行大便潜血试验，应在试验前停药 2～4 日。

④ 过量用药可能出现恶心、呕吐、胃痛、头晕、嗜睡和头痛。若发生药物过量，可洗胃，重复给予活性炭，必要时可使用抗酸药或进行其他对症治疗。

第五节 芳基丙胺类

布 洛 芬

【药理作用】

本品为非甾体类抗炎镇痛药，具有镇痛、抗炎、解热作用。镇痛、抗炎作用机制：通过抑制细胞膜的 COX，抑制花生四烯酸代谢为炎性递质前列腺素，从而减轻因前列腺素（PGE_1、PGE_2、PGI_2）引起的局部组织充血、肿胀，降低局部周围神经对缓激肽等的痛觉敏感性。此外，本品还可通过作用于下丘脑体温调节中心而起到解热作用。

临床报道，本品用于风湿性关节炎及类风湿性关节炎时，其抗炎、镇痛、解热作用与阿司匹林、保泰松相似，比对乙酰氨基酚强。

【适应证】

① 口服或局部给药用于缓解类风湿性关节炎、骨性关节炎、脊柱关节病、痛风性关节炎、风湿性关节炎等各种慢性关节炎的急性发作期或持续性的关节肿痛症状。

② 口服或局部给药用于非关节性的各种软组织、风湿性疼痛或炎症，如肌腱及腱鞘炎、滑囊炎、肩痛、肌痛及运动后损伤性疼痛等。

③ 口服给药用于急性轻、中度疼痛，如手术、创伤、劳损后疼痛、原发性痛经、继发性痛经（放置宫内节育器引起）、下腰疼痛、牙痛、头痛等。

④ 口服或直肠给药可用于上呼吸道感染、急性上呼吸道感染、急性咽喉炎等疾病引起的发热。

【用法及用量】

成人口服给药用法如下：

（1）抗风湿　每次 0.4～0.8g，每日 3～4 次。类风湿性关节炎比骨性关节炎用量大。每日最大用药量不超过 2.4g。

（2）轻、中度疼痛　①每次 0.2～0.4g，每 4～6 小时 1 次。每日最大用药量不宜超过 2.4g；②分散片：推荐剂量为每次 0.2～0.4g，每日 3 次；③缓释片：每次 0.3～0.6g，早、晚各 1 次；④缓释胶囊：每次 0.3g，早、晚各 1 次；⑤缓释混悬剂：推荐剂量为每次 0.3～0.6g，每日 2 次。

（3）发热　①每次 0.2g，每日 3～4 次；②分散片：推荐剂量为每次 0.2～0.4g，每日 3 次；③缓释混悬剂：推荐剂量为每次 0.3～0.6g，每日 2 次。

（4）抗炎　①缓释片：每次 0.3～0.6g，早、晚各 1 次；②缓释胶囊：每次 0.3g，早、晚各 1 次；③缓释混悬剂：推荐剂量为每次 0.3～0.6g，每日 2 次。

局部给药乳膏：依患处面积大小，取适量轻揉患处，每日 3～4 次。搽剂：涂患处，每次 2ml，每日 3 次。

直肠给药：每次 100mg，如需再次用药应间隔 4 小时以上。

儿童口服给药：

12 岁以上儿童用法用量同成人，除外湿性疾病。

1～12 岁儿童用法用量如下：

（1）发热　①分散片、混悬液：推荐剂量为每日 20mg/kg，分 3 次服用；②缓释混悬剂：推荐剂量为每日 20mg/kg，分 2 次服用；③混悬滴剂具体用法如下：每次 5～10mg/kg，需要时每 6～8 小时重复使用，每 24 小时不超过 4 次。

（2）疼痛　①分散片、混悬液：推荐剂量为每日 30mg/kg，分 3 次服用；②缓释混悬剂：推荐剂量为每日 30mg/kg，分 2 次服用；③混悬滴剂用法用量同发热项。

（3）风湿性疾病　用于 12 岁以上儿童，混悬液推荐剂量为每次 0.3～0.4g，每日 3～4 次。

局部给药：参见成人用法与用量。

直肠给药：1～3 岁患儿：每次 50mg，塞肛内。如症状无缓解，每 4～6 小时可重复给药 1 次，24 小时不超过 200mg。3 岁以上患儿：每次 100mg。

【不良反应】

(1) 消化系统　可出现消化不良（约 16%），也较多见胃烧灼感、胃痛、恶心、呕吐等，但症状较轻，停药后即消失，不停药也可耐受。偶见消化性溃疡和消化道出血（发生率均低于 1%），亦有因溃疡而致穿孔的报道。

(2) 神经系统　偶可出现头痛、嗜睡、眩晕、耳鸣等，发生率为 1%～3%。抑郁或其他精神症状、视物模糊及中毒性弱视少见。

(3) 肝脏　肝毒性反应轻微，可见肝功能异常，主要表现为氨基转移酶升高。

(4) 肾脏　少数患者用药后可出现下肢水肿。对一些有潜在性肾病的易感者可出现肾乳头坏死的急性肾功能不全。

(5) 血液系统　大剂量用药可出现出血时间延长、白细胞减少、粒细胞减少甚至粒细胞缺乏、血小板缺乏及全血细胞减少。个别病例可因胃肠道隐血而致贫血。

(6) 皮肤　过敏性皮肤反应不常见，多为短暂性荨麻疹、紫癜性或红斑性改变，常伴有痛痒。

(7) 呼吸系统　易感者可出现支气管哮喘发作。

【禁忌证】

① 对本品过敏者。

② 对阿司匹林或其他非甾类抗炎药过敏者。

③ 活动性消化性溃疡或溃疡合并出血（或穿孔）者。

④ 有失血倾向者。

⑤ 孕妇。

⑥ 哺乳期妇女。

⑦ 脱水小儿禁用本品滴剂。

⑧ 对丙二醇及对羟基苯甲酸甲酯钠过敏者禁用本品乳膏。

【注意事项】

(1) 应用本品解热、镇痛时还应针对病因治疗。

(2) 治疗类风湿性关节炎等多种慢性关节炎时，本品应与其他慢作用抗风湿药同用以控制类风湿性关节炎的活动性及病情进展。

(3) 对应用阿司匹林或其他 NSAIDs 引起胃肠道不良反应的患者，可改用本品，但应密切注意不良反应。

(4) 对其他抗风湿药物耐受性差者可能对本品有良好耐受性。

(5) 有溃疡病史者使用本品，宜严密观察或加用抗酸药。

(6) 应用本品期间，再同时应用其他解热镇痛类药应谨慎。

(7) 泡腾片应溶解于开水或温水后口服使用。

(8) 本品局部给药时，仅可用于完整皮肤，不得用于皮肤破损部位。勿与眼睛及黏膜接触，切勿入口。

(9) 本品直肠给药时，应用助推器将药栓推入肛门深处。

(10) 用药期间如出现胃肠出血、肝肾功能损害、视力障碍、血象异常以及过敏反应等，应立即停药。

(11) 用药过量的症状及处理

① 用药过量可引起头痛、呕吐、倦睡、血压降低等，通常症状在停药后即可自行消失。约 20%用药过量者在服药后 4 小时出现中毒症状，包括抽搐、昏迷、视物模糊、复视、眼颤、耳鸣、心率减慢、腹痛、恶心、血尿、肾功能不全。

② 用药过量应作紧急处理，包括催吐或洗胃，口服活性炭、抗酸药和（或）利尿药，输液，保持良好的血液循环及采用其他支持疗法。由于持续的呕吐、腹泻或液体摄入不足而出现明显的脱水时，需纠正水及电解质平衡。

酮 洛 芬

【药理作用】

本品为芳香基丙酸衍生物，属 NSAIDs，临床应用与布洛芬基本相同，但作用比布洛芬强，不良反应也较多。除抑制COX外，本品还有一定抑制脂氧酶及减少缓激肽的作用，从而可减轻炎症损伤部位的痛感。酮洛芬用于痛经，主要是通过抑制缓激肽而达到抑制子宫收缩和镇痛的作用。本品尚有一定的中枢性镇痛作用。

【适应证】

（1）用于各种关节炎　风湿性关节炎、类风湿性关节炎、骨性关节炎、强直性脊柱炎、痛风性关节炎等。

（2）用于各种疼痛　骨折疼痛、痛经、牙痛、手术后疼痛、癌性疼痛及关节扭伤、软组织损伤所致疼痛等。

（3）外用于各种关节炎及软组织疾病所致的局部疼痛。

【用法及用量】

成人口服给药：

（1）肠溶胶囊　①抗风湿：每次50mg，每日3～4次，每日剂量不超过200mg。②治疗痛经：每次50mg，每6～8小时1次，必要时可增至每次75mg。缓释胶囊：每次75～100mg，每日2次；每次100mg，每日1～2次；每次200mg，每日1次。每日剂量不超过200mg。

（2）外用　①贴片：除去防粘纸，贴敷于患处，每日1次，每日用量不超过8贴。②凝胶：每次涂约1g于痛处，每日3～4次。先洗净皮肤，根据症状及部位，涂药后用手按摩使药物渗入皮内，然后再涂一层。③搽剂：均匀涂搽于患处，每次1～3ml，每日2～3次。

（3）肾功能不全时剂量　肾功能不全者用量应减少33%～50%。

（4）肝功能不全时剂量　对肝硬化患者（血中游离药物的浓度可升高）、慢性肝病并伴血清蛋白减少的患者，应减少用药剂量，必要时可用最小有效量，并密切监测。

（5）老年人剂量　老年人（尤其是大于70岁者）开始可用50%常用量，如无效且耐受好，可逐渐增加至常用量，但应密切监护。

【不良反应】

(1) 消化系统　①胃肠道反应较常见，如消化不良（11%）、胃部疼痛或不适、肠胃胀气、胃炎、涎液增多、呃逆、恶心、呕吐、食欲缺乏或食欲增加、腹痛、腹泻、便秘、口腔炎等，严重者可出现消化性溃疡、出血及穿孔。②也可出现肝功能障碍、肝炎、黄疸、血清碱性磷酸酶、乳酸脱氢酶及氨基转移酶升高。

(2) 神经系统　可出现头晕、头痛、耳鸣、听力下降、精神紧张、精神抑郁、幻觉、嗜睡、四肢麻木、中枢神经抑制或兴奋(如失眠、神经质、多梦等)、健忘及感觉异常等。

(3) 心血管系统　可出现心律不齐、血压升高、心悸、心动过速、充血性心力衰竭、外周血管疾病及血管舒张。

(4) 血液　可出现粒细胞减少、血小板减少、溶血性贫血、血红蛋白减少、血细胞比容降低及出血时间延长等。

(5) 呼吸系统　可出现呼吸困难、咯血、鼻出血、咽炎、鼻炎、支气管痉挛及喉头水肿。

(6) 泌尿生殖系统　可出现肾功能不全、间质性肾炎、肾病综合征、血尿、月经量过多及尿路刺激症状。

(7) 代谢/内分泌系统　口渴、体重增加或减轻、肾皮质功能减退、血钠降低。

(8) 眼　可出现视物模糊、视网膜出血、结膜炎、眼痛、视觉障碍及视网膜色素沉着。

(9) 皮肤　可见皮肤变色、表皮坏死、多形红斑、Steven-Johnson综合征、秃头症、湿疹、紫癜、荨麻疹、疱疹、过敏性皮炎、剥脱性皮炎。外用时偶有用药局部发生散在皮疹、皮肤潮红、皮肤瘙痒。

(10) 其他　可出现水潴留（尿量减少、面部水肿等），发生率低于3%；还可见多汗、寒战、感染、疼痛、过敏性反应、肌痛、乏力及光敏症。

【禁忌证】

① 对本品或其他 NSAIDs 过敏者。

② 使用其他前列腺素合成酶抑制药引起哮喘、荨麻疹或急性鼻炎的患者。

③ 活动性消化性溃疡患者。

【注意事项】

① 本品治疗关节炎时，为达最大疗效须连续用药 2～3 周。

② 为了减少对胃肠道的刺激，可在进食时或饭后服用本品，胶囊应整粒吞服。对急需止痛的患者，可在进食前 30 分钟或进食后 2 小时服药。

③ 本品外用制剂禁用于破损皮肤或有化脓性感染患处，也勿接触眼睛及黏膜。外用制剂大量应用时，可能出现全身不良反应。

④ 用药期间一旦出现胃肠出血、肝肾功能损害、视力障碍、精神异常（幻觉、嗜睡、神情呆滞等）、血常规异常及过敏反应等情况，应立即停药并做相应处理。

⑤ 局部用药出现皮肤刺激者应停药，停药后症状可消失。

⑥ 用药过量的表现：服药达常规剂量的 5～10 倍时可致嗜睡、恶心、呕吐和上腹部疼痛。大剂量用药可引起呼吸抑制和昏迷、惊厥。也可发生胃肠道出血、低血压、高血压或急性肾衰竭，但较少见。

⑦ 用药过量的处理：紧急处理包括催吐和洗胃、口服活性炭、导泻药、抗酸药和（或）利尿药，并监测患者的情况及应用其他支持治疗。血液透析可能无效。

非诺洛芬钙

【药理作用】

本品为苯丙酸衍生物，属芳基丙酸类 NSAIDs。其作用机制与其他 NSAIDs 相同，可参阅“布洛芬”。本品尚有抑制血小板的作用。

【适应证】

适用于各种关节炎，包括类风湿性关节炎、骨性关节炎、强直性脊柱炎、痛风性关节炎。也用于其他疼痛，如软组织疼痛、血管性头痛、痛经、牙痛、损伤及创伤性痛等。

【用法及用量】

成人口服给药：每日最大剂量为3.2g。

（1）抗风湿 每次0.2～0.6g，每日3～4次。

（2）镇痛（轻至中度疼痛或痛经） 每次0.15～0.3g，每4～6小时1次。

（3）关节炎 每次0.6g，每日3次，4周为1个疗程。

（4）急性痛风 每次0.8g，每日4次。

【不良反应】

（1）消化系统 胃肠道症状最为常见，包括恶心、呕吐、胃灼痛、便秘、消化不良等。严重者可有胃溃疡、出血和穿孔。偶有肝酶值一过性升高。

（2）血液系统 有引起严重血液系统疾病的报道，如再生障碍性贫血（如纯红细胞再生障碍性贫血）、白细胞减少或缺乏以及血小板减少等。

（3）肾 有引起非少尿性肾衰竭、急性肾衰竭及急性间质性肾炎伴肾病综合征的报道。

（4）皮肤 可见过敏性疱疹、皮肤瘙痒。有引起中毒性表皮松解坏死伴高热的个案报道。

（5）其他 可见头痛、头晕、耳鸣、困倦、下肢水肿等。有引起低血压的报道。

【禁忌证】

① 对本品、阿司匹林或其他NSAIDs过敏者。

② 严重肾功能不全者。

③ 孕妇不宜使用。

④ 哺乳期妇女不宜使用。

【注意事项】

① 阿仑膦酸钠与本品均有胃肠刺激作用，合用时应慎重。

② 本品宜在饭后或进食时服用。

③ 治疗类风湿性关节炎等多种慢性关节炎时，宜与其他慢作用的抗风湿药同时应用，以控制类风湿性关节炎的活动性和病情进展。

④ 用药期间如出现肝肾功能损害（肝功能指标持续升高，或出现恶心、呕吐、乏力、右腹部疼痛、食欲下降等肝功能不全的症状）、胃肠出血、视力障碍、血象异常及过敏反应等情况，应立即停药。

⑤ 用药过量的处理　催吐或洗胃，口服活性炭、抗酸药和（或）利尿药，并给予监测及其他支持疗法。

奥沙普秦

【药理作用】

本品属丙酸类非甾体类抗炎镇痛药，通过抑制COX而减少炎性递质前列腺素的合成，使因前列腺素引起的局部组织肿胀疼痛得以控制，从而起到抗炎、消肿、解热、镇痛的作用。从动物实验中观察到本品的抗炎作用强于布洛芬，镇痛作用优于布洛芬、保泰松和阿司匹林，对胃黏膜的损伤低于阿司匹林和保泰松。另外，本品还有中枢性肌肉松弛作用和排尿酸作用。

【适应证】

用于风湿性关节炎、类风湿性关节炎、骨性关节炎、强直性脊柱炎、肩关节周围炎、颈肩腕综合征、痛风以及牙痛、创伤、手术后的消炎镇痛。

【用法及用量】

成人口服给药：每次400mg，每日1次（胶囊剂可分2次服）。剂量可根据年龄和症状适当增减，每日最大剂量为600mg。

【不良反应】

不良反应与服用剂量呈正相关。

① 主要为消化道症状，可见恶心、食欲缺乏、胃痛、胃不适、腹胀、腹泻、便秘、口渴、口炎、消化道出血。

② 其次为头晕、头痛、眩晕、神经过敏、困倦、失眠、耳鸣、抽搐及水肿。

③ 偶见粒细胞减少、全血细胞减少、肾病综合征及一过性肝功能异常。

④ 少数人有过敏反应。

【禁忌证】

① 对本品或其他 NSAIDs 过敏者。

② 哮喘患者或有哮喘、荨麻疹病史者。

③ 血液病患者。

④ 消化性溃疡患者。

⑤ 严重肝肾疾病患者。

⑥ 心力衰竭患者。

⑦ 利尿药导致的血容量降低或肾血流量不足的患者。

⑧ 孕妇。

⑨ 哺乳期妇女。

⑩ 儿童。

【注意事项】

(1) 应用阿司匹林或其他 NSAIDs 引起胃肠道不良反应的患者，可试用本品，但应密切注意不良反应。

(2) 治疗类风湿性关节炎等多种慢性关节炎时，本品应与其他作用较慢的抗风湿药同用，以控制类风湿性关节炎的活动性和病情进展。

(3) 本品分散片可直接吞服或用水溶解后口服。

(4) 本品胶囊剂应于饭后口服，通常连用 1 周以上。

(5) 如患者出现视物模糊、色视、弱视或胶原病时，应停用本品。如出现消化道出血或穿孔、视力障碍及过敏反应等，应停药并采取相应措施。长期服药的患者如出现肝、肾功能或血象的异常，应停药并给予适当处理。

(6) 药物过量及处理

① 尚无本品过量的资料，其症状可能与 NSAIDs 过量时的症状类似。后者过量时可见嗜睡、恶心、呕吐及上腹部痛等，通常对症处理后可好转；少见胃肠道出血、昏迷、高血压、急性肾

衰竭及呼吸抑制。

② 如发生药物过量，无特效拮抗药。应及时催吐或洗胃、口服活性炭，同时给予对症、支持治疗。由于本品血浆蛋白结合率高，利尿、碱化尿液或血液透析可能无效。

氟比洛芬

【药理作用】

本品是丙酸类 NSAIDs，主要通过抑制前列腺素合成酶起作用，具有镇痛、抗炎及解热作用。本品抗炎作用和镇痛作用分别为阿司匹林的 250 倍和 50 倍，比布洛芬强。本品对血小板的粘附和聚集反应也有轻度的抑制作用。由于本品有较好的耐受性，故对阿司匹林无效或不能耐受者可选用本品。对于接受乙酰唑胺治疗的患者，本品比阿司匹林更安全。前列腺素在眼部手术时可引起与胆碱能作用无关的瞳孔缩小。临床研究表明，本品滴眼液能抑制前列腺素，故可抑制白内障手术时的瞳孔缩小。本品对眼压无明显影响。

【适应证】

① 适用于类风湿性关节炎、骨性关节炎及强直性脊柱炎等。

② 也可用于软组织病（如扭伤、劳损）以及轻、中度疼痛（如手术后疼痛、痛经和牙痛等）。

【用法及用量】

成人口服给药：每次 50mg，每日 3～4 次，必要时可增量。每日剂量不超过 300mg，缓释片的推荐剂量为每次 0.1g，早、晚各 1 次。静脉注射每次 50mg，每 4～6 小时 1 次。

儿童用药的安全性和有效性尚不明确，报道有以下用法：

口服给药：用于减少睾丸固定术后的炎性反应，3～10 岁患儿：每日 50～125mg。

静脉用药：用于斜视手术后镇痛，2～11 岁患儿：0.5～1mg/kg（1mg/kg 更有效）。

【不良反应】

① 常见消化不良、恶心、呕吐、腹胀、腹痛、腹泻、便秘、

胃肠道出血等胃肠道不良反应。15%的患者出现血氨基转移酶增高。

② 偶见中枢神经系统不良反应，如头痛、头晕、嗜睡等。

③ 本品在动物实验中可引起肾乳头坏死，对人类亦可能有此作用。

④ 应用本品直肠栓剂时耐受较好，但有局部刺激、不适、里急后重及腹泻等反应。

⑤ 本品滴眼液可能延缓伤口愈合，滴眼时可有轻度刺痛、烧灼感。

⑥ 其他不良反应包括尿路感染样症状、皮炎、皮疹、视力变化等。

【禁忌证】

① 对本品及其他 NSAIDs 过敏者。

② 活动性消化性溃疡患者。

③过敏性体质者。

④ 儿童。

【注意事项】

① 使用本品缓释片应整片吞服，不得掰开或弄碎服用。

② 本品与阿仑膦酸钠合用时应慎重，因两者都可引起胃肠道刺激症状。

③ 为防止凝血功能异常，建议在手术前停用本品 2 周。

④ 如服药过量，可洗胃、纠正血电解质紊乱等，无特效解毒药。

洛索洛芬

【药理作用】

本品为芳基丙酸类 NSAIDs，具有镇痛、抗炎及解热作用。动物实验证实，本品镇痛强度是吲哚美辛的 10～20 倍；也比选择性 COX-2 抑制药强。其抗炎和解热作用与吲哚美辛相当。本品为前体药物，对胃黏膜的刺激作用较弱，口服经消化道吸收后，在肝内迅速转化为反式-控基（SRS 配位）活性代谢物。此活性物质主要通过抑制COX，减少前列腺素的生物合成，抑制中性粒细胞向炎症部位的趋向性及抑制趋向因子的形成而发挥治疗作用。

【适应证】

（1）用于下列疾病的镇痛和消炎治疗　①各种急性或慢性炎性关节炎，如类风湿性关节炎、强直性脊柱炎、骨性关节炎和痛风性关节炎等。②软组织风湿症，如腰痛、颈肩腕综合征、纤维肌痛症、肩周炎和肱骨外上髁炎（网球肘）等。

（2）用于手术后、创伤后及拔牙后的镇痛和消炎治疗。

（3）用于急性上呼吸道炎症（包括伴有急性支气管炎的急性上呼吸道炎症）的解热和镇痛治疗。

【用法及用量】

成人口服给药剂量应随年龄和症状适宜增减。

（1）镇痛、消炎　每次60mg，每日3次。也可顿服60～120mg。

（2）急性上呼吸道炎症的解热、镇痛　每次60mg，症状出现时服。通常每日2次，每日最大剂量为180mg。

老年人剂量从低剂量开始给药，高龄者应以最小剂量给药。

【不良反应】

常规剂量下本品不良反应的发生率较低，总发生率低于3.1%。

（1）消化系统　①可出现嗳气、恶心、呕吐、食欲缺乏、消化不良、胃部不适、胃灼热、腹胀、腹痛、腹泻、便秘及口腔炎等，偶可出现消化性溃疡，也可出现大肠、小肠的消化道出血。②可出现血清丙氨酸氨基转移酶、天门冬氨酸氨基转移酶、碱性磷酸酶上升，偶可引起肝损伤。还可出现伴有黄疸的肝功能障碍、突发性肝炎等严重不良反应。

（2）神经系统　可出现失眠、嗜睡和头晕，偶可出现头痛等。

（3）血液　可出现嗜酸粒细胞增多，偶可出现溶血性贫血、血小板减少、白细胞减少、再生障碍性贫血等严重不良反应。

（4）呼吸系统　可引起哮喘发作、间质性肺炎（表现为发热、咳嗽、呼吸困难、胸部 X 线异常、嗜酸细胞增多）等严重不良反应。

（5）泌尿系统　可见水肿，偶可引起急性肾衰竭、肾病综合征、间质性肾炎等严重不良反应。

（6）皮肤　可出现皮疹、皮肤瘙痒，偶出现荨麻疹等，也可引起 Steven-Johnson 综合征等严重不良反应。

（7）其他　①可出现发热、心悸、体温过度下降、虚脱及四肢湿冷，也可引起休克等严重不良反应。②另有报道，长期使用 NSAIDs 可导致女性暂时性不育。

【禁忌证】

① 对本品过敏或有过敏史者。

② 对阿司匹林过敏及有阿司匹林哮喘史者。

③ 消化性溃疡患者。

④ 严重血液系统异常者可能引起血小板功能障碍，并使其恶化。

⑤ 肝功能不全者。

⑥ 严重肾功能不全者。

⑦ 严重心功能不全者（因本品抑制肾前列腺素生物合成，引起水肿、循环体液量增加，增加心脏负担）。

⑧ 妊娠晚期妇女。

⑨ 哺乳期妇女。

【注意事项】

① 本品应避免与其他 NSAIDs、其他消炎镇痛药合用。

② 本品用于改善关节炎的肿痛症状时，必须同时应用抗风湿药。

③ 用于感染性炎症时，可能会掩盖症状，应合用适当抗菌药物并注意观察，谨慎给药。

④ 对伴有高热的高龄者、合并消耗性疾病的患者及长期用

药（尤其是合用米索前列醇治疗消化性溃疡）的患者，在用药期间应密切观察。

⑤ 如血、尿常规及肝、肾功能检查出现异常，皮肤等出现异常或严重不良反应发生时，应停药并做适当处理。出现间质性肺炎症状时，应立即停药，并给予肾上腺皮质激素。

⑥ 药物过量时可按一般处理原则处理。

普拉洛芬

【药理作用】

本品系丙酸衍生物，NSAIDs，主要通过抑制前列腺素的生物合成而发挥解热、镇痛、抗炎作用。对 TTG 引起的家兔发热，本品较吲哚美辛、布洛芬、阿司匹林具有更强的抑制作用，而对正常体温几乎没有任何影响；在脂多糖（LPS）引起家兔发热实验中，口服使用糖浆剂，本品的解热作用呈剂量依赖性。此外，动物实验还表明，本品的镇痛作用较布洛芬及阿司匹林强。

【适应证】

① 慢性类风湿性关节炎、骨性关节炎、腰痛症、肩关节周围炎、颈肩腕综合征、牙周炎、痛风等。

② 手术、创伤及拔牙后的镇痛和消炎。

③ 急性上呼吸道感染的解热和镇痛（也可用糖浆剂）。

④ 滴眼液用于外眼部以及眼前段炎症性疾病，如眼睑炎、结膜炎、角膜炎、巩膜炎、眼前段色素层炎等。

【用法及用量】

成人口服给药每次 75mg，每日 3 次。

【不良反应】

偶见食欲缺乏、恶心、呕吐、胃痛、腹痛、便秘、头痛、困倦、疲乏、水肿及耳鸣等；罕见失眠等。

【禁忌证】

① 对本品过敏者。

② 阿司匹林所致哮喘或有既往史者。

③ 消化性溃疡患者。

④ 严重血液系统异常者。

⑤ 严重肝、肾功能不全者。

⑥ 严重心功能不全者。

⑦ 严重高血压患者。

⑧ 妊娠晚期妇女。

【注意事项】

① 本品应避免与其他抗炎镇痛药合用。

② 使用本品可能会掩盖感染的症状，故用于感染性炎症时，应合用适当抗菌药并注意观察，谨慎给药。

③ 用药期间如出现严重不良反应，应立即停药并做适当处理。

④ 成人通常服用本品片剂或胶囊剂，儿童宜服用糖浆剂。

⑤ 本品口服制剂不宜空腹服用，可于饭后服用。

阿明洛芬

【药理作用】

本品为非甾体抗炎镇痛药，是芳香族苯丙酸衍生物，通过抑制 COX、缓激肽和磷酸酯酶 A_2 而发挥抗炎镇痛和消肿的作用。其疗效与吲哚美辛、布洛芬等相当或较好。因具有很强的抗渗透能力，故可预防及治疗急性关节腔内积液。

【适应证】

适用于风湿性和类风湿性关节炎、神经根痛、肌腱炎、创伤（骨折、挫伤、扭伤）、痛经、产后子宫绞痛、牙痛、中耳炎等。

【用法及用量】

口服，成人每次 300mg，每日 2～3 次，可根据疗效酌情减量。治疗子宫绞痛时，每日 300～600mg，分 2 次饭前服。

【不良反应】

不良反应有恶心、呕吐、胃痛、轻度头痛、头昏、嗜睡或失眠、乏力、稀便等短暂反应，不需停药，可自行消失。偶见十二指肠溃疡及消化道出血、皮疹、氨基转移酶升高等。

【禁忌证】

禁用于对本品及阿司匹林过敏者、有消化性溃疡及严重肝肾功能障碍者、严重血液系统异常者、孕妇、哺乳期妇女及15岁以下儿童。

【注意事项】

① 本品宜进餐时服用。

② 慎用于感染性或有感染危险的患者以及正在接受抗凝疗法和正使用利尿药的患者。

③ 在治疗初期，对心力衰竭、肝硬化、慢性肾病、正在服用利尿剂的患者、术后低血容量者及老年人，应检测患者的血、尿及肝肾功能。

④ 不宜与其他非甾体抗炎药合用。

⑤ 与降压药、α-干扰素合用须谨慎。

右旋布洛芬

【药理作用】

右旋布洛芬为NSAIDs，主要是抑制COX，减少前列腺素(PC)的合成而产生解热、抗炎、镇痛作用。

【适应证】

用于缓解各种关节肿痛症状，治疗各种软组织风湿性疼痛，轻、中度急性疼痛。对成人和儿童的发热有解热作用。

【用法及用量】

口服：①抗风湿：每次0.4g，每日3～4次。②轻、中度疼痛及痛经的止痛：每次0.2g，每日3～4次；超过6岁的儿童，每日2～3次，每次0.2g；体重未超过30kg的儿童，每日服用剂量不应超过0.4g，或遵医嘱。

直肠给药：将药栓推入肛门深处。3周岁内50mg/次，3周岁以上100mg/次，4小时以后可重复用药或遵医嘱。

【不良反应】

① 不良反应常见消化不良、胃烧灼感、胃痛、恶心、呕吐，

少数出现胃溃疡和出血、穿孔。少见肾功能不全、神经系统症状、皮疹、支气管哮喘发作、肝酶升高、白细胞减少等。

② 用药期间如发生胃肠出血，肝、肾功能损害，视力障碍、血象异常以及过敏反应等情况，即应停药。

【禁忌证】

① 原有支气管哮喘者，用药后可加重。

② 心功能不全、高血压，用药后可致水潴留、水肿。

③ 血友病或其他出血性疾病（包括凝血障碍及血小板功能异常），用药后出血时间延长，出血倾向加重。

④ 有消化道溃疡病史者，应用本品时易出现胃肠道不良反应，包括产生新的溃疡。

⑤ 肾功能不全者用药后肾脏不良反应增多，甚至导致肾功能衰竭。

⑥ 有因服用阿司匹林和其他非甾体抗炎药诱发哮喘、过敏性鼻炎或荨麻疹病史的患者。

芬 布 芬

【药理作用】

本品为一种长效 NSAIDs，其作用机制为进入体内后代谢为联苯乙酯，后者通过抑制 COX 活性而减少前列腺素的合成。动物实验表明，本品的抗炎镇痛作用弱于吲哚美辛，但强于阿司匹林，毒性弱于吲哚美辛，胃肠道不良反应弱于阿司匹林及其他 NSAIDs。

【适应证】

① 用于类风湿性关节炎、风湿性关节炎、骨性关节炎、脊柱关节病、痛风性关节炎的治疗。

② 亦用于牙痛、手术后疼痛及创伤性疼痛。

【用法及用量】

成人口服给药：每日 0.6g，单次或分 2 次服用。最大日剂量为 1g。

【不良反应】

① 主要为胃肠道反应，表现为胃痛、胃烧灼感、恶心，少数患者可出现胃溃疡、出血甚至穿孔等严重不良反应。

② 少见头晕、轻度白细胞减少、血清氨基转移酶轻度升高、皮疹等。

【禁忌证】

① 对本品及其他 NSAIDs 过敏者。

② 消化性溃疡患者。

③ 严重肝、肾功能损害患者。

④ 阿司匹林引起的哮喘患者。

⑤ 儿童。

⑥ 孕妇。

⑦ 哺乳期妇女。

⑧ 鼻炎患者。

⑨ 风疹患者。

【注意事项】

① 若要进行大便潜血试验，应在试验前停药 2～4 天。

② 若出现血清氨基转移酶轻度升高，停药 1 周后即可恢复。

吲哚美辛

【药理作用】

本品为 NSAIDs，具有抗炎、解热及镇痛作用。其作用机制为抑制 COX 而减少前列腺素的合成，抑制炎症组织痛觉神经冲动的形成，以及抑制炎性反应，包括抑制白细胞的趋化性及溶酶体酶的释放等。本品还可以作用于下视丘体温调节中枢，引起外周血管扩张及出汗，使散热增加，从而产生退热作用。这种中枢性退热作用也可能与在下视丘的前列腺素合成受到抑制有关。

【适应证】

① 可用于缓解风湿性关节炎、类风湿性关节炎（包括幼年性类风湿性关节炎）、骨性关节炎、强直性脊柱炎、银屑病性关

节炎、赖特（Reiter）综合征等的症状，减轻疼痛、红肿，改善关节活动功能。

② 可用于缓解急性痛风性关节炎的疼痛及炎症。

③ 可用于滑囊炎、肌腱炎、肩关节周围炎、腱鞘炎及关节囊炎。

④ 可用于手术后及创伤后疼痛、偏头痛、痛经、牙痛、胆绞痛、输尿管结石引起的绞痛、癌症疼痛及心包炎引起的心前区疼痛等。

⑤ 可用于恶性肿瘤引起的发热或其他难以控制的发热。

⑥ 也可用于治疗白塞综合征（退热效果好）、巴特综合征（Satter综合征）。

⑦ 还可抗血小板聚集，防止血栓形成。

【用法及用量】

成人口服给药：

（1）抗风湿 ①普通剂型：起始剂量为每次25～50mg，每日2～3次。最大剂量为每日150mg，分3～4次服。②缓释片：每次75mg，每日1次，整片吞服。必要时可增至每次75mg，每日2次。③控释片：通常为每次75mg，每日1次；或每次25mg，每日2次。用于类风湿性关节炎时，起始剂量为每次50～75mg，每日1次；1周后逐渐增加25～50mg。最大剂量不超过每日200mg。④控释胶囊或混悬液：每次75mg，每日1次；或每次25mg，每日2次。必要时可增至每次75mg，每日2次。⑤缓释胶囊：每次75mg，每日1次。必要时可增至每次75mg，每日2次。

（2）抗痛风 ①普通剂型：首剂为25～50mg；以后每次25mg，每日3次，直到疼痛缓解。②缓释片：同“抗风湿”项。③控释片：起始剂量为每次100mg，每日1次；以后每次75mg，每日2次。疼痛控制后迅速减量至停药。④控释胶囊：同“抗风湿”项。⑤缓释胶囊：同“抗风湿”项。

（3）镇痛 首剂为25～50mg；然后每次25mg，每日3次，直到疼痛缓解。

（4）退热　每次 6.25～12.5mg，每日不超过 3 次。

外用：用于各类疼痛。搽剂：以适量涂布患处，轻轻揉搓，每日 3～4 次。乳膏：每次 1.5～2g，涂布痛处，揉搓按摩，每日 2～3 次；可再热敷涂患处。贴片：以适量用于受累关节或疼痛部位，每日 1 次。贴膏：通常每次 25～75mg，每日 1 次；用于类风湿性关节炎时，每次 75～150mg，每日 1 次，4 周为 1 个疗程。

直肠给药：每次 50～100mg。如发热或疼痛持续，可间隔 4～6小时重复用药 1 次，24 小时内不超过 200mg。通常 10 天为 1 个疗程。

老年人：剂量不宜超过每日 100mg。

儿童口服给药：每日 1.5～2.5mg/kg，分 3～4 次服。待起效后减至最低量。

直肠给药：用于 12 岁以下儿童。每次 25mg，若发热或疼痛持续，可间隔 4～6 小时重复用药 1 次，24 小时内不超过 100mg。

【不良反应】

本品不良反应较布洛芬、萘普生、双氯芬酸为多，占服用者的 1/3。

（1）消化系统　①常见的胃肠道不良反应为恶心、呕吐、食欲缺乏、腹痛、腹泻。也可见消化不良、胃烧灼感、胃炎等。还可见消化性溃疡（胃、十二指肠、空肠），可合并出血和穿孔（曾有过一些致死病例的报道）。这种消化性溃疡的特点是无临床症状。也可能发生不伴明显溃疡的胃、十二指肠出血。②使用本品栓剂：可导致局部的直肠刺激、黏膜炎症或坏死伴大量出血。③可引起肝功能损害（黄疸、氨基转移酶升高）。罕见肝炎。

（2）神经系统　①十分常见头痛、头晕、焦虑及失眠等。可见精神紊乱、忧郁、惊厥、昏迷、人格解体。这些症状通常是一过性的。②可见困倦、癫痫和帕金森病加重，少见幻觉，严重者可见抽搐等。③老年患者可出现周围神经疾病（表现为感觉异常）和肌无力，但较罕见，停药后可能恢复。

（3）心血管系统　可引起高血压、脉管炎、轻度水肿（本品的水钠潴留作用较弱）。少见心绞痛。

（4）泌尿系统　①可出现血尿。老年患者可出现一过性肾功能不全。②肾小球肾炎、肾病综合征或系统性红斑狼疮患者用药后，可出现血肌酐清除率进一步下降、肾小管坏死和进行性肾衰竭。此外，本品能诱发低肾素型醛固酮减少症和高钾血症。③肾功能正常者使用本品后出现肾功能损害的临床报道极少。但有报道本品能抑制正常肾脏排钾，伴或不伴有血钾升高。④有报道在使用本品期间，尿中锌及钙明显增多，血尿素氮及血肌酐含量常增高。

（5）血液　①常见血小板功能受抑制，少见血小板减少。有报道早产儿用药后由于血小板聚集受抑制而出现严重的凝血障碍。②可见白细胞减少，也可单独发生粒细胞减少或粒细胞缺乏。③少见紫癜、骨髓抑制等。曾有报道出现血液恶病质。④罕见溶血性贫血、再生障碍性贫血。

（6）眼　①可出现瞳孔散大、畏光、视物模糊、复视、中毒性弱视和视觉丧失。较少见眼眶和眼眶周围疼痛。最严重的不良反应为伴有视网膜敏感性下降的慢性视网膜病、角膜及视网膜色素沉着，停药后可缓慢恢复。②晶体移植术后用本品点眼，会使伤口愈合延缓。长期使用本品可导致视觉改变（如眼球紧张感及明显的眼球不适）。在某些长期使用本品治疗的风湿性关节炎的患者曾有过角膜沉积和视网膜病变的报道。

（7）皮肤　可见瘙痒、荨麻疹等皮疹、结节性红斑、皮肤发热、毛发脱落及 Steven-Johnson 综合征。

（8）肌肉骨骼系统　长期使用本品的患者，其负重较大的关节（多为髋关节）会发生进行性破坏。可能由于药物缓解了疼痛，患者关节活动增多，加速了原有退行性病变的进程。

（9）代谢/内分泌系统　可有高血糖、高钾血症。

(10) 呼吸系统　偶有报道出现急性呼吸困难、哮喘。在原有支气管哮喘或过敏疾病史的患者中，可突然发生支气管痉挛。

(11) 其他　可见耳鸣、血管性水肿、休克。

【禁忌证】

① 对本品或其他 NSAIDs 过敏者。

② 支气管哮喘患者。

③ 血管性水肿或支气管痉挛患者。

④ 有活动性消化性溃疡、溃疡性结肠炎及其他上消化道疾病或病史者（可导致溃疡出血、穿孔）。

⑤ 血友病及其他出血性疾病患者（本品可使出血时间延长，加重出血倾向）。

⑥ 震颤麻痹患者。

⑦ 肝肾功能不全者。

⑧ 孕妇。

⑨ 哺乳妇女。

⑩ 14 岁以下儿童。

【注意事项】

(1) 本品能掩盖感染疾病的先兆和症状，应注意避免抗感染治疗被延迟。

(2) 本品不能纠正高尿酸血症，不适用于慢性痛风的长期治疗。

(3) 本品的不良反应较多，通常在其他 NSAIDs 无效时应用。

(4) 本品不宜与阿司匹林合用（合用的疗效不如单用本品好）。

(5) 应先使用最小有效剂量，用量过大（尤其是超过每日150～200mg 时）容易引起毒性反应，且治疗效果并不相应增加。

(6) 本品宜饭后服或与食物或制酸药同服，以减少药物对胃肠道的刺激。

(7) 本品每次服 6.25mg 或 12.5mg 即可迅速大幅度退热，

故应补充足量液体防止大量出汗和虚脱。

(8) 本品可使血压正常者的血压升高，高血压患者用药时更应密切观察。

(9) 出现视物模糊应立即做眼科检查。

(10) 患者如出现眩晕，不应驾车或操纵机器。

(11) 本品用于幼年类风湿性关节炎和幼年强直性脊柱炎时疗程不宜过长。

(12) 近年来认为本品有加重软骨病变的不良反应，故长期应用时应谨慎。

(13) 遇以下情况应停药 ①持续头痛。②出现消化性溃疡(胃、十二指肠、空肠)，甚至合并出血和穿孔。③试用本品治疗霍奇金病或其他淋巴瘤患者的发热时，使用足量本品后48小时内仍无退热效应。④发生其他严重的不良反应。

(14) 中毒解救 ①可洗胃，给予支持治疗，观察数日以监控胃肠道出血情况。②其他急性过量处理方法同舒林酸。

阿西美辛

【药理作用】

本品属吲哚美辛，为NSAIDs，为对症治疗药物。本品可抑制炎症组织的蛋白变性，稳定溶酶体膜，抑制蛋白酶释放，抑制肥大细胞释放组胺，抑制花生四烯酸转化为前列腺素，拮抗5-羟色胺和缓激肽等炎性递质。从而抑制炎性反应、减少渗出、减轻组织损伤、提高痛阈、增加皮肤血流量和促进散热，起到其抗炎、镇痛和解热的作用。其抗炎、镇痛作用均有较好的量效关系。此外，本品可通过抑制血小板的前列腺素，减少血栓素 A_2 的生成，起到抑制血小板聚集，预防血栓性病变的作用。

【适应证】

① 用于多种急、慢性炎性关节炎，如类风湿性关节炎、强直性脊柱炎、骨性关节炎、痛风性关节炎、反应性关节炎、赖特综合征、银屑病关节炎及儿童慢性关节炎等。

② 用于控制肌炎(如皮肌炎、多发性肌炎等)的肿痛。

③ 用于软组织病，常见的如肩关节周围炎、肱骨外上髁炎、颈肩臂痛综合征、腰肌劳损、坐骨神经痛、肌纤维组织炎、纤维肌痛症、肌腱炎、肌腱端炎、腱鞘炎及滑囊炎等。

④ 用于缓解手术后、拔牙后及钝挫伤后的疼痛、肿胀。

⑤ 用于浅表性静脉炎、寻常型天疱疮、痛经等。

⑥ 抑制血小板聚集，减少动脉粥样硬化患者的心肌梗死及一过性脑缺血发生。

【用法与用量】

成人口服给药：每次 30mg，每日 3 次。对病情重或体重较重的患者可增至每次 60mg，每日 3 次。缓释胶囊每次 90mg，每日 1 次，进餐时服用。或酌情增至每次 90mg，每日 2 次。

【不良反应】

① 主要有恶心、呕吐、食欲缺乏、腹痛和腹泻，发生率为 13%～15%。

② 也可见头痛、眩晕、嗜睡、心悸、水肿、胃肠道出血、口鼻眼干燥、皮疹。

③ 少见胃肠道溃疡（有时伴穿孔）、抑郁、兴奋、焦虑、意识模糊、精神障碍、幻觉、耳鸣、肌无力、外周神经病变、神经性水肿、肾脏损害（包括一过性肾功能减退）、肝酶升高、血尿素升高、高血压、高钾血症、白细胞减少、骨髓抑制、荨麻疹、黏膜疹、瘙痒、脱发、多汗症及大便潜血（少数患者可能导致贫血）等。

④ 少数患者出现血小板减少、粒细胞减少、全血细胞减少、再生障碍性贫血、听力障碍、严重皮肤反应、光敏性皮炎、哮喘发作、肝损害、中毒性肝炎、急性肾衰竭、尿糖、心绞痛、高血糖、排尿障碍、阴道出血、咽痛综合征、视觉障碍、面部或眼睑肿胀的过敏反应、口炎、口腔溃疡及惊厥等。长期使用可出现视网膜色素沉着、视网膜色素退化和角膜浑浊。

【禁忌证】

① 对本品和吲哚美辛及其他 NSAIDs 或止痛药过敏者。

② 哮喘、花粉症、黏膜水肿或慢性呼吸道疾病患者（有发生过敏反应的危险）。

③ 造血功能障碍者。

④ 活动性消化性溃疡患者。

⑤ 孕妇。

⑥ 哺乳期妇女。

⑦ 14 岁以下儿童。

【注意事项】

(1) 通常情况按常规剂量给药，但应根据病情（病期或症状轻重）调整用药剂量。

(2) 本品应于餐后立即服用或用餐时服药。

(3) 本品与其他中枢神经系统药物合用或饮酒时使用本品应特别谨慎。

(4) 用药期间不宜驾驶车辆或操作机器。

(5) 如果出现高度过敏反应症状（如面部水肿、舌水肿、喉部水肿并伴有气短)，应立即进行治疗。

(6) 用药过量的症状及处理　①中毒症状有胃肠道出血、中枢神经障碍、过敏反应等。②出现中毒症状应立即停药，并做相应紧急对症治疗。对急性过量服用者应洗胃、催吐，同时输液以促进药物排泄、维持电解质和营养平衡。

(7) 肝、肾、心功能不全、有出血倾向的患者及老年人用药须严密观察。

舒 林 酸

【药理作用】

本品结构与吲哚美辛相似，是活性极小的前体药。本品进入人体后代谢为硫化物，该硫化物可抑制 COX（抑制作用较母体药舒林酸强 500 倍)、减少前列腺素合成，具有消炎、镇痛、解热的作用。疗效与阿司匹林和布洛芬相似。

本品的另一特点是对肾脏的生理性前列腺素抑制不明显，因此对肾血流量和肾功能的影响较小，较适用于老年患者和肾血流量潜在不足的患者。也适用于肝硬化、心功能不全、轻度肾病变患者。本品抑制血小板聚集的作用很弱，弱于阿司匹林。

【适应证】

① 用于多种慢性关节炎（如类风湿性关节炎、骨性关节炎、强直性脊柱炎、痛风性关节炎、肩关节周围炎、颈肩腕综合征）以及腱鞘炎等的消炎及镇痛。

② 也用于多种原因引起的疼痛，如痛经、牙痛、创伤、手术后疼痛及轻、中度癌性疼痛等。

【用法与用量】

成人口服给药：

(1) 抗风湿　每次 0.2g，早晚各 1 次。每日剂量不超过 0.4g，疗程据病情而定。

(2) 镇痛　首剂 0.2g，8 小时后重复。

儿童口服给药：2 岁以上儿童每日 4.5mg/kg 体重，分 2 次服。每日剂量不超过 6mg/kg 体重。

【不良反应】

(1) 消化系统　胃肠道反应是本品最常见的不良反应，发生率与布洛芬、萘普生相似，比阿司匹林少且轻。上腹疼痛的发生率约 10%，消化不良、恶心、腹泻、便秘的发生率约 9%，纳差约 3%，胃溃疡约 0.4%。此外，本品引起胃肠道潜在出血及出血的发生率为阿司匹林的 12.5%～14%。少见胰腺炎。罕见肝损害。

(2) 神经系统　少见头晕、头痛、嗜睡及失眠，还可见出汗、无力、麻木、抽搐、晕厥、无菌性脑膜炎、抑郁和精神障碍等。

(3) 肾脏　罕见急性肾衰竭。老年人用药后有出现肾病综合征的报道，肾活检显示为急性间质性肾炎。

(4) 其他　少见发热、皮疹等。极少见耳鸣、水肿、瘙痒。罕见骨髓抑制、心力衰竭和 Steven-Johnson 综合征。

【禁忌证】

① 对本品或其他 NSAIDs 过敏者。

② 活动性消化性溃疡患者或有溃疡出血或穿孔史者。

【注意事项】

① 有消化性溃疡史，而目前无活动性者，宜在严密观察下用药。

② 本品和阿仑膦酸钠均对胃肠道有刺激作用，两者合用时应注意。

③ 出现较明显不良反应时，应给予对症治疗，甚至停药。如出现发热或皮疹，应立即停药，且不应再用（已有死亡的报道）。胰腺炎患者应停药，并采取适当的诊疗措施。

④ 过量服用者可出现木僵、昏迷、血压下降、尿量减少等症状，但有个别患者每日服 900mg，也无不良反应。

⑤ 急性中毒者可洗胃或催吐，并服用活性炭，还可辅以输液及对症治疗。应密切观察病情变化。

酮洛酸氨丁三醇

【药理作用】

本品为吡咯酸的衍生物，属 NSAIDs，其结构与托美汀和吲哚美辛等药物类似。通过抑制前列腺素 COX（不与脑中的阿片受体 μ、δ、κ 等作用）而抑制前列腺素的生物合成，从而产生镇痛、解热和抗炎作用。镇痛作用与阿司匹林近似，肌内注射后镇痛作用与中等量吗啡近似。本品还可抑制由花生四烯酸和胶原诱导的血小板聚集作用，但不抑制二磷酸腺苷（ADP）的诱导作用。

【适应证】

用于中、重度急性疼痛（如术后、骨折、扭伤疼痛、牙痛等）的短期治疗。

【用法与用量】

成人口服给药：口服首次 20mg，以后每 4～6 小时 10mg，最大剂量不超过每 24 小时 40mg。用药时间不宜超过 2 天。

肌内注射：单次给药为每次 60mg，多次给药时建议每 6 小时给 30mg，最大日剂量不超过 120mg。连续用药时间不超过 5 天。

静脉注射：单次给药为每次 30mg，多次给药时建议每 6 小时给 30mg。最大日剂量不超过 120mg。连续用药时间不超过 5 天。

老年人剂量：对 65 岁以上患者，单次给药为静脉注射每次 15mg，肌内注射每次 30mg，多次给药时静脉注射或肌内注射，建议每 6 小时给 15mg。最大日剂量不超过 60mg。连续用药时间不超过 5 日。65 岁以上患者口服首剂量减半。

其他疾病时剂量：体重低于 50kg 的患者，同老年人剂量。

【不良反应】

① 常见神经系统不良反应（如嗜睡、头晕、头痛、思维异常、抑郁、欣快、失眠）及消化道不良反应（如恶心、呕吐、腹痛、消化不良）。

② 偶见注射部位疼痛、出汗增多、皮肤瘙痒、皮下出血及发绀。

③ 其他不良反应有口干、肌肉痛、心悸、血管扩张等。

④ 使用本品滴眼液时可见眼刺痛及烧灼感（40%）、眼刺激（3%）、浅层眼部感染（0.5%）、浅层角膜炎（1%）、眼部干燥、角膜浸润、角膜溃疡、视物模糊。

⑤ 长期使用可引起皮疹、支气管痉挛、休克等过敏反应和肾功能不全。

⑥ 现已有因消化道出血、术后出血、急性肾功能不全和过敏反应而致死的报道。

【禁忌证】

① 对本品、阿司匹林或其他 NSAIDs 过敏者。

② 鼻息肉综合征患者。

③ 血管性水肿患者。

④ 有高危出血倾向者。

⑤ 活动性消化性溃疡患者。

⑥ 肝肾疾病、心脏病、高血压患者。

⑦ 孕妇。

【注意事项】

① 本品可延长出血时间，故不作为预防性镇痛药用于大手术前和术中。

② 本品若与吗啡或哌替啶合用，可减少后两者用量。

③ 本品不宜长期口服。通常用于手术后镇痛，不适用于轻度或慢性疼痛的治疗。

托 美 汀

【药理作用】

本品为吡咯醋酸的衍生物，是一新类型的消炎镇痛药。其作用与阿司匹林等其他 NSAIDs 相似，但不良反应较轻，较易为患者所耐受。动物实验证明其抗关节炎作用比阿司匹林强而比吲哚美辛和保泰松弱。其镇痛作用与布洛芬相当，比阿司匹林强而比吲哚美辛弱。解热作用亦较强。托美汀也可抑制前列腺素的合成，但这种抑制有时是可逆的。因此体外实验虽有抗血小板聚集的作用，但停药后维持时间较短。

【适应证】

本品用于：①类风湿性关节炎：可减轻症状。与皮质激素类制剂合用可增加疗效、减少后者用量。但与阿司匹林类合用则不比单用二药的疗效好。用于长疗程治疗（2 年）时仍可维持疗效。青年型类风湿性关节炎用药 12 周以上疗效与阿司匹林无明显差异。②强直性脊柱炎：曾报道其疗效不亚于吲哚美辛，但现有资料尚不能肯定。③髋关节或膝关节退行性病变：本品 600～1200mg 的疗效与吲哚美辛 75～150mg 或阿司匹林 4.5g 相似，但亦需进一步观察。④非关节性疼痛：可有效地减轻创伤、疾病及手术引起的软组织疼痛以及内脏合并症引起的疼痛。

【用法与用量】

口服，成人开始用量为每次 400mg，每日 3 次。起效后再根据病情调整剂量，一般为每日 600～1800mg，分 3 次服用。儿童开始为每日 15～30mg/kg，平均为每日 20mg/kg，起效后根据病情调整剂量。非关节性疼痛为每日 600mg。

【不良反应】

① 每日服用 1200mg 时的不良反应总发生率为 25%～40%，一般较易耐受，因不良反应而停药者 5%～8%。最常见的反应为上腹部不适，食欲不振，恶心和呕吐，但均不如阿司匹林严重。

② 可损害胃及小肠黏膜，偶见胃肠道出血，但亦较阿司匹林为轻。

③ 中枢神经系统方面有头痛、头晕、耳鸣、耳聋等，但比吲哚美辛少见。

④ 其他尚有面部潮红、荨麻疹和水肿等。

【禁忌证】

有溃疡病史者、肾功能不全和粒细胞减少者慎用，有出血倾向者忌用。

第六节 昔 康 类

氯诺昔康

【药理作用】

本品属非甾体类镇痛抗炎药，为噻嗪类衍生物。其镇痛、抗炎作用机制包括：①通过抑制 COX 活性进而抑制前列腺素合成。本品并不抑制 5-脂质氧化酶的活性，因此不抑制白三烯的合成，也不将花生四烯酸向 5-脂质氧化酶途径分流。它对 COX-1 和 COX-2 具有同等强度的抑制力。②激活阿片神经肽系统，发挥中枢镇痛作用。本品还具有解热作用，所需剂量为抗炎剂量的 10 倍。患者对本品的耐受性与双氯芬钠相似，比吲哚美辛好。术后止痛以非肠道给药时，本品比阿片类药物的耐受性好。

【适应证】

① 用于手术后急性疼痛、创伤引起的中至重度疼痛、神经痛（如急性坐骨神经痛）、腰痛及晚期癌痛。

② 用于骨性关节炎、类风湿性关节炎、强直性脊柱炎、痛风性关节炎及腱鞘炎。

【用法与用量】

成人口服给药：

（1）关节炎　每次 4mg，每日 3 次。或每次 8mg，每日 2 次。

（2）慢性疼痛　每次 8mg，每日 2 次。

（3）急性疼痛　可根据疼痛程度单次或多次给药，每日剂量不超过 32mg。

（4）术后疼痛　每次 4～8mg。

（5）静脉注射术后疼痛　术后给 8mg，如需要可再次给药，当日最大剂量为 24mg。其后剂量为每次 8mg，每日 1～2 次；每日剂量不超过 16mg。

【不良反应】

① 最常见的不良反应为胃肠道反应，包括恶心、呕吐、胃烧灼感、胃痛及消化不良等。

② 可引起眩晕、嗜睡、头痛、皮肤潮红或注射部位疼痛、发热、刺痛等，这些不良反应的发生率为 1%～10%。

③ 还可能出现胃肠胀气、腹泻、味觉障碍、口干、躁动、血压升高、心悸、寒战、多汗、白细胞减少、血小板减少及排尿障碍等不良反应，但发生率低于 1%。

④ 少数患者可出现消化道出血、胃溃疡及穿孔。

【禁忌证】

① 对本品过敏者。

② 对其他 NSAIDs 过敏者禁用本品注射剂。

③ 出血性疾病患者。

④ 有出血倾向者、脑出血或疑有脑出血者、大量失血或脱水者禁用本品注射剂。

⑤ 消化性溃疡患者。

⑥ 急性胃肠道出血或急性胃、肠溃疡患者禁用本品注射剂。

⑦ 严重肝肾功能不全者。

⑧ 严重心功能不全者禁用本品注射剂。

⑨ 孕妇禁用本品注射剂。

⑩ 哺乳妇女禁用本品注射剂。

【注意事项】

① 本品与阿仑膦酸钠都有胃肠道刺激作用，两者合用时应谨慎。

② 本品与噻嗪类利尿药、格列本脲合用时，应调整用量。

③ 本品注射用粉针剂在使用前应用随药提供的注射用水溶解，肌内注射时间应大于 5 秒，静脉注射时间应大于 15 秒。

吡罗昔康

【药理作用】

本品为 NSAIDs，主要通过抑制 COX 使组织局部前列腺素的合成减少，并抑制白细胞的趋化性和溶酶体酶的释放，从而起到解热、镇痛及抗炎作用。本品治疗关节炎时的镇痛、消肿等疗效与吲哚美辛、阿司匹林、萘普生相似。由于本品抑制 COX-2 所需的浓度高于抑制 COX-1 的浓度，故胃肠道的不良反应较多。

动物实验表明，对于痛风，本品不仅能减轻炎症和水肿，还能抑制局部炎性白细胞增多，但不能纠正高尿酸血症。

此外，本品还能可逆性地抑制血小板聚集，作用比阿司匹林弱，但持续时间可达停药后 2 周。

【适应证】

① 用于多种关节炎及非关节炎性软组织风湿病变，缓解疼痛和肿胀。

② 还用于急性痛风的对症治疗。

【用法与用量】

成人口服给药：

(1) 关节炎　每次 20mg，每日 1 次，或每次 10mg，每日 2 次。饭后服用。

(2) 急性痛风　每日 40mg，连用 4～6 天。

肌内注射：每次 10～20mg，每日 1 次。

局部给药：均匀涂于患处，每日 1～3 次。

儿童口服给药：推荐剂量为每日 0.2g～0.3mg/kg，每日 1 次。最大剂量为每日 15mg。

【不良反应】

① 最常见的为胃肠道反应，包括恶心、胃痛、食欲减退及消化不良等，发生率约为 20%，其中有 35% 的患者需要停药。长期服用可引起胃溃疡及大出血。剂量超过 20mg 时胃溃疡发生率明显增高（还可合并出血，甚至穿孔）。

② 较少见的有中性粒细胞减少、嗜酸粒细胞增多、血尿素氮增高、头晕、眩晕、耳鸣、头痛、全身无力、水肿、皮疹或瘙痒等，发生率为 1%～3%。

③ 少见肝功能异常、血小板减少、多汗、皮肤瘀斑、脱皮、多形性红斑、中毒性表皮坏死、Steven-Johnson 综合征、皮肤对光敏感、视物模糊、眼部红肿、高血压、血尿、低血糖、精神抑郁、失眠及精神紧张等，发生率小于 1%。

④ 偶见水肿、腹泻、便秘及再生障碍性贫血等，停药后通常可自行消失。

【禁忌证】

① 对本品过敏者。

② 消化性溃疡、慢性胃病患者（有此类病史者不宜使用）。

③ 儿童。

【注意事项】

① 使用本品必须同时进行关节、软组织病变的病因治疗。

且本品不适用于慢性痛风。

② 可于饭后给药，或与食物或抗酸药同服，以减少胃肠道刺激反应。

③ 本品达到稳态血药浓度的时间较长，因此疗效的评定常需在用药 2 周后进行。

④ 本品不宜长期服用。如需长期服药，应注意大便色泽变化，必要时进行大便隐血试验。

⑤ 用药期间如出现过敏反应、血象异常、视物模糊、精神症状、水潴留及严重胃肠道反应，应立即停药。

⑥ 用药期间肝功能试验（尤其是血清氨基转移酶）可出现异常，但继续应用时又可恢复正常。当肝功能明显异常时，提示有肝脏损害，应立即停药。

⑦ 过量中毒时应立即催吐或洗胃，并进行支持治疗和对症治疗。

美洛昔康

【药理作用】

本品为烯醇酸类的 NSAIDs，具有消炎、镇痛和解热作用。特点是可选择性地抑制 COX-2（参与炎性递质的前列腺素的合成），而对 COX-1（参与调节机体功能的前列腺素的合成）的抑制作用较轻。动物实验显示，本品对肾脏的 COX-1 无抑制作用。因此本品虽减少了炎症部位前列腺素的合成，但并不影响生理性前列腺素的合成和功能。在起镇痛抗炎作用的同时，减少了 NSAIDs 普遍引起的胃肠黏膜损害。

【适应证】

用于治疗类风湿性关节炎、疼痛性骨性关节炎，可缓解其症状。

【用法与用量】

成人，口服给药：每日最大推荐剂量为 15mg。对易发生不良反应的患者，起始剂量为每日 7.5mg。

（1）骨性关节炎　每次7.5mg，每日1次。必要时可增至每次15mg，每日1次。

（2）类风湿性关节炎　每次15mg，每日1次。根据治疗反应，剂量可减至每日7.5mg。

【不良反应】

（1）消化系统　①频率高于1%者：消化不良、恶心、呕吐、腹痛、腹胀、腹泻、便秘等。②频率介于0.1%～1%之间者：短暂的肝功能指标异常（肝酶升高）、嗳气、食管炎、胃肠道出血、胃及十二指肠溃疡。③频率低于0.1%者：胃肠道穿孔、结肠炎、肝炎及胃炎。

（2）血液　频率高于1%者：贫血；频率介于0.1%～1%之间者：白细胞分类计数异常（白细胞减少）、血小板减少。

（3）皮肤　频率高于1%者：瘙痒、皮疹；频率介于0.1%～1%之间者：口炎、荨麻疹；频率低于0.1%者：感光过敏。极少出现大疱反应、多形红斑、Steven-Johnson综合征或毒性上皮坏死。

（4）呼吸系统　有报道使用NSAIDs（包括本品）出现急性哮喘。

（5）中枢神经系统　频率高于1%者：轻微头晕、头痛；频率介于0.1%～1%之间者：眩晕、耳鸣及嗜睡。

（6）心血管系统　频率高于1%者：水肿；频率介于0.1%～1%之间者：血压升高、心悸及潮红。

（7）泌尿生殖系统　频率介于0.1%～1%之间者：肾功能指标异常［血清肌酐和（或）血清尿素升高］频率低于0.1%者：急性肾衰竭。此外，使用NSAIDs偶尔可能会引起间质性肾炎、肾小球肾炎、肾髓质坏死或肾病综合征，也有可能使脱水患者出现严重肾功能不全。

（8）眼　频率低于0.1%者：结膜炎、视觉障碍（包括视物模糊）。

（9）过敏反应　频率低于0.1%者：血管性水肿、迅速发生的过敏样及过敏性反应。

【禁忌证】

① 对本品过敏者。

② 使用其他 NSAIDs 后出现哮喘、鼻腔息肉、血管水肿或荨麻疹等患者。

③ 活动性消化性溃疡患者。

④ 严重肝功能不全者。

⑤ 非透析严重肾功能不全者。

⑥ 孕妇。

⑦ 哺乳妇女。

⑧ 15 岁以下患者。

【注意事项】

① 虚弱或衰竭的患者用药时应仔细监测。

② 脱水患者、充血性心力衰竭者、肝硬化患者、肾病综合征患者、肾脏疾病患者、使用利尿药的患者以及因大外科手术导致血容量减少的患者，易出现肾功能失代偿，但停用 NSAIDs 后，肾功能通常可恢复到用药前水平。在治疗初期应仔细监控上述患者的利尿容量和肾功能。

③ 合用本品和利尿药的患者应补充足够的水，在治疗开始前还应监控肾功能。

④ 有报道 NSAIDs 会降低宫内避孕器的效能。

⑤ 如出现血红蛋白浓度或平均血细胞比容明显减低、大便隐血试验呈阳性，以及消化性溃疡、消化不良和黑便等，应停药并立刻检查上消化道的情况。如出现黏膜与皮肤不良反应、显著或持续的血清氨基转移酶或其他肝功能指标升高，应停药。

⑥ 如使用本品出现眩晕和嗜睡，建议避免驾车和操作机械。

⑦ 中毒解救：尚未知对本品有特效的解毒药，如用药过量应采取洗胃及支持疗法等常规措施。

第七节 其 他 类

塞来昔布

【药理作用】

本品是昔布类 NSAIDs，能特异性抑制 COX-2。炎性因子可诱导 COX-2 生成，导致炎性前列腺素类物质的合成和聚集，尤其是地诺前列酮，从而引起局部炎症、水肿和疼痛。而本品可通过抑制 COX-2 阻止炎性前列腺素类物质的产生，达到抗炎、镇痛及解热作用。

体外及体内实验表明，本品与基础表达的 COX-1 的亲和力弱，治疗剂量下不影响由 COX-1 激活的前列腺素类物质的合成，因此不干扰组织中与 COX-1 相关的正常生理过程，尤其是在胃、肠和肾等组织。

【适应证】

① 用于急、慢性骨性关节炎和类风湿性关节炎。

② 用于术后、创伤后轻至中度疼痛及软组织风湿病。

③ 用于延缓家族性腺瘤性息肉病的恶性变过程。

【用法与用量】

成人口服给药：

(1) 骨性关节炎　每日 200mg，分 1～2 次服。临床研究中曾用至每日 400mg。

(2) 类风湿性关节炎　每次 100mg 或 200mg，每日 2 次。临床研究中曾用至每日 800mg。

尚无重度肾功能不全或肝功能不全患者临床用药的经验。

【不良反应】

(1) 血液　有研究表明，用药期间严重血栓栓塞性疾病（包括心肌梗死、肺栓塞、深静脉血栓形成、不稳定型心绞痛、短暂性脑缺血发作、缺血性脑血管意外）的发生率为1.2%，也有导致血栓形成的报道。在推荐剂量下，本品不会影响血小板计数、凝血酶原时间、部分凝血酶原时间或血小板聚集。

（2）心血管系统　有临床研究显示：与服用安慰剂的患者相比，服用本品发生心血管疾病的危险性增加。有2.1%的患者可出现体液潴留与外周水肿。也有心脏异常的患者用药后出现尖端扭转型室性心动过速的个案报道。

（3）中枢神经系统　可出现头痛、头晕，也有出现谵妄、精神紊乱、定向力障碍、幻听、幻视的个案报道。

（4）泌尿生殖系统　①对依靠肾前列腺素维持肾血流的患者，NSAIDs可能引起急性肾衰竭。研究资料显示，COX-2抑制药也影响肾前列腺素。已有使用本品引起急性肾衰竭或慢性肾衰竭加重的报道。②首次给药后，本品可一过性降低肾小球滤过率与有效肾血流。③有引起间质性肾炎的个案报道。

（5）胃肠道　①可出现消化不良（8.8%）、腹泻（5.6%）、腹痛（4.1%）、胀气（2.2%）。消化不良与腹痛是导致停用本品的最常见原因。②有使用本品加重炎症性肠道疾病的报道。③有80岁以上的患者使用本品后48小时内出现急性胰腺炎症状的个案报道。

（6）呼吸系统　可出现上呼吸道感染（8.1%）、鼻旁窦炎（5%）、咽炎（2.3%）、鼻炎（2%）等。

（7）眼　有治疗两个月出现橙色幻视（双侧视野内出现橙色点）的个案报道，停药后3天症状消失。

（8）皮肤　与耐受剂量的NSAIDs（双氯芬酸和布洛芬）相比，使用本品每次400mg，每日2次时，皮肤不良反应（皮疹、瘙痒、荨麻疹）的发生率更高。有出现急性发热性嗜中性皮肤病（Sweet综合征）、迟发型皮肤过敏反应、假性皮肤卟啉病、Steven-Johnson综合征、多形红斑、弥漫性皮肤坏死溶解的个案报道。

（9）过敏反应　神经血管性水肿、发热等。

【禁忌证】

①对本品过敏者。②对阿司匹林或其他 NSAIDs 过敏者。③对磺胺类药物过敏者（本品结构中含有磺胺基团）。

【注意事项】

① 用药中应观察与心血管系统相关的症状，并结合出现的症状评估患者用药的利弊，对需要继续用药者，建议使用最低有效剂量。

② 尚无本品用药过量的临床经验。在健康受试者单剂口服 1200mg 或多剂口服（每次 600mg，每日 2 次）的研究中，没有发现有临床意义的不良反应。

金 诺 芬

【药理作用】

本品为含金慢作用抗风湿药，用于类风湿性关节炎的作用机制尚不明确。

【适应证】

主要用于活动性类风湿性关节炎（对 NSAIDs 效果不明显或无法耐受的患者尤适宜），可延缓类风湿性关节炎病变的发展，改善症状。

【用法与用量】

成人口服给药：

① 通常为每日 6mg；也可初始每日 3mg，2 周后增至每日 6mg。于早饭后顿服，或早、晚饭后各服 3mg。

② 服用 6 个月后疗效不显著，剂量可增至每日 9mg，分 3 次服。

③ 每日 9mg，连服 3 个月效果仍不显著，应停止用药。

儿童口服给药：用量酌情减。

【不良反应】

本品不良反应发生率达 30%～50%，多发生在服药后的 3

个月内。

① 常见的不良反应有腹泻和稀便（22.5%～45.5%），偶伴有腹痛、恶心或其他胃肠道不适。通常较轻微短暂，无需停药，必要时可对症治疗。

② 较常见的不良反应有皮疹、瘢痫，皮炎的发生率为10%～20%。

③ 偶见口腔炎（15%）、结膜炎、肝酶谱升高、肝功能轻微短暂的异常。

④ 罕见嗜酸性粒细胞增多、中性粒细胞减少、白细胞减少、血小板减少、紫癜、再生障碍性贫血、单纯红细胞发育不全、暂时性蛋白尿（1%～10%）、血尿、肾小球肾炎和肾病综合征、间质性肺炎及角膜晶体金盐沉积。

【禁忌证】

① 对金过敏者。

② 严重的结肠炎患者。

③ 肺纤维化患者。

④ 剥脱性皮炎患者。

⑤ 骨髓再生障碍及其他血液系统疾病患者。

⑥ 进行性肾病、严重肝脏疾病患者不宜使用。

【注意事项】

① 本品不适用于非类风湿性关节炎，如退行性关节炎。

② 宜在侵蚀性关节病变和（或）关节变形之前使用本品，否则药物延迟或预防关节破坏的作用会降低。

③ 本品起效慢，宜与 NSAIDs 同用，以便在本品发挥作用前，减轻类风湿性关节炎引起的疼痛。

④ 本品与细胞毒药物或抗疟药合用时，应注意这些药物本身即可引起与本品类似的毒性。

⑤ 出现明显的嗜酸粒细胞增多、白细胞减少、贫血、血小

板减少、镜下血尿、蛋白尿、皮疹等现象时，应停药。

⑥ 如出现呼吸困难、咳嗽、胸部 X 线片见弥漫性浸润时应停用本品并用皮质激素治疗。

⑦ 尚无急性中毒的报道，若有发生，早期可以洗胃、催吐并输液促使药物排出。

第二十二章 抗痛风药

秋水仙碱

【药理作用】

痛风的急性发作是尿酸钠盐在关节及关节周围组织以结晶形式沉积引起的急性炎性反应。其炎性反应是关节液和关节滑膜的中性白细胞趋化、聚集并吞噬尿酸盐，以及释放一些炎性递质而致。本品通过：①和中性白细胞微管蛋白的亚单位结合而改变细胞膜功能，包括抑制中性白细胞的趋化、粘附和吞噬作用；②抑制磷脂酶 A_2，减少单核细胞和中性白细胞释放前列腺素和白三烯；③抑制局部细胞产生 IL-6 等，从而达到控制关节局部的红肿热痛等炎性反应。秋水仙碱不影响尿酸盐的生成、溶解及排泄，因而无降低血尿酸作用。

【适应证】

① 主要用于治疗急性痛风性关节炎。间歇性用药可预防慢性痛风的急性发作。

② 也用于假痛风、家族性地中海热、血清病、结节红斑、羟磷灰石钙化性腱鞘炎、白血病及肿瘤等的治疗。

③ 还用于硬皮病、贝赫切特综合征、淀粉样变、特发性血小板减少性紫癜和皮肤坏死性血管炎的治疗。

【用法与用量】

急性期治疗：

(1) 口服　成人常用量为每 1～2 小时服 0.5～1mg，至关节症状缓解或出现恶心呕吐、腹泻等胃肠道不良反应时停用。一般约需 3～5mg，不宜超过 6mg，症状可在 6～12 小时减轻，24～48 小时内控制，以后 48 小时不需服用本品。此后可每次给

0.5mg，每日2～3次（每日0.5～1.5mg），共7天。

（2）静脉注射　口服胃肠道反应过于剧烈者，可将此药1mg用生理盐水20ml稀释，缓慢注射（20～30分钟）。24小时剂量不超过2mg。但应注意勿使药物外漏，视病情需要6～8小时后可再注射，有肾功能减退者24小时内不宜超过3mg。

预防：口服，每日0.5～1mg，但疗程要酌定，并要注意不良反应的出现，如出现应立即停药。

【不良反应】

本品不良反应与剂量大小有明显相关性，口服较静脉注射安全性高。早期不良反应常见腹痛、腹泻、呕吐及食欲不振，发生率可达80%，严重者可造成脱水及电解质紊乱等表现。长期服用可见严重的出血性胃肠炎或吸收不良综合征。神经系统不良反应为肌肉、周围神经病变包括近端肌无力和（或）血清肌酸磷酸激酶增高，在肌细胞受损的同时可出现周围神经轴突性多神经病变，表现为麻木、刺痛和无力。肌神经病变并不多见，常在预防痛风而长期服用者和有轻度肾功能不全者出现血小板减少，中性白细胞下降，甚至再生障碍性贫血，多见于静脉用药者，有时是致命性危险。少尿、血尿、抽搐及意识障碍，多见于静脉用药及老年人，死亡率高。其他不良反应有静脉炎、皮疹、脱发和发热。

【禁忌证】

① 由于对秋水仙碱治疗痛风时的疗效和危险性的认识，及对它的毒性的严重性的认识尚不一致，因此在选用本品时一定要慎重。尽量避免静脉注射和长期口服给药，禁止静脉和口服途径并用。不可与阿司匹林及其他水杨酸盐同服。

② 禁用于骨髓增生低下、肝肾功能不全者、孕妇和2岁以下儿童。

【注意事项】

① 本品可导致可逆性的维生素B_{12}吸收不良。

② 本品可使中枢神经系统抑制药增效，拟交感神经药的反应性加强。

③ 本品不宜作为长期预防痛风性关节炎发作的药物。

④ 静脉注射本品仅限于禁食患者，如手术后有痛风发作时。

⑤ 有严重不良反应者要立即停药，对症抢救。

别 嘌 醇

【药理作用】

本品及其代谢产物，可抑制黄嘌呤氧化酶，使次黄嘌呤及黄嘌呤不能转化为尿酸，即尿酸合成减少，进而降低血中尿酸浓度，减少尿酸盐在骨、关节及肾脏的沉着，是目前唯一能抑制尿酸合成的药物。本品可抑制肝药酶活性。口服由胃肠道吸收完全，经肝代谢，约有70%代谢为有活性的氧嘌呤醇，两者均不与蛋白结合。

【适应证】

① 原发性和继发性高尿酸症，尤其是尿酸生成过多者，也用于伴有肾功能不全的高尿酸血症。

② 用于治疗痛风，适合于反复发作或慢性痛风患者。用于痛风性肾病患者，可使症状缓解，且可减少肾脏尿酸结石的形成。

③ 用于痛风石。

④ 用于尿酸性肾结石和（或）尿酸性肾病。

【用法与用量】

用于降低血中尿酸浓度：开始每次0.05g，每日2～3次，剂量渐增，2～3周后增至每日0.2～0.4g，分2～3次服，每日最大量不超过0.6g。维持量为每次0.1～0.2g，每日2～3次。儿童剂量每日8mg/kg。

治疗尿酸结石：口服每次0.1～0.2g，每日1～4次或300mg，每日1次。

【不良反应】

个别患者可出现皮疹（3%～10%）、腹泻腹痛（1%～3%）、低热、暂时性氨基转移酶升高或粒细胞减少。停药及给予相应治疗一般可恢复。可引起过敏性肝坏死、肝肉芽肿形成伴胆囊炎、胆管周围炎、剥脱性皮炎等，常见于用药后 3～4 周，应予注意。也可致血液系统异常和骨髓抑制症状。

【禁忌证】

① 对本品过敏者。

② 严重肝肾功能不全。

③ 明显血细胞低下者。

④ 孕妇。

⑤ 哺乳期妇女。

【注意事项】

① 本品对痛风急性发作无效，必须在痛风性关节炎的急性炎症症状消失后（一般在发作后 2 周左右）方开始应用。痛风急性期服用，会造成尿酸结晶迁延和痛风性关节炎持续。

② 本品必须由小剂量开始，逐渐递增至有效量维持正常血尿酸和尿尿酸水平，以后逐渐减量，用最小有效量维持较长时间。

③ 服药期间应大量饮水，并维持尿液呈中性后弱碱性，以降低黄嘌呤结石及肾脏内尿酸沉积的风险。

④ 在治疗的最初几个月内，痛风的急性发作可能更频繁，因此应同时服用预防量的秋水仙碱；而在用本品治疗期间出现痛风急性发作时，应及时给予足量的秋水仙碱。

⑤ 本品用于血尿酸和 24 小时尿尿酸过多，或有痛风石泌尿系结石，以及不宜用排尿酸药者。当从排尿酸药换成本品时，排尿酸药的用量应在数周内减少，本品用量逐渐增多，直到能维持正常血尿酸浓度。

⑥ 本品有致眩晕的危险，用药期间不宜驾车及操作机器。

⑦ 用药期间出现任何血液系统不良反应时，均应考虑停药。

⑧ 如皮疹广泛而持久，经对症处理无效并有加重趋势时，必须停药。

丙 磺 舒

【药理作用】

本品抑制尿酸盐在近端肾小管的主动再吸收，增加尿酸盐的排泄而降低血中尿酸盐的浓度。可缓解或防止尿酸盐结节的生成，减少关节的损伤，亦可促进已形成的尿酸盐的溶解。无抗炎、镇痛作用。用于慢性痛风的治疗。可以竞争性抑制弱有机酸（如青霉素、头孢菌素）在肾小管的分泌，故可以增加这些抗生素的血药浓度和延长它们的作用时间。

【适应证】

（1）适用于发作频繁的痛风性关节炎伴高尿酸血症者及痛风石患者，但必须满足以下条件：①肾小球滤过率大于50～60mL/分。②无肾结石或肾结石病史。③非酸性尿。④未服用水杨酸类药物者。

（2）作为抗生素治疗的辅助用药，可提高抗生素疗效。

【用法与用量】

（1）慢性痛风 口服，每次0.25g，每日2～4次，1周后可增至每次0.5～1g，每日2次。每日最大剂量不超过2g。

（2）增强青霉素类的作用 每次0.5g，每日4次。儿童：25mg/kg，每3～9小时1次。2～14岁或体重在50kg以下儿童，首剂按体重0.025g/kg或按体表面积0.7g/m^2，以后每次0.01g/kg或0.3g/m^2，每日4次。

【不良反应】

少数患者（约5%）可见胃肠道反应，皮疹、发热、肾绞痛及激起急性痛风发作等。治疗初期可使痛风发作加重，是由于尿酸盐由关节移出所致。同服大量水（2500ml），并加服碳酸氢钠或枸橼酸钾，可防止尿酸盐在泌尿道沉积形成尿结石。本品偶见白细胞减少、肾病综合征、骨髓抑制及肝坏死等不良反应。

【禁忌证】

① 肾功能低下，对磺胺类药过敏者及肾功能不全者禁用。

② 伴有肿瘤的高尿酸血症者，或使用溶解细胞的抗癌药患者，放射治疗患者、老年人、痛风性关节炎急性发作期、有消化道溃疡史和肾结石史者，均不宜使用本品，因可引起急性

肾病。

③ 2岁以下儿童禁用。

④ 孕妇禁用。

⑤ 哺乳期妇女禁用。

【注意事项】

① 本品无镇痛抗炎作用，对急性痛风无效，禁用于痛风急性发作。

② 用量应根据临床表现及血液和尿液中的尿酸浓度进行调整，原则上以最小有效剂量维持较长时间。

③ 在治疗初期，由于尿酸盐由关节析出，可能加重患者痛风发作。用药时应同时大量饮水（2500ml），并加服碳酸氢钠或枸橼酸钾，以保证尿pH值为6.00～6.50，以防止尿酸盐在泌尿道沉积形成尿结石。治疗期间如有痛风发作，可继续使用原量，同时给予足量的秋水仙碱或其他NSAIDs。

④ 患者肾功能下降时，本品的排尿酸作用明显减弱或消失。治疗痛风性关节炎，其轻度肾功能不全者本品用量可能需要加大；如一般剂量不能控制，24小时尿酸排泄量又未超过0.7g，可每4周增加日剂量0.5g。日剂量一般不超过2g。

⑤ 大剂量或过量用药，可兴奋中枢神经系统，引起抽搐、癫痫，以致呼吸衰竭而死亡。超量中毒时应及时洗胃和导泻，控制抽搐和癫痫，辅助呼吸，并应用糖皮质激素等治疗。

苯溴马隆

【药理作用】

本品为苯并呋喃衍生物，系一强力促尿酸排泄药。具有抑制肾小管对尿酸的重吸收作用，因而降低血中尿酸浓度。口服易吸收，其代谢产物为有效型，服药后24小时血中尿酸为服药前的66.5%。在肝内去溴离子后从胆汁排出。

【适应证】

适用于反复发作的痛风性关节炎伴高尿酸血症及痛风石患者。

【用法与用量】

每次 25～100mg，每日 1 次，餐后服用，剂量渐增，连用 3～6个月。

【不良反应】

① 不良反应可有胃肠道反应、肾绞痛及激发急性关节炎发作。

② 少数患者可出现粒细胞减少。很少发生皮疹、发热。

③ 已有发生严重的细胞溶解性肝损害的报道，包括死亡病例及需要肝移植的患者。

【禁忌证】

① 对本品过敏者。

② 肾小球滤过率低于 20mL/分的肾功能不全者。

③ 肾结石者。

④ 孕妇或计划怀孕的妇女。

⑤ 哺乳妇女。

【注意事项】

急性痛风发作时不得使用本品，以防转移性痛风，必须在痛风性关节炎的急性症状控制后方可使用本品。为避免在治疗初期痛风急性发作，建议在治疗的最初几日合用秋水仙碱或抗炎药。在用药期间如有痛风性关节炎急性发作，可加用 NSAIDs。

奥昔嘌呤

【药理作用】

本品为黄嘌呤氧化酶抑制药，是别嘌呤主要的活性代谢物，通过抑制黄嘌呤氧化酶而减少尿酸的生成，降低血浆和尿中的尿酸浓度。本品作用较别嘌呤稍弱。

【适应证】

用于高尿酸血症，对别嘌呤耐受不良者的痛风发作有效。

【用法与用量】

成人口服给药：高尿酸血症：①推荐初始量每日 100mg，可逐渐增至血尿酸水平降至理想值（＜6mg/dl）或临床改善。

②有研究，治疗开始的前2周每日100mg，必要时每2周可逐渐增量每日100mg，最大剂量800mg。

肾功能不全者：需要调整剂量。

【不良反应】

（1）中枢神经系统　可见头痛。

（2）胃肠道　未使用过别嘌呤者，服用本品384mg有恶心和呕吐的报道。

【禁忌证】

对本品过敏者。对别嘌呤过敏者也可能对本品过敏。

【注意事项】

① 与巯基嘌呤或硫唑嘌呤合用时应谨慎。

② 本品用于急性痛风发作的初始时应谨慎。

③ 用药期间应足量饮水，并注意使尿液维持中性或弱碱性。

磺　吡　酮

【药理作用】

本品为保泰松衍生物，可竞争性抑制尿酸盐在近曲小管主动再吸收，从而增加尿酸从尿中排泄，降低血中尿酸浓度。用于治疗慢性痛风。减缓或预防痛风结节的形成和关节的痛风病变。抑制血小板聚集，增加血小板存活时间。据研究在本品治疗的前6个月中有减少心肌梗死突然死亡的危险。有微弱的抗炎和镇痛作用。

【适应证】

用于治疗慢性痛风，减缓或预防痛风结节的形成和关节的痛风病变。

【用法与用量】

抗痛风：成人口服每次0.05～0.1g，每日2次，剂量可递增至每日400～600mg，时间可用至1周。维持量：每次100～400mg，每日2次。

【不良反应】

10%～15%患者服后有胃肠道反应。对造血功能有影响。

【禁忌证】

慎用于溃疡病患者。

【注意事项】

与食物同服或同服碳酸氢钠可减少药物对胃肠刺激及减少尿酸在泌尿道沉着。

第二十三章 镇痛药

第一节 麻醉性镇痛药

吗 啡

【药理作用】

吗啡为阿片受体激动药，药理作用如下：①通过模拟内源性抗痛物质脑啡肽的作用，激动中枢神经阿片受体（μ、κ及δ型）而产生强镇痛作用，对持续性钝痛效果强于间断性锐痛和内脏绞痛。②有较明显的镇静作用，可使患者产生欣快感，改善疼痛患者的紧张情绪。③可抑制呼吸中枢，降低呼吸中枢对二氧化碳的敏感性。④可抑制咳嗽中枢，产生镇咳作用。⑤可兴奋平滑肌，增加肠道平滑肌张力引起便秘，并使胆管、输尿管、支气管平滑肌张力增加。⑥可促进内源性组胺释放而使外周血管扩张、血压下降；可使脑血管扩张，颅内压增高。⑦尚有缩瞳、镇吐等作用。

【适应证】

① 用于使用其他镇痛药无效的急性剧痛，如严重创伤、烧伤、晚期癌症等引起的疼痛。

② 用于心肌梗死而血压尚正常者的镇静，并减轻心脏负担。

③ 用于心源性哮喘，暂时缓解肺水肿症状。

④ 用于麻醉和手术前给药，使患者安静并进入嗜睡状态。

⑤ 偶用于恐惧性失眠、镇咳、止泻。

【用法与用量】

成人口服给药：

(1) 常用量　每次 5～15mg，每日 15～60mg。极量，每次 30mg，每日 100mg。

(2) 重度癌痛　应按时口服，个体化给药，逐渐增量。首次剂量范围可较大，每日 3～6 次，临睡前 1 次剂量可加倍。

(3) 缓释片和控释片　用药剂量应根据疼痛的严重程度、年龄及服用镇痛药史来决定，个体间可存在较大差异。最初应用本品者，宜每次 10mg 或 20mg，每 12 小时 1 次。根据镇痛效果来调整剂量。

皮下注射：常用量每次 5～15mg，每日 15～40mg。极量，每次 20mg，每日 60mg。

静脉注射：

(1) 镇痛　常用量，每次 5～10mg。对于重度癌痛患者，首次剂量范围可较大，每日 3～6 次。

(2) 静脉全麻　不应超过 1mg/kg，不够时加用作用时效短的本类镇痛药。

(3) 硬膜外注射　用于手术后镇痛，自腰脊部位注入硬膜外间隙，每次极限量为 5mg。胸脊部位应减为每次 2～3mg，按一定的间隔时间可重复给药多次。

(4) 蛛网膜下隙注射　单次 0.1～0.3mg，原则上不再重复给药。

老年人剂量：应低于常用量。

【不良反应】

(1) 心血管系统　可致外周血管扩张，产生直立性低血压，表现为眩晕甚至昏厥，偶可产生轻度的心动过缓或心动过速。鞘内和硬膜外给药可致血压下降。

(2) 呼吸系统　直接抑制呼吸中枢，抑制咳嗽反射，可能会导致某些患者（如开胸手术后患者）出现肺不张和感染。少见支气管痉挛和喉头水肿等。另有引起肺肉芽肿病的报道。最严重的是呼吸抑制甚至呼吸停止（鞘内和硬膜外给药）。

(3) 神经系统　可出现一过性黑朦、嗜睡、注意力分散、思维力减弱、表情淡漠、抑郁、烦躁不安、惊恐、畏惧、视力减退、视物模糊或复视，少见耳鸣，甚至可出现妄想、幻觉。

(4) 胃肠道　常见恶心、呕吐（反复使用本品后，呕吐中枢受到抑制，恶心和呕吐可减轻或消除）、便秘、腹部不适、腹痛、胆绞痛、胆管内压上升等。

(5) 泌尿系统　可见少尿、尿频、尿急、排尿困难。鞘内和硬膜外给药可致尿潴留。

(6) 代谢/内分泌系统　长期使用本品，可致男性睾酮分泌减少，第二性征退化，女性排卵受影响，可出现闭经，泌乳抑制。

(7) 眼　瞳孔缩小如针尖。

(8) 皮肤　偶见荨麻疹、瘙痒和皮肤水肿。鞘内和硬膜外给药可致持续性瘙痒。

(9) 戒断反应　对本品成瘾或有依赖性的患者，突然停用或给予麻醉拮抗药均可出现戒断综合征，表现：交感神经系统功能亢进，如流泪、流涕、出汗、瞳孔散大、血压升高、心率增加及体温升高等，副交感神经系统功能亢进，如呕吐、腹痛和腹泻；精神兴奋性增强，可出现惊恐、不安、打哈欠、震颤和失眠；肌肉和关节疼痛。

【禁忌证】

① 对本品或其他阿片类药物过敏者。

② 中毒性腹泻患者。

③ 休克尚未控制者。

④ 炎性肠梗阻患者。

⑤ 通气不足、呼吸抑制者。

⑥ 支气管哮喘患者。

⑦ 慢性阻塞性肺疾病患者。

⑧ 肺源性心脏病代偿失调者。

⑨ 颅内高压或颅脑损伤患者。

⑩ 甲状腺功能减退者。

⑪ 肾上腺皮质功能不全患者。

⑫ 前列腺肥大、排尿困难者。

⑬ 严重肝功能不全患者。

⑭ 孕妇和临盆产妇。

⑮ 哺乳期妇女。

⑯ 早产儿。

【注意事项】

(1) 本品为国家特殊管理的麻醉药品，必须严格按相关规定管理。

(2) 在疼痛原因未明确前，尽可能不用本品，以防掩盖症状，贻误诊断。

(3) 本品注射液不得与碱性液（氨茶碱、巴比妥类钠盐等）、溴或碘化物、碳酸氢盐、氧化剂（如高锰酸钾）、氢氯噻嗪、肝素钠、苯妥英钠、呋喃妥因、新生霉素、甲氧西林、氯丙嗪、异丙嗪、哌替啶、酮咯酸、磺胺嘧啶、磺胺甲噁唑以及铁、铝、镁、银、锌化合物等配伍，否则可致混浊和沉淀。

(4) 停用单氨氧化酶抑制药（如呋喃唑酮、丙卡巴肼等）14～21 天后才可应用本品。

(5) 本品连用 3～5 天即产生耐受性，1 周以上可成瘾，故不宜长期使用，但在慢性癌症疼痛的第三阶梯用药时例外。对晚期中至重度癌痛患者，如治疗适当，少见依赖及成瘾。

(6) 因本品对平滑肌的兴奋作用较强，故用于内脏绞痛（如胆、肾绞痛）时，应与有效的解痉药（阿托品等）合用，单独使用反而使绞痛加剧。

(7) 本品缓释片和控释片主要用于晚期癌症患者的镇痛，服用时必须整片吞服，不可截开或嚼碎。

(8) 应用大量本品进行静脉全麻时，常与神经安定药合用，麻醉诱导过程中可发生低血压，手术开始遇到刺激时血压又会骤升，应及早对症处理。

(9) 如出现恶心、呕吐，可休息或使用神经安定药缓解。

（10）使用本品过量可致急性中毒，成人中毒量为60mg。致死量为250mg。对于重度癌痛患者，本品使用量可超过上述剂量。

（11）本品急性中毒的主要症状为昏迷、呼吸深度抑制、瞳孔极度缩小（呈针尖样大）或两侧对称、血压下降、发绀、尿少、体温下降、皮肤湿冷、肌无力。由于严重缺氧，最终可导致休克、循环衰竭、瞳孔散大、死亡。昏迷、针尖样瞳孔和呼吸缓慢为鉴别中毒的重要依据。对本品毒性作用的敏感性，个体差异较大。

（12）中毒解救　口服4～6小时内，应立即洗胃以排出胃内药物。人工呼吸、给氧。给予升压药提高血压，用肾上腺素受体阻断药减慢心率，补充液体维持循环功能。静脉注射纳洛酮0.4mg或0.005～0.01mg/(kg·小时）或肌内注射纳洛酮0.4～0.8mg，必要时2～3分钟重复1次，或将纳洛酮2mg溶于生理盐水或5%葡萄糖注射液500ml内静脉滴注。也可用烯丙吗啡拮抗。

哌　替　啶

【药理作用】

本品是目前常用的人工合成阿片类镇痛药。与吗啡相似，本品通过激动中枢神经系统的阿片μ及κ受体而产生镇痛、镇静作用，且效力为吗啡的1/10～1/8，但维持时间较短。本药有呼吸抑制作用，无吗啡样镇咳作用。本品能短时间提高胃肠道括约肌及平滑肌的张力，减少胃肠蠕动，但引起便秘及尿潴留的发生率低于吗啡。对胆管括约肌的兴奋作用可使胆管压力升高，亦较吗啡弱。本品有轻微的阿托品样作用，可使心率增加。

【适应证】

① 用于各种剧痛，如创伤、烧伤、烫伤、手术后疼痛、内脏绞痛（与阿托品配伍应用）、分娩疼痛等。

② 用于心源性哮喘，有利于肺水肿的消除。

③ 麻醉前用药，或作局部麻醉、静吸复合麻醉辅助用药。

④ 与氯丙嗪、异丙嗪等合用进行人工冬眠。

【用法与用量】

常规剂量：

口服给药镇痛　常用量每次50～100mg，每日200～400mg，极量每次150mg，每日60mg。对于重度癌痛患者，视情况首次剂量可以大于常规剂量。

皮下注射镇痛　常用量每次25～100mg，每日100～400mg；极量每次150mg，每日600mg。两次用药间隔不宜少于4小时。

肌内注射：

(1) 镇痛　见皮下注射项。

(2) 分娩镇痛　阵痛开始时给药，常用量为每次25～50mg，每4～6小时按需要重复。极量每次以50～75mg为限。

(3) 麻醉前给药　术前30～60分钟给予1～2mg/kg。

静脉注射：镇痛1次以0.3mg/kg为限。

静脉滴注：麻醉维持中，按1.2～2mg/kg计算总用量，配成稀释液，通常按1mg/分给药。

硬膜外注射：手术后镇痛或缓解晚期癌症患者中至重度疼痛；24小时总用量以2.1～2.5mg/kg为限。晚期癌症患者应个体化给药，剂量可比常规大，并可逐渐增加至疗效满意。

儿童口服给药：镇痛1次按1.1～1.76mg/kg为限。

静脉注射基础麻醉：在硫喷妥钠按3～5mg/kg给药10～15分钟后，将本品1mg/kg与异丙嗪0.5mg/kg，稀释至10ml，缓慢注射。

静脉滴注麻醉维持：见成人项。滴速相应减慢。

【不良反应】

① 可出现轻度的眩晕、出汗、口干、恶心、呕吐、心动过速、直立性低血压等。

② 可出现脑脊液压升高、胆管内压升高。静脉注射后可出现外周血管扩张、血压下降，尤其是与吩噻嗪类药物（如氯丙嗪

等）以及中枢抑制药合用时。

③ 严重时可出现呼吸困难、焦虑、兴奋、疲倦、排尿困难、尿痛、震颤、发热、咽痛。

【禁忌证】

① 中毒性腹泻患者。

② 急性呼吸抑制、通气不足者。

③ 慢性阻塞性肺疾病患者。

④ 支气管哮喘患者。

⑤ 严重肺功能不全者。

⑥ 肺源性心脏病患者。

⑦ 室上性心动过速者。

⑧ 颅脑损伤、颅内占位性病变、颅内高压者。

⑨ 正使用单胺氧化酶抑制药或停用 14 天内患者。

⑩ 排尿困难者。

【注意事项】

① 本品为国家特殊管理的麻醉药品，必须严格按相关规定管理。

② 本品皮下注射局部有刺激性，不可把药液注射到外周神经干附近，否则会产生局麻或神经阻滞作用。

③ 疼痛原因未明确前，忌用本品，以防掩盖症状，贻误诊治。

④ 慢性重度疼痛的晚期癌症患者不宜长期使用本品。

⑤ 在停用单胺氧化酶抑制药 14 天后才用本品，而且应先试用小剂量（1/4 常用量）。

⑥ 本品的耐受性和成瘾性程度介于吗啡与可待因之间，通常连续使用不能超过 10 天，否则会很快产生耐受。

⑦ 不宜多次与异丙嗪合用，否则可引起呼吸抑制、休克等。

美 沙 酮

【药理作用】

常用其盐酸盐。本品为人工合成的阿片受体激动药，主要作用于μ受体。本品起效慢，作用时间长，适用于慢性疼痛，镇痛效力与吗啡相当；对急性创伤痛常缓不济急，故少用。本品也能产生呼吸抑制、镇咳、降温、缩瞳的作用，但欣快作用不如吗啡；镇静作用较弱，但重复给药仍可引起明显的镇静作用。

本品的特点是口服有效，抑制吗啡成瘾者戒断症状时作用时间长，重复给药仍有效，耐药性及成瘾性发生较慢，戒断症状略轻，但脱瘾较难。

【适应证】

① 适用于慢性疼痛，较少用于急性创伤痛。

② 用于各种阿片类药物的戒毒治疗，尤其适用于海洛因依赖；也用于吗啡、阿片、哌替啶、二氢埃托啡等的依赖。

【用法与用量】

口服给药：

(1) 疼痛　常用量为每次 5～10mg。每日 10～15mg，极量为每次 10mg，每日 20mg。

(2) 阿片类药物成瘾　剂量应根据戒断症状严重程度和患者身体状况及反应而定。开始剂量为 15～20mg，可酌情加量。本品每 1mg 可替代吗啡 4mg、海洛因 2mg 或哌替啶 20mg。

肌内注射：常用量为每次 2.5～5mg。每日 10～15mg，极量为每次 10mg。每日 20mg。

皮下注射同肌内注射项。

儿童口服给药每日 0.7mg/kg，分 4～6 次服。极量为每次 10mg，每日 20mg。

【不良反应】

① 可使脑脊液压升高。

② 能促使胆管括约肌收缩，使胆管系的内压上升。

③ 可出现性功能减退，男性服用后精液少且可有乳腺增生。

④ 可出现头痛、眩晕、恶心、出汗、嗜睡、便秘等。

⑤ 本品久用也能成瘾，快速和突然停药可出现戒断症状，表现为失眠、流涕、喷嚏、流泪、食欲缺乏、腹泻等。

【禁忌证】

(1) 对本品过敏者。

(2) 呼吸功能不全者。

(3) 中毒性腹泻患者。

(4) 妊娠和分娩期间妇女。

(5) 婴幼儿。

【注意事项】

(1) 乙醇与本品合用，通过对中枢神经系统的抑制使镇静作用加强。

(2) 本品是目前国际上海洛因成瘾戒毒时的最常用药物，中国卫生部亦正式推荐为脱毒药。

(3) 国外除用于脱毒之外，还用于美沙酮维持方法，即当海洛因成瘾者脱毒后又反复复发时，也采取本品维持。

(4) 本品注射液仅供皮下或肌内注射，不作静脉注射，国外有鞘内注射的用法。三角肌内注射血浆峰值高，作用出现快，因此可采用三角肌内注射。由于本品能使组胺释放增加，故忌作麻醉前和麻醉中用药。

(5) 口服液或注射液与碱性液、氧化剂、糖精钠以及苋菜红等接触，药液显混浊。

(6) 停用单胺氧化酶抑制药（呋喃唑酮、丙卡巴肼等）14～21天后，才可应用本品。

(7) 用药过量时可引起失明、下肢瘫痪、昏迷、右束传导阻滞及心动过速和（或）低血压。

(8) 过量的处理 ①优先处理呼吸抑制和其他威胁生命的不良反应，在此基础上可洗胃或催吐，以便清除胃内药物。②开放气道，保持呼吸道通畅。③静脉给予阿片拮抗药纳洛酮，如有必要，可间隔2～3分钟重复给药。④静脉输液和（或）给予血管加压药以纠正低血压，如有必要，可采用其他的支持措施。

右吗拉胺

【药理作用】

本品常用其酒石酸盐，为强效阿片受体激动药，其作用与美沙酮相似，同为吗啡衍生物。本品镇痛效力较吗啡强，镇静作用轻微，不引起便秘。

【适应证】

与吗啡相同，用于各种剧痛（如创伤、手术、恶性肿瘤等引起的疼痛）。也可用于镇咳。

【用法与用量】

口服给药：每次 5～7.5mg。严重疼痛时可增至每次 20mg。于餐前或餐后 2 小时吞服。必要时可重复使用。

肌内注射：每次 5mg。必要时可增至每次 15mg。

皮下注射：同肌内注射。

直肠给药：每次 10mg。

儿童口服给药：每次 80μg/kg。

【不良反应】

① 消化系统　可出现恶心、呕吐、便秘。

② 神经系统　可出现头晕、嗜睡、镇静、兴奋（尤其是老年患者）等。

③ 呼吸系统　治疗剂量下即可出现潜在的轻度呼吸抑制。

④ 心血管系统　可出现低血压及心动过缓。

⑤ 药物依赖性　本品具有成瘾性，治疗剂量下即可出现生理及精神依赖性，并可持续 1～2 周。

⑥ 药物耐受性　反复用药后可出现耐受现象。

⑦ 综合征　长期用药者突然停药可出现戒断综合征。

【禁忌证】

① 吗啡过敏者禁用。

② 不明原因的急腹症患者禁用。

③ 惊厥、颅脑创伤及颅内高压者禁用。

④ 急性乙醇中毒及震颤性谵妄患者禁用。

⑤ 慢性阻塞性肺疾病、严重肝功能损伤者禁用。

⑥ 有早熟儿或分娩第二产程的妊娠期妇女禁用。

【注意事项】

① 本品为国家特殊管理的麻醉药品，必须严格管理。

② 本品可引起嗜睡，用药期间驾驶车辆或操作机器时须谨慎。

③ 用药后平卧半小时可避免低血压及心动过缓的发生。

④ 本品仅可短期使用。

⑤ 本品过量可引起呼吸抑制，甚至死亡。

⑥ 呼吸功能不全、甲状腺功能减退、肾上腺皮质功能不全者慎用。

⑦ 老年人、妊娠及哺乳妇女慎用。

羟 考 酮

【药理作用】

本品为半合成的纯阿片受体激动药，其药理作用及作用机制与吗啡相似，主要通过激动中枢神经系统内的阿片受体而起镇痛作用，镇痛效力中等。本品也可通过直接作用于延髓的咳嗽中枢而起镇咳作用。此外，本品还具有抗焦虑、镇静作用。

【适应证】

适用于缓解中至重度疼痛，如关节痛、背痛、癌性疼痛、牙痛等。

【用法与用量】

口服给药：

(1) 一般镇痛　使用本品控释片，每 12 小时 1 次，剂量取决于患者疼痛严重程度和既往镇痛药用药史。调整剂量时，只调整每次用药剂量而不改变用药次数，调整幅度是在上每次用药剂量上增减 25%～50%。首次服用阿片类药物或曾用弱阿片类药物的重度疼痛患者，初始剂量一般为 5mg，每 12 小时 1 次。然后根据病情调整剂量直至理想效果。大多数患者的最高剂量为每 12 小时 200mg，少数患者可能需要更高的剂量（临床报道的最高剂量为每12小时520mg)。已接受口服吗啡治疗的患者，改用本品的日剂量换算比例为口服本品10mg相当于口服吗啡20mg。

(2) 术后疼痛 使用本品复方胶囊，每次1～2粒（每粒含盐酸羟考酮5mg、对乙酰氨基酚500mg)，间隔4～6小时可重复用药1次。

(3) 癌症、慢性疼痛 使用本品复方胶囊，每次1～2粒，每日3次。

老年患者（年龄大于65岁）的清除率仅较成人略低，成人剂量和用药间隔时间亦适用于老年患者。

【不良反应】

(1) 心血管系统 偶见血管扩张，可出现低血压（包括直立性低血压)。罕见面红、心悸、室上性心动过速。

(2) 神经系统 常见头晕、头痛、嗜睡、乏力。偶见紧张、失眠、意识模糊、感觉异常、焦虑、欣快、抑郁、噩梦、思维异常。罕见眩晕、抽搐、定向障碍、情绪改变、幻觉、激动、遗忘、感觉过敏、不适、言语障碍、震颤、晕厥。

(3) 代谢/内分泌系统 常见口干、多汗。偶见发热、寒战。罕见脱水、水肿（如外周性水肿)。

(4) 呼吸系统 偶见呼吸困难。罕见支气管痉挛。

(5) 肌肉骨髓系统 罕见张力异常（过高或过低)、肌肉不自主收缩。

(6) 泌尿生殖系统 可见排尿困难、输尿管痉挛。罕见闭经、性欲减退、阳痿。

(7) 消化系统 常见便秘（缓泻药可预防)、恶心（可用止吐药治疗)、呕吐（可用止吐药治疗)。可见胆道痉挛、血清淀粉酶一过性升高。偶见畏食、腹泻、腹痛、消化不良、呃逆。罕见胃炎、吞咽困难、嗳气、肠梗阻、味觉异常、口渴。

(8) 皮肤 偶见皮疹。罕见皮肤干燥、荨麻疹。

(9) 眼 罕见视觉异常、瞳孔缩小和绞痛。

(10) 其他 罕见过敏反应、戒断综合征。此外，本品可产生耐受性和依赖性。

【禁忌证】

① 对本品过敏者。

② 可疑或确诊的麻痹性肠梗阻患者。

③ 慢性支气管哮喘或慢性阻塞性肺疾病者。

④ 高碳酸血症患者。

⑤ 明显呼吸抑制者（包括缺氧性呼吸抑制）。

⑥ 颅脑损伤者。

⑦ 急腹症患者。

⑧ 胃排空延迟者。

⑨ 肺源性心脏病患者。

⑩ 中重度肝功能障碍者。

⑪ 重度肾功能障碍者。

⑫ 慢性便秘者。

⑬ 孕妇。

⑭ 哺乳期妇女。

【注意事项】

(1) 本品为国家特殊管理药品，必须按国家有关条例严格管理。

(2) 约有7%的高加索人、3%的黑种人和1%的亚洲人体内不能检测到细胞色素P4502D6或对其缺乏代谢，这类患者使用本品时镇痛效果极微或无效。

(3) 停用控释型制剂时，应逐渐减量，以免发生戒断症状。

(4) 手术前或手术后24小时内不宜使用。

(5) 本品常与对乙酰氨基酚或阿司匹林合用，或制成复方制剂。国外另有本品单成分的速释型、控释型片剂或胶囊剂。

(6) 急性疼痛发作时宜服用速释型制剂，慢性疼痛需较长时间镇痛时宜服用控释型制剂，但如用药期间疼痛加重，也可追加速释型制剂。

(7) 控释型制剂只能整片(粒)吞服,不能咀嚼或研磨后服用。如果嚼碎或研磨药片,会导致本品的快速释放与吸收,并且可能造成过量中毒。

(8) 本品 80mg 和 160mg 的控释片仅可用于对阿片耐受的患者。

(9) 控释片首次用到 160mg 时,应注意避免高脂饮食。

(10) 本品可引起嗜睡,用药期间从事机械操作或驾车时应小心。

(11) 药物过量的症状 呼吸抑制、瞳孔缩小(针尖样)、低血压、嗜睡(进而发展为昏迷)、循环衰竭及深度昏迷、骨髓肌松弛、心动过缓、皮肤湿冷。

(12) 药物过量的处理 ①首先保持呼吸通畅,然后给予相应支持疗法(改善通气,给氧,使用升压药),纠正休克及肺水肿。心搏骤停或心律不齐可进行心脏按压或除颤。必要时洗胃。②解救用药及用法用量:静脉注射纳洛酮 0.4~0.8mg,必要时隔 2~3 分钟重复给药,或将纳洛酮 2mg 溶于 500ml 生理盐水或 5%葡萄糖注射液(0.004mg/ml)静脉滴注。根据患者情况决定输注速率,严重过量者可静脉注射纳洛酮 0.2mg,然后每 2 分钟增加 0.1mg。由于纳洛酮作用时间相对较短,在使用本品缓释、控释等作用时间较长的制剂时须严密观察病情,直至患者重新恢复稳定的自主呼吸。如患者未出现明显呼吸抑制或循环障碍,不必使用纳洛酮。对羟考酮产生身体依赖性或可疑产生身体依赖性的患者,慎用纳洛酮(因此时使用可能突然完全阻断阿片类药物作用,导致急性疼痛发作及急性戒断综合征)。

二氢埃托啡

【药理作用】

本品为麻醉性镇痛药,是阿片受体激动药(尤其对 μ 受体亲和力高),舌下给药与注射用药镇痛作用相似,镇痛相对效价约为吗啡的 1.2 万倍,但镇痛有效时间较短。本品尚有镇静、解痉和呼吸抑制作用。

【适应证】

① 用于镇痛，如创伤性疼痛、手术后疼痛、晚期癌症疼痛及其他诊断明确的剧烈疼痛（如急腹痛），包括使用吗啡、哌替啶无效的剧痛。

② 注射液也可用作麻醉诱导前用药、静脉复合麻醉、阻滞麻醉辅助用药。

【用法与用量】

常规剂量：

舌下含服　用于镇痛，每次20～40μg，必要时可于3～4小时后重复用药。每次极量60μg，每日极量180μg，连续用药不超过3天。晚期癌症患者长期应用对本品产生耐受性时，可视需要适当增量，最大可用至每次100μg，每日400μg。

肌内注射：

（1）镇痛　每次10～20μg，必要时可于3～4小时后重复用药。每次极量30μg，每日极量90μg，连续用药通常不超过3天。

（2）阻滞麻醉辅助用药　0.1～0.2μg/kg。

静脉注射：

（1）静脉全麻诱导前用药　气管插管辅助或控制呼吸下，每小时予0.4～0.5μg/kg，手术结束前1小时停用，总量不超过3μg/kg。因该药无催眠作用，必须定时给予地西泮或羟丁酸钠维持患者睡眠状态，同时滴注1%普鲁卡因，可减少本品用量。需肌肉松弛者应常规给予肌松药。

（2）静脉复合麻醉　首次0.3～0.6μg/kg，以后每40～60分钟追加首剂的一半，手术结束前40分钟停止用药。

（3）辅助阻滞麻醉或局麻不全时用药　因患者未建立人工气道管理，首次用药应减量，可先予5～10μg，严密观察10分钟，若无呼吸抑制，必要时再追注10μg。术中至少间隔2小时再注10μg。

静脉滴注：

（1）急性剧痛　0.1～0.2μg/(kg·小时)。持续滴注时间不超过24小时。

(2) 静吸复合麻醉　气管插管辅助或控制呼吸下，给药0.2～0.3μg/(kg·小时)，持续吸入氧化亚氮或低浓度恩氟烷及异氟烷。也可同时静脉滴注1%普鲁卡因及间断吸入恩氟烷、异氟烷控制血压过高，需肌肉松弛者可常规注射肌松药。

【不良反应】

① 可见头晕、恶心、呕吐、乏力、出汗等。

② 偶见呼吸减慢至每分钟10次左右。

③ 连续多次使用可产生耐受性及依赖性（较吗啡轻），止痛持续时间也会缩短。

④ 本品对循环系统的功能影响很小。

【禁忌证】

① 颅脑创伤、意识障碍者。

② 肺功能不全者。

③ 婴幼儿禁用本品注射剂。

④ 诊断不明的急腹症患者。

【注意事项】

(1) 本品应按麻醉药品的管理要求进行管理，防止流失。

(2) 本品不得用于戒毒治疗。

(3) 慢性疼痛和非剧烈疼痛（如牙痛、头痛、风湿痛、痔疮痛或局部组织小创伤痛等）不宜使用本品。本品只适用于可以控制病因的急性剧烈疼痛，对慢性癌症疼痛，建议不要长期使用本品，但可在吗啡缓释制剂尚未起效时临时给药。

(4) 本品片剂只可舌下含化，不可将药片吞服。

(5) 严禁静脉快速推注，并随时注意呼吸的变化，以免呼吸骤停。用于麻醉静脉给药太快或用量大于0.4μg/kg时，易出现呼吸抑制，甚至呼吸暂停，因此应常规行气管内插管或行人工呼吸。用于复合麻醉时，应常规行气管内插管及机械通气。

(6) 当呼吸减慢至每分钟10次左右时，用呼吸兴奋药尼可刹米可纠正，也可用吸氧纠正。

(7) 用药过量的表现及处理　用量过大可有短暂血压下降，但心率无变化。超量用药（非医嘱或用法不当）可发生急性中毒，主要表现为呼吸减慢（呼吸频率可慢至每分钟3～4次）、瞳孔缩小、昏迷等。如出现呼吸暂停，可行人工呼吸、加压给氧，并肌内或静脉注射盐酸纳洛酮（为其特异性拮抗药）0.4～0.8mg。

(8) 烯丙吗啡可有效对抗本品。

丁丙诺啡

【药理作用】

本品为μ、κ受体的部分激动剂和δ受体的拮抗剂，与μ、κ阿片受体亲和力强，解离较慢，因而镇痛作用强于哌替啶、吗啡且作用持续时间长，且本品身体依赖性和精神依赖性均低于吗啡和哌替啶。

本品有抑制呼吸的作用，主要减慢呼吸频率。抑制程度与剂量相关，持续时间较吗啡长。本品亦能减慢心率，使血压轻度下降，对心排血量无明显影响。本品可置换出结合于μ受体的其他麻醉性镇痛药，从而产生拮抗作用。

【适应证】

① 用于多种癌性疼痛、手术后疼痛、烧伤痛、脉管炎引起的肢体痛、心绞痛及其他内脏痛。

② 用于多种阿片类药物依赖的脱毒治疗及维持治疗。

【用法与用量】

舌下含服：

(1) 常规用法　每次0.2～0.8mg，每隔6～8小时1次。

(2) 阿片类药物依赖的脱毒治疗　①含5～8分钟。②依照患者使用阿片类药物种类的不同，可在末次使用后12～24小时开始使用本品，在患者出现早期或轻微戒断症状时开始给药更佳。③用药最初的1～3天剂量应尽量充分。根据依赖程度，首次给药剂量为1～6mg。轻度依赖者剂量为每次1～1.5mg，每隔8小时1次，中度依赖者剂量为每次2～2.5mg，每隔8小时1次。重度依赖者剂量为每次3～6mg，每隔8小时1次。④首次用药2小时后，可酌情追加剂量，追加剂量为首剂的30%～60%。第2～3日后可酌情逐渐减量，每日可减少20%～30%，直至每次0.2mg，每日1次。⑤脱毒治疗周期为10～14天。

肌内注射：每次0.15～0.3mg，每隔6～8小时1次，或按需注射。必要时可适当增加剂量。

静脉注射缓慢推注，其余参见肌内注射项。

【不良反应】

(1) 常见头晕、头痛、恶心、呕吐、嗜睡、便秘等。

(2) 可见出汗、皮疹、肝细胞坏死或黄疸。

(3) 罕见直立性低血压、晕厥、呼吸抑制。

【禁忌证】

对本品过敏者。

【注意事项】

(1) 本品有一定的成瘾性，应按国家对精神药品的管理条例使用。

(2) 舌下含片不得咀嚼或吞服，含化期间不要吞咽。

(3) 如出现肝细胞坏死或黄疸，应停药。

(4) 用药过量的表现　眩晕、嗜睡、不安、意识模糊、惊厥、瞳孔缩小、心动过缓、低血压、呼吸抑制。

(5) 过量的处理　①可开放气道和使用辅助呼吸设备，确保足够的气体交换。②如出现呼吸抑制，可使用大剂量纳洛酮或静脉内给予多沙普仑，同时注意吸氧、给予其他支持治疗，并对患者进行持续监测。必要时追加纳洛酮和（或）多沙普仑。③如出现低血压，可使用血管加压药、静脉输液。④采取其他必要的支持治疗措施。

布桂嗪

【药理作用】

本品为速效镇痛药，镇痛作用为吗啡的1/3，但比解热镇痛药强。对皮肤、黏膜和运动器官的疼痛有明显的抑制作用，对内脏器官疼痛的镇痛效果较差。本品成瘾性较吗啡弱，但有不同程度的耐受性。

本品尚有中枢抑制、镇咳、降压、增加下肢及脑血流量、抗组胺、利胆和麻醉等作用。

【适应证】

适用于神经（尤其是三叉神经）痛、偏头痛、炎症性疼痛、痛经、关节痛、手术后疼痛、创伤性疼痛、牙痛以及癌性疼痛（属第2阶梯镇痛药）等。

【用法与用量】

常规剂量：

(1) 口服给药　每次30～60mg，每日90～180mg，疼痛剧烈时剂量可酌增。

(2) 皮下注射　每次50～100mg，每日1～2次，疼痛剧烈剂量可酌增。

(3) 肌内注射　同皮下注射项。

其他疾病时剂量：对于慢性中重度癌痛患者，剂量可逐渐增加。首次及总量可以不受常规剂量的限制。

儿童口服给药：每次1mg/kg，疼痛剧烈时剂量可酌增。

【不良反应】

① 偶见恶心、眩晕、困倦、黄视、全身发麻等，停药后可消失。

② 连续使用本品，可产生耐受和成瘾。

【禁忌证】

尚不明确。

【注意事项】

① 在医生指导下用药。

② 本品有中枢抑制作用，能加强硫喷妥钠引起的麻醉作用。

喷他佐辛

【药理作用】

本品为阿片受体部分激动药，作用于κ受体，大剂量时有轻度竞争性拮抗吗啡的作用，主要用于镇痛。本品镇痛效力为吗啡的1/3，呼吸抑制作用约为吗啡的1/2，其镇痛和抑制呼吸的作用强度并不随剂量的增加成比例增加。对胃肠道平滑肌作用与吗啡相似，但对胆管括约肌作用较弱。大剂量用药可引起血压升高、心率加快，此作用可能与本品升高血浆中儿茶酚胺含量有关。

【适应证】

适用于各种剧烈和（或）顽固性疼痛的镇痛。

【用法与用量】

常规剂量：

（1）口服给药　每次25～50mg。必要时每3～4小时1次。

（2）肌内注射　每次30mg，必要时每3～4小时1次。

（3）静脉/皮下注射　同肌内注射项。

儿童口服给药：6～12岁每次25mg。每4小时可重复1次。12岁以下肌内注射每次最大剂量不超过1mg/kg。

【不良反应】

① 可见恶心、呕吐、出汗、眩晕、便秘、兴奋、幻视、嗜睡、噩梦、思维障碍及发音困难等，甚至可出现癫痫大发作性抽搐。

② 大剂量用药时可引起呼吸抑制、血压升高和心动过速等。

③ 局部反复注射，可引起局部组织无菌性脓肿、溃疡和瘢痕形成。

④ 反复用药可产生耐受和依赖（依赖可发生于治疗剂量并持续1～2周），但戒断症状比吗啡轻。

【禁忌证】

① 对本品、纳洛酮及吗啡过敏者。

② 急性乙醇中毒及震颤性谵妄患者。

③ 不明原因的急腹症患者。

④ 惊厥患者。

【注意事项】

① 用药期间不应驾车或操纵机器。

② 用药前应排除胃肠道或泌尿系统梗阻性疾病。

③ 临产产妇在第二产程时（宫颈扩大至 4～5cm）禁用本品。

④ 肌内注射宜变换部位进行，注射后患者应平卧半小时。

⑤ 患者对本品产生依赖时，应逐渐减量至停药，不宜用美沙酮进行替代治疗。

⑥ 本品过量时，常需大量纳洛酮（须多次按时给予）拮抗。对本品引起的呼吸抑制，烯丙吗啡无缓解作用，反可加重。

依他佐辛

【药理作用】

本品为合成的阿片类镇痛药，属混合型阿片受体激动-拮抗药。主要通过激动中枢神经系统内的阿片 κ 受体，抑制痛觉传导而起到镇痛作用。动物实验表明，本品的镇痛作用为喷他佐辛的 1～2 倍。

【适应证】

用于镇痛，缓解癌症疼痛及手术后疼痛等。

【用法与用量】

常规剂量：

(1) 肌内注射　每次 15mg（以依他佐辛计），可酌情增减。

(2) 皮下注射　同肌内注射。

【不良反应】

(1) 神经系统　偶见出汗、头晕、头痛及昏睡；极少见不安、兴奋、失眠、多语、耳鸣及手足麻木等。

(2) 心血管系统　偶见心悸、燥热感，极少见心动过速、面部潮红、血压上升、寒冷感等。

(3) 消化系统　偶见恶心、呕吐、口干；极少见胃部不适、呃逆等。动物实验中，大剂量本品可引起 Oddi’s 括约肌痉挛。

(4) 呼吸系统　偶见呼吸抑制或胸部压迫感等严重不良反应。

(5) 皮肤　可出现皮肤瘙痒。注射部位偶有疼痛，极少出现红肿和硬结。

(6) 其他　极少见发热、颈部淋巴结肿大、休克。反复用药可引起药物耐受，大剂量连续使用可引起药物依赖，但均较吗啡轻。长期用药后突然停药可诱发戒断综合征，表现为震颤、焦虑、恶心、心悸、畏寒或失眠等。此外，本品在动物实验中有轻微的拮抗吗啡的作用，对麻醉药物依赖的患者使用本品也可能出现戒断症状。

【禁忌证】

① 对本品过敏者。

② 严重呼吸抑制者。

③ 因颅脑创伤及颅脑疾病导致意识不清的患者。颅内压升高的患者。

【注意事项】

① 本品可引起嗜睡、眩晕等，用药期间不宜驾车或操纵机器。

② 用药期间如出现休克，应立即停药，并进行对症处理。

③ 用药期间如出现呼吸抑制或胸部压迫感，需进行人工呼吸（必要时输氧）或服用双吗啉胺。使用烯丙左吗喃或洛贝林无效。

④ 长期用药后应逐渐减量停药。

布托啡诺

【药理作用】

本品为合成的阿片受体激动拮抗药，主要通过激动 κ 受体、部分激动 δ 受体而产生镇痛作用，对 μ 受体有弱拮抗作用本品镇痛作用较强，同等剂量下，其镇痛效力为吗啡的 5～8 倍、喷他佐辛的15～20倍、哌替啶的30～50倍。镇咳作用亦较强，为可待因的10倍，且作用持久。此外，本品还具有一定的麻醉拮抗作用，其拮抗效应与烯丙吗啡基本相当，为喷他佐辛的30倍、纳洛酮的1/40。

【适应证】

① 用于缓解中至重度疼痛，如癌性疼痛、手术后疼痛、创伤及平滑肌痉挛引起的疼痛等。

② 也用于各种原因引起的干咳。

【用法与用量】

常规剂量：口服给药，每次4～16mg，每3～4小时1次。

肌内注射：

(1) 镇痛　每次1～2mg，必要时每3～4小时重复给药1次，建议单剂用量不超过4mg。

(2) 麻醉前用药　于手术前60～90分钟，肌内注射2mg。静脉注射每次0.5～2mg。

经鼻给药镇痛：

(1) 一般用法　每次1～2mg，每日3～4次，经鼻喷药。初始剂量通常为1mg，但若1～1.5小时未有较好的镇痛效果，可再喷1mg。必要时，给予初始剂量后3～4小时可再次给药。

(2) 用于剧痛　初始剂量可为2mg。患者可在止痛后休息及保持睡意，这种情况下3～4小时内不要重复给药。

肾功能不全时剂量：初始剂量应为1mg，必要时，1～1.5小时后再给予1mg本品。重复给药剂量应根据患者的具体反应情况而定，间隔时间一般应不少于6小时。

肝功能不全时剂量同肾功能不全时剂量。老年人剂量同肾功能不全时剂量。

【不良反应】

(1) 心血管系统　常见血管舒张、心悸，还可出现低血压、晕厥。

(2) 中枢神经系统　常见嗜睡、头晕、虚弱、头痛、焦虑、意识模糊、欣快感、失眠、神经质、感觉异常、震颤，其他还可见梦魔、幻觉、敌意、药物戒断症状。

（3）呼吸系统　常见支气管炎、咳嗽、呼吸困难、鼻出血、鼻充血、鼻刺激、咽炎、鼻炎、鼻窦炎、鼻窦充血、上呼吸道感染。

（4）泌尿系统　可见排尿障碍。

（5）胃肠道　常见恶心、呕吐、畏食、口干、味觉异常、便秘、胃痛。

（6）皮肤　常见热感、多汗/湿冷、瘙痒，其他还可见皮疹或风团。

（7）其他　可见视物模糊、耳痛、耳鸣。长期、频繁、大量使用本品会产生身体依赖性，但较吗啡轻。

【禁忌证】

（1）对本品过敏者。

（2）对那可汀依赖的患者（因本品具有阿片拮抗特性）。

（3）18 岁以下患者。

【注意事项】

（1）本品应按第二类精神药品管理。

（2）本品可引起嗜睡，用药期间不宜从事机械操作或驾驶。

（3）用药期间应避免饮酒。

（4）用药过量的表现　一般与其他阿片类药物相同，最严重的后果是肺换气不足、心血管功能不全、昏迷甚至死亡。

（5）用药过量的处理　首先应保持呼吸道通畅。若患者出现昏迷，应进行气管插管。还应保持充分的通气、外周灌注和正常体温。应保持适当的静脉通道，以便于治疗血管舒张药引起的低血压。连续观察患者的精神状态、应答性和生命体征，并应用脉氧计对患者进行连续监测。可使用特效的阿片受体拮抗药（如纳洛酮）治疗。由于本品的作用持续时间通常比纳洛酮长，故纳洛酮可能需要重复给药。

第二节　非麻醉性镇痛药

曲　马　朵

【药理作用】

本品为非阿片类中枢性镇痛药，临床镇痛效果个体差异性较大。虽可与阿片受体结合，但其亲和力很弱，对 μ 受体的亲和力相当于吗啡的 1/6000，对 κ 和 δ 受体的亲和力仅为 μ 受体的 1/25，曲马朵系消旋体，其右旋对映体作用于阿片受体，而左旋对映体则抑制神经元突触对去甲肾上腺素的再摄取，并增加神经元外 5-羟色胺的浓度，从而影响痛觉传递，产生镇痛作用，其作用强度为吗啡的 1/10～1/8。胃肠外给药时，本品的镇痛作用强度相当于喷他佐辛、右丙氧芬等其他阿片类镇痛药。本品尚有镇咳作用，强度为可待因的 50%，不影响组胺释放，也无致平滑肌痉挛的作用。

【适应证】

用于各种中重度急慢性疼痛，如癌症疼痛、术前术后疼痛、心脏病突发性痛、关节痛、神经痛、分娩痛、骨折和肌肉骨筋疼痛、创伤和劳损性疼痛、牙痛等，也可用作肾结石和胆结石体外电击波碎石术中的重要辅助用药。

【用法与用量】

每日剂量不超过 400mg。

口服给药：用量视疼痛程度而定。用于中度疼痛，单次剂量为 50～100mg，必要时 4～6 小时后可重复使用。连续用药不超过 48 小时，累计用量不超过 800mg。治疗癌痛时也可考虑使用相对较大的剂量。

肌内注射：每次 50～100mg，必要时可重复。

皮下注射：用量同肌内注射项。

静脉注射：每次 100mg，缓慢注射。

静脉滴注：每日 100～200mg，以 5%或 10%的葡萄糖注射液稀释后滴注。

直肠给药：使用栓剂，用量同口服给药项。

肾功能不全时剂量：应延长给药间隔时间。

肝功能不全时剂量：应延长给药间隔时间。

老年人剂量：应减少用量。药物在老年患者（超过 75 岁）体内清除时间可能延长，因此应酌情延长给药间隔时间，两次给药间隔不少于 8 小时。

儿童：

（1）口服给药　14 岁以上儿童用法用量同成人。体重不低于 25kg 的 1 岁以上儿童，单次剂量为 1～2mg/kg。其余同成人项。

（2）肌内注射　14 岁以上儿童用法用量同成人，1 岁以上儿童单次剂量为 1～2mg/kg。

（3）静脉注射　同肌内注射项。

（4）直肠给药　使用栓剂，用量同口服给药项。

【不良反应】

① 常见出汗、嗜睡、头晕、恶心、呕吐、食欲减退及排尿困难等。

② 少见心悸、心动过缓、直立性低血压或循环性虚脱，尤其在患者精神紧张或静脉注射时。偶见胸闷。

③ 还可见头痛、干呕、便秘、胃肠道刺激症状、皮肤瘙痒、皮疹、口干、疲倦、耳鸣。

④ 极少见乏力、情绪改变（常为兴奋，偶为抑郁）、认知和感知改变（如感知和意志障碍）。极个别患者可出现惊厥（多在大剂量静脉用药或合用精神抑制药后），另有出现过敏反应和休克的可能。

⑤ 静脉注射速度过快还可出现面部潮红、多汗和一过性心动过速。

⑥ 可出现药物耐受和依赖，但发生率较低。

【禁忌证】

① 对本品过敏者。

② 乙醇、镇静药、镇痛药、其他中枢神经系统作用药物急性中毒的患者。

③ 严重脑损伤、意识模糊、呼吸抑制者。

④ 正使用单胺氧化酶抑制药的患者。

【注意事项】

(1) 本品禁用于脱毒治疗，也不能作为吗啡依赖者的替代药。实验表明，本品不能抑制吗啡的戒断症状，反可促发戒断综合征。

(2) 本品对呼吸和心血管系统影响较小，较适用于老年人和患有呼吸道疾病者的镇痛，用于急性膜腺炎患者的镇痛较安全。

(3) 患者出现颅压增高而无人工呼吸设备时应谨慎用药。

(4) 本品分散片可加水溶解后口服，也可含于口中吮服或吞服。

(5) 本品的缓释制剂应吞服，勿嚼碎。

(6) 本品用于镇痛时宜用最低剂量，且不宜用于轻度疼痛。

(7) 本品不宜长期使用，尤其是有药物滥用或药物依赖倾向的患者。

(8) 用药期间不宜驾驶和操作机械。

(9) 用药过量的表现　典型症状为意识紊乱、昏迷、全身性癫痫发作、低血压、心动过速、瞳孔扩大或缩小、呼吸抑制甚至呼吸骤停。也可出现呕吐、休克、惊厥。

(10) 用药过量的处理　常规的急救措施为洗胃、维持呼吸(进行气管插管、人工呼吸)和循环，同时应注意防止热量散失。(均可静脉给予拮抗药纳洛酮 0.4mg 或 0.005～0.01mg/kg，必要时 2～3 分钟可重复 1 次)。如出现惊厥可静脉给予苯二氮䓬类药物(如地西泮)。

氟吡汀

【药理作用】

本品具有镇痛作用，可作用于中枢神经系统，其镇痛强度介于强效镇痛药(如美沙酮)和弱效镇痛药(如扑热息痛)之间。

【适应证】

用于手术、创伤、烧伤等所致的疼痛。

【用法与用量】

口服给药：每次 100mg，每日 3～4 次。严重疼痛者每次 200mg，每日 3 次。每日最大剂量为 600mg。

直肠给药：每次 150mg，每日 3～4 次。严重疼痛时每次 150mg，每日 6 次。每日最大剂量为 900mg。

【不良反应】

常见疲乏、头晕、恶心、胃部不适、便秘、腹泻、出汗、口干、氨基转移酶升高、视觉障碍等。

【禁忌证】

① 对本品过敏者。

② 肾功能不全、低蛋白血症患者。

③ 肝性脑病患者。

④ 胆汁淤积者。

⑤ 孕妇。

⑥ 哺乳期妇女。

【注意事项】

① 用药时间不宜超过 8 天。

② 本品的依赖性在治疗用量时小，但每日用量超过 600mg 时有产生情绪恶劣或嗜药倾向。

阿司待因

【药理作用】

本品成分之一阿司匹林为 NSAIDs，具有解热、镇痛、抗炎作用，其作用机制与抑制前列腺素合成有关。另一成分可待因的镇痛效果弱于吗啡，主要通过作用于中枢神经系统的阿片受体而发挥镇痛作用，尚有镇咳功能。两者合用可加强镇痛作用。

【适应证】

用于缓解骨科慢性疾病、肿瘤及手术后的中至重度疼痛。

【用法与用量】

口服给药每次1～2片，每日3～4次。可根据疼痛程度或对可待因的耐受程度偶尔增加剂量。

【不良反应】

① 服用可待因可见轻微头痛、头晕、嗜睡、恶心、呕吐、便秘甚至呼吸抑制，少见呼吸困难、欣快感、皮疹、皮肤瘙痒。

② 过量或长期使用可产生药物依赖性（1～2个月）和耐受性。停药后症状较轻，大多数患者在突然停药后无躯体依赖的停药症状。

【禁忌证】

① 对本品任一成分过敏或不能耐受者。

② 严重出血、凝血障碍或原发性止血困难者，包括血友病、血内凝血酵素原过少者，遗传性假血友病、血小板减少症、血小板功能不足症及其他原因不明的遗传性血小板减少症患者，及与之有关的维生素K缺乏症和严重肝损坏者。

③ 正接受抗凝血治疗的患者。

④ 消化性溃疡或其他严重胃肠道疾病患者。

⑤ 儿童或青少年发生水痘或流感患者（已有报道表明服用本品会引发Reye综合征）。

【注意事项】

① 本品不宜长期应用。

② 尽管食物可减慢本品的吸收，但与食物同服或用牛奶服用可减少对胃的刺激。

③ 用药后应避免驾驶或机器操作。

④ 用药过量可导致眩晕、昏睡、妄想、幻觉、言语散乱、兴奋、焦虑、复视、瞳孔缩小、肌肉松弛、木僵、循环性虚脱、巴彬斯奇征、呼吸困难、呼吸抑制（慢和浅呼吸、潮式呼吸）、发绀、冷湿皮肤、皮疹、小儿症状主要有头痛、头晕、倦睡、精神错乱、快呼吸、惊厥、视物模糊、听觉困难、耳鸣、出汗、口

渴、恶心、呕吐、高热、脱水。

⑤ 过量用药后应立即洗胃（即使患者已经呕吐也要实施，且不能用阿扑吗啡催吐，因其有降血压和呼吸抑制作用）。若在服药3小时以内，洗胃和呕吐后可给予适量的活性炭。昏迷患者首先注意保证呼吸道畅通及有效气体交换。呼吸抑制可由纳洛酮和那可丁解除，同时应严密监护患者。

芬 太 尼

【药理作用】

本品为阿片受体激动药，属强效麻醉性镇痛药。本品作用机制与吗啡相似，但作用强度为吗啡的60～80倍。与吗啡和哌替啶相比，起效作用迅速，维持时间短，不释放组胺，对心血管功能影响小，能抑制气管插管时的应激反应。本品对呼吸的抑制作用弱于吗啡，但静脉注射过快也易抑制呼吸，其呼吸抑制和镇痛作用可被纳洛酮拮抗。此外，本品具有成瘾性。

【适应证】

① 用于麻醉前给药及全麻诱导。

② 作为辅助用药，与麻醉药合用于各种手术。

③ 用于手术前、中、后的多种剧烈疼痛，也用于防止或减轻手术后出现的谵妄。

④ 本品透皮贴片用于须持续应用阿片类镇痛药的慢性疼痛（包括癌性和非癌性疼痛）患者。

【用法与用量】

静脉注射：

(1) 全麻时的初始剂量　小手术，0.001～0.002mg/kg。大手术，0.002～0.004mg/kg。体外循环心脏手术时，0.02～0.03mg/kg。全麻吸入氧化亚氮时，0.001～0.002mg/kg。局麻镇痛不全，作为辅助用药时，0.0015～0.002mg/kg。

(2) 平衡麻醉或全凭静脉麻醉　负荷剂量为0.004～0.02mg/kg，维持输液速率为0.002～0.01mg/(kg·小时)，间断推注量为0.25～0.1mg。

(3) 成人麻醉前用药或手术后镇痛　按体重 0.0007～0.0015mg/kg。

肌内注射：成人麻醉前用药或手术后镇痛，同静脉注射项。

硬膜外给药：手术后镇痛：初量 0.1mg，加氯化钠注射液稀释到 8ml，每 2～4 小时可重复，维持量每次为初量的一半。

局部给药：使用透皮贴片：每 3 日 1 贴，按反应调整剂量。

【不良反应】

① 一般不良反应为眩晕、视物模糊、恶心、呕吐、低血压、胆管括约肌痉挛、喉痉挛及出汗等。偶有肌肉抽搐。

② 严重不良反应有呼吸抑制、窒息、肌肉僵直及心动过缓，如不及时治疗，可发生呼吸停止、循环抑制及心脏停搏等。

③ 本品有成瘾性。用透皮贴片时偶有发生局部皮肤反应的报道，如发红等。

【禁忌证】

对本品过敏者；支气管哮喘患者；呼吸抑制患者；重症肌无力患者；2 岁以下儿童禁用。

【注意事项】

① 使用贴片的患者，严禁驾车或操作机器。

② 发热可增加贴片中芬太尼的释放及皮肤通透性，故发热患者贴片剂量应减少 1/3。

③ 在单胺氧化酶抑制剂（如呋喃唑酮、丙卡巴肼）停用 14 天以上才能给予本品，且应先小剂量（常用量的 1/4）试用。

舒芬太尼

【药理作用】

舒芬太尼是合成的阿片类镇痛药，是芬太尼的 N-4 取代衍生物。体外研究显示，本品可高选择性地与 μ 受体结合，其亲和力是芬太尼的 10 倍。作为维持全身麻醉的镇痛药，本品的麻醉镇痛效力比芬太尼强，引起的心血管抑制作用较弱。

【适应证】

① 作为复合麻醉的镇痛用药。

② 作为全身麻醉大手术的麻醉诱导和维持用药。

【用法与用量】

静脉注射、静脉滴注：

（1）作为复合麻醉的镇痛用药　总剂量 0.1～5μg/kg；当临床显示镇痛效应减弱时可按 0.15～0.7μg/kg 追加维持剂量。

（2）以本品为主的全身麻醉　总剂量 8～30μg/kg；当临床显示镇痛效应减弱时可按 0.35～1.4μg/kg 追加维持剂量。

【不良反应】

（1）常见　典型的阿片样症状，如呼吸抑制、呼吸暂停、骨骼肌强直、肌阵挛、低血压、心动过缓、恶心、呕吐、眩晕、缩瞳和尿潴留。

（2）少见　咽部痉挛、过敏反应和心脏停搏。

（3）偶见　术后恢复期的呼吸再抑制及注射部位瘙痒和疼痛。

【禁忌证】

对本品或其他阿片类药过敏者；急性肝卟啉病患者；呼吸抑制患者；低血容量、低血压患者；重症肌无力患者；新生儿；孕妇；哺乳期妇女禁用。

【注意事项】

① 禁止与单胺氧化酶抑制剂合用，停用单胺氧化酶抑制剂 14 天后，才能使用本品。

② 对脑血流量减少的患者，应避免快速静脉注射给药。

③ 用药后一段时间应避免驾车及操作机械。

第二十四章 麻醉及其辅助药

第一节 静脉麻醉药

氯 胺 酮

【药理作用】

本品为非巴比妥类静脉麻醉剂，可先阻断大脑联络径路和丘脑向新皮层的投射，故意识还部分存在，痛觉消失则明显而完全；随血药浓度升高而抑制整个中枢神经系统。作用快速但短暂，能选择地抑制大脑及丘脑，静脉注射后约30秒钟（肌内注射后3～4分钟）即产生麻醉，但植物神经反射并不受抑制。麻醉作用持续5～10分钟（肌内注射者12～25分钟）。一般并不抑制呼吸，但可能发生短暂的呼吸频率减缓和潮气量降低，尤以静脉注射较快时容易发生。注入后可引起一定程度的血压上升和脉率加快，并可能引起喉痉挛。

【适应证】

① 各种小手术或诊断操作时，可单独使用本品进行麻醉。对于需要肌肉松弛的手术，应加用肌肉松弛剂；对于内脏牵引较重的手术，应配合其他药物以减少牵引反应。

② 作为其他全身麻醉的诱导剂使用。

③ 辅助麻醉性能较弱的麻醉剂进行麻醉，或与其他全身或局部麻醉复合使用。

【用法与用量】

(1) 成人常用量　全麻诱导，静脉注射1～2mg/kg，注射应较慢（60秒以上）。全麻维持，每次静脉注射0.5～1mg/kg。

(2) 极量　静脉注射每分钟 4mg/kg；肌内注射，每次 13mg/kg。

【不良反应】

① 颅内压增高、眼压增高、噩梦、谵妄、复视。

② 心率增快、血压增高。

③ 泪液、唾液分泌增多。

④ 恶心、呕吐等。

⑤ 呼吸抑制作用小。

【禁忌证】

① 对本品过敏。

② 严重心功能代偿不全及缺血性心脏病（可引起血压剧降，甚至心脏停搏）。

③ 任何病因所致的顽固性、难治性高血压（收缩压高于 21.3kPa 或舒张压高于 13.3kPa）。

④ 眼内压升高或青光眼。

⑤ 新近心肌梗死。

⑥ 脑出血、脑创伤或颅内压升高。

⑦ 精神分裂症。

⑧ 动脉瘤。

⑨ 心绞痛。

⑩ 甲状腺功能亢进。

【注意事项】

① 给药前后 24 小时禁止饮酒。

② 用药剂量应个体化。

③ 给药过程中如发生呕吐，易致呕吐物误吸入气管，故应空腹给药。

④ 肌内注射一般限用于小儿，起效比静脉注射慢，常难调节全麻的深度。

⑤ 静脉注射切忌过快，短于 60 秒者易致呼吸暂停。

⑥ 各种小手术或诊断检查时，可单独使用本品进行麻醉。

对于需要肌肉松弛的手术，应加用肌肉松弛药，对于内脏牵引较重的手术，应配合其他药物以减少牵引反应。

⑦ 术前应给予阿托品（尤其是小儿）等，以减少支气管及唾液分泌。

⑧ 为减少麻醉恢复期的中枢神经系统不良反应，需避免外界刺激（包括语言等）。必要时静脉注射少量短效巴比妥类药（但注意巴比妥类药与本品不可使用同一注射器）。

⑨ 本品的防腐剂三氯叔乙醇对神经有毒性，严禁椎管内注射。

⑩ 行为心理的恢复正常需要一定的时间，用药后 24 小时不能胜任需要思维的精细工作，包括驾车。

⑪ 反复多次给药，必然出现快速耐受性，需要量逐渐加大，梦幻增多。轻微的梦幻可自然消失，出现噩梦和错觉时可用苯二氮䓬类药如地西泮（兼有预防作用），惊呼吵闹不能自制时立即静脉注射小量巴比妥类静脉全麻药。

⑫ 本品过量可致镇静时间延长及短暂呼吸抑制，停药后均可恢复且不留后遗症。出现呼吸抑制时应施行辅助（或人工）呼吸，不宜使用呼吸兴奋药。

硫喷妥钠

【药理作用】

本品为超短时作用的巴比妥类药物，主要通过降低大脑皮质兴奋性，抑制网状结构的上行性激活系通而产生全身麻醉作用。

【适应证】

① 主要用于全麻诱导，很少用于全麻的维持。

② 用于控制惊厥，静脉注射起效快，但不持久。

③ 可用于纠正全麻药导致的颅内压升高，但对病理性颅内压升高效果不明显。

④ 肌内注射可用于小儿基础麻醉，但现已少用。

【用法与用量】

静脉注射用法如下：

（1）全麻诱导　常用量每次 3～5mg/kg，最多不超过 6～8mg/kg。

（2）全麻维持　每小时最多 500mg。全麻不足时宁可加用其他全麻药。

（3）抗惊厥　每次 50～100mg。

静脉滴注用法如下：

（1）一般情况　用 5%葡萄糖注射液稀释至 0.2%～0.4%溶液，滴速以 1～2ml/分为度。

（2）抗惊厥　可用 33%等渗溶液静脉滴注。

【不良反应】

用后无呕吐、头痛等不良反应，但常引起喉痉挛、支气管收缩，故麻醉前最好给予阿托品以作预防。如心搏减少，血压降低，立即注射肾上腺素或麻黄碱。

【禁忌证】

对巴比妥类过敏者；休克未纠正前及心力衰竭者禁用。

【注意事项】

① 本品潮解或配成溶液后，易变质而增加毒性。

② 本品溶液为碱性，与硫酸阿托品、氯化筒箭毒碱、氯化琥珀胆碱等混合即发生沉淀。

③ 由于本品药液碱性强，一般不宜肌内注射。

依托咪酯

【药理作用】

本品为非巴比妥类静脉麻醉药。静脉注射后 20 秒即产生麻醉，持续时间约 5 分钟。增加剂量作用持续时间也相应延长。对呼吸和循环系统的影响较小，有短暂的呼吸抑制，使收缩压略下降，心率稍增快。与硫喷妥钠相比，上述影响较小，且无组胺释放作用。静脉注射后迅速分布于脑组织及代谢器官；在血浆中可与血浆蛋白结合（76.5%）。它在肝中被水解为失活的酸性代谢物而后由尿液排出，$t_{1/2}$ 为 4 小时。

【适应证】

① 主要用于静脉全麻诱导。

② 也可用于电转复及小手术麻醉。

【用法与用量】

静脉全麻诱导：按体重 0.3mg/kg 静脉注射。15～60 秒内注完。

麻醉维持：2mg/分或 10～20μg/(kg·分) 持续静脉滴注。

【不良反应】

① 本品可阻碍肾上腺皮质产生可的松和其他皮质激素，引起暂时的肾上腺功能不全而呈现水电解质失衡、低血压甚至休克。

② 常见静脉注射部位疼痛、恶心、呕吐。

③ 大剂量使用本品时，偶可出现呼吸暂停。

【禁忌证】

对本品过敏者；严重糖尿病患者；高血钾症患者；癫痫病患者；严重肝、肾功能不全者禁用。

【注意事项】

① 在未做相容性试验前，本品注射液不能与其他注射液混合使用，也不能与其他注射液经同一管路同时给药。

② 本品仅作静脉内给药，剂量必须个体化。

丙 泊 酚

【药理作用】

本品为烷基酚类的短效静脉麻醉药。本品的镇痛效应较弱，可使颅内压降低、脑耗氧量及脑血流量减少。对呼吸系统有抑制作用，可出现暂时性呼吸停止；对循环系统也有抑制作用，可出现血压降低。本品的麻醉效应恢复迅速，约 8 分钟，恢复期可出现恶心、呕吐和头痛。

【适应证】

① 用于全身麻醉的诱导和维持。常与硬膜外或脊髓麻醉同时应用，也常与镇痛药、肌松药及吸入性麻醉药同用。适用于门诊患者。

② 也常用于重症监护患者的镇静。

③ 可用于无痛人工流产手术。

【用法与用量】

静脉注射用法如下：

(1) 诱导麻醉　每10秒钟注射40mg，直至产生麻醉。大多数成人用量2～25mg/kg。

(2) 维持麻醉　常用量为每分钟0.1～0.2mg/kg。

(3) 重症监护患者镇静　通常为0.3～0.4mg/(kg·小时)。

(4) 人工流产手术　术前以2.0mg/kg进行麻醉诱导，术中患者若因疼痛有肢体活动时，可以追加0.5mg/kg的剂量。

(5) 辅助椎管内麻醉　0.5～2mg/(kg·小时)。

【不良反应】

① 诱导麻醉时有时可出现轻度兴奋现象。

② 如产生低血压或暂时性呼吸停止时，需加用静脉输液或减慢给药速度。

③ 静脉注射局部可产生疼痛，但罕见血栓形成或静脉炎。

【禁忌证】

对本品过敏者；低血压或休克患者；脑循环障碍患者；产科麻醉时；孕妇；哺乳期妇女禁用。

【注意事项】

① 给予本品前应准备好机械通气的设备。

② 本品不能肌内注射给药。

③ 给药前应先建立静脉通道，并适当的输液。

④ 先用1%利多卡因2ml注射后再注入本品，可消除注射部位疼痛。

第二节　局部麻醉药

普鲁卡因

【药理作用】

本品具有良好的局部麻醉作用，但因对皮肤、黏膜穿透力弱，不适用于表面麻醉。主要用于浸润麻醉，溶液浓度多为0.25%～0.5%（口腔科有时用其4%的溶液），每次用量0.05～0.25g，每小时不可超过1.5g。其麻醉时间短，可加入少量肾上腺素［1∶(100000～200000)］以延长作用的时间。也用于腰麻，每次量不宜超过0.15g，用5%溶液，约可麻醉1小时，主要用于腹部以下需时不长的手术。神经传导阻滞时用1%～2%溶液，每次不超过1g。

【适应证】

主要用于浸润麻醉，又用于“封闭疗法”，还可用于纠正四肢血管舒缩功能障碍及神经官能症。

【用法与用量】

(1) 局部浸润麻醉　溶液浓度多为0.25%～0.5%（口腔科有时用其4%的溶液），每次用量0.05～0.25g，每小时不可超过1.5g。若需加肾上腺素，每1ml药液中一般加入肾上腺素2～4μg，或加入1∶(200000～300000）肾上腺素总量不超过0.5mg。

(2) 神经传导阻滞　使用本品1%～2%溶液。不加肾上腺素时每次用量不超过500mg，加肾上腺素时不超过1000mg。

(3) 蛛网膜下腔阻滞　每次不宜超过150mg。

(4) 硬膜外麻醉　2%溶液，一般每次注射20～25ml，每小时不超过750mg。

(5) 静脉给药　四肢的局部麻醉用0.5%溶液40～150ml。治疗神经官能症用0.25%～0.5%的等渗溶液，每日每次静脉注射，用量从5ml开始，每日增加1ml，至10ml为止。

(6) 封闭疗法　将本品溶液注射于与病变有关的神经周围或病变部位，用量同浸润麻醉。

【不良反应】

① 用量过大或用浓溶液快速注入血管时，可能引起恶心、出汗、脉速、呼吸困难、颜面潮红、谵妄、兴奋、惊厥。

② 腰麻时常出现血压下降，可在麻醉前肌内注射麻黄碱

15～20mg以预防。

③ 有时出现过敏性休克。

【禁忌证】

对本品或其他酯类局麻药过敏者；心、肾功能不全者；重症肌无力患者禁用。

【注意事项】

① 局麻用药须个体化。

② 本品不能渗入皮肤黏膜，外用无效。

③ 药液变为深黄色时，其局麻效力下降。

丁 卡 因

【药理作用】

本品为长效的酯类局麻药，对周围神经的作用同其他局麻药相似，可改变细胞膜对钠离子的通透性，阻止钠离子内流，从而使动作电位上升减慢直至停止产生动作电位，导致神经兴奋和传导功能丧失，无法传递信息。本品脂溶性比普鲁卡因高，渗透力强与神经组织结合快而牢固。

【适应证】

① 用于眼科和耳鼻喉黏膜表面麻醉。

② 可用于硬膜外阻滞、蛛网膜下腔阻滞及神经传导阻滞。

【用法与用量】

(1) 蛛网膜下腔阻滞　常用其混合液（1%盐酸丁卡因1ml与10%葡萄糖注射液1ml、3%盐酸麻黄素1ml混合使用），每次常用量为10mg，10mg为限量，20mg为极量。

(2) 硬膜外阻滞　常用0.15%～0.3%溶液，与利多卡因合用时浓度最高为0.3%。每次常用量为40～50mg，极量为80mg。

(3) 神经传导阻滞　常用0.1%～0.2%溶液，每次常用量为40～50mg，极量为100mg。

【不良反应】

大剂量可致心脏传导系统和中枢神经系统抑制。

【禁忌证】

禁用于严重过敏体质者；心、肾功能不全者；重症肌无力患者。

【注意事项】

① 本品禁止用于局部浸润麻醉、静脉注射和静脉滴注。

② 可在本品溶液中加入肾上腺素，以减少吸收，减少急性中毒的发生。

③ 不宜长期使用本品滴眼液和眼膏，以避免出现严重的角膜炎或其他眼部并发症。

利多卡因

【药理作用】

本品局部麻醉作用较普鲁卡因强，维持时间比它长1倍，毒性也相应加大。穿透性、扩散性强，主要用于阻滞麻醉及硬膜外麻醉。尚具有抗心律失常作用，对室性心律失常疗效较好，作用时间短暂，无蓄积性，并不抑制心肌收缩力，治疗剂量下血压不降低。

【适应证】

① 主要用于硬膜外麻醉、神经阻滞麻醉、局部浸润麻醉、表面麻醉。

② 可用于区域阻滞麻醉。

③ 本品盐酸盐注射液还可用于急性心肌梗死后室性期前收缩和室性心动过速，亦可用于洋地黄类中毒。

【用法与用量】

(1) 局部麻醉　阻滞麻醉用1%～2%溶液，每次用量不宜超过0.4g。表面麻醉用2%～4%溶液，喷雾或蘸药贴敷，每次不超过100mg，也可以2%胶浆剂抹于食管、咽喉气管或导尿管的外壁；妇女做阴道检查时可用棉花签蘸5～7ml于局部。尿道扩张术或膀胱镜检查时用量200～400mg。浸润麻醉用0.25%～0.5%溶液，每小时用量不超过0.4g。硬膜外麻醉用1%～2%溶液，每次用量不超过0.5g。

（2）抗心律失常　①静脉注射：按 1～1.5mg/kg 作为首次负荷量静脉注射 2～3 分钟，必要时每 5 分钟重复 1～2 次。②静脉滴注：用负荷量后，可以 1～4mg/分或每分钟 0.015～0.03mg/kg 的速度静脉滴注。

【不良反应】

（1）神经系统　可有头昏、目眩、倦怠、言语不清、感觉异常、肌肉震颤、惊厥、意识障碍。

（2）心血管系统　大剂量可产生严重窦性心动过缓、心脏停搏。

（3）呼吸系统　在极高血药浓度下可引起呼吸停止。

（4）过敏反应　少有红斑样皮疹及血管神经性水肿等。

（5）其他　血小板减少、高铁血红蛋白血症、恶心、呕吐等。

【禁忌证】

严重心脏传导阻滞患者；预激综合征患者；肝功能严重不全者；有恶性高热者禁用。

【注意事项】

① 患有心脏和肝脏疾病患者，应减少本品用量。

② 静脉用药不宜超过 100mg，注射速度宜慢。

布比卡因

【药理作用】

本品局麻作用强于利多卡因（约强 4 倍）。其 0.25%～0.5%溶液引起局麻的时间一般为 4～10 分钟，0.75%溶液起效较之略快。用其 0.5%溶液加肾上腺素做硬膜外阻滞麻醉，作用可维持 5 小时。由于本品在血液内浓度低，体内蓄积少，作用持续时间长，故为一比较安全的长效局麻药。

【适应证】

适用于局部浸润麻醉、骶管阻滞、外周神经阻滞、硬脊膜外阻滞和蛛网膜下隙阻滞。

【用法与用量】

（1）臂丛神经阻滞　①0.25%溶液：20～30ml。②0.375%

溶液：20ml。

（2）骶管阻滞　①0.25%的溶液：15～30ml。②0.5%溶液：15～20ml。

（3）硬膜外阻滞　①镇痛：用0.25%～0.375%的溶液，10～20ml。②一般的下腹部手术：用0.5%溶液，10～20ml。③中上腹部手术：用0.75%的溶液，10～20ml。

（4）蛛网膜下腔阻滞　常用量5～15ml。

（5）局部浸润麻醉　①用0.25%的溶液，70～80ml，总用量175～200mg为限，24小时内分次给药，每日极量400mg。②用0.125%～0.25%的溶液，总用量以175～200mg为限。

（6）交感神经节阻滞　用0.25%的溶液20～50ml，总用量为50～125mg。

【不良反应】

偶见精神兴奋、低血压等反应。

【禁忌证】

肝、肾功能严重不全者；低蛋白血症患者禁用。

【注意事项】

① 与碱性药物混合可出现沉淀而失效。

② 药液不宜与金属长期接触。

③ 本品对心脏的毒性大，应合理选择药物浓度及用量。

甲哌卡因

【药理作用】

本品局部麻醉效能强，作用较迅速、持久，毒性及不良反应较小。且不扩张血管，使用时可不加肾上腺素。

【适应证】

适用于腹部、四肢及会阴部手术等，常用作浸润麻醉、周围神经阻滞、硬膜外和骶管阻滞等。

【用法与用量】

（1）浸润麻醉　0.25%～0.5%。

（2）表面麻醉　1%～2%。

(3) 硬膜外麻醉　1.5%～2.0%，首次注药量最少5ml，最多24ml。一般用量10～15ml。

(4) 臂丛神经阻滞　使用1%溶液时，总量为40ml；使用1.5%溶液时为30ml；使用2%溶液时为20～24ml。

【不良反应】

偶见惊厥、肌肉抽搐、虚脱和低血压，并可能致死。

【禁忌证】

孕妇禁用。

【注意事项】

① 避免注射过快或注射入血管内，以免引起全身中毒。

② 本品不能注射于头颈区域。

罗哌卡因

【药理作用】

本品为单一对映体结构（S）长效烯胺类局麻药，其作用机制与普鲁卡因类的其他药物相同。0.2%浓度时对感觉神经阻滞作用较好，几无阻滞运动神经的作用；0.75%浓度时则可阻滞运动神经。

【适应证】

① 用于区域阻滞麻醉和硬膜外麻醉。

② 也可用于区域阻滞镇痛，如硬膜外术后或分娩镇痛。

【用法与用量】

(1) 区域阻滞麻醉和硬膜外麻醉　0.5%～1%溶液，每次最大剂量为200mg。

(2) 区域阻滞镇痛　0.2%溶液。

【不良反应】

① 硬膜外麻醉时可出现低血压、心动过缓、恶心和焦虑。

② 本品血浓度过高时，对中枢神经系统有抑制和兴奋双相作用；对心血管系统有抑制心传导和心肌收缩力作用。

【禁忌证】

对本品或同类药物过敏者禁用。

【注意事项】

① 本品在 pH 6.00 以上的溶液中难以溶解，易出现沉淀。

② 本品注射剂不含防腐剂，只能每次使用。

第三节 骨骼肌松弛药

戈拉碘铵

【药理作用】

本品肌肉松弛作用与筒箭毒碱相似但较弱（本品 80mg 的效力约与筒箭毒碱 15mg 相当）。能为新斯的明所对抗。

【适应证】

用于全身麻醉时使肌肉松弛，适用于各种全麻中的浅麻醉，尤其适用于支气管哮喘和过敏状态的患者。

【用法与用量】

静脉注射：1mg/kg，隔 30～50 分钟后根据手术时间长短与肌肉松弛程度的需要，可再行补充 0.5～1mg/kg。

【不良反应】

常见心动过速，大剂量可引起呼吸肌麻痹和高血压。

【禁忌证】

重症肌无力、高血压、心肾功能不全患者禁用。

【注意事项】

① 本品可引起急性过敏反应，用药期间应注意观察。

② 在给药前应备有气管插管设备、人工呼吸、给氧装置和拮抗药。

泮库溴铵

【药理作用】

本品为较长效非去极化型肌松药。化学结构上属雄甾烷衍生物，但无雄激素样作用。其肌松作用类似筒箭毒碱，但强度要强 5 倍。本品无神经节阻滞作用，不促进组胺释放。治疗剂量时对心血管系统影响较小，很少透过胎盘，对胎儿几无影响。较大剂量时可使心率加快，心收缩力减弱，外周阻力增加等。

【适应证】

主要用作外科手术麻醉的辅助用药（气管插管和肌松）。

【用法与用量】

静脉注射：成人常用量 40～100μg/kg。与乙醚、氟烷合用时应酌减剂量。

【不良反应】

常见心率加快、血压升高和心排血量增加。

【禁忌证】

重症肌无力者；严重肝肾功能不全者禁用。

【注意事项】

① 本品仅供静脉注射使用。

② 本品用量与个体差异、麻醉方法、手术持续时间及同其他药物的相互作用有关。

罗库溴铵

【药理作用】

本品为维库溴铵的衍化物，作用也与之相同，但强度仅为其1/7。静脉注射后起效快，60～90 秒钟内即可进行插管，作用持续 30～40 分钟。它对自主神经和心血管无明显影响，但可降低眼压。无组胺释放作用。

【适应证】

常用于气管插管，也可用于各种手术中肌松的维持。

【用法与用量】

静脉注射用法如下：

(1) 插管　单次静脉注射 0.6mg/kg。

(2) 肌松作用维持　间断追加 0.15mg/kg。

静脉滴注用法如下：用于手术中维持肌肉松弛时，也可持续静脉滴注。静脉全麻时剂量为 5～10μg/(kg·分)，吸入全麻时剂量为 5～6μg/(kg·分)。

【禁忌证】

大剂量时偶可引起轻微的心率增快及低血压。

【注意事项】

① 本品注射剂呈酸性，不能与碱性溶液混合于同一注射器中，也不能通过同一导管同时静脉滴注。

② 使用本品恢复后，24小时内不应驾车或进行机械操作。

维库溴铵

【药理作用】

本品为中效非去极化型肌松药。肌松效应及用途等均似泮库溴铵，但稍强，持续时间为泮库溴铵的1/3～1/2。静脉注射，常用量为70～100μg/kg。肝硬化、胆汁淤积或严重肾功能不全者应用时肌松持续时间及恢复时间均延长。

【适应证】

① 主要作为全麻辅助用药，用于全麻时的气管插管及手术中松弛肌肉。

② 用于减轻破伤风患者的肌肉痉挛。

③ 用于脱位或骨折的整复等。

【用法与用量】

静脉注射用法如下：

(1) 气管插管　0.075～0.1mg/kg。

(2) 外科手术时维持剂量　0.01～0.015mg/kg。

静脉滴注用法如下：

(1) 一般剂量　首剂量是0.075mg/kg，随后连续输注的剂量为0.075mg/(kg·小时)。

(2) 气管插管　在给药0.08～0.10mg/kg后，开始采用0.001mg/(kg·分)的静脉滴注速度。持续用药20～40分钟。

【不良反应】

偶有过敏反应。

【禁忌证】

孕妇及儿童禁用。

【注意事项】

本品使用前，必须备有呼吸器和给氧装置，并掌握气管插管技术。

阿库氯铵

【药理作用】

本品为非去极化型肌松药。其特点与泮库溴铵相似，其效应比筒箭毒碱强1.5～2倍。对心脏病患者尤适用。

【适应证】

用于需要肌松的各种手术或气管插管。

【用法与用量】

静脉注射　按体重0.125～0.2mg/kg。

【不良反应】

可见血压明显下降、呼吸肌松弛，甚至严重的支气管收缩。

【禁忌证】

对本品过敏者禁用。

【注意事项】

在给药前必须备有插管设备、人工呼吸设备、给氧设备及拮抗药等。

派库溴铵

【药理作用】

本品为长效非去极化型肌松药，是泮库溴铵的衍生物，作用类似泮库溴铵，肌松持续时间约20分钟，但无心率加快、心收缩力减弱等不良反应。

【适应证】

用于全身麻醉时气管插管和手术中骨骼肌松弛。

【用法与用量】

静脉注射用法如下：

（1）气管插管　0.08～0.1mg/kg，3分钟后达气管插管状态。60～100分钟后可追加2～4mg维持肌肉松弛。

（2）肌松作用的维持　镇痛麻醉时为0.06mg/kg，吸入麻醉时为 0.04mg/kg。

【不良反应】

与泮库溴铵类似，但心血管不良反应较少。

【禁忌证】

对本品或溴化物过敏者；重症肌无力患者禁用。

【注意事项】

本品用药剂量应根据患者的体重及肾功能等情况而定。

阿曲库铵

【药理作用】

本品为非去极化型肌松药。作用与筒箭毒碱相同，但起效快（1 分钟）、持续时间短（15 分钟）。治疗剂量时不影响心、肝、肾功能。无蓄积性。大剂量时可促使组胺释放。

【适应证】

用于气管插管和手术中松弛骨骼肌。

【用法与用量】

静脉给药用法如下：

(1) 气管插管 0.3～0.6mg/kg 静脉注射后，2～3 分钟可达插管状态。必要时可追加 0.1～0.2mg/kg。

(2) 手术中的维持用药 0.07～0.1mg/kg 静脉注射，或 0.3～0.6mg/(kg·小时) 静脉滴注。

【不良反应】

偶可发生皮疹、局部红斑、低血压等不良反应。

【禁忌证】

对本品过敏者；支气管哮喘患者；重症肌无力患者禁用。

【注意事项】

① 本品的给药剂量宜个体化。

② 本品避免与碱性药物在同一容器中混合使用。

③ 本品只能静脉注射。

琥珀胆碱

【药理作用】

本品属去极化型肌松剂，肌肉松弛作用快，持续时间短，故易于控制，适用于外科手术，可使气管插管更容易进行。大剂量可引起呼吸麻痹，用时宜注意。

【适应证】

① 用于气管插管、特别是急症患者的快速连续气管插管。

② 维持麻醉中肌肉松弛。

③ 用于需要肌肉松弛的短小手术和抢救。

【用法与用量】

静脉注射用法如下：

(1) 气管插管　1～1.5mg/kg，最高 2mg/kg，用 0.9%氯化钠注射液稀释后浓度为 10mg/ml。

(2) 电休克时肌强直　10～30mg。

肌内注射：气管插管时深部肌内注射，每次用量不可超过 150mg。余参考静脉注射项。

静脉滴注：维持肌松时每次 150～300mg，溶于 5%～10%葡萄糖注射液 500ml 中使用。

【不良反应】

大剂量时可引起呼吸麻痹，故使用以前须先备好人工呼吸设备及其他抢救器材。

【禁忌证】

脑出血、脑动脉瘤、颅内压升高患者；高血钾症患者；严重烧伤患者；哮喘患者；骨折患者；开放性眼伤、青光眼患者禁用。

【注意事项】

① 忌与硫喷妥钠配伍。

② 本品没有特殊的拮抗药。

溴吡斯的明

【药理作用】

本品为可逆性胆碱酯酶抑制药，特点为起效慢、维持时间长。能可逆性地抑制胆碱酯酶的活性，使乙酰胆碱效应增强和延长，还可直接兴奋横纹肌的N胆碱受体，对横纹肌有较明显的选择性兴奋作用。此外，本品可使生长激素释放激素（生长释素）引起的生长激素水平显著增加，与生长释素合用可诊断和治疗儿童短身材，但效果不及新斯的明与生长释素合用。

【适应证】

本品可用于重症肌无力及手术后腹胀、尿潴留。还可用于拮抗非去极化肌松药作用（限注射给药）。本品与生长释素合用，可诊断儿童短身材病因。另外，本品还可预防性给药以避免神经毒气损害。

【用法与用量】

口服给药：

（1）治疗重症肌无力　①糖浆剂：初始剂量为60～120mg，每3～4小时1次，维持剂量为每日60mg。②缓释片：治疗严重的重症肌无力，每次180～540mg，每日1～2次，间隔不得短于6小时，由于缓释片的用量大，毒性反应也较多发生。

（2）预防性用药以避免神经毒气损害　每次30mg，每8小时1次。

肌内注射：用于治疗重症肌无力时每次2mg，每2～3小时1次。

静脉注射：

（1）用于拮抗非去极化肌松药　单次10～20mg，常与阿托品0.5～1mg合用。

（2）重症肌无力　同肌内注射项。

皮下注射：每日1～5mg。

【不良反应】

① 本品单独使用时可出现轻度的抗胆碱酯酶的毒性反应，如腹痛、腹泻、唾液增多、气管内黏液分泌增加、出汗、缩瞳、血压下降和心动过缓等，一般均能自行消失。

② 注射部位可发生红肿痛，应注意血栓性静脉炎的发生。

③ 本品长期口服可出现溴化物的反应，如皮疹、乏力、恶心和呕吐等。

【禁忌证】

对本品过敏者；心绞痛、支气管哮喘、机械性肠梗阻和尿路梗阻的患者禁用。

【注意事项】

① 术后肺不张或肺炎患者及心律失常（尤其是房室传导阻滞）者慎用。

② 孕妇给药后，由于子宫肌收缩，可引起早产，故应慎用。

③ 本品少量可分泌入乳汁中，但常规剂量时，婴儿透过乳汁摄入的药物量极少，乳母可安全用药。

④ 儿童不推荐使用。

⑤ 本品漏服后不可服用双倍量。

⑥ 重症肌无力患者用药须谨慎，不可过量，否则会出现“胆碱能危象”。

⑦ 食物不影响本品的生物利用度，但延迟药物达峰时间。

加兰他敏

【药理作用】

本品为可逆性抗胆碱酯酶药，其作用与新斯的明相似。本品可产生较强的中枢作用。其毒蕈碱样作用短暂、微弱，作用时间较长，能对抗阿片的呼吸抑制，但不影响它的麻醉作用。

【适应证】

主要用于重症肌无力、小儿麻痹后遗症及因神经系统疾病或外伤所致的运动障碍等神经肌肉功能紊乱。用于术后肠麻痹、尿潴留。还用于手术麻醉后的催醒剂及箭毒的解毒剂。本品的胶囊和片剂用于良性记忆障碍，注射剂可逆转注射氢溴酸东莨菪碱所致的中枢抗胆碱作用。

【用法与用量】

口服给药：

(1) 一般剂量　每次 5mg，每日 4 次，3 天后改为每次

10mg，每日4次。儿童每日0.5～1mg/kg，分3次服用。

(2) 老年性痴呆　每日30～40mg，分3次服用，1个疗程至少8～10周。

肌内注射或皮下注射：

(1) 重症肌无力　每次2.5～10mg，每日1次，2～6周为1个疗程。儿童每次0.05～0.1mg/kg，每日1次，2～6周为1个疗程。

(2) 抗箭毒　起始剂量为5～10mg，5～10分钟后按需要可逐渐增加至10～20mg。

静脉注射：逆转注射氢溴酸东莨菪碱所致的中枢抗胆碱作用，每次0.5mg/kg。

【不良反应】

(1) 消化系统症状　主要有口干、呕吐、腹胀、反胃、腹痛、腹泻、厌食及体重减轻等。

(2) 内分泌系统　偶见血糖增高。

(3) 神经系统　常见疲劳、头晕眼花、头痛、发抖、失眠、梦幻。罕见张力亢进、感觉异常、失语症等。

(4) 心血管系统　可见心动过缓、心律不齐。

(5) 血液系统　可见贫血，偶见血小板减少。

【禁忌证】

对本品过敏的患者；癫痫患者；运动功能亢进患者；心绞痛；心动过缓者；严重哮喘或肺功能障碍患者；严重肝、肾功能损害者；机械性肠梗阻患者及青光眼患者禁止使用本品注射剂。

【注意事项】

① 漏服本品后，不可1次服用双倍量。

② 重症肌无力患者用量过多时可引起危象，表现出胆碱样及毒蕈碱样毒性反应。此时应立即停药，并使用阿托品解毒。

安贝氯铵

【药理作用】

本品为胆碱酯酶抑制药，减慢乙酰胆碱的灭活，使存在于胆碱受体周围的乙酰胆碱浓度增加而发挥其疗效。还可直接兴奋横纹肌的N胆碱受体，对横纹肌有较明显的选择性兴奋作用。其作用主要表现为缩瞳、心动过缓、提高胃肠道和支气管等平滑肌的张力、增加唾液和汗腺的分泌。

【适应证】

① 本品用于治疗重症肌无力。尤其是不能耐受新斯的明、吡斯的明或对溴过敏的重症肌无力患者。

② 还可用于腹胀气。

【用法与用量】

口服给药：重症肌无力，每次5～10mg，每日3次。最大量可用至每次25mg，每日3次。

【不良反应】

本品治疗量可引起头痛，大剂量时可有恶心、呕吐、腹泻、腹痛、流涎、心动过缓、出汗等症状。

【禁忌证】

支气管哮喘患者；机械性肠梗阻患者；尿路梗阻患者；接受神经节阻断药美加明治疗者禁用。

【注意事项】

① 本品建议在餐后服用，因为空腹服用本品会增加不良反应。

② 本品用于治疗重症肌无力时，应注意调整剂量。抢救重症肌无力、肌无力危象时，可联合肾上腺皮质激素、血浆交换疗法、人工辅助呼吸等治疗措施。

③ 用药过量可引起胆碱能危象表现，可用阿托品对抗。

东莨菪碱

【药理作用】

作用与阿托品相似，其散瞳及抑制腺体分泌作用比阿托品强，对呼吸中枢具有兴奋作用，对大脑皮质有明显的抑制作用，此外还有扩张毛细血管、改善微循环以及抗晕船晕车等作用。

【适应证】

临床上用为镇静药，用于全身麻醉前给药及晕动病、震颤性麻痹、狂躁性精神病及有机磷中毒等治疗。由于本品既兴奋呼吸又对大脑皮质呈镇静作用，故可用于抢救重型流行性乙型脑炎呼吸衰竭。

【用法与用量】

口服给药：每次 0.2～0.6mg，每日 0.6～1mg，极量每次 0.6mg，每日 2mg。

皮下注射：每次 0.2～0.5mg，极量每次 0.5mg，每日 1.5mg。

抢救乙型脑炎呼吸衰竭：常用量为 0.02～0.04mg/kg，用药间歇时间一般为 20～30 分钟，用药总量最高达 6.3mg。

【不良反应】

以口干、畏光、嗜睡为最常见。过量可引起激动不安甚至惊厥。中毒时可用催眠镇静药，亦可用新斯的明。

【禁忌证】

青光眼患者禁用。

第二十五章 钙调节及抗骨质疏松类药物

碳酸钙

【药理作用】

本品为制酸剂、补钙剂。与碳酸氢钠比较，本品抗酸作用强而持久，中和或缓冲胃酸作用缓和。本品主要通过提高胃酸 pH 值而消除胃酸对壁细胞分泌的反馈性抑制，对胃酸分泌无直接抑制作用。

对肾功能不全继发甲状旁腺功能亢进、骨病患者的高磷血症，本品可结合食物中的磷酸盐，从而减轻机体磷酸盐负荷。与氢氧化铝比较，本品能更有效地结合磷酸盐，且不会发生铝中毒。近年来主张在应用低钙透析液基础上，选用本品作磷酸盐结合剂，防止并发高钙血症。

【适应证】

① 治疗胃及十二指肠溃疡引起的胃酸过多。

② 用于补充钙缺乏，如骨质疏松症、手足抽搐症、骨发育不全和佝偻病的补钙以及妊娠和哺乳期妇女、绝经期妇女补钙。

③ 肾衰竭时纠正低钙高磷血症。作为磷酸盐结合剂，也可治疗继发性甲状旁腺功能亢进纤维性骨炎所引起的高磷血症。

【用法与用量】

口服给药：

(1) 补钙　可根据人体需要及膳食钙的供给情况酌情进行补充，分次服用。①片剂、胶囊：每日 0.2～1.2g。②咀嚼片：每日 0.5～1g，嚼碎服用。③颗粒：每日 5～15g（1～3 包），用开水冲服。④泡腾颗粒：每次 0.2g（1 包），每日 3 次，溶于开水 10ml 中服用。⑤干混悬剂：每日 0.25～0.5g，加入水中混匀后口服。

（2）胃酸过多　每次 0.5～2g，每日 3～4 次。

（3）高磷血症　每日 1.5～13g，进餐时服用，或与氢氧化铝合用，每日最高可用至 17g。同时应随访血钙浓度，防止高钙血症。

（4）儿童常规剂量　混悬液 2～5 岁口服给药 5ml，6～11 岁给药 10ml。

【不良反应】

① 可见胃肠不适、嗳气、便秘。嗳气是本品与胃酸作用产生的二氧化碳所致；便秘是由于大便中产生碳酸钙、磷酸钙较多引起。

② 偶可发生奶-碱综合征，表现为高血钙、碱中毒及肾功能不全（因服用牛奶及碳酸钙或单用碳酸钙引起）。

③ 大剂量服用本品可发生高钙血症，并导致钙在眼结膜和角膜沉积。

④ 长期大量服用本品，因胃酸被中和，壁细胞分泌胃泌素的反馈性抑制作用消失，可引起胃酸分泌反跳性增高。

【禁忌证】

① 对本品过敏者。

② 高钙血症或高钙尿症者。

③ 正在服用洋地黄类药物者。

④ 有含钙肾结石或有肾结石病史者。

【注意事项】

① 本品用于制酸时，空腹服用作用时间短，宜在餐后 1 小时或睡前服用，可增加作用持续时间、维持中和胃酸效应 3 小时以上。

② 对维生素 D 缺乏引起的低钙，应同时服用维生素 D。

维生素 D_3-碳酸钙

【药理作用】

本品为碳酸钙、维生素 D_3 复合物。碳酸钙能调节骨代谢，并能维持神经与肌肉的正常兴奋性及降低毛细血管的通透性。维生素 D_3 能促进小肠黏膜刷状缘吸收钙及肾小管重吸收钙、磷。

【适应证】

① 低钙血症、骨软化症、佝偻病、骨质疏松及肾性骨病。

② 作为补钙剂，尤其适用于儿童期、青春期、妊娠期、哺乳期和绝经期的钙剂补充。

【用法与用量】

口服给药：

(1) 治疗用量　每次 600mg（以元素钙计），每日 3 次。

(2) 预防用量　每日 600～1200mg（以元素钙计）。

【不良反应】

① 嗳气、便秘。

② 长期或大剂量用药可能引起维生素 D 中毒、高钙血症，男性易发生泌尿系结石。

③ 偶可发生奶-碱综合征，表现为高血钙、碱中毒及肾功能不全。

【禁忌证】

① 尿钙或血钙浓度过高者。

② 维生素 D 增多症患者。

③ 对本品过敏者。

④ 高磷血症伴肾性佝偻病患者。

⑤ 洋地黄中毒或洋地黄化患者。

⑥ 肾功能不全者。

【注意事项】

① 人体每日对钙的生理需要量（以元素钙计）为：小于 6 个月婴儿，360mg；6 个月至 1 岁婴儿，540mg；1～10 岁，800mg；11～18 岁，1200mg；成人，800mg；孕妇和哺乳期妇女，1200～1600mg；绝经前妇女，1000mg，绝经后妇女（未服用雌激素）和老年男性，1500mg。维生素 D 每日所需量一般为 400U。

② 本品宜在餐后服用，因空腹服用可能引起胃部不适。

③ 药物过量可引起高钙血症、高钙尿症及肾功能受损，故用量不应超过每日推荐量。

④ 因本品需在胃酸作用下转化为可溶性钙盐而吸收，故胃酸缺乏者用本品可能无效。

骨化三醇

【药理作用】

骨化三醇（1,25-羟基维生素 D_3）是维生素 D_3 最重要的一种活性代谢物，通常在肾脏形成。本品为合成的骨化三醇，可促进小肠和肾小管吸收钙，抑制甲状旁腺增生，减少甲状旁腺素PTH合成与释放，纠正低血钙。

本品能增加转化生长因子-β（TGF-β）和胰岛素样生长因子-I（IGF-I）的合成，促进胶原和骨基质蛋白的合成，并调节骨的无机盐代谢，防止骨质疏松，使血清高碱性磷酸酶趋于正常。

在严重肾衰竭的患者（特别是需要长期血液透析者）中，内源性骨化三醇合成量明显降低，甚至完全停止合成，故使用本品可治疗肾性骨营养不良。

对维生素D依赖性佝偻病患者，因肾脏合成骨化三醇不足，从而使血中骨化三醇降低，甚至缺失，故可使用本品进行替代治疗。对低血磷性维生素D抵抗型佝偻病患者，使用本品可降低血磷清除，如联合磷制剂治疗，可恢复骨生长。

【适应证】

① 用于佝偻病，如维生素D依赖性佝偻病、低血磷性维生素D抵抗型佝偻病等。

② 骨质疏松症（主要用于绝经妇女及老年性骨质疏松症）。

③ 用于特发性、假性及术后甲状旁腺功能低下。大剂量静脉给药可用于肾衰竭所致假性甲状旁腺功能减退。

④ 用于肾性骨营养不良，如慢性肾衰竭患者（尤其是进行血液透析或腹膜透析者）所致肾性骨营养不良。

⑤ 用于骨软化症。

【用法与用量】

口服给药：

(1) 一般用量　为每日 0.3～0.5μg，分 2 次口服。

(2) 绝经后骨质疏松　每次 0.25μg，每日 2 次。

(3) 肾性骨营养不良（包括透析患者）　初始阶段，每日 0.25μg。

血钙正常或略低者，隔日 0.25μg。如使用 2～4 周后病情仍无明显改善，则每隔 2～4 周，每日 0.5μg。多数患者最佳用量为每日 0.5～1μg。

(4) 甲状旁腺功能低下、佝偻病　初始剂量每日 0.25μg，晨服。

如病情仍无明显改善，则每隔 2～4 周应增加剂量。对甲状旁腺功能低下者，如出现吸收不佳，应给予较大剂量。

静脉给药血液透析患者的肾性骨营养不良：初始剂量每次 0.5μg (0.01μg/kg)，每周 3 次。如使用 2～4 周后病情仍无明显改善，可每隔 2～4 周，每日增加 0.25μg。此类患者补钙应个体化。

儿童口服：1～5 岁，每日 0.25～0.75μg，6 岁以上，每日 0.5～2μg，用量须个体化。

【不良反应】

① 本品不良反应发生率很低，如小剂量（每日小于 0.5μg）单独给药，尚未观察到不良反应。

② 注射给药偶有注射部位疼痛、红肿和过敏反应。

③ 长期大剂量用药可引起软弱无力、嗜睡、头痛、恶心、呕吐、肌肉酸痛、骨痛、口腔金属味等。

【禁忌证】

① 对本品或同类药、维生素 D 及其类似物过敏者。

② 有维生素 D 中毒征象者。

③ 高钙血症及与高血钙相关疾病患者。

【注意事项】

① 应根据患者血钙水平给予本品每日最佳剂量。患者应摄入足够量（不能过量）的钙，每日平均约为 800mg（按从食物和药物摄入计），不应超过 1000mg，具体情况应个体化。

② 因血钙增高易诱发心律失常，故使用洋地黄类药物的患者应慎用本品，同时应严密监测血钙浓度。

③ 青年患者使用本品只限于特发性骨质疏松症、糖皮质激素过多引起的骨质疏松症。

④ 肾功能正常的患者使用本品时，应保持适量的水摄入，不能引起脱水。

⑤ 有观点认为使用本品对驾驶车辆及操作机器的安全性影响很小。

⑥ 本品不能与维生素 D（给予药理学剂量）及其衍生物制剂合用，以避免引起高维生素 D 血症、高钙血症等。

⑦ 出现高钙血症时须立即停药，并给予相关处理，待血钙恢复正常后，按末次剂量减半给药。

⑧ 用药过量可引起高血钙、高尿钙和高血磷。晚期可出现畏光、痛痒、高热、烦渴、多尿、夜尿、畏食、体重减轻、性欲减退、（钙化性）结膜炎、膜腺炎、高血压、心律失常、高胆固醇血症、肝功能异常、血尿素氮升高等，罕见严重精神失常。

⑨ 如出现急性药物过量，可考虑处理为立即停药，并洗胃或诱导呕吐，避免药物被进一步吸收；口服液体状石蜡，以促进药物经肠道排泄；密切监测血钙浓度，如仍高于正常，可使用磷酸盐和皮质类固醇治疗，同时做适当利尿处理。

阿法骨化醇

【药理作用】

本品在体内经肝细胞和成骨细胞中的 25 羟化酶羟化后，转化为 1,25-二羟维生素 D_3（骨化三醇）而发挥药理作用。

【适应证】

① 用于改善维生素 D 代谢异常（见于慢性肾功能不全、甲

状旁腺功能低下、抗维生素D性佝偻病和骨软化症）所致的症状（例如低钙血症、抽搐、骨痛及骨损害）。

② 用于骨质疏松症。

【用法与用量】

口服给药：

(1) 慢性肾功能不全所致的维生素D代谢异常　每次0.5μg，每日1次。

(2) 骨质疏松症　同慢性肾功能不全。

(3) 甲状旁腺功能低下症及其他维生素D代谢异常　每次1.0～4.0μg，每日1次。

【不良反应】

小剂量（每日小于1μg）单独给药一般无不良反应。长期、大剂量服用或与钙剂合用，可引起高钙血症、高钙尿症和骨质疏松。

(1) 胃肠道　偶见食欲缺乏、恶心、嗳气、呕吐、胃部不适、腹部膨胀、消化不良、腹泻、便秘等，罕见口渴、胃痛等。

(2) 肝脏　AST、ALT、LDH轻度上升。

(3) 神经系统　偶见头痛、头重、失眠、焦躁不安、四肢无力、倦怠，罕见目眩、困倦、胸痛、背痛、麻木、肩膀酸痛、老年性耳聋、耳鸣、记忆力减退等。

(4) 循环系统　偶见血压轻度上升，罕见心悸。

(5) 皮肤　偶见瘙痒、皮疹，罕见热感。

(6) 眼　偶见结膜充血。

(7) 骨　偶见关节周围钙化。

(8) 泌尿生殖系统　偶见BUN、肌酐升高，罕见肾结石。

(9) 其他　声音嘶哑。

【禁忌证】

① 高钙血症患者。

② 对维生素D及其类似物过敏者。

③ 有维生素D中毒征象者。

【注意事项】

① 使用洋地黄类药物的患者，因血钙增高易诱发心律失常。故该类患者应谨慎使用本品，同时应严密监测血钙浓度。

② 使用本品时不能同时给予其他维生素D及其衍生物制剂，以免维生素D过量。

③ 青年患者使用本品只限于特发性骨质疏松症、糖皮质激素过多引起的骨质疏松症。

④ 出现高钙血症时须立即停药，并给予相关处理，待血钙恢复正常后，按末次剂量减半给药。

⑤ 本品需每日服用，并同时补钙（每日摄入钙元素约1000mg）。

⑥ 高磷酸血症者在服用本品的同时，可使用氢氧化铝凝胶等控制血磷酸盐浓度。

依替膦酸

【药理作用】

本品为第一代双膦酸类药物，与第二代双膦酸类药物比较，其阻止骨钙化作用较强，而抗骨吸收活性较弱。

【适应证】

① 主要用于预防和治疗骨质疏松症，如妇女绝经、年龄增长等原因所致骨质疏松。

② 用于变形性骨炎（Paget's病）。

③ 用于多种原因引起的高钙血症。

④ 也可用于甲状旁腺功能亢进症。

【用法与用量】

口服给药：每次200mg，每日2次，两餐间服用。

静脉滴注：恶性高钙血症：每日7.5mg/kg（最大剂量为30mg/kg），用生理盐水250ml稀释后滴注，时间至少2小时，连续3～7天，然后改为口服给药。

【不良反应】

① 可见口腔炎、咽喉烧灼感、呕吐、头痛、腹部不适、腹

泻、皮肤瘙痒、皮疹等。有症状的食管反流症、裂孔疝患者服药后易出现食管黏膜刺激症状。

② 据报道，本品可引起骨矿化受损伴骨痛、骨软化或骨折，与使用剂量有关，大剂量（每日 10～20mg/kg）时发生率高，而小剂量（每日 5mg/kg）时发生率低。

③ 本品在注射过程中和注射后可能发生味觉的改变或丧失。

【禁忌证】

① 对本品过敏者。

② 中、重度肾衰竭者。

【注意事项】

① 本品对骨吸收有抑制作用，但用药剂量过大和时间过长可同时抑制正常骨矿化。因此，本品多采用间歇、周期给药，或在序贯疗法中作为骨吸收抑制药使用。服药 2 周需停药 11 周，停药期间需补充钙剂及维生素 D_3，13 周为 1 周期。

② 本品宜空腹时用清水（非矿化水，至少 200ml）送服，服药前后 2 小时不宜进食，不能与铁剂、抗酸剂、导泻剂及其他含铝、钙、镁的制剂同时服用。

③ 体内钙和维生素 D 不足者用药后可能引起低血钙。

④ 出现皮肤过敏症状（皮肤瘙痒、皮疹等）、发生骨折或血清肌酐超过 440μmol/L 时应停止用药。

阿仑膦酸钠

【药理作用】

本品为一种二膦酸盐，能抑制骨吸收。本品与骨内羟磷灰石具强亲和力，主要作用于破骨细胞，可抑制破骨细胞的活性，减慢骨吸收，防止骨丢失。本品能增加骨密度，抗骨吸收活性较强，无抑制骨矿化的作用。

【适应证】

① 主要用于预防和治疗骨质疏松症，如治疗绝经后妇女的骨质疏松、应用肾上腺皮质激素所致的骨质疏松症及男性骨质疏

松症。

② 用于预防髋部和脊椎骨折，如脊骨压缩性骨折等。

③ 用于治疗变形性骨炎（Paget's 病）和各种原因引起的高钙血症。

④ 对治疗恶性肿瘤相关性骨转移性骨痛也有一定疗效。

【用法与用量】

口服给药：每次 10mg，每日 1 次，6 个月为 1 个疗程。也有连用 7～10 年的报道。

肾功能不全时剂量：伴有轻至中度肾功能不全的患者（肌酐清除率为 35～60ml/分）不需调整剂量。对于更严重的肾功能不全患者（肌酐清除率小于 35ml/分），不推荐使用。

【不良反应】

（1）胃肠道　恶心、呕吐、腹胀、腹痛、腹泻、便秘、消化不良。可能出现食管炎、食管糜烂、食管溃疡，罕见食管狭窄、口咽溃疡及胃和十二指肠溃疡。某些症状较为严重并伴有并发症。

（2）肌肉骨骼系统　肌肉骨骼疼痛。

（3）血液　血清钙和血清磷呈轻度且短暂的下降，无临床症状。

（4）过敏反应　荨麻疹和罕见的血管性水肿。

（5）皮肤　罕见皮疹和红斑，偶尔可能并发光敏反应。

（6）眼　罕见葡萄膜炎。

（7）其他　头痛。

【禁忌证】

① 对本品过敏者。

② 有明显低钙血症者。

③ 骨软化症患者。

④ 严重肾功能不全者（肌酐清除率小于 35ml/分）。

⑤ 食管动力障碍患者，如食管狭窄或排空弛缓。

⑥ 不能站立或坐直至少 30 分钟者。

【注意事项】

① 本品宜于每日首次进食或应用其他药物前至少半小时，用温开水200ml送服（矿泉水等其他饮料、食物和某些药物可能降低本品吸收）。不得咀嚼或吮吸本品，服药后至少30分钟内及当日首次进食前，避免躺卧，以免引起食管不良反应（食管炎、食管溃疡和食管糜烂，罕见伴有食管狭窄）。如出现吞咽困难或疼痛、胸骨后疼痛、新发或加重的胃灼热，应停服本品并做相应处理。

② 服药2小时内，不宜服用钙剂、抗酸药以及进食高钙食品（如牛奶或奶制品）、橘子汁、咖啡等。

③ 开始应用本品前，须先纠正低钙血症（见禁忌证）。服药期间需补充钙剂。其他矿物质代谢紊乱（例如维生素D缺乏）也应同时治疗。应用糖皮质激素者更需摄入足量的钙和维生素D。

④ 口服本品过量可能导致低钙血症、低磷血症和上消化道不良反应，如胃部不适、胃灼热、食管炎、胃炎或溃疡。可服用牛奶或抗酸药以结合阿仑膦酸盐。嘱患者保持直立，以免出现食管刺激症状。

利塞膦酸

【药理作用】

本品可与骨中羟磷灰石结合，具有抑制骨吸收的作用。在细胞水平，本品可抑制破骨细胞，后者通常存在于骨表面，但不具有明显的吸收活性。动物组织形态测定表明，本品可减少骨转换（活化频率，即骨组织重构部位被活化的速率）和骨再塑部位的吸收。本品为二酸盐第3代，其抑制骨吸收的作用强于第一代（依替膦酸钠、氯屈膦酸二钠）和第2代（阿仑膦酸钠、帕米膦酸钠）药物，是帕米膦酸钠和阿仑膦酸钠的100多倍，是依替膦酸钠的100多倍。

【适应证】

用于治疗和预防绝经后妇女的骨质疏松症。

【用法与用量】

口服给药：绝经后妇女的骨质疏松症：每次 5mg，每日 1 次。

肾功能不全时剂量：肌酐清除率大于 30ml/分的患者不需要调整剂量。

【不良反应】

（1）胃肠道　可见吞咽困难、食管炎、食管溃疡、胃溃疡等上消化道紊乱及腹泻、腹痛、恶心、便秘等。

（2）其他　还可见流感样综合征、头痛、头晕、皮疹、关节痛等。

【禁忌证】

① 本品及其他二膦酸盐过敏者。

② 低钙血症患者。

③ 30 分钟内难以坚持站立或端坐位者。

【注意事项】

本品不宜与阿司匹林或其他 NSAIDs 合用。

① 本品可与激素合用。

② 本品应餐前至少 30 分钟直立位服用，用 200ml 左右清水送服，服药后 30 分钟内不宜卧床。

③ 食物中钙、维生素 D 摄入不足者，应加服本品。

④ 本品不可嚼碎或吸吮。

⑤ 低血糖、骨病和矿物质代谢障碍患者在症状改善后方可用本品。

⑥ 用于治疗和预防糖皮质激素引起的骨质疏松症之前，应确定患者体内的激素水平。

⑦ 过量用药可能会引起血钙、血磷降低，还会出现低血钙症状。若发生用药过量，可用牛奶和含钙的抗酸剂减少吸收，再洗胃以清除未吸收的药物，同时静脉注射钙制剂以减轻低血钙症状。

降　钙　素

【药理作用】

降钙素是由甲状腺滤泡旁细胞分泌的激素，是由 32 个氨基酸组成的多肽。降钙素可来自鲑鱼、鲤鱼、猪等，目前临床上应用的降钙素有人工合成的鲑鱼降钙素和依降钙素。降钙素来源不同，活性也不同。鲑鱼降钙素的活性高于猪、牛、羊和人所分泌的降钙素（鲑鱼降钙素的活性高于人降钙素活性至少10倍），依降钙素活性是人降钙素的10～40倍。降钙素具有以下作用：①降低破骨细胞活性和数目，直接抑制骨吸收，减慢骨转换，降低血钙水平。②抑制肾小管对钙、磷重吸收，增加尿钙、磷排泄。③抑制疼痛递质释放，阻断其受体，增加β-内啡肽释放，起到周围性和中枢性镇痛作用。

【适应证】

(1) 骨质疏松症　主要用于晚期绝经后骨质疏松症以及老年性骨质疏松症，也用于其他继发性骨质疏松症（如使用皮质激素治疗后或缺乏活动所致）。依降钙素（鳗鱼降钙素衍生物）用于骨质疏松症引起的骨痛。

(2) 高钙血症和高钙危象　主要用于继发于乳腺癌、肺癌、骨髓瘤和其他恶性肿瘤骨转移所致的高钙血症，也用于其他原因所致的高钙血症（如甲状旁腺功能亢进、缺乏活动或维生素D中毒；神经性营养不良症，由诸如创伤后骨质疏松症、交感神经营养不良、肩-臂综合征、外周神经受伤所致的灼痛、药物引起的神经营养不良等原因所致者）。

(3) 用于变形性骨炎（Paget's病，或称畸形性骨炎）　特别用于伴有骨痛、神经并发症、骨转换增加、骨病变进行性蔓延、不完全或反复骨折的患者。

【用法与用量】

皮下注射：

(1) 骨质疏松症　鲑鱼降钙素每次50～100U，每日1次；或每次100U，隔日1次。为防止骨质进行性丢失，应根据个体需要，适量补充钙剂和维生素D。如使用钙剂，应与本品间隔4小时。

(2) 高钙血症　鲑鱼降钙素每日5～10U/kg，分1～2次给药。应根据患者的临床和生化反应进行调整，如果注射剂量超过2ml，应分多个部位注射。

（3）变形性骨炎　鲑鱼降钙素每次50U，一周3次；或每日100U；也可每日或隔日100U，疗程至少3个月。

肌内注射：

（1）骨质疏松症　①鲑鱼降钙素，同皮下注射。②依降钙素，用于骨质疏松症引起的骨痛，每次10U，一周2次。应根据症状调整剂量。

（2）高钙血症　鲑鱼降钙素，同皮下注射。

（3）变形性骨炎　鲑鱼降钙素，同皮下注射。

静脉滴注　高钙血症危象：鲑鱼降钙素每日10～40U/kg，加入生理盐水500ml内缓慢滴注，滴注时间至少为6小时。

静脉注射　高钙血症危象：鲑鱼降钙素每日10～40U/kg，分2～4次缓慢静脉注射。

经鼻给药　使用鲑鱼降钙素鼻喷剂（鲑鱼降钙素每100U相当于20μg纯肽）。

（1）骨质疏松症　每日20μg（或每日或隔日40μg），可分次给药。

（2）伴有骨质溶解和（或）骨质减少的骨痛　视个体的需要而调整剂量，每日40～80μg。单次给药最高剂量为40μg，用量大时应分次给药。可能需要治疗数日，才能完全发挥镇痛作用。为能长期治疗，通常可减少初始的日剂量，或延长给药间隔时间。

（3）变形性骨炎　每日40μg，可分次给药。部分病例每日需要80μg。至少应持续用药3个月或更长时间。

（4）高钙血症　慢性高血钙症的长期治疗，每日40～80μg，单次给药最高剂量为40μg，用量大时应分次给药。

（5）神经性营养不良症　每日单次给予40μg，连续2～4周。以后根据情况可隔日给予40μg，连续6周。

以上用药肝肾功能不全时应减少剂量。

【不良反应】

(1) 过敏反应　可出现皮疹、荨麻疹等，偶见过敏性休克。

(2) 心血管系统　可有胸部压迫感、心悸。

(3) 消化系统　可有恶心、呕吐、畏食、腹痛、腹泻、口渴、胃灼热等。偶见丙氨酸氨基转移酶（ALT）及天门冬氨酸氨基转移酶（AST）等升高。

(4) 神经系统　有时出现眩晕、步态不稳，偶可出现头痛、耳鸣、手足搐搦。

(5) 代谢/内分泌系统　偶见低钠血症。

(6) 局部　偶见注射局部红肿胀痛。

(7) 其他　偶有颜面潮红、皮肤瘙痒、哮喘发作、发汗、指端麻木、尿频、水肿、视物模糊、咽喉部有含薄荷类物质后感觉、发热、寒战、全身乏力等。据慢性毒性实验报道，长期用药可增加垂体肿瘤的发生率。

【禁忌证】

① 对本品过敏者。

② 孕妇。

③ 哺乳期妇女。

④ 14 岁以下儿童禁用依降钙素。

【注意事项】

① 使用本品前应做皮肤过敏试验。皮试方法如下：取本品10U，用生理盐水稀释至 1ml，皮下注射 0.1ml（约 1U），观察15 分钟，注射部位发红超过中度时为阳性。阳性者最好不要使用本品。

② 玻璃和塑料会吸附本品，降低药效，因此在配制后应尽快使用。

③ 部分患者（30%～60%）在用药中可能会出现抗体，但仅 5%～15%患者会因此而对治疗产生抵抗性。若发现继续治疗无效，可能与抗体产生有关，可换用人降钙素。

④ 用药前给予止吐药，或睡前给药，有助于减轻不良反应。

从小剂量开始在2周内逐渐加量，也有助于减轻不良反应。

⑤ 鼻喷给药喷压一个剂量后，用鼻深吸气几次，以免药液流出鼻孔，不要立即用鼻孔呼气。鼻腔炎症可加强鼻喷剂的吸收，故慢性鼻炎患者使用气雾剂时应仔细监测。

⑥ 骨转移性肿瘤的高钙血症应用本品治疗后，一般只降低血钙及尿钙，大多数不能减轻骨痛。

⑦ 治疗高钙血症患者时应限制使用钙剂、维生素D及其代谢物。治疗高钙血症过程中若出现“脱逸现象”（即血钙在降低后又上升），可加大剂量，也可加用糖皮质激素（如泼尼松），以恢复其降血钙作用。

⑧ 应根据患者血钙、尿羟脯氨酸及不良反应等而调整剂量。

⑨ 发生过敏反应时应立即停药，并予以对症治疗。

⑩ 治疗过程中如出现耳鸣、眩晕、哮喘等应停药。

⑪ 肌内注射时，注意避开神经及血管，注射时若有剧痛，应立即更换注射部位。反复注射时，应变换注射部位，且应左右交替注射。

⑫ 大剂量短期给药时，少数患者易引起继发性甲状旁腺功能低下。

氯 化 钙

【药理作用】

钙能促进骨骼与牙齿的钙化形成。正常骨骼的钙化，有赖于人体充足的钙储备，人体99%以上的钙以羟磷灰石的形式存在于骨骼中。骨钙与血钙不断地交换以保持动态平衡，当机体摄取钙不足或需要量突然增加时，骨中的贮存钙释放出来，以满足机体需要。

钙可协助调节神经递质及激素的释放与储存，维持神经肌肉的正常兴奋性，促进神经末梢分泌乙酰胆碱。血清钙降低时可出现神经肌肉兴奋性升高，发生肌肉抽搐，血钙过高则兴奋性降低，出现肌肉软弱无力等。

钙能改善细胞膜的通透性，增加毛细血管壁的致密性，使渗出减少，从而起抗过敏作用。

高浓度钙与镁离子间存在竞争性拮抗作用，可用于镁中毒的解救，尚可与氟化物生成不溶性氟化钙，故可用于氟中毒的解救。

【适应证】

① 用于治疗钙缺乏（多用于急性钙缺乏）如新生儿低钙搐搦症、碱中毒及甲状旁腺功能低下所致的手足抽搐症、甲状旁腺功能亢进症手术后的“骨饥饿综合征”（骨的再矿化）、软骨病、维生素D缺乏病等。

② 用于血钙降低引起的肠绞痛、输尿管绞痛。

③ 作为孕妇及哺乳期妇女钙盐补充。

④ 用于治疗过敏性疾病，如虫咬性皮炎、药物过敏等。

⑤ 用于镁中毒及氟中毒时的解救。

⑥ 作为强心剂，用于心脏复苏，如高血钾、低血钙或钙通道阻滞等原因引起的心功能异常的解救。

【用法与用量】

静脉注射：

(1) 低钙血症　单次给药500～100mg，根据临床反应和血钙浓度，必要时1～3天后重复给药。

(2) 心脏复苏　每次200～400mg，应避免注入心肌内。

(3) 高钾血症　在心电监测下用药，并根据病情决定剂量，一般先给予500～1000mg。

(4) 高镁血症　先给予500mg。以后酌情重复用药。

静脉滴注：

(1) 甲状旁腺功能亢进症手术后的“骨饥饿综合征”　可将本品稀释于生理盐水或右旋糖酐内，每分钟滴注0.5～1mg（最大速度为2mg/分）。

(2) 用作强心剂　每次500～1000mg。稀释后静脉滴注。

心室腔内注射：心脏复苏，每次200～800mg。应避免注入心肌内。

儿童静脉注射：低钙血症，每次 25mg/kg，缓慢静脉注射。

【不良反应】

① 本品口服对胃肠道有一定刺激性。静脉注射给药可出现全身发热、皮肤红热、注射部位疼痛。如静脉注射过快可产生恶心、呕吐、血压下降、心律失常甚至心跳停止，使用洋地黄治疗的患者反应尤其明显。

② 用药过量或注射过快可致血钙过高，血钙过高早期可表现为便秘、倦睡、持续头痛、食欲缺乏、口腔金属味、异常口干等，晚期表现为精神错乱、高血压、眼和皮肤对光敏感、恶心、呕吐、心律失常等。血钙过高还可导致钙沉积在眼结膜和角膜上，影响视觉。

③ 如注射液漏出血管外，可引起组织坏死。

④ 静脉内给药可能会导致静脉血栓形成。

【禁忌证】

① 高钙血症及高钙尿症患者。

② 患有含钙肾结石或有肾结石病史者。

③ 结节病患者（可加重高钙血症）。

④ 有肾功能不全的低钙血症患者及呼吸性酸中毒衰竭者不宜使用本品。

【注意事项】

(1) 使用强心苷者（或停药后 7 天内）或洋地黄中毒时禁止静脉给药。

(2) 本品应予 10%～25%葡萄糖注射液稀释后缓慢注射，速度不超过 5mg/分，注射后应平卧片刻，以免头晕等。除非紧急情况，否则钙剂注射前应加热至 37℃。

(3) 本品有强烈刺激性，不宜皮下或肌内注射，应缓慢静脉注射或静脉滴注。若注射时药液漏出血管外，应立即停用，并用氯化钠注射液做局部冲洗，局部给予氢化可的松、1%利多卡因或玻璃酸，热敷并抬高肢体。

（4）脱水或低钾血症等电解质紊乱时应先纠正低钾，再纠正低钙，以免增加心肌应激性。

（5）静脉注射当患者出现不适或有明显心电图异常时，应立即停用，待心电图异常消失后再缓慢注射。

（6）钙剂过量的处理　轻度高钙血症只需停用钙剂和其他含钙药物，减少饮食中钙含量，当血钙浓度超过 2.9mmol/L 时，需立即采取下列措施：①输注氯化钠注射液，并应用高效利尿药如呋塞米、布美他尼等，以迅速增加尿钙排泄。②纠正低血钾和低血镁。③监测心电图，并可使用β-肾上腺素受体阻断药，以防止严重的心律失常。④必要时进行血液透析及使用降钙素和肾上腺皮质激素治疗。⑤密切监测血钙浓度。

（7）人体每日对钙的生理需要量（以元素钙计）　小于 6 个月婴儿，36mg；6 个月～1 岁婴儿，540mg；1～10 岁，800mg；11～18 岁，1200mg；成人，800mg；孕妇和乳母，1200～1600mg；绝经前妇女，1000mg；绝经后妇女（未服用雌激素）和老年男性，1500mg。

（8）大量进食富含纤维素的食物（如麸糠等）可抑制钙的吸收。

（9）食物中的磷（如奶制品中的磷）或植物酸（如草酸）可与钙离子结合为不能溶解的混合物，影响钙的吸收。

（10）大量饮用含咖啡因的饮料，可抑制口服钙的吸收。

葡萄糖酸钙

【药理作用】

本品为钙离子的补充药，药理作用可参见“氯化钙”。本品含钙量较氯化钙低，对组织的刺激性较小，注射给药比氯化钙安全，常与镇静剂并用。

【适应证】

（1）用于治疗钙缺乏　急性钙缺乏，如新生儿低钙抽搐症、碱中毒及甲状旁腺功能低下所致的手足抽搐症、甲状旁腺功能亢进症手术后的“骨饥饿综合征”（骨的再矿化）、维生素D缺乏病等。用于儿童、孕妇、青春发育期青少年、绝经前后妇女以及老年人的钙盐补充。也可用于大量输血所致的低钙血症。口服给药还可用于其他一些慢性低钙血症，如慢性甲状旁腺功能低下、假性甲状旁腺功能低下、骨软化症、慢性肾衰竭和应用抗惊厥药后继发的低钙血症。

(2) 用于治疗过敏性疾病　如虫咬性皮炎、瘙痒性皮炎、荨麻疹、渗出性水肿、药物过敏等。

(3) 用于镁中毒及氟中毒时的解救。

(4) 作为强心剂，用于心脏复苏，如高血钾、低血钙或钙通道阻滞及心脏手术等原因引起的心功能异常的解救。

【用法与用量】

口服给药：

(1) 钙缺乏　每次0.5～2g，每日3次。

(2) 氟中毒的解救　服用本品1%口服液，使氟化物成为不溶性氟化钙。

静脉注射：

(1) 急性低钙血症和过敏性疾病　每次1g（10%葡萄糖酸钙10ml），必要时可重复。

(2) 高镁血症和高钾血症　首剂应用1～2g，必要时可重复，每日最大剂量不超过10g。

(3) 慢性肾衰竭时低钙血症　每日1～2g。

(4) 中毒的解救　首次1g，1小时后重复给药，如有搐搦可注射3g。如有皮肤组织氟化物损伤，按受损面积给予10%的注射液5mg/cm^2，每日用量不超过15g。

【不良反应】

① 静脉注射给药可出现全身发热，如静脉注射过快可产生恶心、呕吐、血压下降、心律失常甚至心跳停止，同时使用洋地黄类药治疗的患者反应尤其明显。静脉注射时如药液外漏，可致静脉炎及注射部位皮肤发红、皮疹和疼痛，随后可出现脱皮和皮

肤坏死。

② 用药过量或注射过快可致血钙过高，早期可表现为便秘、嗜睡、持续头痛、食欲缺乏、口腔金属味、异常口干等，晚期表现为精神错乱、高血压、眼和皮肤对光敏感、恶心、呕吐、心律失常等。血钙过高还可导致钙沉积在眼结膜和角膜上，影响视觉。

③ 口服本品对胃肠道刺激性较小，可有胃肠不适，偶引起便秘。

【禁忌证】

① 高钙血症及高钙尿症患者。

② 患有含钙肾结石或有肾结石病史者。

③ 结节病患者（可加重高钙血症）。

【注意事项】

① 脱水或低钾血症等电解质紊乱时应先纠正低钾，再纠正低钙，以免增加心肌应激性。

② 本品口服制剂宜餐后服用。

③ 使用强心苷者或洋地黄中毒时禁用本品注射液。

④ 本品刺激性较大，不宜皮下或肌内注射，应缓慢静脉注射或静脉滴注。使用本品10%的注射液时，应于等量的5%～25%葡萄糖注射液中稀释后缓慢注射（不超过2ml/分），以免血钙升高过快而引起心律失常。

⑤ 若注射时药液漏出血管外，应立即停用，并用氯化钠注射液做局部冲洗，局部给予氢化可的松、1%利多卡因或玻璃酸，热敷并抬高肢体。

⑥ 静脉注射当患者出现不适或有明显心电图异常时，应立即停用，待心电图异常消失后再缓慢注射。

乳酸钙

【药理作用】

本品为补钙药，药理作用与氯化钙相似，因其溶解度较小，多供口服。

【适应证】

① 主要用于预防和治疗钙缺乏症（如手足抽搐症、骨骼发育不全、佝偻病）以及小儿、孕妇及哺乳期妇女的钙盐补充。也用于慢性肾衰竭患者的低钙血症。

② 可用于过敏性疾病及结核病的辅助治疗。

【用法与用量】

口服给药：

(1) 片剂　每次500～1000mg，每日2～3次。

(2) 咀嚼片　每次600mg，每日2～3次，嚼服。

(3) 口服溶液　每日250～1200mg（以Ca计），分次服用。可根据人体需要及膳食钙的供给情况酌情补充。

儿童口服给药：片剂每次250～500mg，每日2～3次。

【不良反应】

① 可出现嗳气、便秘、腹部不适等。

② 大剂量服用或用药过量可出现高钙血症，表现为畏食、恶心、呕吐、便秘、腹痛、肌无力、心律失常以及骨石灰沉着等。

【禁忌证】

① 高钙血症及高钙尿症患者。

② 患有含钙肾结石或有肾结石病史者。

③ 结节病患者（可加重高钙血症）。

④ 正在服用洋地黄类药物者。

【注意事项】

① 本品口服溶液如低温时析出结晶，可温热溶化后服用。

② 儿童口服本品时，可同时服用维生素D。

依普黄酮

【药理作用】

有文献报道，本品属植物性促进骨形成药物，可直接作用于骨，能改善骨质疏松症所致的骨量减少，具有雌激素样的抗骨质疏松特性，但无雌激素对生殖系统的影响。其抗骨质疏松的机制为：①促进成骨细胞的增殖、骨胶原合成及骨基质的矿化，增加骨量。②减少破骨细胞前体细胞的增殖和分化，抑制成熟破骨细胞活性，从而降低骨吸收。③通过雌激素样作用增加降钙素的分泌，间接产生抗骨吸收作用。

动物实验表明，本品无致畸、致突变性。对模型大鼠（因卵巢切除和泼尼松龙造成的实验性骨质疏松）有抑制骨量减少的作用。但缺乏临床有效性的随机对照临床研究报告的支持。

【适应证】

用于改善原发性骨质疏松症的症状，可能提高骨量减少者的骨密度。

【用法与用量】

口服给药：每次 200mg，每日 3 次，餐后服用，应根据患者的年龄及症状适当调整剂量。

肾功能不全剂量：中、重度肾功能不全者应减少剂量，轻度肾功能不全者无需调整剂量。

【不良反应】

① 中枢神经系统偶见眩晕、轻微头痛等。

② 2%～3%的患者感关节疼痛（尤其下肢），其原因是离子引起局部发生明显的成骨反应，或因补钙不足及应力性骨折所致，停药后症状可消失。

【禁忌证】

① 对本品过敏者

② 低钙血症患者。

【注意事项】

① 用药后如出现消化性溃疡、胃肠道出血或恶化症状、黄疸、男子乳腺发育、出疹及皮肤瘙痒等，应立即停药，必要时给予对症处理。

② 服药期间需同时补钙，给予碳酸钙或葡萄糖酸钙每日 1g。

③ 本品多用于预防绝经后骨质疏松，对男性骨质疏松症目前仍无用药经验。

特立帕肽

【药理作用】

本品［hPTH（1-34）］是一种合成的多肽激素，为人甲状旁腺素 PTH 的 1-34 氨基酸片段，该片段是含有 84 个氨基酸的内源性甲状旁腺素 PTH 具有生物活性的 N-末端区域。本品的免疫学和生物学特性与内源性甲状旁腺素 PTH 以及牛甲状旁腺素 PTH（bPTH）完全相同。本品刺激骨形成和骨吸收，可减少绝经后妇女骨折的发生率，根据给药方式的不同，还能提高或降低骨密度。连续输注可导致甲状旁腺素 PTH 浓度持续增高，因此比仅引起血清甲状旁腺素 PTH 浓度短暂增高的每日注射法产生的骨吸收作用更强。此外，本品不抑制二磷酸腺苷诱导途径或者胶原诱导途径的血小板聚集反应。

【适应证】

用于原发性及性腺功能减退性骨质疏松症、绝经后骨质疏松症。

【用法与用量】

静脉滴注：骨质疏松症，速度为 75ng/(kg·小时)，持续 24 小时。

肌内注射：骨质疏松症，每日 100μg，持续 5～6 个月。

皮下注射：妇女绝经后骨质疏松症或男性原发性或性腺功能减退性骨质疏松症，推荐剂量为每次 20μg，每日 1 次。

肾功能不全时剂量：轻中度肾功能损害者单次剂量药动学不会受到显著影响，这提示这些患者无需调整用量。严重肾功能损害者观察到消除半衰期和曲线下面积显著增高（约 75%），尚不明确是否造成与临床有关的不良反应发生率增加，尚无用量指导原则。

【不良反应】

（1）心血管系统　可见血压降低（包括有症状的直立性低血压，出现该症状时应谨慎），该症状通常出现在开始几次给药时。

（2）中枢神经系统　可见头晕（8%）、抑郁（4%）、肢端麻刺感（小于2%）以及短暂而轻微的头痛。

（3）代谢/内分泌系统　可出现血钙增高（短暂性增高，男性为6%，女性为11%）、血钙降低（仅有个案报道）、血尿酸增高（约3%）、甲状旁腺功能减退（仅有个案报道）。

（4）肌肉骨骼系统　本品治疗骨质疏松症时可出现腿痛性痉挛（3%）、关节痛（10%）。

（5）胃肠道　本品治疗骨质疏松症时8.5%的患者出现恶心。使用本品醋酸注射剂有不到2%的患者出现恶心、腹部痛性痉挛、排便欲、腹泻、口中金属味。

（6）皮肤　可见注射时疼痛（静脉注射）、红斑（皮内、皮下注射）、瘙痒（皮下注射）、荨麻疹（肌内注射）。

（7）其他　约3%的骨质疏松症患者用药后一年产生抗特立帕肽抗体患者似乎未出现不良后遗症或药物效力降低（如骨矿物质密度改变）的情况。

【禁忌证】

对本品过敏者。

【注意事项】

① 皮下给药时可能造成直立性低血压，患者应在坐下或躺下的条件下给予初次用量。

② 本品不推荐使用2年以上。

③ 患者接受洋地黄治疗时慎用本品。

氯 膦 酸

【药理作用】

本品与骨内羟磷灰石有亲和力，主要作用于破骨细胞，可抑制破骨细胞的活性，减慢骨吸收，防止骨丢失。本品可减少肿瘤对骨的浸润并可抑制前列腺素的生成，因而可减轻疼痛，减少病理性骨折的发生。

【适应证】

用于治疗恶性肿瘤骨转移所致的疼痛和高钙血症，避免或延迟由肿瘤引起的溶骨性骨转移，并减少这种骨转移所引起的骨折。

【用法与用量】

方案一：第1～5日，每日300mg，溶于500ml生理盐水或5%葡萄糖注射液中，缓慢静脉滴注，3～4小时滴注完毕。

方案二：第1日滴注5支针剂，滴注时间应超过4小时，停药4天。以上两种方案，均自第6日开始至第19日，每日口服8～12粒片剂或胶囊（1.6～2.4g）。

【不良反应】

① 10%左右的患者可发生轻度恶心、呕吐或腹泻，但多见于大剂量给药时。

② 本品可使甲状旁腺素和血清转氨酶水平暂时性升高，血清碱性磷酸酶的水平也可能有改变，无症状的低血钙有时发生于静脉治疗期间。

③ 静脉给药剂量显著高于推荐剂量时可能引起严重的肾功能损害，尤其在输注速度过快时。

【禁忌证】

除非明显的利大于弊，否则本品不得用于妊娠和哺乳期妇女；对二膦酸盐类过敏者禁用。

【注意事项】

本品可与二价金属阳离子形成复合物，故本品与牛奶、抗酸剂及含二价阳离子的药物合用时，会显著降低其生物利用度。与非甾体类抗炎镇痛药同时使用，有引起肾功能不全的报道。由于有增加低钙血症的危险，本品与氨基糖苷类同时使用时应谨慎。

帕米膦酸钠

【药理作用】

本品为第二代二膦酸药物，能抑制骨吸收。本品与骨内羟磷灰石具强亲和力，主要作用于破骨细胞，可抑制破骨细胞的活性，减慢骨吸收，防止骨丢失。还可通过成骨细胞间接抑制骨吸收。

【适应证】

可用于Paget's骨病变及多种原因引起骨质疏松症，也用于恶性肿瘤及其骨转移引起的高钙血症及骨质破坏溶解，可消除疼痛，改善运动能力，减少病理性骨折，减少患者对放疗的要求，延缓骨溶解性病变的发展。也用于甲状旁腺功能亢进症。

【用法与用量】

静脉滴注：成人及老年人，一般用量为 30～90mg 加入生理盐水或 5%葡萄糖注射液 250～500ml 时中静脉滴注 1～4 小时以上。用于 1 个疗程的治疗总量取决于患者治疗前的血清钙水平，每个疗程的最大总量为 90mg。治疗肿瘤引起的高钙血症，滴注速率不应超过 15～30mg/2 小时；在滴注溶液中，本品的浓度不应大于 15mg/125ml。注射后 24～48 小时，血清钙水平明显下降，在多数情况下，3～7 天内可获得正常的血钙水平。若血钙水平未达正常，可重复治疗直至血钙降至正常。但随着疗程次数的增多，疗效会降低。

口服：每日 150mg。

【不良反应】

有时出现一过性上呼吸道感染样症状，一般在输液后 3～24 小时内发生，持续 24 小时。但再次输入时，很少再发生同样症状。此外还可见发热、寒战、头痛、肌肉酸痛和胃肠道反应，如厌食、腹痛、便秘或腹泻等。偶可发生过敏反应和静脉滴注部位的局部反应。淋巴细胞、血小板减少和低钙血症也有发生。

【禁忌证】

儿童及对二膦酸盐类过敏者禁用。

【注意事项】

① 本品宜空腹服用，服药前后 2 小时不宜进食。

② 要缓慢静脉滴注且每次剂量不应超过 90mg，以减少肾毒性。

③ 不合用其他二膦酸类药物，出现明显低钙血症，应静脉滴注葡萄糖酸钙治疗。

④ 妊娠及哺乳期妇女慎用，严重肾功能损害者、心血管疾病患者及驾驶员慎用。

伊班膦酸钠

【药理作用】

本品主要通过与骨内羟磷灰石结合，抑制羟磷灰石的溶解和形成产生抗骨吸收作用。主要用于伴有或不伴有骨转移的恶性肿瘤引起的高钙血症。用量应依据高血钙的程度及肿瘤种类决定。

【适应证】

用于伴有或不伴有骨转移的恶性肿瘤引起的高钙血症。

【用法与用量】

将本品1～4mg稀释于不含钙离子的生理盐水或5％葡萄糖注射液中，静脉缓慢滴注，滴注时间不得少于2小时。治疗高钙血症，应严格按照血钙浓度，治疗前适当给予生理盐水进行水化治疗。中、重度患者可单剂量给2～4mg。

【不良反应】

少数患者可出现体温升高或类似流感样症状，如发烧、寒战、类似骨骼或肌肉疼痛等症状，多数情况下不需特殊治疗；个别患者还可能出现胃肠道不适。应用本品后，由于肾脏钙的排泄减少，患者常伴有血清磷酸盐水平降低，而血钙水平也可能降至正常以下。

【禁忌证】

由于本品对肝、肾有一定毒性作用，故肝肾功能不正常者慎用，严重肾功能不全者（血清肌酐＞5mg/dl）禁用；儿童、孕妇及哺乳期妇女禁用；对本品和其他二膦酸盐类过敏者禁用。

【注意事项】

① 在用本品治疗前应适当给予生理盐水进行水化治疗。但有心力衰竭危险的患者避免过度水化治疗。

② 使用过程中，应注意监测血清钙、磷、镁等电解质水平及肝、肾功能。

唑来膦酸

【药理作用】

本品系一种杂环咪唑二膦酸盐，其作用如下：与骨内羟磷灰石结合，抑制羟磷灰石的溶解和形成产生抗骨吸收作用；干扰破骨细胞，导致其凋亡；本品可刺激骨的形成。另外，本品有直接的抗肿瘤作用。

【适应证】

① 用于恶性肿瘤引起的高钙血症。

② 用于恶性肿瘤溶骨性骨转移引起的骨痛。

【用法与用量】

（1）治疗骨转移瘤　每次 4mg，时间不得少于 15 分钟。3～4 周 1 次。

（2）恶性肿瘤高钙血症　每次 4mg，时间不得少于 15 分钟。如血钙浓度未恢复正常，再给每次 4mg，但两次间隔时间不少于 7 天。

【不良反应】

主要表现为体温升高，其他有低血压、骨骼或肌肉疼痛、胃肠道不适等症状。

【禁忌证】

严重肾功能不全者禁用；儿童、孕妇及哺乳期妇女禁用；对本品和其他二膦酸盐类过敏者禁用。

【注意事项】

每次不超过 4mg，时间不得少于 15 分钟，以减少肾毒性。注意进行肾功能检查。

第二十六章 止血药

甲 萘 醌

【药理作用】

维生素K为肝脏合成凝血酶原（因子Ⅱ）的必需物质，还参与因子Ⅶ、Ⅸ、Ⅹ的合成。缺乏维生素K可致上述凝血因子合成障碍，影响凝血过程而引起出血。此时给予维生素K可达到止血作用。本品尚具镇痛作用，其镇痛作用机制可能与阿片受体和内源性阿片样物质介导有关。天然的维生素K_1、维生素K_2是脂溶性的，其吸收有赖于胆汁的正常分泌。维生素K_3是水溶性的，其吸收不依赖于胆汁，口服可直接吸收，也可肌内注射。吸收后随脂蛋白转运，在肝内被利用。肌内注射后8～24小时起效，但需数日才能使凝血酶原恢复至正常水平。

【适应证】

（1）止血　用于阻塞性黄疸、胆瘘、慢性腹泻、广泛肠切除所致肠吸收功能不良患者，早产儿、新生儿低凝血酶原血症，香豆素类或水杨酸类过量以及其他原因所致凝血酶原过低等引起的出血。亦可用于预防长期口服广谱抗生素类药物引起的维生素K缺乏症。

（2）镇痛　用于胆石症、胆管蛔虫症引起的胆绞痛。

（3）解救杀鼠药“敌鼠钠”（diphacin）中毒　此时宜用大剂量。

【用法与用量】

（1）止血　肌内注射，每次2～4mg，每日4～8mg。防止新生儿出血，可在产前1周给孕妇肌内注射，每日2～4mg。口服，每次2～4mg，每日6～20mg。

(2) 胆绞痛　肌内注射，每次 8～16mg。

【不良反应】

① 可致恶心、呕吐等胃肠道反应。

② 较大剂量可致新生儿、早产儿溶血性贫血、高胆红素血症及黄疸。在红细胞葡萄糖-6-磷酸脱氢酶缺乏症患者可诱发急性溶血性贫血。

③ 可致肝损害，肝功能不良患者可改用维生素 K_1。肝硬化或晚期肝病患者出血，使用本品无效。

【禁忌证】

① 对本品过敏者。

② 妊娠晚期妇女。

【注意事项】

① 肠道吸收不良者以采用注射途径给药为宜。

② 当患者因维生素 K 依赖因子缺乏而发生严重出血时，短期应用常不能立即生效，可先静脉输注凝血酶原复合物、血浆或新鲜血。

③ 用于纠正口服抗凝药引起的低凝血酶原血症时，应先试用最小有效剂量，通过 PT 测定再加以调整；过量的维生素 K 可影响以后的抗凝治疗。

④ 肝功能损害时，维生素 K 的疗效不明显，PT 极少恢复正常，如盲目大量使用维生素 K，反而可加重肝脏损害。肝硬化或其晚期患者出血，使用本品无效。肝功能不全者可改用维生素 K_1。

⑤ 肝素引起的出血倾向及 PT 延长，用维生素 K 治疗无效。

⑥ 严格掌握用法、用量，不宜长期大量应用。

氨基己酸

【药理作用】

能抑制纤维蛋白溶酶原的激活因子，使纤维蛋白溶酶原不能激活为纤维蛋白溶酶，从而抑制纤维蛋白的溶解，产生止血作用。高浓度时，本品对纤维蛋白溶酶还有直接抑制作用，对于纤维蛋白溶酶活性增高所致的出血症有良好疗效。

【适应证】

用于纤溶性出血，如脑、肺、子宫、前列腺、肾上腺、甲状腺等创伤或手术出血。术中早期用药或术前用药，可减少手术中渗血，并减少输血量。亦用于肺出血、肝硬化出血及上消化道出血。

【用法与用量】

静脉滴注，初用量4～6g，以5%～10%葡萄糖注射液或生理盐水100ml稀释，15～30分钟内滴完，维持量为每小时1g，维持时间依病情而定，每日量不超过20g，可连用3～4天。口服，成人每次2g，依病情服用7～10天或更久。

【不良反应】

偶有腹泻、腹部不适、结膜充血、鼻塞、皮疹、低血压、呕吐、胃灼热感及尿多等反应。

【禁忌证】

① 从肾脏排泄，且能抑制尿激酶，可引起血凝块而形成尿路阻塞，故泌尿道手术后，血尿的患者慎用。

② 有血栓形成倾向或过去有栓塞性血管病者慎用。

【注意事项】

① 排泄较快，须持续给药，否则其血浆有效浓度迅速降低。

② 因不能阻止小动脉出血，术中如有活动性动脉出血，仍须结扎止血。

③ 不可静脉注射给药。

氨甲环酸

【药理作用】

本品为合成的氨基酸类抗纤溶药，与纤溶酶原或纤溶酶的赖氨酸结合区有高度亲和力，故能竞争性抑制纤维蛋白的赖氨酸与纤溶酶结合，从而抑制纤维蛋白凝块的裂解，产生止血作用。本品低剂量能抑制纤溶酶原的活化作用，高剂量还能直接抑制纤溶酶的蛋白溶解酶活性，也能抑制膜蛋白酶、糜蛋白酶的活性。

本品对纤溶酶活性增高所致的出血有良好疗效，其作用较氨甲苯酸强。有报道称，本品的止血作用强于氨基己酸 6～10 倍，在组织中有更强及更持久的抗纤溶酶活性。由于本品可导致局部缺血，在治疗蛛网膜下腔出血时，倾向于使用氨基己酸。

【适应证】

(1) 主要用于纤维蛋白溶解亢进所致的各种出血。

(2) 也适用于富有纤溶酶原激活物的脏器创伤或手术出血，如前列腺、尿道、肺、脑、子宫、肾上腺、甲状腺等。

(3) 用于人工流产、胎盘早剥、死胎和羊水栓塞引起的纤溶性出血，以及病理性宫腔内局部纤溶性增高的月经过多。

(4) 用于眼前房出血及严重鼻出血。

(5) 中枢神经系统的轻症出血（如蛛网膜下腔出血和颅内动脉瘤出血），应用本品止血优于其他抗纤溶药，但有并发脑水肿或脑梗死的危险。对重症有手术指征的患者，本品仅作辅助用药。

(6) 用于治疗遗传性血管神经性水肿，可减少其发作频率，降低严重程度。

(7) 用于血友病患者（缺乏凝血因子Ⅷ或Ⅸ） ①发生活动性出血，可联用本品治疗。②口腔手术后，可用于防止或减轻术后出血。

(8) 尚用作组织型纤溶酶原激活物（t-PA）、链激酶及尿激酶的拮抗剂。用于治疗溶栓过量所致的严重出血。

【用法与用量】

口服：每次 1.0～1.5g，每日 2～6g。

静脉注射或静脉滴注：每次 0.25～0.5g，每日 0.75～2g。静脉注射以 25%葡萄糖注射液稀释，静脉滴注以 5%～10%葡萄糖注射液稀释。

【不良反应】

① 本品不良反应较氨基己酸少，可出现腹泻、恶心及呕吐，较少见的有经期不适（经血凝固所致），偶有药物过量引起颅内

血栓形成和出血。

② 因本品可进入脑脊液，注射后可有视物模糊、头痛、头晕、疲乏等中枢神经系统症状，与注射速度有关，但很少见。

【禁忌证】

① 对本品过敏者。

② 有血栓形成倾向（如急性心肌梗死）或有纤维蛋白沉积时不宜使用。

【注意事项】

① 宫内死胎导致低凝血因子Ⅰ血症，使用肝素治疗出血，较使用本品安全。

② 用药时不能经同一静脉通道输血。

③ 上尿路出血时给予本品，有引起肾小球毛细血管血栓的可能性，用药时应谨慎。

④ 本品一般不单独用于弥散性血管内凝血（DIC）所致的继发性纤溶性出血，以防血栓进一步形成，影响脏器功能，特别是引起急性肾衰竭。

⑤ 本品与其他凝血因子（如因子Ⅸ）等合用，应警惕血栓形成。一般认为应在给予凝血因子 8 小时后再使用本品。

蛇毒血凝酶

【药理作用】

具有类凝血酶样作用及类凝血激酶样作用。其凝血酶样作用能促进出血部位（血管破损部位）的血小板聚集，释放一系列凝血因子，其中包括血小板因子 3（PF3），能促进纤维蛋白原降解生成纤维蛋白单体，进而交联聚合成难溶性纤维蛋白，促进在出血部位的血栓形成和止血。其类凝血激酶样作用是由于释放的 PF3 引起，就像血液中的凝血激酶依靠 PF3 激活那样，凝血激酶被激活后，可加速凝血酶的生成，因而促进凝血过程。能缩短出血时间，减少出血量。

在完整无损的血管内无促进血小板聚集作用，它不激活血管内纤维蛋白稳定因子（因子 XⅢ），因此，它促进生成的纤维蛋白单体所形成的复合物，易在体内被降解而不致引起DIC。因不影响血液中凝血酶含量，故不会导致血栓形成。

试验表明，注射1.0kU 20分钟后，测定健康成年人的出血时间会缩短至1/2或1/3。

【适应证】

可用于需减少流血或止血的各种医疗情况，如内、外、妇产、眼、耳鼻喉、口腔科疾病并发的出血及出血性疾病，也可用于预防出血，如手术前用药，可避免或减少术中、术后出血；用于消化道出血、血友病血肿、血小板减少性疾病伴出血的辅助治疗。本品更适用于传统止血药无效的出血患者。

【用法与用量】

静脉注射、肌内注射，也可局部使用。成人：每次1.0～2.0kU，紧急情况下，立即静脉注射1.0kU，同时肌内注射1.0kU。各类外科手术：手术前1小时，肌内注射1.0kU；或手术前15分钟，静脉注射1.0kU。手术后每日肌内注射1.0kU，连用3天，或遵医嘱。

【不良反应】

① 不良反应发生率较低，偶见过敏样反应。

② 本品超常规剂量5倍以上使用时，可引起凝血因子Ⅰ降低、血液黏滞度下降，因此对大剂量治疗尚有争议。

【禁忌证】

① 对本品或同类药物过敏者。

② DIC及血液病所致的出血不宜使用。

③ 本品虽无促进血栓形成的报道，为安全起见，有血栓或栓塞史者禁用。

【注意事项】

① 本品注射剂每支含1克氏单位（Klobusitzky Unit，KU）的冻干粉，配备一支溶剂（1ml），溶解后可进一步稀释。

② 单位换算：1KU相当于0.04NIH凝血酶单位；IKU相

当于 0.3U 的凝血酶，巴曲酶单位（BU）相当于 0.17NIH 凝血酶单位。

③ 正常人受创伤致动脉及大静脉破损的喷射性出血时，需进行加压包扎及手术处理，同时使用本品以减少出血量。

④ 血液中缺乏血小板或某些凝血因子引起病理性出血时，本品的作用减弱，宜补充血小板或缺乏的凝血因子或输注新鲜血液后再用本品。

⑤ 在原发性纤溶系统亢进（如内分泌腺、癌症手术等）的情况下，宜与抗纤溶酶药物合用。

⑥ 治疗新生儿出血时，宜在补充维生素 K 后合用本品。

⑦ 如出现过敏样反应，可按一般抗过敏处理方法，给予抗组胺药和（或）糖皮质激素及对症治疗。

⑧ 用药次数视情况而定，每日总量不超过 8KU，一般用药不超过 3 天。

⑨ 应注意防止用药过量，否则其止血作用会降低。

酚磺乙胺

【药理作用】

能增加血液中血小板数量，增强其聚集性和粘附性，促使血小板释放凝血活性物质，缩短凝血时间，加速血块收缩。尚可增强毛细血管抵抗力，降低毛细血管通透性，减少血液渗出。止血作用迅速，静脉注射后 1 小时作用达高峰，作用维持 4～6 小时。口服也易吸收。

【适应证】

适用于预防和治疗外科手术出血过多，血小板减少性紫癜或过敏性紫癜以及其他原因引起的出血，如脑出血、胃肠道出血、泌尿道出血、眼底出血、齿龈出血、鼻出血和皮肤出血等。可与其他类型止血药如氨甲苯酸、维生素 K 并用。

【用法与用量】

（1）预防手术出血　术前 15～30 分钟静脉注射或肌内注射，

每次0.25～0.5g，必要时2小时后再注射0.25g，每日0.5～1.5g。

(2) 治疗出血　成人，口服，每次0.5～1g，每日3次。肌内注射或静脉注射，每次0.25～0.5g，每日2或3次。也可与5%葡萄糖溶液或生理盐水混合静脉滴注，每次0.25～0.75g，每日2～3次，必要时可根据病情增加剂量。

【不良反应】

① 本品毒性低，可有恶心、头痛、皮疹、暂时性低血压、血栓形成等。

② 偶有静脉注射后发生过敏性休克的报道。

【禁忌证】

对本品过敏者。

【注意事项】

① 本品最好单独注射，不宜与其他药物（如碱性药液碳酸氢钠注射液）配伍，以免药物氧化、变色而失效。

② 高分子血容量扩张剂不能在本品之前使用。

③ 尚未见用药过量引起不良反应的报道。

卡巴克络

【药理作用】

能增强毛细血管对损伤的抵抗力，降低毛细血管的通透性，促进受损毛细血管端回缩而止血。

【适应证】

主要用于毛细血管通透性增加所致的出血，如特发性紫癜、视网膜出血、慢性肺出血、胃肠出血、鼻出血、咯血、血尿、痔出血、子宫出血、脑出血等。对大量出血和动脉出血疗效较差。

【用法与用量】

(1) 片剂　每片2.5mg；5mg。口服，每次2.5～5mg，每日3次。

（2）注射液　每支5mg（1ml）；10mg（2ml）。肌内注射，每次5～10mg，每日2～3次。不可静脉注射。

（3）止血棉　由卡巴克络、药用明胶、依地酸二钠、甲醛等经严密消毒后制成的海绵状物，止血效果较好，能被人体组织吸收，适用于战伤出血及各种创伤出血的急救。

【不良反应】

本品片剂中含水杨酸，长期应用可产生水杨酸反应。

【禁忌证】

有癫痫史及精神病史者应慎用。

【注意事项】

① 本品水杨酸钠盐不能用于静脉注射。

② 本品对大量出血和动脉出血疗效较差。

冻干人凝血因子

【药理作用】

微量凝血酶可使血浆FⅧ促凝活性（FⅧ：C）活化，成为活化的凝血因子Ⅷ（FⅧa）。FⅧa是凝血过程中活化凝血因子Ⅸ（Ⅸa）的辅助因子，在血小板表面参与凝血因子Ⅹ的激活，然后使凝血因子Ⅱ向凝血酶转化，在循环中形成纤维蛋白，即血块生成而止血，并在维持有效止血中起重要作用。FⅧ在血液凝固过程中被消耗，在组织坏死或出血时消耗加速；FⅧa也能被活化蛋白C（APC）灭活。血浆FⅧ活性的正常均值为100%（范围为50%～200%），甲型血友病血浆FⅧ活性水平常低于5%，重型者低于2%。静脉每输注本品1U/kg，能使血浆FⅧ活性升高2%。本品进入体内不易产生抗FⅧ的抗体。

【适应证】

① 用于甲型血友病（先天性凝血因子Ⅷ缺乏症）。

② 用于获得性凝血因子Ⅷ（FⅧ）缺乏症。

③ 用于血管性假血友病（vWD）。

④ 用于低纤维蛋白原血症，可作为凝血因子Ⅰ（纤维蛋白原）的来源用于DIC。

【用法与用量】

静脉滴注：

(1) 轻度关节出血　每次8～10U/kg，每日1～2次，连用1～4天，使FⅧ水平提高到正常水平的15%～20%。

(2) 中度关节、肌肉出血　每次15U/kg，每日2次，需用3～7天，使FⅧ水平提高到正常水平的30%。

(3) 大出血或严重创伤而无出血证据　每次25U/kg，每日2次，至少用7天，使FⅧ水平达正常水平的50%。

(4) 外科手术或严重创伤伴出血　40～50U/kg于术前1小时开始输注，使FⅧ水平达正常水平的80%～100%；随后使FⅧ水平维持在正常水平的30%～60%，10～14天。

(5) 预防出血　体重大于50kg，每日500U；小于50kg者，每日250U，使FⅧ水平达正常水平的5%～10%。

(6) 抗FⅧ抗体生成伴出血　首剂5000～10000U/h，维持量300～1000U/h，使体内FⅧ水平维持在30～50U/ml，如联合应用血浆交换术，宜追加本品40U/kg，以增强疗效。

【不良反应】

大量输注本品可产生溶血反应（制品中含抗A、抗B红细胞凝集素）或超容量性心衰，每日输注超过20U/kg时可出现肺水肿。此外，尚有高凝血因子Ⅰ血症或血栓形成。还可能出现寒战、发热、荨麻疹、恶心、面红、皮疹、眼睑水肿及呼吸困难等过敏反应，严重者可致血压下降及休克。

【禁忌证】

尚不明确。

【注意事项】

① 稀释时应用塑料注射器，玻璃注射器表面可吸附FⅧ，配制好的溶液勿激烈震荡。配制后的溶液不能再置入冰箱。

② 输液器应带有滤网装置。

③ 滴注速度需个体化，一般2～4ml/分，药液宜在1小时内输完。

重组人血小板生成素

【药理作用】

血小板生成素是刺激巨核细胞增殖生长的内源性细胞因子，对巨核细胞生成的各阶段有刺激作用，包括前体细胞的繁殖和多倍体巨核细胞的发育及成熟，从而升高血小板数目。

【适应证】

用于治疗实体瘤化疗后所致的血小板减少症，适用对象为血小板低于50×10^9/L且医生认为有必要升高血小板治疗的患者。

【用法与用量】

恶性实体肿瘤化疗时，可于给药结束后6～24时皮下注射本品，剂量为每日300U/kg，每日1次，连续应用14天。

【不良反应】

较少发生不良反应，偶有发热、肌肉酸痛、头晕等。

【禁忌证】

① 对本品成分过敏者禁用。

② 严重心、脑血管疾病者禁用。

③ 患有其他血液高凝状态疾病者，近期发生血栓病者禁用。

鱼精蛋白

【药理作用】

鱼精蛋白是一种碱性蛋白，具有强碱性基团，在体内可与强酸性的肝素结合，形成一种无活性的稳定复合物，这种直接拮抗作用使肝素失去抗凝活性。因肝素使抗凝血酶Ⅲ构型改变，而发挥抗凝血酶作用。个别实验证实，本品可分解肝素与抗凝血酶Ⅲ的结合，从而消除其抗凝作用。因此，肝素或低分子肝素严重过量引起出血时，鱼精蛋白可对抗其抗凝作用。

【适应证】

肝素用量过大所致出血；月经过多，产后出血；放射线所致出血倾向；自发性咯血。

【用法与用量】

只限于静脉注射。抗肝素过量应与所用肝素量相当，不宜超过50mg，注射速度亦缓（一般用1%溶液缓慢地在10分钟以内注完）。抗自发性出血：5～8mg/(kg·天）溶于生理盐水250～500ml内静脉滴注。但将该剂分为2次应用更好，间隔6小时。

【不良反应】

① 本品注射过快可引起心动过缓、胸闷、低血压、呼吸困难、短暂颜面潮红、温热感、肺动脉高压（因药物直接作用于心肌或使周围血管扩张引起），也有引起高血压的报道。

② 对鱼过敏、曾使用本品或使用含有本品的胰岛素制剂者，用药后可发生过敏反应或高敏反应，表现为血管神经性水肿、恶心、呕吐、倦怠、局部疼痛，严重者可立即出现低血压，心血管衰竭，偶有死亡的报道。某些男性不育症或输精管切除者用药后也可出现高敏反应。

③ 心脏手术体外循环所致的血小板减少，可因注射本品而加重。

【禁忌证】

对本品有不耐受史或不良反应史者。

① 用于因注射肝素过量所致的出血，以及其他自发性出血（如咯血等）。

② 心血管手术、体外循环或血液透析过程中应用肝素者，在结束时用本品中和体内残余肝素。

【注意事项】

① 本品口服无效，仅用于静脉给药，宜单独使用。

② 本品可中和低分子肝素的抗凝血酶活性，但只能部分中和其抗凝血因子Ⅹa的作用。本品1mg可中和道特肝素钠100U或依诺肝素钠1mg（100U）。此外，本品1mg可中和肝素100U。

③ 本品粉针剂使用方法　取本品50mg用5ml灭菌注射用水溶解（每1ml药液含本品10mg）。如不再稀释，则在1～3分

钟内缓慢静脉注射，也可用5%葡萄糖注射液或生理盐水中稀释后静脉滴注。

④ 由于肝素在体内代谢迅速，因此与本品给药间隔时间越长，拮抗所需用量则越少。例如肝素静脉注射30分钟后，再用本品，剂量可减少一半。

⑤ 用药5～15分钟后，可测定APIT或IT，以估计用量(特别在大剂量肝素应用后)。给药后，如肝素的作用持续时间长于本品，可根据测定ACT结果再次给药。

⑥ 对血容量偏低患者，宜纠正后再用本品，以防周围血液循环衰竭。

⑦ 本品能被血液所灭活，当用于中和大剂量肝素后8～9小时（个别为18小时)，部分患者可发生肝素“反跳”现象和出血，此时需额外使用本品。

⑧ 男性不育症及输精管切除者用药前，可给予皮质激素或抗组胺药防止过敏。

⑨ 缓慢静脉注射给药，滴速0.5ml/分，10分钟内不超过50mg，可避免注射过快引起不良反应。

⑩ 多次注射给药应防止药物过量。由于本品自身具有抗凝作用，故2小时内用药不宜超过100mg，且不得随意加大剂量。

凝血酶

【药理作用】

本品是一种速效的局部止血药，由牛、猪、兔血提取凝血因子Ⅱ，加入凝血活酶及钙激活而成，能凝固全血、血浆及不加其他物质的凝血因子Ⅰ溶液，也可与明胶海绵联合用于局部止血。本品单独应用不能控制动脉出血。本品对血液系统的其他作用包括诱发血小板聚集及继发释放反应等，还能促进上皮细胞的有丝分裂，加速创伤愈合，可作为皮肤、组织移植物的粘合、固定剂。

【适应证】

① 通常用于结扎止血困难的小血管、毛细血管及实质性脏

器出血的局部止血。

② 用于创伤、手术、口腔、耳鼻喉、泌尿、妇产科及消化道等部位的止血。

【用法与用量】

（1）局部止血　用生理盐水溶解为每毫升含凝血酶50～1000U，喷洒或灌注于创面，或以明胶海绵、纱条蘸本品后敷于创面；也可直接用于创面。

（2）消化道止血　用生理盐水或牛奶（温度在37℃以下）溶解本品或每毫升50～500U；口服或灌注，每次用量为500～2000U，每1～6小时用1次，或根据病情使用。

【不良反应】

① 偶可致过敏反应。

② 外科止血中应用本品曾有致低热反应的报道。

【禁忌证】

过敏体质或对本品过敏者（因为本品具有抗原性）。

【注意事项】

① 抗微生物药（如青霉素、链霉素、磺胺等）可与本品合用。

② 本品必须直接与创面接触，才能起止血作用。严禁注射，不允许药物进入血管。

③ 本品如误入血管可致血管内凝血（血栓形成）而危及生命。

④ 本品外用可直接用粉剂，也可新鲜配制（根据出血严重程度以生理盐水配制）成溶液后使用。应尽可能地清洁创面及减少创面血液，以免上层血液凝结而底层继续渗血。本品粉剂开瓶后，先用生理盐水将其配制成溶液，然后喷洒或涂抹于创面。

⑤ 用本品溶液温水送服治疗消化道出血时，必须事先充分中和胃酸，pH值大于5.00时才能起效。

⑥ 外科止血常和明胶海绵同用，使用时应去除海绵中的空气，将药液浸泡过的明胶海绵置于出血表面10～15秒，加敷料

包扎。

⑦ 如出现过敏反应，应立即停药，并进行抗过敏治疗。

凝血酶原复合物

【药理作用】

本品含凝血因子Ⅱ、Ⅶ、Ⅸ、Ⅹ及少量其他血浆蛋白，另含肝素及适量枸橼酸钠、氯化钠，由健康人混合血浆提取制成。

【适应证】

用于手术、急性肝坏死、肝硬化等所致出血的防治。治疗敌鼠钠盐中毒。

【用法与用量】

静脉滴注：每次20～95U/kg，按输血法过滤，滴速不超过每分钟60滴。

【不良反应】

① 本品输注过快可引起短暂发热、寒战、头痛、荨麻疹、恶心、呕吐、嗜睡、冷漠、潮红、耳鸣，以及脉速、血压改变甚至过敏性休克，减慢输注速度可缓解。但发生高敏反应时原则上应停药，直到症状消失，其后可在密切观察下缓慢输注。

② 偶有报道大量输注本品可导致DIC、深静脉血栓（DVT)、肺栓塞（PE）或手术后血栓形成等。

③ 本品含微量A型和B型的同种血细胞凝集素，给血型为A型、B型、AB型的患者大量输注时可发生血管内溶血。

【禁忌证】

尚不明确。

【注意事项】

① 本品仅供静脉滴注，每1单位（1U）相当于1ml新鲜血浆中凝血因子Ⅱ、Ⅶ、Ⅸ、Ⅹ的含量。

② 溶解本品时应用塑料注射器操作，因玻璃空针表面可吸附其中的蛋白而影响实际输入的药量。

③ 使用本品前应新鲜配制溶液。粉剂以灭菌注射用水溶化（溶化或稀释液温度不宜超过37℃），然后将瓶轻轻旋转（切勿

用力振摇，以免蛋白变性）直至完全溶解。配制好的药物宜在3小时内使用，输液器应带有滤网装置。配制后的溶液可稳定12小时，但不能再置入冰箱，以免某些活化成分发生沉淀。

④ 本品来自混合血浆，虽经各种热处理法以降低携带病毒的危险，但仍不足以保证绝对安全。

⑤ 本品对丙型血友病（Ⅺ因子缺乏）无效。

抑 肽 酶

【药理作用】

本品是牛胰腺提取的单链多肽，为广谱蛋白酶抑制剂，对多种激肽酶原、胰蛋白酶、糜蛋白酶、纤维蛋白溶酶、胃蛋白酶等均有抑制作用。并能拮抗纤溶酶原的活化，也可直接抑制凝血因子Ⅻ（FⅫ）和Ⅺ（FⅪ）的活化。本品按一定化学比例与被抑制的酶形成可逆的抑制物-酶（纤溶酶、链激酶等）复合物，其抗纤溶作用表现为对过度激活的纤溶酶活性有直接抑制作用，因此能保护凝血因子Ⅴ（FⅤ）、凝血因子Ⅷ（FⅧ）及血浆 α_2 球蛋白；而合成抗纤溶药（如氨甲环酸）与纤溶酶有高度亲和力，因此能与纤维蛋白竞争结合纤溶酶的赖氨酸结合，从而保护纤溶酶底物（纤维蛋白）不被纤溶酶降解，作用机制与前不同。本品的止血作用与抑制纤维蛋白溶酶和激肽酶原的性能有关。此外，本品还能阻止纤维蛋白溶解过程中激肽的产生，保护血小板功能。

对于宫内死胎继发DIC的患者，本品可中和过度生成的激肽，能加强子宫收缩，并使凝血因子消耗减少。本品不以原形从尿中排出，不干扰尿激酶清除尿路纤维蛋白血凝块，故可用于术后伴尿路出血。

【适应证】

用于预防和治疗各种纤维蛋白过度溶解引起的急性出血，术前用药可防止纤维蛋白溶解而减少术后渗血。也可用于治疗白血病、肝硬化、癌症引起的出血，妇产科出血性疾病。对链激酶过量引起的出血，能迅速止血。本品在体内灭活后才从尿排出，故对尿道出血无效。术后直接注入腹腔，能预防肠粘连。

【用法与用量】

① 第1、2日每日注射80000～120000U，首剂用量应大一些，缓慢静脉推注（每分钟不超过2ml），维持剂量应采用静脉滴注，一般每日4次，每日量20000～40000U。

② 对由纤维蛋白溶解引起的急性出血，立即静脉注射80000～120000U，以后每2小时静脉注射10000U直至出血停止。

③ 预防剂量，术前一天开始，每日注射20000U，共3天。

④ 预防术后肠粘连，在手术切口闭合前腹腔内直接注入20000～40000U，注意勿与伤口接触。

【不良反应】

患者对本品的不良反应一般能耐受。有关本品不良事件的报道常与心脏手术有关。

(1) 血液　可出现血小板减少、凝血因子Ⅱ减少、白细胞增多、凝血障碍（包括DIC）。

(2) 心血管系统　可出现充血性心力衰竭、束支传导阻滞、心肌缺血、心包积液、室性心律失常（包括阵发性室性心动过速及心室颤动）、肺动脉高压、动脉血栓（包括肺动脉、冠状动脉）、血栓性静脉炎、肺栓塞、脑血管意外。

(3) 中枢神经系统　可见紧张不安、眩晕、焦虑、惊厥。

(4) 代谢/内分泌系统　可见高血糖、低血钾症、血容量过多、酸中毒。

(5) 呼吸系统　可出现窒息、咳嗽、肺炎、肺水肿。

(6) 肌肉骨骼系统　可出现关节痛。

(7) 泌尿生殖系统　可出现少尿、肾小管坏死、肾衰竭。

(8) 肝脏　可出现黄疸、肝衰竭。

(9) 胃肠道　可见消化不良、胃肠道出血。

(10) 皮肤　可出现荨麻疹、瘙痒、皮肤变色、青色症。

(11) 过敏反应（或类过敏反应）可见胃肠不适、呼吸困难、支气管痉挛、心动过速、低血压、皮疹。个别病例出现速发性过敏反应、休克，甚至死亡。

(12) 其他　可见发热、多汗、血管痛、腹腔积血、败血症、免疫系统紊乱、多脏器衰竭。

【禁忌证】

① 对本品过敏者。

② DIC患者（有明显的反应性纤维蛋白溶解除外）。

【注意事项】

① 本品活性以激肽释放酶灭活单位（KIU）或胰蛋白酶灭活单位（EURP单位）来表示，也可用抗纤溶酶单位表示。1KIU等于140mg，1EURP单位等于1800KIU。

② 使用本品前应进行过敏反应试验。

③ 过敏反应试验　将本品50万KIU溶于5%葡萄糖注射液10ml中，抽出1ml再用5%葡萄糖注射液稀释成20ml（每1ml药液含本品2500KIU），然后取该药液1ml经静脉缓慢注射，严密观察15分钟，如果发生过敏反应，则不能使用本品。

④ 资料显示，多次接受治疗，尤其短期内重复使用的患者过敏反应发生率较高，应避免在6个月内重复使用。发生过敏反应时应立即停药，并予以相应的治疗。如出现速发性过敏反应，需使用肾上腺素并进行扩容等急救处理。

⑤ 对有过敏史者或再次使用本品者，宜在注射本品前15分钟，经静脉预防性地给予组胺 H_1 及 H_2 受体阻断药。

⑥ 本品为纤维蛋白封口胶的组成部分，可局部应用，使用前立即与钙和凝血酶混合。

⑦ 在外科情况下，如证实有血栓形成危险，可与肝素合用。

第五篇
护理操作

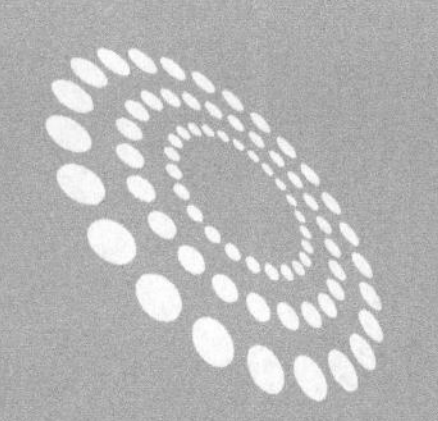

第二十七章 标本采集

第一节 标本采集的原则

标本采集是指采集患者体内的一小部分血液、体液、排泄物、分泌物或组织细胞等标本进行检验，以反映机体正常的生理现象和病理改变。标本检验的结果与其他临床资料结合进行综合分析，对观察病情、明确诊断、制定治疗措施起着重要的作用。检验结果的准确性与标本采集有密切的关系，因此，护士应掌握正确的标本采集方法。

一、按医嘱采集标本

医生填写检验申请单，护士根据检验目的选择标本容器，在容器外贴上检验单的副联作为标签，并标明科室、床号、姓名、检验目的和送检日期。

二、评估

采集标本前应先评估患者的病情、心理反应与合作程度。采集时认真核对床号、姓名、检验项目并向患者解释采集标本的目的、方法，以消除顾虑，取得合作。

三、掌握正确的标本采集方法

为保证标本的质量，应掌握正确的标本采集方法、采集量和采集时间，并应及时送验，特殊标本还需注明采集时间。

四、培养标本的采集

采集培养标本时应严格执行无菌操作，标本须放入无菌容器内，不可混入防腐剂、消毒剂及其他药物。培养液应足量，无混浊、变质，以保证检查结果的准确性。采集时间应在患者使用抗生素之前，如已使用，应在检验单上注明。

第二节　血培养标本的采集

一、目的

采集血液测定血液中某些化学成分的含量和做血清学检验及细菌培养，以协助诊断和治疗。临床收集的血标本分为全血标本、血清标本、血培养标本 3 类。

二、操作标准

(一) 用物准备

静脉采血法常用用物有 2%碘酊、75%乙醇、消毒镊、棉签、压脉带，一次性注射器、针头、标本容器（干燥试管、抗凝管或血培养瓶），写有患者科室、床位、姓名和检查名称的化验单、乙醇灯和火柴。

(二) 操作步骤

(1) 查对医嘱，贴化验单副联于标本容器上。

(2) 携用物至床旁。

(3) 向患者解释抽血目的及配合方法。

(4) 全血及血清标本的采集

① 选择合适静脉穿刺点，在穿刺点上方约 6cm 处系压脉带，用 2%碘酊消毒皮肤，再用 75%乙醇脱碘。

② 嘱患者握拳使静脉充盈，按静脉穿刺法穿刺血管，见回血后抽取所需血量，松压脉带，嘱患者松拳，用干棉签按压穿刺点，迅速拔出穿刺针，按压穿刺点 1～2 分钟。

③ 将血液顺管壁注入已选好的标本容器。

(5) 血细菌培养标本的采集

① 在患者应用抗生素治疗之前，且于发热高峰时采取血液

细菌培养标本为宜。

② 若所用的培养瓶瓶口是以橡胶塞外加铝盖密封的，可将铝盖中心剔除，并用 2%碘酊及 70%乙醇消毒瓶盖。如瓶口是以棉花塞及玻璃纸严密封包的，则先将封瓶纸松开。

③ 血培养通常从肘正中静脉等部位采血（亚急性细菌性心内膜炎则从股动脉取血为宜），严格消毒后，穿刺取血 5ml，迅速插入橡皮塞内，将血液注入瓶中轻轻摇匀。或取血后，将培养瓶上棉塞取出，迅速在乙醇灯火上消毒瓶口，然后将血注入瓶中，再将棉塞经火焰消毒后盖好，并扎紧封瓶纸送检。

（6）洗手，记录，送检。

三、护理注意事项

① 采血前向患者耐心解释，以消除不必要的疑虑和恐惧心理。

② 严格执行无菌技术操作。

③ 防止标本溶血。造成溶血的原因有注射器和标本容器不干燥、不清洁；压脉带捆扎时间太长，淤血过久；穿刺不顺利损伤组织过多；抽血速度太快，血液注入容器时未取下针头或用力推出产生大量气泡；抗凝血用力振荡等。溶血后的标本，不仅使红细胞计数和血细胞比容降低，还使血清（浆）化学成分发生变化，因此必须避免。

④ 为了避免淤血和浓缩，压脉带压迫时间不可过长，最好不超过半分钟。

⑤ 抽血时，只能向外抽，不能向静脉内推，以免空气注入形成气栓，造成严重后果。

⑥ 采集血标本后应将注射器活塞略后抽，以免血液凝固使注射器粘连和针头阻塞。

⑦ 采血用的注射器应用消毒液浸泡消毒后，再毁形处理。

⑧ 严禁在输液、输血的针头或皮管处取血标本，最好在对侧肢体采集。

第三节 粪便标本采集

一、目的

临床上通过检查粪便判断消化道有无炎症、出血和寄生虫或感染，并根据粪便的性状和组成了解消化道的功能及消化道疾病。

二、操作标准

（一）用物准备

清洁便盆，检便盒（内附检便匙或棉签），写有患者科室、床号、姓名和检查名称的化验单。

（二）操作步骤

（1）粪常规标本的采集

① 查对医嘱，贴化验单副联于检便盒上，携用物至床旁。

② 核对患者并向其解释目的和收集大便的方法。

③ 请患者排空膀胱，解便于清洁便盆内，用检便匙或棉签取中央部分或黏液脓血部分少许，置于检便盒内。

④ 清洁便盆，置消毒液中浸泡。

⑤ 洗手，记录，送检。

（2）粪细菌培养标本的采集

① 一般取约拇指头大的粪便，置于无菌容器内立即送检即可。

② 应取粪便中脓液或黏液部分送检，才能有较高的病原菌检出率。

③ 无法获得粪便时，可采用直肠拭子，即用无菌棉拭子经生理盐水或甘油缓冲盐水湿润后，插入肛门内4～5cm处，轻轻转动一圈后取出，放入含少量甘油缓冲盐水的灭菌试管中送检。或用采便管取粪便后，置试管中送检。但不适用于霍乱弧菌，拟培养霍乱弧菌时，可取标本1ml直接种入碱性胨水中

送检。

三、护理注意事项

① 一般检验应留取新鲜粪便5g左右（指头大小）或稀便2ml，以防止粪便迅速干燥。

② 粪便标本应选择脓血黏液等病理成分，若无病理成分则可多部位取材。粪便标本应收集于清洁干燥、内层涂蜡的有盖硬纸盒内送检，便于检验后焚烧消毒。

③ 粪便标本中不得混入尿液、消毒剂及污水。标本应在采取后1小时内进行检查。

④ 检查粪便隐血试验，患者应于试验前3天禁食肉类及动物血，同时禁服铁剂及维生素C。

⑤ 通常采取自然排出的粪便，但在无粪便排出而又必须检查时，可经肛门指诊或采便管拭取标本。

四、粪常规正常参考值

正常的粪便外观为黄褐色成形软便，无特殊臭味和寄生虫体。镜检下仅见已消化的无定形的细小颗粒或偶见淀粉粒、脂肪小滴、植物细胞、螺旋等。无细胞或偶见白细胞。

第四节　尿标本采集

一、目的

采集尿液标本用于检查尿液的色泽、透明度、相对密度、蛋白、糖、细胞和管型、尿液细胞计数、细菌培养等，以了解病情，协助诊断和治疗。临床尿标本分为常规标本、12小时或24小时标本以及培养标本3种。

二、操作标准

（一）用物准备

（1）尿常规采集所需用物　容量为100ml的清洁尿杯及写有

患者科别、床号、姓名、检查名称和化验单。

(2) 尿培养标本采集所需用物　导尿用物、屏风，无菌有盖标本瓶，写好患者科别、床号、姓名、检查名称的化验单、酒精灯、试管夹。

(3) 12 小时或 24 小时尿标本采集所需用物　容量为 3000～5000ml 清洁带盖容器、防腐剂及患者科别、床号、姓名、检查名称的化验单。

(二) 操作步骤

(1) 常规尿标本的采集

① 查对医嘱，贴化验单副联于尿杯上。

② 携用物至床旁，核对患者，并向其解释留尿的目的及方法。

③ 给予尿杯，留取尿液 1/3 杯。

④ 洗手、记录、送检。

(2) 尿培养标本采集　一般可采集中段尿做细菌培养。女患者留取中段尿，可由护士协助。

① 查对医嘱。

② 操作者用 2%温肥皂水棉球擦洗外阴部，应由里向外，从上到下擦洗前庭、大小阴唇及周围皮肤。然后再用温开水依上法冲洗，并戴无菌手套，用拇指、示指将大小阴唇分开后，用 0.1%苯扎溴铵（新洁尔灭）溶液冲洗外阴部，自尿道口向下冲洗。

③ 点燃乙醇灯，烧灼无菌试管口，在距离尿道口 5～10cm 处接中段尿约 10ml 后，将试管口和棉塞一起烧灼后送检。男患者可嘱其用 0.1%苯扎溴铵溶液等清洗消毒尿道口，直接留取中段尿于无菌试管中即可。但均应留取清晨第 1 次尿。

(3) 12 小时或 24 小时尿标本采集

① 查对医嘱，贴化验单副联于尿杯上。

② 携用物至床旁，核对患者，并向其解释留尿的目的和方法。

③ 可下床活动的患者，给予带盖容器，请其至厕所解尿，根据需要留取12小时或24小时的全部尿液。行动不便者，协助在床上使用便盆或尿壶，收取足量尿液于容器中。留置导尿的患者，于尿袋下方引流处打开活塞收集尿液。

④ 洗手，记录，送检。

三、护理注意事项

① 容器要清洁干燥，最好是一次性使用的纸制或薄型塑料容器。

② 女性患者要避免阴道分泌物或月经血混入尿内，男性则要避免前列腺液或精液混入。小孩或尿失禁患者可用尿套或尿袋协助收集。会阴部分泌物过多时，应先清洁或冲洗，再收集尿液。

③ 尿液标本收集后应立即送检，夏季1小时内，冬季2小时内完成检验，以免细菌污染，尿内化学物质及有形成分发生改变。

第五节 痰标本采集

一、目的

根据医嘱采集患者痰液标本，进行临床检验，为诊断和治疗提供依据。

二、操作标准

（一）操作前准备

（1）评估患者 询问了解患者身体状况，向患者解释，取得配合，昏迷患者病情平稳。观察患者口腔黏膜有无异常和咽部情况。

（2）个人准备　仪表端庄，服装整洁，洗手戴口罩。

（3）用物准备　无菌手套、一次性痰培养器。

（4）环境准备　安静、舒适。

（二）操作步骤

① 核对医嘱及患者。

② 洗手，戴无菌手套。

③ 助手协助打开痰培养器，若为呼吸机辅助呼吸患者，助手协助摁下纯氧和静音按钮。

④ 痰培养器接负压吸引器。

⑤ 助手协助固定患者头部，若为气管插管患者，助手协助断开患者气管插管接头处。

⑥ 吸痰管插入到合适深度后，开放负压吸引痰液。当标本瓶内痰液达到需要量时关闭负压，退出吸痰管，痰培养器加盖。

⑦ 再次核对患者姓名。

⑧ 洗手，记录。

三、注意事项

① 严格无菌操作，避免污染标本，影响检验结果。

② 在抗生素使用前采集价值高。

③ 痰液标本采集最好在上午进行。

④ 连续采集 3～4 次，采集间隔时间＞24 小时。

⑤ 不能用无菌水冲洗吸痰管，否则会稀释标本。

⑥ 退吸痰管时不能开放负压，否则会引起上呼吸道分泌物污染标本。

⑦ 标本送检不超过 2 小时，不能及时送检者可暂存 4℃冰箱。

⑧ 痰液标本采集后应评估标本量、颜色、形状，进行痰液

涂片，检查确定标本来源，若怀疑细菌感染，应进行革兰染色、细菌培养和药物敏感试验。

⑨ 送检标本应注明来源、检验目的和采样时间，使实验室能正确选用相应的培养基和适宜的培养环境。

第二十八章 仪器操作及护理

第一节 加压冷疗装置

加压冷疗装置使用技术可规范护士为患者进行加压冷疗装置时应遵循的操作程序，以减轻患者肢体肿胀程度，缓解疼痛；利用低于人体体温的冰敷袋作用于体表皮肤，通过神经传导引起局部皮肤和内脏器官血管的收缩，从而改变体液循环和新陈代谢，达到治疗的目的，以促进疾病的早期好转；能够促进患者肢体肿胀消退，早期手术，减少术后并发症的发生，减轻疼痛，控制炎症扩散。告知患者使用加压冷疗装置的意义，做好解释工作，取得患者的配合，将有助于帮助患者早日康复。

一、操作步骤

1. 操作前评估

① 评估患者的病情、生命体征、自理及合作程度。

② 评估患肢肿胀程度，有无水疱。

③ 评估患肢疼痛评分。

④ 评估患肢伤口敷料是否包扎好，有无渗血、渗液。

⑤ 评估伤口有无引流，固定是否妥善、牢固。

⑥ 评估冷疗装置管路连接紧密，水温适宜，根据肢体部位选择相应冰敷袋。

2. 操作前准备

（1）护士　洗手，戴口罩。

（2）用物　冷却器、冰敷袋（按部位）、治疗车、速干手消毒剂、冷水、冰块、小垫、95％乙醇纱布。

（3）患者　向患者及其家属解释加压冷疗装置的目的、配合方法及注意事项。

（4）环境　保持病室安静，温度、湿度适宜。

3. 操作过程　携物品至床旁→核对患者并解释→协助患者取舒适卧位→检查加压冷疗装置，在冷却器内加入冷水至箭头指示刻度线→加入足量冰块至箭头指示处→在冰水混合物上方加盖绝热垫，盖紧冷却器的盖子，轻轻振摇后静置5分钟，使冰水温度均匀，根据冰敷部位选择相应的冰敷袋→冰敷袋与冷却器的导管正常连接，将适量冰水灌入冰敷袋内，再次将冰敷袋中的冰水排空，分开连接部位，将冰敷袋、冷却器一同放在治疗车上→检查治疗部位衣服无皱褶，用小垫包裹，将冰敷袋置于治疗部位并固定牢固。

① 安置体位，按部位放置冰敷袋。

② 冰敷袋灌水：连接冷却器与冰敷袋，确保听到"咔嗒"一声才连接到位，将冷却器挂在治疗车输液杆上，使冷却器底部与冰敷袋距离不超过38cm；打开排气阀门，使冰水注满冰敷袋，即可断开连接导管，固定冰敷袋的导管，治疗时间遵医嘱。

③ 安置患者，协助患者取舒适体位→再次核对患者。

④ 治疗结束，取下冰敷袋→将冰敷袋与冷却器连接，排空冰敷袋内的冰水，用95%乙醇纱布擦拭冰敷袋，保持备用状态→整理用物，洗手记录。

4. 护理措施　检查冰敷袋有无破损、渗漏，冷却器与各管路连接是否紧密。评估患者生命体征、自理及合作程度。评估患者病情，局部肿胀程度、疼痛评分、局部伤口敷料情况、有无伤口引流管。冰水温度呼叫器放至床头。

二、难点及重点

注意观察患者的病情变化，如出现不适应及时停止行走。观察治疗管路、伤口引流管是否扭曲、松脱，注意管路的固定，防止脱管发生；严格遵守操作规程，告知患者在使用加压冷疗装置时，若冰敷部位出现麻木、疼痛及肿胀加剧、皮肤发红、疱疹，及时通知护士，报告医生予以处理。

三、注意事项

根据患者冰敷部位正确选择冰敷袋，保证冰敷效果。随时观察冰敷袋有无漏水，观察冰敷部位局部情况及皮肤色泽，防止冻伤。注意倾听患者主诉，有异常立即停止冰敷。血液循环障碍、慢性炎症或化脓性病灶、对冷过敏者禁用。冷敷的禁忌部位为枕后、耳廓、阴囊处、心前区、腹部、足底。

第二节　半导体激光治疗仪

半导体激光治疗仪使用技术可规范护士为患者使用半导体激光治疗仪进行操作时应遵循的操作程序，促进创面干燥结痂，保护肉芽组织生长，消除炎症、缓解疼痛。它主要用于人体体表照射。告知患者使用半导体激光治疗仪的意义，做好解释工作，取得患者的配合，将有助于患者早日康复。

一、操作步骤

1. 操作前评估

① 评估患者生命体征及协作程度。

② 评估半导体激光治疗仪的使用状态，螺丝有无松动，各线路连接紧密。

③ 评估患肢有无敷料，敷料松紧度是否适宜，有无渗血、渗液。

④ 评估患肢皮温、血运、感觉、运动情况。

⑤ 评估照射部位皮肤情况，有无深色缝线外露。

2. 操作前准备

（1）护士　洗手，戴口罩。

（2）用物　半导体激光治疗仪、速干手消毒剂、75%乙醇纱布。

(3) 患者　向患者及其家属解释使用半导体激光治疗仪的目的、配合方法及注意事项。

(4) 环境　保持病室安静，温度、湿度适宜。

3. 操作过程　携物品至床旁→核对患者并解释→协助患者取舒适体位，暴露治疗部位→将半导体激光治疗仪推至患者照射部位→连接电源，将开关钥匙顺时针旋转90°，绿色指示灯亮。按下待机/准备按钮，备机指示灯亮，约2秒进入备机状态→遵医嘱设定参数：①遵医嘱按左、右选择键选择所要设定的左路或右路的参数；②按数字选定键，选择所要设定的治疗时间或功率；③选择要调整的数据后，按增加键增大数值或按减少键减小数值→治疗开始：将左激光探头或右激光探头放置在距离照射部位1～2cm处，按左激光开始键/右激光开始键，橙色指示灯亮，仪器开始工作→安置患者→再次核对患者并告知注意事项→治疗结束：先按左或右激光停止键，将开关钥匙逆时针旋转90°，指示灯灭，拔除电源→将治疗面板用95%乙醇纱布擦拭，其他部位用清水擦拭→整理用物，洗手记录。

4. 护理措施　检查半导体激光治疗仪螺丝有无松动，线路连接是否紧密。评估患者生命体征、自理及合作程度。评估患者照射部位局部皮肤情况，有无敷料包扎，有无渗血、渗液，皮肤有无红肿、局部感觉障碍、血液循环障碍、瘢痕。有上述情况者，灯距应加大，防止烫伤。若局部出现红斑、疼痛等情况，及时告知护士予以处理。将呼叫器放至床头，便于患者呼叫护士。

二、难点及重点

注意观察患者的病情变化，如照射部位有疼痛、红斑、不适等症状，应立即告知护士予以处理，停止照射。严格遵守操作规程，告知患者在使用半导体激光治疗仪时避免由于直视激光治疗面板而刺伤眼睛，保证患者安全。

三、注意事项

使用前确定半导体激光治疗仪的各个零件牢固、无松动；告知患者在使用半导体激光治疗仪时避免触摸激光探头。若多次照射后出现红斑、肿痛等不适症状应及时告知护士。治疗部位不同，要选择不同面积的激光探头。

第三节　人工光照补钙仪

人工光照补钙仪使用技术可规范护士使用人工光照补钙仪为患者进行治疗时应遵循的操作程序，促进钙离子的形成和吸收。它以直接照射的方式作用于皮肤，通过生物分子吸收和激发，产生对人体有益的生理、生化反应，促进体内维生素 D 的形成，以调节钙、磷代谢。告知患者使用人工光照补钙仪的意义，做好解释工作，取得患者的配合，将有助于帮助患者早日康复。

一、操作步骤

1. 操作前评估

① 评估患者生命体征及协作程度。

② 评估人工光照补钙仪的使用状态，螺丝有无松动，各线路连接紧密。

③ 评估患肢有无敷料，敷料松紧度是否适宜，有无渗血、渗液。

④ 评估患肢皮温、血运、感觉、运动情况。

⑤ 评估照射部位皮肤情况，有无破溃、瘢痕。

2. 操作前准备

（1）护士　洗手，戴口罩。

（2）用物　人工光照补钙仪、速干手消毒剂、75%乙醇纱布。

（3）患者　向患者及其家属解释使用人工光照补钙仪的目的、配合方法及注意事项。

（4）环境　保持病室安静，温度、湿度适宜。

3. 操作过程　携物品至床旁→核对患者并解释→协助患者取舒适体位，暴露治疗部位→将人工光照补钙仪放置距照射部位40～60cm处→打开发光屏，连接电源，打开开关，指示灯亮→治疗开始：根据医嘱选择并按下治疗键（保健/预防模式键），人工光照补钙仪开始工作→安置患者→再次核对患者并告知注意事项→治疗结束：关闭开关，拔除电源，将人工光照补钙仪放置于治疗车下层→将仪器用95%乙醇纱布擦拭→整理用物，洗手记录。

4. 护理措施　检查半导体激光治疗仪螺丝有无松动，线路连接是否紧密。评估患者生命体征、自理及合作程度。评估患者照射部位局部皮肤情况，有无敷料包扎，有无渗血、渗液，皮肤有无红肿、局部感觉障碍、血液循环障碍、瘢痕。有上述情况者，灯距应加大，防止烫伤。若局部出现红斑、疼痛等情况，及时告知护士予以处理。将呼叫器放至床头，便于患者呼叫护士。

二、难点及重点

注意观察患者的病情变化，如照射部位出现疼痛、红斑、不适等症状，应立即告知护士予以处理，停止照射。严格遵守操作规程，告知患者在使用人工光照补钙仪时避免直视发光屏，光敏感者佩戴墨镜或眼罩，避免刺伤眼睛，保证患者安全。

三、注意事项

使用前确定人工光照补钙仪的各个零件牢固、无松动；告知患者在使用人工光照补钙仪时避免直视。若多次照射后出现红斑、肿痛等不适症状应及时告知护士。

第四节　红外线治疗仪

使用红外线治疗仪，可利用红外线深入人体组织的特性及温热效应，升高局部组织温度，扩张毛细血管，促进血液循环，增强物质代谢，以提高组织细胞活力及再生能力。在使用红外线治疗仪时，保持适宜的照射距离，预防烫伤的危险，告知患者使用红外线治疗仪的意义，做好解释工作，取得患者的配合，将有助于促进组织肿胀和血肿消退、炎症消散，有利于患者的早日康复。

一、操作步骤

1. 操作前评估

① 评估红外线治疗仪的使用状态，线路连接完好，伸缩臂、治疗头有无松动。

② 评估患者生命体征及协作程度。

③ 评估照射部位皮肤情况，患者感觉、血运、活动度。

④ 评估伤口敷料是否包扎完整，有无渗出。

2. 操作前准备

（1）护士　洗手。

（2）用物　红外线治疗仪。

（3）患者　向患者及其家属解释使用红外线治疗仪的目的、方法及注意事项。

（4）环境　地面平整，移开障碍物。

3. 操作过程

（1）治疗开始　在处置室，连接电源，打开开关，绿色指示灯亮，旋转定时器在20分钟位置，黄色指示灯亮，预热结束后，关闭电源→将红外线治疗仪推至病房，放置于需治疗侧床旁→连接电源，打开开关→松开被尾，协助患者取舒适体位，脱去衣裤，暴露照射部位（若照射局部伤口，还应去除敷料）→调节伸缩臂，并固定治疗头于照射部位上方至少20cm处→调节定时器在30分钟位置，黄色指示灯亮，开始照射治疗→协助患者取舒适体位，将呼叫器放置于患者随手可及处，感谢患者配合。

（2）再次评估　开始照射后10～15分钟巡视病房，询问患者感受，以皮肤感到舒适为宜，观察皮肤颜色，询问患者感受，及时调整照射距离。

（3）治疗结束　定时器自动归零，黄色指示灯灭，关闭电源开关，绿色指示灯灭，切断电源，将伸缩臂复位于最高位置；协助患者穿好衣物，取舒适卧位；若为伤口部位照射，通知医生换药。

4. 护理措施　检查红外线治疗仪的使用状态，线路连接完好，伸缩臂、治疗头有无松动。评估患者生命体征、协作程度及照射部位皮肤情况。红外线治疗仪使用前应在处置室开机预热20分钟。治疗过程中治疗头与照射部位的距离至少保持在20cm。开始照射后10～15分钟巡视病房，询问患者感受，以皮肤感到舒适为宜，观察照射部位皮肤情况，询问患者感受，及时调整照射距离。若出现皮肤发红、疼痛时，及时报告医生并予以处理。

二、难点及重点

照射治疗过程中应经常巡视病房，询问患者感受，以皮肤感到舒适为宜；注意观察患者的皮肤情况，如出现局部皮肤发红、疼痛、灼热感等不适，应及时停止照射。严格遵守操作规程，开始照射前先开机预热20分钟，告知患者治疗头与局部照射部位应保持在20cm以上，同时禁止触摸治疗头外壳及治疗板，避免烫伤皮肤，保证患者安全。治疗过程中，禁止将电源线或其他衣物等搭挂在伸缩臂和治疗头上；结束后，应将伸缩臂复位于最高位置，以防止伸缩臂弹簧疲劳失效。

三、注意事项

使用前确定红外线治疗仪连线完好；保证伸缩臂及治疗头伸缩自如、固定良好；告知患者在治疗过程中应避免移动照射部位，保证照射治疗效果；告知患者治疗头与照射部位的距离至少保持在20cm；禁止触摸治疗头外壳及治疗板；禁止将电源线或其他衣物等搭挂在伸缩臂和治疗头上；不得使用潮湿的手触摸设备；不随意移动、拖拽仪器，避免仪器倾倒，造成皮肤烧伤；告知患者照射部位若出现疼痛、灼热感，应及时通知护士。

第五节 CPM 机

CPM 机即连续被动运动机，应用于下肢手术后及下肢康复活动，可使膝踝关节同步连续活动，模拟人体大腿肌肉带动骨骼的方式作用于膝关节。告知患者使用目的及注意事项，取得患者及其家属配合。

一、操作步骤

1. 操作前评估

① 评估患者的病情及合作程度。

② 评估伤口渗血、渗液，患肢肿胀情况。

③ 评估仪器性能。

2. 操作前准备

（1）护士　洗手。

（2）用物　CPM 机、仪器车、卫生手消毒剂等。

（3）患者　向患者及其家属解释操作目的、方法及注意事项。

（4）环境　宽敞、安全。

3. 操作过程

（1）洗手。

（2）检查各部件连接紧密，连接电源，仪器工作正常。

（3）推车携物至患者床旁，核对患者床号、姓名。

（4）向患者解释使用目的、治疗时间。

（5）协助患者取仰卧位。

（6）将 CPM 机放于床尾患肢侧，将患肢放至 CPM 机上，调节活动器轴心与膝关节位置一致，用约束带将患肢固定于 CPM 机上。

（7）打开开关，使用调节手柄，遵医嘱调节活动度数及速度，活动度由30度开始，由小到大，速度先慢后快。

(8) 再次核对患者床号、姓名，将呼叫器置于患者随手可及处。

(9) 告知患者不可自行调节活动度数及活动时间。若患者出现以下情况应立即停止，及时通知医生。

① 患者疼痛评分≥4分；

② 伤口出现渗血、渗液或渗血、渗液持续增多；

③ 患肢明显肿胀。

(10) 治疗结束后，关闭电源，松解约束带，取下CPM机放于仪器车上。

(11) 卫生手消毒，将CPM机推回固定放置处，擦拭并保持备用。

(12) 洗手并记录患者康复效果。

4. 护理措施　遵医嘱调节活动度数及速度，循序渐进；调节CPM机上的活动器轴心，保证患肢与膝关节位置一致。

二、难点及重点

遵医嘱调节活动度数及速度，活动度由30°开始，由小到大，速度先慢后快；防止负压引流的患者，应先关闭负压引流管，停机时再放开，防止负压作用使引流管内液体回流而造成感染；使用过程中如出现伤口渗血、渗液或渗血、渗液持续增多，疼痛剧烈，明显肿胀等不良反应时应及时遵医嘱停止。

三、注意事项

注意为患者保暖，保护患者隐私。

第六节　血液循环促进仪

使用血液循环促进仪（血运仪）可以防止或减少术后血栓的发生。

一、操作步骤

1. 操作前评估

① 评估患者生命体征及自理程度。

② 患者患肢专科情况。

③ 患肢伤口敷料情况。

④ 患肢有无肿胀、疼痛。

⑤ 血运仪状态及腿套号码。

2. 操作前准备

（1）护士 洗手。

（2）用物 血运仪及连接管，适合腿套。

（3）患者 向患者及家属解释使用血液循环仪的作用及注意事项；患者保持舒适体位。

（4）环境 室温适宜、空气流通。

3. 操作过程

① 携用物至床旁进行核对。

② 向患者解释操作目的及交待注意事项。

③ 协助患者摆好体位（平卧位）。

④ 接好电源插座。

⑤ 为患者包裹充气腿套，固定（腿套不能直接与皮肤接触）。

⑥ 连接好充气管，管路不能打折。

⑦ 打开血运仪电源开关，遵医嘱给予治疗。

⑧ 血运仪停止运行后中断电源。

⑨ 解下充气腿套。

⑩ 评估患者患肢情况，有无肿胀、疼痛。

⑪ 为患者保暖，整理用物，洗手。

4. 护理措施

① 解释操作目的及注意事项，取得患者的配合，遵医嘱时间使用，在患者下床时可暂停使用。

② 定时巡视病房，及时满足患者的日常生活需要；呼叫器

放至床旁，告知患者如需下床活动必须呼叫护士。

二、难点及重点

血运仪运行过程中注意倾听患者主诉；注意观察患肢伤口及专科情况，如有异常及时通知医生给予相应处理；观察血运仪及电源连接是否牢固，有无松动、脱落。

三、注意事项

观察血运仪及电源连接是否牢固，有无松动、脱落。如怀疑患者为下肢静脉血栓者禁止行血运仪治疗。

第二十九章 其他操作

第一节 备 皮 技 术

备皮的目的是在不损伤皮肤完整性的前提下减少细菌数量，减低手术后切口感染率。

一、操作步骤

1. 操作前评估

① 评估患者专科情况，肢体活动、肿胀程度、足背动脉搏动、皮温、皮色，皮肤的完整性。

② 评估患者的生命体征及合作程度。

2. 操作前准备

（1）护士　洗手、戴口罩。

（2）用物　电动备皮刀（或一次性备皮刀）、充电器、治疗碗、毛刷、肥皂水、纱布（手纸）、汽油、毛巾、脸盆、皮肤记号笔、治疗巾、手电筒。

（3）患者　按需排尿、排便，取舒适体位，充分暴露手术区域皮肤。

（4）环境　安静、清洁、明亮，屏风遮挡。

3. 操作过程

① 治疗室内查对医嘱，备用物。

② 携物品至患者床旁。

③ 查对，向患者解释，让患者排尿、排便，关门窗，围屏风，取舒适体位，充分暴露手术部位皮肤（注意保暖和照明）。

④ 治疗巾垫于备皮部位下。

⑤ 肥皂水刷涂局部皮肤。

⑥ 剔除毛发（一手持纱布绷紧皮肤，另一只手持备皮刀剃毛，刀架与皮肤呈45°），顺序从左到右，从上到下。

⑦ 剔除毛发，用温水擦洗皮肤。

⑧ 清水洗净，用手电筒仔细检查皮肤毛发是否清楚、干净。

⑨ 抽出治疗巾，整理床单位。

⑩ 整理用物，洗手。

4. 护理措施　评估患者的皮肤及毛发情况，选择适合的备皮工具、备皮方法，顺序准确，备皮前用肥皂水充分刷涂局部皮肤。备皮后给予清洁保护。

二、难点及重点

① 剃毛刀片应锐利，动作要轻、稳、准，为患者选择舒适的体位。

② 应消除患者的紧张心理，加强与患者的沟通。

③ 剃毛前先用温肥皂水浸湿毛发后再剔除。

④ 剃毛时，毛发细软的应逆着毛发生长的方向剃毛，毛发粗硬的应顺着毛发生长的方向剃毛，以免损伤毛囊。

⑤ 皮肤松弛的地方应将皮肤绷紧，避免损伤。

⑥ 骨隆突处、凹陷处，应将皮肤拉紧到平坦处再剃。

⑦ 备皮后向患者交待有关注意事项，洗澡，更衣，手足患者需剪指甲。

三、注意事项

① 操作过程中注意观察患者的表情，一旦剃破皮肤会出现痛苦的表情，应立即给予压迫防止出血引起结痂，压迫后给予碘伏消毒包扎。

② 注意观察患者的生命体征，尤其是急诊患者，要给予舒适体位。

③ 备皮后向患者交待有关注意事项，洗澡，更衣，手足患

者需剪指甲。

第二节 鼻 饲 术

一、鼻胃管鼻饲术

对于不能经口进食的患者，如昏迷、口腔疾病、口腔手术、不能张口及食管癌术后的患者，管饲营养支持是提供或补充营养的重要方法（其中首选鼻胃管鼻饲），对于患者病情恢复具有非常重要的意义。

（一）操作步骤

1. 操作前评估

① 评估患者的神志及配合程度，了解其生命体征，观察有无恶心、呕吐。

② 评估患者鼻道通畅情况，既往有无鼻部疾患；有无食管狭窄或食管静脉曲张，有无插管经历。

③ 评估患者心理状态。

2. 操作前准备

（1）护士　衣帽整洁，修剪指甲，洗手，戴口罩。

（2）用物　肠内营养泵，肠内营养袋，增温器，胃管，换药包（包括弯盘、止血钳、镊子、纱布），治疗巾，治疗碗，压舌板，20ml 和 50ml 注射器各 1 支，棉签，胶布，润滑油，听诊器，温开水，手电筒，皮尺，鼻饲流食（38～40℃）。

（3）患者　患者鼻孔通畅，了解鼻饲饮食的目的、操作过程及注意事项，并签署知情同意书。解答患者疑问，缓解患者紧张情绪，配合护士操作。

（4）环境　安静、整洁。

3. 操作过程

（1）核对医嘱，携用物至床旁，站于患者一侧，核对患者信息，向患者解释。

（2）协助患者摆好体位（坐位或平卧位）；用皮尺测量胃管

插入深度：耳垂至鼻尖再至剑突的长度（45～55cm）。

（3）铺治疗巾，弯盘置于患者颌下，选择合适的鼻孔，使用棉签清洁鼻孔。

（4）打开胃管外包装，将少许润滑油滴入纱布上，润滑胃管前端10cm左右。

（5）右手持止血钳夹住胃管前端，左手持纱布托住胃管，缓缓插入鼻腔，插至咽部时（14～16cm），嘱患者做吞咽动作，同时将胃管缓慢送下，插入适当深度。

（6）确认胃管在胃内　①在胃管末端连接注射器抽吸，能抽出胃液；②听诊器置于患者胃部，快速经胃管向胃内注入10ml空气，听到气过水声；③将胃管末端置于盛水的治疗碗中，无气泡溢出。

（7）用胶布交叉固定鼻翼两侧及颊部，并在胃管上做好标记。在胃管远端粘贴写有管路名称及插管时间的胶布标签。

（8）抬高患者床头30°，先经胃管缓缓注入30ml温开水。

（9）使用肠内营养泵的患者　向肠内营养袋内倒入鼻饲流食，将其与肠内营养泵连接，打开营养泵，排气，调整输注速度，将肠内营养袋管路前端与患者胃管末端连接并安装增温器，开始输注。

（10）使用50ml注射器抽取鼻饲流食，缓慢注入胃管，每次鼻饲量不超过200ml，间隔时间大于2小时，每次抽吸鼻饲流食时须封闭或反折胃管末端，避免灌入空气引起腹胀。

（11）鼻饲完毕后注入30ml温开水冲净胃管，封闭胃管末端并妥善固定。

（12）整理用物，观察鼻饲后患者的反应，记录鼻饲量。

（13）拔管程序　①核对医嘱，准备用物（一次性手套、乙醇、棉签、纱布、汽油、治疗巾和弯盘）；②携用物至床旁，核对患者信息，向患者解释，铺治疗巾；③置弯盘于患者颌下，轻轻揭开胶布；④用纱布包住近鼻孔处胃管，嘱患者深呼吸屏气，边拔边擦胃管，拔到咽喉处迅速拔出，以免胃管内残留液体流入气管；⑤将拔出的胃管反折于手套内，包裹放入弯盘内，移出患者视线；⑥协助患者漱口，清洁鼻腔及面部，协助患者取舒适卧位；⑦整理用物，洗手。

4. 护理措施

① 鼻饲前应了解上一次鼻饲时间，进食量，每次鼻饲量不超过200ml，间隔时间大于2小时。检查胃管是否在胃内及有无胃潴留。取半卧位，抬高床头至少30°。鼻饲过程中注意观察是否通畅，询问患者有无腹胀及其他不适，观察鼻饲管插入深度，有无脱出或移位以防营养液反流吸入肺内。一旦发现患者有误吸现象，应立即停止肠内营养，并将胃内容物吸尽。鼓励患者咳出气管内误吸物，必要时行气道内吸引，并及时通知医生进一步处理。

② 患者表现为恶心、腹胀，经鼻胃管吸出潴留液体超过150ml，遵医嘱暂停或减少鼻饲量，或给予胃肠动力药。

③ 鼻饲给药时应先研碎，溶解后注入，给药及鼻饲流食前、后均应用30ml温水冲洗胃管，防止管道堵塞。

（二）难点及重点

操作过程中注意观察患者的病情变化，如出现不适应立刻停止操作。注意管路的固定，防止脱管的发生。观察鼻饲管插入的深度，注意有无脱出或移位，做好交接班，并记录，鼻饲前应检查胃管是否在胃内，以防营养液反流入肺内，引起呼吸困难，甚至呼吸衰竭。鼻饲给药时应先研碎，溶解后注入，给药前应用盐水或温水冲洗导管，防止管道堵塞。鼻饲温度为38～41℃，昏迷患者，插入胃管时，用左手将头部托起，使下颌靠近胸骨柄，以利插管。鼻饲操作应严格遵守操作规范。

（三）注意事项

① 经鼻置管时，插管动作要轻。患者出现恶心应暂停，嘱患者做深呼吸及吞咽动作。

② 插管过程中如出现呛咳、呼吸困难、发绀等，应判断是

否误入气管，应立即拔出。

③ 昏迷患者插管时，先将头向后仰，插至咽喉部，约15cm，手托起患者头部，使下颌靠近胸骨柄，加大咽部通道的弧度，使管端沿咽后壁滑行，插至所需长度。

④ 鼻饲管要妥善固定，定时检查鼻部固定胶布，如有松动即刻更换，插入深度应做标记。

⑤ 长期鼻饲者，应每日进行2次口腔护理，并定期更换胃管，普通胃管每周更换1次，硅胶胃管每月更换1次。

二、鼻空肠营养管鼻饲术

对于胃内喂养有误吸危险及胃排空不佳者，如胃大部切除术、胰腺手术后、婴幼儿、老年人、昏迷、高位肠瘘等适合使用鼻空肠营养管进行营养支持，对于临床需要长期肠外营养患者可经空肠造瘘途径，短期喂养者可选用鼻十二指肠或鼻空肠营养管。

（一）操作步骤

1. 操作前评估

① 评估患者的腹部体征，询问有无恶心、呕吐、腹痛、腹胀等情况。

② 评估鼻空肠营养管置入时间、置入长度或外露长度。

2. 操作前准备

（1）护士　洗手，戴口罩。

（2）用物　肠内营养泵，肠内营养袋，温开水，量杯，20ml及50ml注射器各一个，增温器，纱布，胶布，治疗巾或一次性棉垫，鼻空肠营养管，鼻饲流食（38～40℃）。

（3）患者　向患者解释操作目的，缓解患者紧张情绪。

（4）环境　安静、整洁。

3. 操作过程

① 核对医嘱，携用物至床旁，核对患者信息，评估经鼻空肠营养管置入长度或外露长度，固定情况，向患者解释操作

目的。

② 将肠内营养液倒入营养袋中，连接营养泵，排气，安装增温器。

③ 抬高床头30°，铺治疗巾，注射器连接鼻空肠营养管回抽，观察管腔是否通畅以及吸出液的性质，更换注射器抽取30ml温开水后缓慢冲洗鼻空肠营养管，将肠内营养泵管与其连接，打开营养泵，调整输注速度。

④ 观察并询问管饲期间有无胃肠道反应，必要时调整输注速度。

⑤ 整理用物，洗手，记录。

⑥ 输注完毕后关闭营养泵，注射器抽取温开水30ml缓慢冲洗鼻空肠营养管。封闭管路末端，妥善固定，向患者及家属交待如何保护管路，防止脱出。

4. 护理措施　鼻饲营养液应新鲜配制，输注的温度以38～41℃为宜，过高易烫伤肠黏膜，过低易刺激肠蠕动而致腹泻。患者肠内营养期间发生腹泻，即刻通知医生，调整输注速度，必要时监测血糖和电解质变化。鼻空肠营养管输注原则：浓度先低后高，先少后多，速度先慢后快。

（二）难点及重点

操作过程中观察有无肠痉挛、腹胀、恶心和呕吐，遵医嘱监测血糖、电解质的变化。灌注液应新鲜配制，以免久置变质导致肠炎、腹泻。鼻空肠营养管输注原则：浓度先低后高，量先少后多，速度先慢后快；每日做口腔护理。

（三）注意事项

保持管路通畅，每次输注前、后均需用温开水30ml冲洗管腔，以保持管道清洁通畅。持续灌注时每2～4小时用生理盐水或温开水冲洗1次，防止管路堵塞。营养液应新鲜配制，以免久置变质导致肠炎、腹泻，输注过程中避免污染。输注过程中应注意排除管道堵塞、液体滴空、电源不足等报警原因。长期应用肠内营养患者注意导管老化，必要时请医生更换导管，并且应每日进行2次口腔护理。鼻饲管要妥善固定，定时检查鼻部固定胶布，如有松动即刻更换，插入深度应做标记。

第三节 心电监护技术

监护仪是持续显示和（或）记录患者的心电、血压、血氧饱和度、呼吸等数值的变化，及时发现异常监测指标的一种仪器。

一、操作步骤

1. 操作前评估

① 评估监护仪的工作状态，各导线、配件完好。

② 评估患者的病情、意识状态、合作程度及胸部皮肤情况。

③ 评估患者双侧桡动脉搏动情况。

2. 操作前准备

（1）护士 着装整洁、洗手。

（2）物品 心电监测仪1台，一次性电极片（5个），75%乙醇棉球（纱布），生理盐水。

（3）患者 仰卧位。

（4）环境 清洁、干净。

3. 操作过程

（1）将用物带至患者床旁，核对信息后做好解释，取得患者合作。

（2）接通电源，打开主机开关。

（3）心电监测 暴露胸前区，清洁接触电极部位的皮肤，有胸毛者先给予剔除，75%乙醇棉球擦净，正确安放好电极片，并固定好。按“ECG”选择较清晰的导联（常规选择Ⅱ导联）；按“ECG”调整波幅键，调节振幅。

位置：右上肢（RA）：胸骨右缘锁骨中线第一肋间。

右下肢（RL）：右锁骨中线肋弓下。

左上肢（LA）：胸骨左缘锁骨中线第一肋间。

左下肢（LL）：右锁骨中线肋弓下。

中间（C）：胸骨左缘第四肋间。

(4) 无创血压监测　血压袖带缚于左（右）上臂。袖带上的记号或 ARTERIA↓，正好位于肱动脉上，缠绕松紧合适（可放进两手指）。按“NBP—START”键测量；按“NBP”键，设定测量间隔时间。

(5) 监测　将传感器放在患者指端，红灯正好对准患者指甲盖。

(6) 根据患者具体情况调节呼吸监测。

(7) 根据患者具体情况设定各报警线（ALARM），打开报警系统。

(8) 调至主屏，监测心电图、血压、血氧饱和度、呼吸等变化并记录。

(9) 操作后协助患者整理衣物取舒适体位，用物处置合理。

二、难点及重点

准确连接电极位置，排除心电示波干扰，调整波幅清晰。评估患者病情，调整报警上、下限（一般为患者心率±20%），最低心率不能小于 50 次。选择适宜患者上臂的袖带，儿童使用专用袖带。触摸双侧桡动脉搏动情况，袖带应包裹在搏动较强的上肢。需长期监护者，应定期更换电极片的安放位置，防止皮肤过敏和溃烂。

三、注意事项

① 皮肤准备，有胸毛患者提前剔除毛发或用乙醇清洁皮肤上的油脂。

② 休克、低体温患者测出的血压偏低；患者躁动、颤抖、痉挛测出的血压偏高。

③ SpO_2 传感器不能放在测血压的肢体上。

④ SpO_2 指夹每隔 8 小时要更换 1 次位置，以防长时间压迫

手指皮肤。

⑤ 报警系统应始终保持打开，并选择适当范围，出现报警时，应查明原因及时处理。

第四节 输 液 泵

一、输液泵使用技术

输液泵使用技术适用于一切需要精确输入药物、液体和营养液的患者。

(一) 操作步骤

1. 操作前评估

① 评估患者的意识状态、病情及合作程度。

② 评估输液的目的、药物的性状。

③ 评估输液处局部皮肤及血管情况，局部皮肤有无红肿、破溃、硬结、瘢痕及所选血管是否弹性良好、粗、直，有无静脉炎、静脉窦、动静脉瘘等。

2. 操作前准备

(1) 护士 按要求着装，洗手，戴口罩。

(2) 用物 贝朗输液泵一台，贝朗输液器一套，药液，注射盘(内放安尔碘，棉签，胶布等)。

(3) 患者 向患者做好解释工作。

(4) 环境 清洁，整齐，温暖，光线明亮。

3. 操作过程(以贝朗输液泵为例)

① 查对医嘱，根据医嘱配制药液，根据药物选择适当的输液器备用。

② 检查输液泵是否功能完好，配件齐全。

③ 携用物至床旁，核对患者信息，做好解释工作。

④ 将输液泵固定在输液架上，连接电源，检查输液器。

⑤ 将输液管排气，关闭流量夹，备用。

⑥ 打开输液泵泵门，自上而下安装输液管，关闭泵门，安装滴数传感器，打开流量夹。

⑦ 准备输液通路，连接管路。

⑧ 开机，机器自检后按“YES”键，确认输液管路的选择。

⑨ 按“VOL”键输入输液总量，按“VOL”键确认，输入输液速率，按“START”键，开始输液。

⑩ 再次核对并告知患者注意事项。

⑪ 记录输液泵开始使用的时间，运行的速率并签名。

⑫ 整理用物，洗手。

4. 护理措施　避免输液管弯曲打折，确保输液管路在位、通畅、无气泡，注意观察静脉穿刺局部皮肤的变化，有无外渗或接头脱落。

(二) 难点及重点

注意观察患者的病情变化、用药后的反应。观察输液管路通畅情况和静脉穿刺局部皮肤的变化（外周静脉）。贝朗输液泵常见的报警原因及处理。

(三) 注意事项

观察患者病情变化、用药后的反应。做好输液泵的维护保养，仪器外部保持清洁，避免液体进入输液泵内部，输液泵在清洁消毒后备用。避免输液管弯曲打折，确保输液管路在位、通畅、无气泡。注意观察外周静脉局部皮肤变化，如有外渗及时处理。及时处理报警。

二、微量注射泵使用技术

微量注射泵使用技术适用于一切需要精确、恒量、恒速输入药物、液体的患者。

(一) 操作步骤

1. 操作前评估

① 评估患者的意识状态、病情及合作程度。

② 评估输液的目的、药物的性状。

③ 评估输液处局部皮肤及血管情况，局部皮肤有无红肿、破溃、硬结，瘢痕及所选血管是否弹性良好、粗、直，有无静脉炎、静脉窦、动静脉瘘等。

2. 操作前准备

(1) 护士　按要求着装，洗手，戴口罩。

(2) 用物　注射泵一台、注射器及连接管一套、药液、注射盘（内放安尔碘，棉签，胶布等）。

(3) 患者　向患者做好解释工作。

(4) 环境　清洁，整齐，温暖，光线明亮。

3. 操作过程（以贝朗注射泵为例）

① 查对医嘱，根据药物选择适当的注射器，遵医嘱配制药液，将注射器连接好延长管，备用。

② 检查注射泵功能是否完好，电池电量是否充足，配件是否齐全。

③ 携用物至床旁，核对患者信息，向患者解释。

④ 将注射泵固定在输液架上，连接电源。

⑤ 安装注射器：向上推动推杆锁，拉出推杆；向外拉出针筒夹，逆时针转动90°；安装注射器，固定针栓尾端，使推杆锁“咔嚓”一声复位。针筒夹顺时针转动90°，自动复位固定好针筒。

⑥ 开机，自检，自动识别注射器，按“F”键确认注射器。

⑦ 排气：同时按住“F”键和“1”键（BOL键），排除泵前管内气体，完成后松开。

⑧ 按“F”键及“8”键（STANDBY键），“暂停”设备，准备静脉通路。

⑨ 准备完毕后，按“F”键结束“暂停”，输入所需速率，按“START/STOP”键，运行。

⑩ 再次核对，记录微量泵开始使用的时间、运行的速率，并签名。

⑪ 整理用物，洗手。

⑫ 观察注射泵运行情况及药物反应，及时处理各种报警。

4. 护理措施　避免输液管弯曲、打折，确保输液管路安装准确、通畅、无气泡，注意观察静脉穿刺局部皮肤的变化，有无外渗或接头脱落。

（二）难点及重点

严密观察输液泵的运行情况，出现报警及时检查排除故障。应用微量泵，应准确记录用药的计量、浓度和速度，并观察用药后的效果和反应。保证静脉通路通畅，严防药物渗入组织。针筒上贴好标签，注意药物名称、剂量、稀释液体名称及容量。

（三）注意事项

正确、及时地处理报警。使用血管活性药物如多巴胺、硝酸甘油、硝普钠等时，应避免和其他液体同走一个静脉通路，以免引起血压的骤降。熟练应用三通，并保证三通、微量泵导管和静脉导管紧密连接。保证静脉管路通畅，严防药物渗入组织。熟练掌握特殊功能键的使用。

第五节　血糖检测技术

血糖为糖代谢紊乱中最常用的筛查指标。血糖监测技术主要用于糖尿病的筛查和血糖监测。

一、操作步骤

1. 操作前评估

① 评估血糖仪的工作状态，检查试纸的有效期，试纸代码是否与血糖仪一致。

② 评估患者末梢循环及皮肤情况。

③ 评估患者进食时间、进食情况。

2. 操作前准备

（1）护士　洗手、戴口罩。

（2）用物　血糖仪，一次性采血器，治疗盘（内放75%乙醇，棉签），执行单，快速手消毒剂。

（3）患者　评估患者合作及自理情况，向患者及家属做好解释工作和注意事项，摆好体位，清洁双手。

（4）环境　明亮、整洁，注意为患者保暖。

3. 操作流程

① 核对信息后，做好解释，取得患者合作。

② 协助患者清洁双手，取舒适的体位。

③ 打开血糖仪，插进血糖试纸。

④ 患者手指下垂摆动10次（促进血液循环，一般冬天常采取此措施，夏天可略）。

⑤ 拧下采血器保护帽，绷紧皮肤，采血器放于选定的采血部位，按下取血，采血器置于利器盒内。

⑥ 挤血（方法：从掌根向指尖挤，挤出一大滴血，切忌使劲挤压针尖处，以防组织液挤出影响血糖结果）。

⑦ 吸血或滴血（吸满或滴满，血量不能流出也不能不满）。

⑧ 整理用物，放好血糖仪，快速手消毒或洗手。

⑨ 读数，记录测量结果。

4. 护理措施　评估患者的末梢循环及手指皮肤情况，交替选择手指穿刺。做好患者心理护理，打消患者紧张情绪；务必确认患者手指乙醇干透后采集。

二、难点及重点

更换新试纸时要确定血糖仪上的号码与试纸号码一致，在血糖测定的过程中，保持操作环境的清洁，务必确认患者手指乙醇干透后采集。

三、注意事项

① 更换新试纸时要确定血糖仪上的号码与试纸号码一致（美国强生调整仪器内号码；瑞士罗氏调整密码牌）。

② 取出试纸后立即盖好试纸筒盖。

③ 请务必确认患者手指乙醇挥发干后采血。

④ 采血时请勿使劲挤血，稍稍挤压即挤出血为合适。

⑤ 滴或吸血量应使试纸测试区完全变成红色。

⑥ 避免试纸污染，勿与乙醇等挥发性物质共存。

⑦ 在血糖测定的过程中，保持操作环境的清洁，避免局部环境受到血源污染。